Naturheilkunde für Kinder

Friedemann Garvelmann Susanne Alber-Jansohn

Naturheilkunde für Kinder

Ein Praxisbuch für Eltern, Therapeuten und Ärzte

AT Verlag

Widmung

Wir widmen dieses Buch unseren eigenen Kindern Jakob, Lea, Vera,
Hannah und Robin sowie den Kindern und Eltern, die uns als Therapeuten
ihr Vertrauen schenken.

Die in diesem Buch aufgeführten Informationen wurden nach bestem Wissen
und Gewissen zusammengestellt und in Theorie und Praxis geprüft. Dennoch
kann dieses Buch nicht den Rat einer kompetenten Fachperson ersetzen. Daher
ist es in jedem Fall empfehlenswert, sich an einen Heilpraktiker oder Arzt
Ihres Vertrauens zu wenden. Die Autoren und der Verlag übernehmen keinerlei
Haftung für Schäden oder Folgen, die sich aus Gebrauch, Missbrauch oder
unsachgemäßer Anwendung der hier veröffentlichten Informationen ergeben.

2. Auflage, 2014

© 2009
AT Verlag, Baden und München
Lektorat: Asta Machat, München
Umschlagbild: www.shutterstock.com
Fotos Inhalt: Seite 143 und 149 HNO-Klinik Universität Essen,
alle übrigen von den Autoren
Grafiken: Edith Biedermann, Bern
Lithos: Vogt-Schild Druck, Derendingen
Druck und Bindearbeiten: Westermann Druck, Zwickau
Printed in Germany

ISBN 978-3-03800-479-0

www.at-verlag.ch

Inhalt

Vorwort: Zu diesem Buch

Wenn Sie anfangen, in diesem Buch zu lesen, werden Sie rasch feststellen, dass hier einiges anders ist, als Sie es von den meisten Büchern zum Thema Kinderheilkunde kennen. Nicht nur die fachlichen Inhalte unterscheiden sich deutlich von denen in anderen Kinderheilkunde-Büchern, sondern auch die Art und Weise, wie Sie durch die Thematiken geleitet werden, ist neu. Dieses Buch ist nämlich als Ratgeber für engagierte Eltern gedacht, das zugleich als Fachbuch Heilpraktikern und naturheilkundlich orientierten Ärzten eine Fülle an Wissen bietet. Denn das heilkundliche Wissen ist ein immaterielles Kulturgut, das nach unserer Ansicht jedem zur Verfügung stehen sollte. Allerdings sind einige der beschriebenen Diagnose- und Therapieverfahren nur von Therapeuten mit entsprechender Ausbildung durchführbar. Diese speziellen Textabschnitte sind farblich hervorgehoben.

Die in diesem Buch dargelegte Heilkunde für Kinder basiert auf der Traditionellen Europäischen Naturheilkunde (TEN), die sich seit Jahrhunderten kontinuierlich weiterentwickelt hat – und dies auch heute noch tut, indem sie das alte Wissen mit Erkenntnissen der modernen Medizin verknüpft. Die für die TEN charakteristischen sprachlichen Bezeichnungen und Fachausdrücke werden in diesem Buch verwendet, aber zusätzlich in Begriffe der heutigen Sprache übertragen und ausführlich erklärt.

Die Naturheilkunde unterscheidet sich nicht nur in ihren Diagnose- und Behandlungsmethoden stark von der Schulmedizin. Sie baut auch auf einem eigenständigen Denkmodell auf, das man in moderner Sprache als kybernetisches, systemisches oder vernetztes Denken bezeichnet. Oder fachlich ausgedrückt: In der Naturheilkunde wird mit einer eigenständigen Physiologie, Pathophysiologie und Pathologie gearbeitet, wobei traditionelle und moderne Therapiemethoden nach ihr adäquaten Kriterien eingesetzt werden.

Um der Komplexität in den Wechselbeziehungen von körperlichen Abläufen gerecht zu werden, ist dieses Buch so aufgebaut, dass zunächst die wichtigsten Grundelemente der naturheilkundlichen Kinderheilkunde erklärt werden. Bei der anschließenden Beschreibung der häufig vorkommenden Kinderkrankheiten wird auf diese Grundelemente Bezug genommen, sodass die Zusammenhänge bei der Entstehung und dem Verlauf der verschiedenen Krankheitsbilder verständlich werden und daraus gute Behandlungskonzepte entwickelt werden können.

Dieses Buch ist aus der täglichen Arbeit in zwei Naturheilpraxen entstanden, in denen die Betreuung von kleinen und großen Kindern kontinuierlich an Bedeutung gewonnen hat. Trotz (oder vielleicht gerade wegen) der extrem kostenintensiven Hightechmedizin verschlechtert sich bei immer mehr Kindern der Gesundheitszustand zunehmend. Die Eltern dieser Kinder suchen verständlicherweise sowohl nach Erklärungen für diesen Widerspruch als auch nach alternativen Wegen, diese Entwicklung zu stoppen und möglichst umzukehren. Dafür hat die schulmedizinische Kinderheilkunde in vielen Fällen aber keine sinnvollen Lösungen, da sie selbst wesentlich zur Entstehung dieser Problematik beiträgt, wie im Folgenden belegt werden wird.

Albert Einstein hat einmal gesagt: »Man kann Probleme nicht mit der gleichen Denkweise lösen, durch die sie entstanden sind.« Die aktuelle gesundheitliche Situation der Kinder bestätigt diese Aussage eindrucksvoll. Die Naturheilkunde wird nach heutigem Verständnis oft darauf reduziert, chemische Medikamente durch natürliche Präparate zu ersetzen – auf der Basis der schulmedizinischen Diagnostik und Krankheitslehre. Das ist Schulmedizin mit biologischen Mitteln, aber sicher keine Naturheilkunde. Das oberste Prinzip echter Naturheilkunde lautet »Heilen mit den Gesetzen und den Mitteln der Natur« – und nicht gegen sie.

Wenn Sie jetzt neugierig geworden sind, was all das konkret zu bedeuten hat, lesen Sie einfach weiter. Auch wenn die Lektüre Ihr bisheriges Weltbild in einigen Bereichen etwas zum Wanken bringen wird: Es lohnt sich – im Interesse Ihrer eigenen Kinder, aber auch allgemein im Einsatz für ein neues, wirklich fortschrittliches Denken und Arbeiten in der Kinder-*heil*-kunde!

Noch ein Hinweis für die Arbeit mit diesem Buch:
Es ist weniger als Nachschlagewerk mit Therapietipps bei aktuellen Krankheiten konzipiert, sondern möchte vielmehr Erklärungen für die naturheilkundliche Erkenntnis geben, warum ein Kind auch mal krank sein muss, um langfristig gesund zu werden – und wie man ihm dabei naturgemäß helfen kann. Da dies eine komplexe Thematik ist, sollte das Buch komplett gelesen werden. Denn die verschiedenen Kapitel bauen aufeinander auf und sind durch Querverweise miteinander verknüpft, sodass sich die Bedeutung mancher Details erst im Gesamtzusammenhang des Buches erschließt.

Einleitung

Jeder Mensch, der etwas Neues, bisher Unbekanntes erlebt bzw. erlernt, ist zu Beginn unsicher, vielleicht auch etwas ungeschickt. Er macht Fehler, die mit wachsendem Können und Routine aber immer weniger werden. Dies ist völlig normal. In einer solch neuen Situation befinden sich auch alle jungen Eltern, wenn der erste Nachwuchs unterwegs bzw. geboren ist. Sie sind Anfänger bei der Betreuung eines neuen Lebens, das seinen Weg auf dieser Welt noch vor sich hat. Das ist eine wunderschöne, aber auch sehr verantwortungsvolle Aufgabe. Denn in den ersten Lebensjahren wird der Grundstein für die gesundheitliche Stabilität des ganzen restlichen Lebens gelegt. Fehler können in dieser frühen Phase gravierende Bedeutung für das ganze Leben des Kindes – aber auch der Eltern – bekommen. Dieses Buch will Hilfestellung bei dieser großen Aufgabe geben. Sicher können dadurch einige Fehler von vornherein vermieden werden.

Mutter und Vater tragen die (an niemanden delegierbare) Verantwortung dafür, dass der kleine Mensch optimale Bedingungen vorfindet, um seine Individualität in bester Lebensqualität zu entfalten.

Die Geburt des ersten Kindes ist im Leben der meisten Menschen ein Moment, der sehr tiefgreifende Veränderungen mit sich bringt. Nichts bleibt, wie es vorher war: Alle Gewohnheiten, der gesamte Lebensrhythmus ändert sich entsprechend den Bedürfnissen des Kindes. Es ist also nicht nur das Kind das neue Unbekannte im Leben der Eltern, die Lebensweise allgemein ändert sich sehr. Das lässt Unsicherheiten entstehen.

Was kommt auf mich zu? Wie gehe ich damit um, wenn mein Kind krank wird? Wen soll ich um Rat fragen, wenn ich eine Situation nicht selbst einschätzen kann? Wie soll ich mein Kind ernähren? Soll und muss ich mein Kind impfen lassen?

Dies sind nur einige der Fragen, die sich jede Mutter und jeder Vater früher oder später stellen wird und mit denen sich viele Eltern allein gelassen und überfordert fühlen – und in einigen Bereichen auch bevormundet.

In früheren Zeiten, als es noch üblich war, dass mehrere Generationen in Großfamilien zusammenlebten, gaben die Mütter und Großmütter ihre Erfahrung und das Wissen, das sie von ihrer Mutter bekommen hatten, an die Töchter weiter. Die Großmutter konnte – aus ihrer eigenen Erfahrung als Mutter schöpfend – ihrer Tochter wichtige Tipps geben und ihr in Krisenzeiten liebevoll, routiniert, beruhigend und ermutigend zur Seite stehen. Und: In den älteren Generationen war ein zum Teil enormes Wissen an natürlichen Hausmitteln vorhanden, das ebenfalls an die Folgegenerationen weitergegeben wurde.

Durch die heute übliche Lebensweise in Kleinfamilien, die oft sehr weit von ihrer ursprünglichen Heimat entfernt wohnen, ist dieser wichtige familiäre Rückhalt, aber auch das damit verbundene alte Wissen in erschreckender Weise verloren gegangen.

Meistens lebt die junge Mutter den größten Teil des Tages allein mit ihrem Kind, während der Vater in seinen Arbeitsprozess eingespannt ist. Er muss leistungsfähig sein und bleiben, weshalb er in Nächten, die wegen Unwohlsein des Kindes etwas unruhig sind, auch keine große Hilfe für seine Frau darstellt.

Freundinnen und Bekannte der jungen Mutter sind meist in ähnlichen Situationen und daher auch keine wirksame Unterstützung. Sie sind ja genauso unsicher.

Bleibt noch die professionelle Hilfe, die zunächst meist beim Kinder- oder Hausarzt gesucht wird. Der wiederum arbeitet unter einem enormen Zeitdruck, was ein individuelles Eingehen auf die Bedürfnisse eines kranken Kindes nahezu unmöglich macht. Hinzu kommt, dass die schulmedizinische Betreuung mittlerweile einen Schematisierungsgrad erreicht hat, der durchaus mit industrieller Normierung vergleichbar ist. Das aber widerspricht allen Gesetzen und Bedürfnissen eines lebendigen, individuellen Organismus. Zudem arbeitet ein Mediziner leider häufig mit der Erzeugung von Angst: Angst vor Krankheit selbst, Angst vor Folgeerscheinungen und Komplikationen von Krankheiten. Und er unterstellt Eltern Verantwortungslosigkeit, wenn sie sich den schulmedizinischen Denk- und Handlungsstrukturen nicht kritiklos unterordnen, sondern nach eigenen heilkundlichen Wegen suchen.

Angst und Druck sind jedoch die schlechtesten Lehrmeister, die es gibt. Angst blockiert jede Eigeninitiative, jeden eigenen Gedanken, jede Schlussfolgerung und eigenständige Handlung. Geprägt durch Ängste, die durch sämtliche Medien vielfach geschürt werden, sind viele Mütter geneigt zu glauben, dass nur die Segnungen der modernen Medizin ihr Kind vor diversen gefährlichen Krankheiten und deren Folgen bewahren könne.

Es ist absolut verständlich, dass eine liebende Mutter ihrem Kind Leid so weit wie möglich ersparen möchte. Um diesem Wunsch entgegenzukommen, hat die moderne Medizin ein Arsenal pharmakologisch hochwirksamer Substanzen entwickelt, die recht schnell die Symptome einer Krankheit beseitigen. Wohlgemerkt: die Symptome, nicht jedoch die Krankheit selbst, geschweige denn deren Hintergründe. Und darin liegt eines der Hauptprobleme der heutigen Medizin, wie in den folgenden Kapiteln gezeigt und erklärt wird.

Eine häufig von ärztlicher Seite benutzte Argumentation ist beispielsweise die folgende:

»Wenn Sie Ihrem Kind mit Mandelentzündung das Antibiotikum nicht geben, kann es einen Herzschaden bekommen. Wollen Sie das?« Eine Mutter, die das Antibiotikum dann noch verweigert, muss gut über alternative Behandlungsmöglichkeiten informiert sein, will sie nicht als Rabenmutter dastehen.

Dabei wäre die medizinische Argumentation nur dann gerechtfertigt, wenn die beiden folgenden Aspekte sicher zutreffen würden:

- Die medizinische Behandlung kann Folgen und Komplikationen einer Krankheit sicher verhindern.
- Es gibt keine alternative Behandlungsmöglichkeit.

Beides ist jedoch bei den meisten Krankheiten im Kindesalter nicht der Fall. Vielmehr ist unübersehbar, dass trotz (oder wegen?) der lautstark verkündeten Fortschritte in der Medizin die chronischen Krankheiten sprunghaft zunehmen. Es soll Ihrer eigenen Einschätzung überlassen bleiben, ob es tatsächlich als Fortschritt zu werten ist, wenn heute bereits jedes dritte Schulkind Allergiker ist und sich Krankheiten mit Hautsymptomen (z. B. Neurodermitis), Asthma bronchiale, chronische Verdauungsstörungen, aber auch Störungen in der geistigen Entwicklung (z. B. ADHS [»Zappelphilipp«], ADS [»Träumerchen«]) rasant ausbreiten. Für diese Krankheiten hat die Schulmedizin weder plausible Erklärungen noch ursächliche Behandlungsmethoden, wohl aber sehr wirksame und manchmal auch lebenserhaltende, symptomatische Mittel.

Um es vorwegzunehmen: Es entspricht elementaren Naturgesetzen, dass die unterdrückende Behandlung der typischen, akuten, fieberhaften Erkrankungen im Kindesalter ein wesentlicher Faktor ist, der die Entstehung chronischer Krankheiten im gesamten späteren Leben fördert. Oder anders ausgedrückt: Die üblichen symptomatischen Behandlungsmethoden machen aus akuten Krankheiten chronische Krankheiten – manchmal erst viele Jahre später.

Infektanfälligkeit und Entzündungskrankheiten, die trotz ärztlicher Behandlung immer wieder auftreten (Rezidive), lassen bei den betroffenen Müttern früher oder später grundsätzliche Zweifel an der Richtigkeit schulmedizinischer Therapie aufkommen. Hierzu zwei typische Beispiele aus unserer Praxis:

- Der zweijährige Florian wird von seiner Mutter in der Praxis vorgestellt, weil er in seinem kurzen Leben bereits acht Mittelohrentzündungen durchmachen musste, die alle antibiotisch behandelt wurden. Die letzte Flasche Penicillin-Saft war gerade erst drei Tage leer, und jetzt hat Florian schon wieder Ohrenschmerzen.

Die Mutter ist verzweifelt und kommt mit der Frage in die Praxis, ob man da nicht noch etwas anderes, Grundsätzlicheres machen könnte, als immer nur Penicillin zu geben.

- Die vierjährige Lena hatte im Abstand weniger Wochen mehrmals hintereinander Scharlach, der jedes Mal antibiotisch behandelt wurde. Nach einigen Monaten entwickelte sie die typischen Symptome einer Neurodermitis, bekam Verdauungsstörungen und war dauernd müde und blass. Für Lenas Mutter war der Zusammenhang zwischen der gesundheitlichen Verschlechterung und den verordneten Antibiotika offensichtlich, aber der Kinderarzt wollte davon nichts hören. Deshalb kam sie mit dem Anliegen in unsere Praxis, Lenas konstitutionelle Situation grundsätzlich zu stabilisieren. Während der daraufhin verordneten Konstitutionstherapie mit einer Mischung aus pflanzlichen und homöopathischen Bestandteilen sowie einem Aufbaupräparat für die Bakterienflora der Schleimhäute bekam Lena nochmals eine akute Mandelentzündung (was in ihrer Situation eine naturgemäße und biologisch sinnvolle Reaktion war!), die sie aber mit pflanzlicher Unterstützung rasch aus eigener Kraft überwinden konnte. Danach war sie bald wieder fit und munter, und auch die Neurodermitis verschwand nach kurzer Zeit.
(Dieses Beispiel steht für den im Kapitel »Entzündung« beschriebenen Ortswechsel der Krankheit, siehe Seite 37.)

Diese beiden beliebig ausgewählten, aber absolut typischen Beispiele stehen stellvertretend für die Motive, die die große Mehrheit der Patienten (nicht nur Kinder) in die Praxis eines ganzheitlich denkenden und therapierenden Behandlers führen.

Aber Kinder sind keine kleinen Erwachsenen. Deshalb sind viele Krankheiten im Kindesalter in wichtigen Aspekten auch anders zu bewerten als Erkrankungen von Erwachsenen. Eines der Ziele dieses Buches ist es daher, diese Besonderheiten kindlicher Erkrankungen und ihre Hintergründe herauszuarbeiten sowie Möglichkeiten ihrer *biologisch sinnvollen* Behandlung aufzuzeigen. Dies ist für die Entwicklung und Ausreifung des kindlichen Organismus von elementarer Bedeutung und damit für das gesamte weitere Leben eines jeden Kindes.

Es ist ein folgenschwerer Fehler, die typischen fieberhaften Erkrankungen, die fast jedes Kind im Laufe seiner Entwicklung durchmachen *muss*, als lästige oder gar überflüssige Ereignisse anzusehen, deren Symptome so schnell wie möglich wieder zum Verschwinden gebracht werden müssen.

Die klassischen Kinderkrankheiten sind nicht isoliert voneinander ablaufende Einzelereignisse, sie haben einen Bezug zueinander bzw. zur jeweiligen Entwicklungsphase. Es gibt in einem lebenden Organismus grundsätzlich keine Elemente oder Geschehen, die nichts miteinander zu tun haben. Es stellt sich nur immer wieder die Frage, *wie* diese Zusammenhänge sind – und ob wir sie erkennen bzw. erklären können. Auch wenn der rote Faden, der sich durch die Gesundheits- und

Krankheitsgeschichte eines Kindes zieht, manchmal nicht offensichtlich und leicht erkennbar ist: Sie können davon ausgehen, dass es ihn gibt!

Die Entwicklung eines Kindes mit den dazugehörenden Krankheiten unterliegt grundsätzlichen, systematischen Naturgesetzen, die aber bei jedem Kind auf individuelle Art in Erscheinung treten. Diese biologischen Gesetzmäßigkeiten sind seit über 2000 Jahren in allen Kulturkreisen der Erde[1] bekannt und dokumentiert. Und es ist auch bekannt, welche gravierenden Folgen sich daraus ergeben, wenn in diese Dynamik auf eine Weise eingegriffen wird, die die Gesetze der Natur missachtet oder diese sogar »korrigieren« will.

In den folgenden Kapiteln werden die erwähnten biologischen Gesetzmäßigkeiten in der Entwicklung von Kindern sowie die dabei auftretenden Krankheiten aus einer Sicht dargestellt, die die komplexen Wechselbeziehungen der verschiedenen Organsysteme untereinander und ihre Beziehung zur Umwelt berücksichtigt. Für viele Dinge und Ereignisse, die Sie bei Ihrem Kind erleben und wahrnehmen, deren Hintergrund Sie aber bisher nicht kannten, werden Sie hier Erklärungen finden. Daraus ergibt sich ein völlig neuer Zugang zum Verständnis von Entwicklung und Krankheiten im Kindesalter – mit den entsprechenden Behandlungsmöglichkeiten.

---

1 Es werden lediglich unterschiedliche Begriffe und Bilder zur Beschreibung der Naturgesetze verwendet – entsprechend der Lebensphilosophie der jeweiligen Kultur.

»Leben ist die ständige Anpassung
innerer Beziehungen
an äußere Bedingungen.«

(Herbert Spencer, englischer Philosoph)

Grundsätzliches zu Gesundheit und Krankheit

Jedes Lebewesen ist zu jedem Zeitpunkt seines Lebens einer Flut von Einflüssen ausgesetzt, die man auch als Reize bezeichnet. Sie können sowohl von außen einwirken als auch im Organismus selbst entstehen. Diese Reize können physikalischer oder chemischer Art sein, aber auch rein informativen Charakter haben. Bei Letzterem handelt es sich um nicht-stoffliche Informationen, die sowohl auf der körperlichen als auch auf der geistig-seelischen Ebene wirken und die jeweiligen Funktionen steuern.

Einige Beispiele für physikalische Reize:
Von außen:
- Temperatur: Kälte, Wärme
- Feuchtigkeit und Trockenheit
- Mechanische Einwirkung: vom Streicheln bis zu massiven Verletzungen
- Luftdruck
- Strahlung: Sonne (UV-Strahlung), Funk (Radio, TV, Funktelefone, Navigation von Flugzeugen usw.), Röntgen, Radioaktivität (Atomkraftwerke, Medizin, Militär, Lebensmittelkonservierung)

Von innen:
- Die Verteilung und Bewegung der Körpersäfte (Blut, Lymphe, Verdauungssäfte)
- Füllung von Magen, Darm und Harnblase
- Wärmeentwicklung durch Aktivität
- Blutdruck
- Wasseransammlungen (Ödeme), Austrocknung
- Muskelspannung

Einige Beispiele für chemische Reize:
Von außen:
- Nahrung
- Trinkwasser
- Atemluft (mit allen darin enthaltenen Schadstoffen)
- Reinigungsmittel
- Kosmetika
- Arzneimittel
- Mikroorganismen (Bakterien, Viren, Pilze, Parasiten)

Von innen:

- Zusammensetzung und Qualität der Körpersäfte
- Substanzen, die bei den chemischen Reaktionen in jeder Zelle entstehen (Stoffwechselprodukte)
- Die nicht weiter verwendbaren Endprodukte des Stoffwechsels (Schlacken, im Folgenden auch »Schärfen« genannt). Sie müssen unbedingt ausgeschieden werden, da sie giftige Reizwirkungen im Organismus entfalten. (Die mangelhafte Ausscheidung der Stoffwechsel-Endprodukte ist eine der wichtigsten Ursachen für viele chronische Krankheiten.)
- Verdaute und in den Körper aufgenommene Nahrungsstoffe

Einige der genannten Beispiele können eine physikalische wie auch chemische Reizwirkung haben.

Beispiele für nicht-stoffliche (informative) Reize:
Von außen:

- Gefühle, die einem entgegengebracht werden: von tiefer Zuneigung bis zu Hass
- Situation in Familie, Partnerschaft, Beruf usw. (soziale Einflüsse)
- Sexuelle Reize
- Homöopathische Mittel, Schüßler-Salze
- Akupunktur und verwandte energetisch-informative Therapieformen

Von innen:

- Erfolge/Misserfolge
- Ängste
- (Mangelndes) Selbstbewusstsein
- Aggressionen
- Überforderungsgefühle
- Eifersucht

Die aufgeführten Beispiele stellen nur eine kleine Auswahl der Einflüsse dar, auf die der Organismus ständig reagieren muss, um sein inneres Gleichgewicht erhalten zu können. Zu der enormen Vielfalt kommt hinzu, dass Reize selten einzeln einwirken, sondern fast immer in Kombinationen und gleichzeitig.

Dies bedeutet, dass ein lebendiger Organismus ständig damit beschäftigt ist, sich auf sinnvolle Weise an die auf ihn einwirkenden Reize anzupassen, um überleben zu können. Die Natur hat im Laufe der Entwicklungsgeschichte eine Fülle von Strategien entwickelt, mit der sie auf die beschriebene Reizflut reagiert. Diese Reaktionen können sehr banal und selbstverständlich, aber auch sehr kompliziert sein. Auch dazu einige Beispiele:

- Wenn mir warm ist, fange ich an zu schwitzen.
- Wenn mein Körper austrocknet, bekomme ich Durst.
- Während und nach dem Essen produzieren meine Verdauungsdrüsen genau die Enzyme, die für die Verdauung der gegessenen Nahrung gebraucht werden.
- Wenn ich mich anstrenge, schlägt mein Herz schneller und auch die Atmung wird schneller und tiefer.
- Wenn ich mich in den Finger geschnitten habe, setzt sofort ein sehr komplexer Heilungsmechanismus ein: Blutstillung → Verschorfung → Geweberegeneration oder Vernarbung.

Bei einem gesunden Menschen laufen die meisten Anpassungsvorgänge unbemerkt und ohne Symptome ab, das heißt, er nimmt sie gar nicht wahr.

Es gibt jedoch zwei Situationen, die Probleme bei der Anpassung entstehen lassen:

- *Der Reiz ist zu stark.* Er wird in jedem Fall den Organismus aus dem Gleichgewicht bringen, er kann also nicht folgen- und symptomlos bleiben.
  Ein Beispiel: Das Berühren einer heißen Herdplatte wird immer Verbrennungen nach sich ziehen.
- Der Organismus ist in seiner *Anpassungsfähigkeit* eingeschränkt.
  Dies führt dazu, dass der betroffene Mensch bei relativ schwachen Reizen (die bei einer stabileren Grundsituation unbemerkt blieben) bereits mit Beschwerden oder bestimmten Symptomen reagiert.
  Beispiele hierfür: Kopf- oder Gelenkschmerzen bei Wetterwechsel oder Föhn, »Schulkopfschmerz« bei geistiger Beanspruchung, allergische Reaktionen auf Blütenpollen oder Hausstaub.

Die beiden folgenden Grafiken verdeutlichen diese Zusammenhänge.

Zunächst die Situation, wie sie sich bei einem Menschen mit einer recht stabilen Konstitution darstellt:

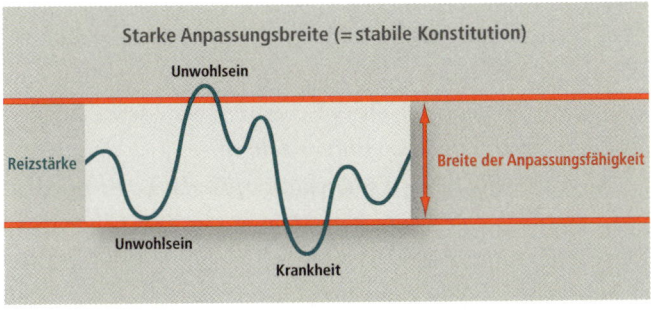

Die blaue Linie stellt die sich ständig verändernde Reizsituation dar. Solange diese Reize den Bereich der Anpassungsfähigkeit nicht überschreiten, fühlt sich der Mensch wohl.

Leichte und kurzzeitige Überschreitungen führen zu vorübergehendem Unwohlsein, zum Beispiel Völlegefühl nach einer üppigen Mahlzeit oder Muskelkater nach einer ungewohnten Anstrengung.

Erst bei einer deutlichen bzw. längerfristigen Überschreitung der Anpassungsfähigkeit entsteht die Krankheit, in deren Verlauf der Organismus entweder durch die von der Natur vorgegebenen eigenen Heilungsmechanismen oder durch therapeutische Unterstützung die krank machenden Reize überwindet und in den gesunden Bereich seiner Anpassungsfähigkeit zurückkehrt. Gelingt dies nicht, geht die Krankheit entweder in eine chronische Phase (lang dauernder Verlauf mit geringer Heilungstendenz und vielfältigen Folgeerkrankungen im ganzen Organismus) über, oder der Mensch stirbt.

Die folgende Grafik stellt die Situation bei einem Menschen mit geschwächter Konstitution dar:

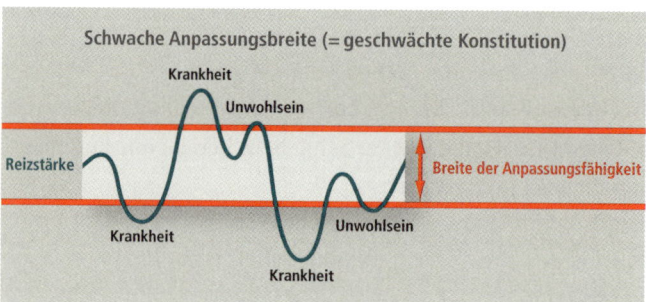

In diesem Fall erkennt man, dass bereits relativ schwache Reize zu Unwohlsein und Krankheit führen. Hinzu kommt, dass der Organismus weit größere Anstrengungen unternehmen muss, um wieder in seine sogenannte Anpassungsbreite zurückzufinden. Dazu ist jedoch ein enormer Energieaufwand notwendig, und genau diese Energie steht einem konstitutionell geschwächten Organismus nicht ausreichend zur Verfügung. Daher haben solche Menschen eine entsprechend große Krankheitsneigung mit chronischen Krankheitsverläufen und einer Vielfalt von Folgeproblemen (Sekundärkrankheiten).

An dieser Stelle wird Folgendes deutlich: Es ist bei den meisten Krankheiten nicht möglich, einen einzelnen Reiz als *die* Krankheitsursache zu definieren, weil Reize immer nur in ihrer Wechselwirkung mit dem Gesamtorganismus krank machende Bedeutung bekommen – nicht jedoch durch ihre reine Existenz. Diese Tatsache muss man sich vor allem bei den sogenannten Infektionskrankheiten immer wieder bewusst machen, die nach schulmedizinischer Auffassung von einem speziellen Mikroorganismus (Bakterie, Virus, Pilz) verursacht werden. Tatsache ist aber, dass ein Erreger nur dann zum krankheitsauslösenden Reiz werden kann, wenn der betroffene Mensch zum Zeitpunkt des Kontakts eine Bereitschaft für die Krankheit hat, oder – anders ausgedrückt – es für diesen Menschen zu diesem Zeitpunkt notwendig ist, sich in Form der entsprechenden Krankheit mit dem Mikroorganismus auseinanderzusetzen. Dies ist auch der Grund dafür, dass nicht jedes Kind zwangsläufig an Masern erkrankt, wenn es mit dem Masernvirus Kontakt hatte.

Der unter dem zweiten Punkt (Seite 21) beschriebene und in der Grafik auf Seite 22 dargestellte Mechanismus spielt in der Kinderheilkunde eine zentrale Rolle. Wie schon erwähnt, bezeichnet man einen Zustand, in dem die Anpassungsfähigkeit des Kindes auf die einwirkenden Reize eingeschränkt ist, als geschwächte Konstitution. Dieser Zustand führt nicht nur dazu, dass Beschwerden auftreten, wenn sich ein Kind veränderten Bedingungen (Reizen) anpassen muss, sondern die Abwehrsysteme eines konstitutionell geschwächten Organismus reagieren auch noch mit veränderten Strategien darauf: Häufig wiederkehrende Erkältungen, plötzliche Durchfälle, aber auch Allergien aller Art sind einige Beispiele für diesen Mechanismus.

Wir werden dem Begriff der Konstitution später noch ausführlich begegnen.

Auf der Basis dieser Erkenntnisse kann man die Begriffe Gesundheit und Krankheit folgendermaßen definieren:

Gesundheit ist der Zustand, in dem ein Mensch in der Lage ist, sich den Reizen aus seiner Um- und Innenwelt anzupassen, ohne dabei Beschwerden zu haben.

Krankheit ist der Zustand, bei dem die Anpassung mit Beschwerden oder Krankheitssymptomen verbunden ist oder der Organismus besondere Strategien anwenden muss, um sich dem Reiz anzupassen bzw. seine schädlichen Folgen wieder zu beseitigen.

Ziel solcher Krankheits- bzw. Abwehrprozesse ist es, den Organismus wieder in den Zustand der gesunden, symptomfreien Eigenregulationsfähigkeit zurückzuführen. Die Sache hat nur einen Haken: Die Abwehrvorgänge laufen nicht unbemerkt, sondern meist mit mehr oder weniger heftigen Krankheitssymptomen ab. Die mit Abstand wichtigste natürliche Abwehrstrategie ist der Vorgang der *akuten Entzündung*. Ihr Mechanismus und ihre Bedeutung werden im folgenden Kapitel detailliert beschrieben.

An dieser Stelle wird bereits deutlich, dass man den Begriff Krankheit sehr differenziert betrachten muss. So ist nicht alles, was von der Norm abweicht, auch negativ zu bewerten. Krankheit kann durchaus ein sinnvoller und notwendiger Prozess sein, um die Gesundheit wiederherzustellen und für die Zukunft sogar zu stabilisieren! Diese Erkenntnis ist besonders bei den typischen und häufigen entzündlichen Krankheiten der Kinder von Bedeutung und sollte für jede Behandlung ein entscheidendes Kriterium sein.

Auch wenn es zunächst merkwürdig klingen mag: Es gibt *gesunde* und *kranke* Krankheiten. Eine gesunde Krankheit ist ein Prozess, der (auch wenn er unter Umständen mit sehr heftigen, unangenehmen Symptomen abläuft) den betroffenen Menschen nicht nur in den Zustand zurückführt, der vor der Erkrankung bestand, sondern – als Lernprozess – die gesundheitliche Grundsituation des Menschen tiefgreifend verbessert, indem die Abwehrstrategie als Erfolgskonzept in die Arbeitsweise der Abwehrsysteme integriert wird.

Gesunde Krankheiten sind im Wesentlichen solche, die mit akut entzündlichen Prozessen auf den Körperoberflächen (Haut und Schleimhäuten) ablaufen, eventuell auch mit Fieber. Dazu gehören auch die typischen Kinderkrankheiten mit Hautausschlägen (Röteln, Windpocken, Scharlach, Drei-Tage-Fieber).

Was genau im Verlauf von Krankheiten im Organismus Ihres Kindes geschieht, das ist das Hauptthema dieses Buches. Haben Sie die hier beschriebenen Vorgänge und ihre Bedeutung für die gesundheitliche Gesamtsituation Ihres Kindes verstanden, sind Sie in vielen Fällen auch in der Lage, die Entwicklung in einen kranken Zustand zu erkennen, und können die notwendigen Schritte einleiten, um dies zu verhindern und gegebenenfalls rückgängig zu machen.

Bei kranken Krankheiten laufen die pathologischen (krankhaften) Prozesse auf biologisch unsinnige Weise ab. Durch den aktuellen Krankheitsprozess gelingt es dem Organismus nicht, die auslösenden Reize zu neutralisieren, noch kann er zu einer gesunden und symptomfreien Eigenregulation zurückfinden (siehe Grafiken Seite 21f.). Alle chronischen Entzündungen, alle Allergien und Autoimmunerkrankungen, alle Stoffwechselerkrankungen und sämtliche degenerativen Erkrankungen (Verschleißerkrankungen) gehören zu den kranken Krankheiten.

Daraus erklärt sich, dass bei symptomunterdrückender Behandlung einer gesunden Krankheit nicht nur der Lernprozess unterbunden wird, sondern die Wandlung in eine kranke Krankheit vorprogrammiert ist.

Dies ist ein Kernproblem der heutigen schulmedizinischen Kinderheilkunde.

Die Differenzierung, ob es sich um eine gesunde oder kranke Krankheit handelt, ist von der Theorie her recht einfach, aber in der Praxis leider oft umso schwieriger, zumal davon die Zielrichtung der Behandlung abhängt. Das setzt viel Erfahrung und die Fähigkeit des vernetzenden Denkens bei dem betreffenden Behandler voraus.

Krankheit entsteht immer durch mehrere Faktoren

Wir müssen gründlich Abschied nehmen von der Vorstellung, dass es für jede Krankheit eine einzelne Ursache gibt. Krankheiten sind fast immer multikausal. Zudem muss man in diesem Zusammenhang streng zwischen der Ursache und dem Auslöser unterscheiden.

Nehmen wir zur Erklärung ein allgemein nachvollziehbares Beispiel: die Erkältung. Oft ist es eine Unterkühlung, was wir als Ursache einer fieberhaften Erkältungskrankheit vermuten – weil wir etwa einen zu dünnen Pulli anhatten, die Zugluft am Autofenster zu stark war oder wir an einem kühlen Sommertag die nassen Badekleider nicht sofort gewechselt haben. Aber diese Reize sind nur die Auslöser, sozusagen der »Zündfunken«, der den entzündlichen Prozess in Gang bringt. Der Kältereiz löst aber nur deshalb den Krankheitsprozess aus, weil der Gesamtorganismus zum Zeitpunkt der Kälteeinwirkung nicht in der Lage war, den Reiz so zu verarbeiten, dass die betroffene Person nichts davon wahrnimmt. Die Person muss sich daher in einem Zustand der eingeschränkten Anpassungsfähigkeit befunden haben, weshalb der Organismus ein »hitziges Reorganisierungsprogramm« (in Form der Erkältungskrankheit) starten muss, um die Folgen des Kältereizes zu überwinden und den Organismus wieder in den Zustand seiner intakten Reaktionsfähigkeit zurückzuführen. Die eingedrungene Kälte wird mit einer gesteigerten inneren Wärmeproduktion des Organismus bekämpft.

Die eigentlichen Ursachen für den Infekt liegen daher in den Hintergründen, durch die die Anpassungsfähigkeit eingeschränkt wurde. Und dafür sind immer mehrere Faktoren verantwortlich, die meistens mit dem auslösenden Ereignis nicht direkt etwas zu tun haben.

Dies erklärt auch, warum ein Kind einer Kindergartengruppe nach dem Badeausflug einen fieberhaften Infekt bekommt, während die anderen – trotz ähnlicher Bedingungen – gesund bleiben.

Ein fieberhafter Infekt ist kein unsinniger, lästiger oder gar gefährlicher Vorgang, der bekämpft werden muss. Er ist im Gegenteil ein biologisch ausgesprochen sinnvoller Prozess, der nicht nur wieder Ordnung im Organismus schafft, sondern das Kind in vielen Bereichen sogar stärkt und seine körperliche und geistige Entwicklung fördern kann.

An dieser Stelle lässt sich eine für das Leben mit Kindern extrem wichtige Schlussfolgerung ableiten:

Ein biologisch sinnvoller Abwehrprozess darf (außer bei lebensbedrohlichen Zuständen) nicht unterdrückt werden (z. B. mit Paracetamol-Zäpfchen oder Antibiotika).

Wir sollten das Kind in solchen Fällen unterstützend begleiten und ihm mit sanften Mitteln helfen, den Abwehr- und Heilungsprozess in einem erträglichen Rahmen zu durchleben, um ihn erfolgreich – mit einem Lernprozess – abschließen zu können. Ersparen können und dürfen wir ihn unseren Kindern leider nicht! Jeder unterdrückte Selbstheilungsprozess wird nach kurzer Zeit an der gleichen oder einer anderen Stelle des Organismus wieder aktiv werden. Denn die Natur ist sehr flexibel darin, neue (oder veränderte) Abwehrstrategien zu entwickeln. So kann eine längst vergessene Krankheit manchmal nach vielen Jahren in völlig veränderter Form wieder auftauchen und dann fälschlicherweise als neue Krankheit interpretiert werden. Aus einem Milchschorf, der mit einer Kortisonsalbe behandelt wurde, kann sich beispielsweise ein Bronchialasthma entwickeln, und eine immer wieder mit Antibiotika unterdrückte Mandelentzündung unter Umständen viele Jahre später als chronische Darmentzündung (Morbus Crohn, Colitis ulcerosa) zurückkehren.

Die Gepflogenheit der heutigen Medizin, den Krankheiten spezifische Namen zu geben, verstärkt den Eindruck, dass es sich dabei um voneinander unabhängige Ereignisse handelt. Dass dem nicht so ist, ist in allen naturgemäßen Medizinsystemen dieser Erde seit Jahrtausenden bekannt. Die Gesetze und Mechanismen dieser Zusammenhänge wurden von den alten Heilkundigen durch aufmerksame Beobachtung und Erfahrung erkannt und zusammengetragen. Daraus entwickelten sich Denk- und Arbeitsmodelle, mit denen man die individuellen krankhaften Vorgänge eines Menschen erklären und entsprechende Behandlungskonzepte ableiten konnte. Die moderne Biokybernetik, aber auch die Forschungen unabhängiger und kritischer Mediziner, Biologen und Physiker bestätigen das alte Wissen immer wieder aufs Neue in eindrucksvoller Weise.

Entzündung

Der Vorgang der Entzündung

Der Begriff der Entzündung dürfte allgemein bekannt sein. Viele Menschen verbinden damit etwas Bedrohliches oder zumindest sehr Unangenehmes. Entsprechend massiv sind die Behandlungsmethoden, mit denen üblicherweise gegen Entzündungen vorgegangen wird. Es gibt hierzu eine Fülle von entzündungshemmenden Mitteln, sogenannte Antiphlogistika. Da diese Mittel die mit der Entzündung verbundenen Schmerzen rasch lindern, sind die Patienten verständlicherweise für diese symptomatische Hilfe zunächst auch dankbar. Wenn man sich aber mit der Bedeutung von entzündlichen Prozessen für den Gesamtorganismus auseinandersetzt, sieht die Sache ganz anders aus. Gerade bei Kinderkrankheiten spielen akute Entzündungen eine tragende und ausgesprochen wichtige Rolle im Abwehrgeschehen. Entzündungen entstehen bei Kindern recht schnell, verlaufen heftig und mit Fieber, was auch entspannten Eltern durchaus Schweißperlen auf die Stirn treiben kann.

Sicher darf man solche Zustände nicht auf die leichte Schulter nehmen. Bei einer Lungen- oder Blinddarmentzündung könnte das übel ausgehen. Umgekehrt ist es aber genauso verkehrt, mit Kanonen auf Spatzen zu schießen, denn das kann die Entwicklung und Ausreifung des kindlichen Immunsystems empfindlich stören. Es muss also in jedem Fall individuell entschieden werden, welcher Behandlungsweg der geeignete ist. Die Einschätzung eines akut entzündlichen Krankheitszustandes ist nicht einfach, auch nicht für eine Fachperson. Aber es ist sicher hilfreich, die Hintergründe solcher Zustände zu kennen. Denn das Wissen um deren biologischen Sinn ist die Voraussetzung für eine richtige Beurteilung und eine den naturgemäßen Bedürfnissen des kindlichen Gesamtorganismus entsprechende Behandlung.

Grundsätzlich muss man zwei Verlaufsformen einer Entzündung unterscheiden: die *akute* und die *chronische* Entzündung. Wie schon erwähnt, ist der Vorgang der akuten Entzündung der mit Abstand wichtigste Abwehrmechanismus des Organismus. Bei einer chronischen Entzündung sieht dies anders aus. Ihre Bedeutung wird weiter unten dargelegt (siehe Seite 41).

Im Folgenden werden die Vorgänge, die sich im Verlauf einer akuten Entzündung abspielen, und deren Bedeutung für den Gesamtorganismus allgemein verständlich erklärt. Dazu ist es notwendig, sich das entzündliche Geschehen aus verschiedenen Blickwinkeln anzuschauen.

Definition

Zunächst eine Definition aus einem rein wissenschaftlichen Medizin-Lexikon:[2]

Entzündung: Die vom – aktiven – Bindegewebe und den Blutgefäßen getragene Reaktion des Organismus auf einen äußeren oder innerlich ausgelösten Entzündungsreiz *mit dem Zweck, diesen zu beseitigen oder zu inaktivieren und die reizbedingte Gewebsschädigung zu reparieren.* Auslösend wirken mechanische Reize (Fremdkörper, Druck, Verletzung) und andere physikalische Faktoren (ionisierende Strahlen, UV-Licht, Wärme, Kälte), chemische Stoffe (Laugen, Säuren, Schwermetalle, bakterielle Toxine, Allergene und Immunkomplexe) sowie Erreger (Mikroorganismen, Würmer, Insekten) bzw. krankhafte Stoffwechselprodukte, entgleiste Enzyme, bösartige Geschwülste. Das Geschehen wird mit der Endung *-itis* gekennzeichnet.

Da sich ein medizinischer Laie unter den genannten Entzündungsreizen meist nicht viel vorstellen kann, werden sie hier beschrieben und in ihrer Wirkung erklärt: Alle diese Reize haben gemeinsam, dass es Gifte (Toxine) sind, die mit einer gesunden Lebenstätigkeit nicht vereinbar sind. Offensichtlich ist dies bei Giften, die direkt von außen in den Körper gelangen:

- Erreger (Bakterien, Viren, Pilze)
- Insektenstiche
- Säuren, Laugen usw.
- Allergene (Stoffe, die eine allergische Reaktion auslösen), das können auch Nahrungsmittel sein!
- Schwermetalle: Der wichtigste Vertreter ist das Quecksilber, das aus Amalgamfüllungen der Zähne in den Körper gelangt. Bereits das ungeborene Kind kann von der Mutter über den Mutterkuchen (Plazenta) bedenkliche Mengen Quecksilber zugeführt bekommen. Eine weitere Quecksilberquelle sind Zusatzstoffe in Impfstoffen (Thiomersal, Thimerfonat).

Andere Gifte entstehen als Folge der Reizeinwirkung erst im Körper:

- Fremdkörper (z. B. Holz- und Metallsplitter)
- Druck (Prellungen, Blutergüsse)
- Verletzungen (Schnitte, Stiche, Abschürfung)
- Verbrennungen, Erfrierungen
- Ionisierende Strahlung (Röntgenstrahlung, Radioaktivität)
- UV-Strahlung (Sonnenbrand)

---

2 Roche Lexikon Medizin; Urban & Schwarzenberg (Zitat gekürzt).

Alle diese Reizfaktoren bewirken eine Zerstörung von körpereigenem Gewebe. Tote Körperzellen wirken als Gifte und müssen erst beseitigt werden, bevor sich das Gewebe regenerieren kann. Hinzu kommt, dass bei Hautverletzungen zusätzlich Schmutz und Mikroorganismen in die Wunde gelangen können. Es kommen also nicht selten mehrere Entzündungsfaktoren zusammen.

Andere Entzündungsauslöser sind Giftstoffe, die der Körper fälschlicherweise selbst produziert:

- Immunkomplexe: Fehlerhaft produzierte Abwehrstoffe greifen körpereigenes Gewebe an: z. B. rheumatisches Fieber, rheumatische Gelenkentzündung.
- Aggressive Stoffwechselprodukte (z. B. Harnsäure): Dieses Problem tritt nicht selten schon bei fehlernährten Kindern in Erscheinung, allerdings nicht als klassische Gicht, sondern in maskierter Form, z. B. als wiederkehrende Gelenk- und Rückenschmerzen, Kopfschmerzen oder Hautausschläge.
- Entgleiste Enzyme (z. B. bei Zöliakie)
- Bösartige Geschwülste: Entweder wirken die Krebszellen selbst als Entzündungsreiz oder deren toxische Stoffwechselprodukte.

Die enorme Vielfalt der Reize, die der Körper mit Hilfe einer Entzündung überwinden muss, lässt erkennen, dass die Fähigkeit, akute Entzündungen ablaufen lassen zu können, für den Organismus absolut notwendig und lebenserhaltend ist. Keine Wunde kann ohne (zumindest leichte) entzündliche Reaktion abheilen; genauso ist es unmöglich, einen grippalen Infekt ohne Entzündungsreaktion zu überwinden, um nur zwei recht banale Beispiele zu nennen.

Allerdings gibt es Entzündungsreaktionen, die übers Ziel hinausschießen (bei sehr heftigen Infekten und Allergien), oder solche, die einen biologisch unsinnigen Verlauf nehmen (chronische Entzündung). Solche Formen entzündlicher Krankheiten verlangen spezielle Behandlungsstrategien. Was sich in solchen Fällen im Organismus abspielt und welche Behandlungsmöglichkeiten die Naturheilkunde hat, wird in späteren Kapiteln detailliert beschrieben.

In der obigen Definition wird der Begriff Bindegewebe verwendet. Für das Verständnis der Entzündungsprozesse ist es nicht unbedingt notwendig, alle Strukturen und Funktionen des Bindegewebes zu kennen. Deshalb nur so viel: Das Bindegewebe kann man als Gerüst unseres Körpers bezeichnen, das überall im Körper vorhanden ist und daher auch für den gesamten Körper von elementarer Bedeutung ist. Es besteht aus einer flüssigen Grundsubstanz, in die die Zellen eingelagert sind. Jede einzelne Zelle ist also von den anderen Zellen durch einen schmalen Raum aus Bindegewebe getrennt. Durch die Grundsubstanz ziehen verschiedene Haltefasern, die den einzelnen Körperteilen ihre Form und Elastizität geben. Weiterhin sind im Bindegewebe verschiedene Abwehrzellen des Immunsystems ansässig, die bei Entzündungen wichtige Aufgaben übernehmen.

Durch das Bindegewebe ziehen sich Blutgefäße, über die Sauerstoff und Nährstoffe herbeitransportiert, aber auch die bei der Arbeit der Organzellen entstehenden Stoffwechselendprodukte (Metaboliten), sogenannte Schlacken, abtransportiert werden. Weiterhin vorhanden sind Lymphgefäße, die wie eine Kanalisation das gesamte Bindegewebe durchziehen, um überflüssige und schädliche Stoffe abzutransportieren.[3]

Es gibt also im ganzen Körper keine einzige Zelle, die direkt an das Blut- und Lymphsystem angeschlossen ist. Jeder Nährstoff muss, nachdem er das Blutgefäß verlassen hat, das Bindegewebe durchqueren, bevor er von der Organzelle aufgenommen und verbraucht werden kann. Das Gleiche gilt für die Schlacken: Erst nachdem sie das Bindegewebe passiert haben, können sie über Venen- oder Lymphgefäße abtransportiert werden. Dies bedeutet aber auch, dass die Zellen, die in einem Organ ihre spezifischen Aufgaben zu erfüllen haben (Parenchymzellen), nur dann störungsfrei und mit voller Leistungsfähigkeit arbeiten können, wenn der Stofftransport durch das Bindegewebe reibungslos klappt. Die heutige Schulmedizin sieht in der krankhaft veränderten Zelle das Zentrum einer Krankheit (Zellularpathologie). Dabei wird leider weitgehend übersehen, dass krankhafte Zellveränderungen meist Folgeerscheinungen mangelhafter Ver- und Entsorgungsvorgänge und gestörter Regulationsmechanismen im Bindegewebe um die Zelle herum sind.

Der Fluss der Stoffe durch das Bindegewebe unterliegt einer komplexen Steuerung, die unter anderem über das Hormonsystem und das Nervensystem erfolgt. Es war der Wiener Professor Alfred Pischinger, der erkannt hat, dass alle zentralen Regulationsvorgänge unseres Organismus in dem zwischen den einzelnen Zellen liegenden Bindegewebe (Interstitium) ablaufen. Man bezeichnet es daher auch als System der Grundregulation.

Die Forschungen Pischingers liefern eine Basis dafür, Funktionen und Prozesse, die in der naturheilkundlichen Erfahrungsheilkunde seit Jahrhunderten aus Beobachtung und Erfahrung bekannt waren, wissenschaftlich zu erklären.

So weiß man heute, dass sämtliche Medikamente (sowohl allopathische als auch homöopathische), aber auch nicht-medikamentöse Behandlungsverfahren

---

3 Interessant ist die Tatsache, dass die Natur im Laufe der Evolution zwei Entsorgungssysteme geschaffen hat, aber nur ein Versorgungssystem. Dies macht deutlich, dass für eine optimale Funktion der Körperzellen die Reinigung der Gewebe von Stoffwechselschlacken und anderen schädlichen Substanzen offensichtlich Priorität vor der Versorgung mit Nährstoffen hat! Die eingeschränkte Leistungsfähigkeit dieser Entsorgungsmechanismen (besonders des Lymphsystems) ist schon bei Kindern – wie wir noch sehen werden – ein zentraler Krankheitsmechanismus bei sehr vielen Krankheiten.

wie Massagen, Bäder, Kneipp-Anwendungen, Wickel, Akupunktur und Ausleitungsverfahren (z. B. Schröpfen) ihre Wirkung im Bindegewebe entfalten und nur indirekt über eine Beeinflussung der Steuerungsvorgänge im Bindegewebe auf die Organzellen einwirken. Die Steuerungsvorgänge unterliegen jedoch den Gesetzmäßigkeiten kybernetischer Regelsysteme. Das bedeutet, dass beispielsweise ein Medikament niemals nur eine (gewünschte) Wirkung entfaltet, sondern immer auch eine Fülle von Reaktionen im Gesamtorganismus herbeiführt, die unerwünscht sein können. Dies erklärt die manchmal gravierenden Nebenwirkungen von Medikamenten.

Entzündung ist die einzig mögliche Abwehrreaktion des Bindegewebes.

Neben den genannten Funktionen des Stoffwechsels ist das Bindegewebe auch der Ort, an dem sich die Abwehrfunktionen abspielen. Im Bindegewebe ist der Organismus demnach in der Lage, sich gegen die in der oben genannten Definition erwähnten Reize höchst effektiv zur Wehr zu setzen und zwar immer in Form einer Entzündung! Diese hat das Ziel, den schädlichen Faktor von den Organzellen fernzuhalten bzw. die Schädigung dieser Zellen so gering wie möglich zu halten. Es gibt zwar verschiedene Arten von Entzündungen, aber die grundlegenden Mechanismen sind immer die gleichen. Eine Entzündung läuft in verschiedenen Stadien ab und hat dabei jeweils eine typische Symptomatik.

Grundsätzlich findet man bei einer Entzündung die folgenden fünf Symptome:
- Rötung
- Hitze
- Schwellung
- Schmerz
- Eingeschränkte Funktionstüchtigkeit des betroffenen Körperteils

Die *Rötung* kommt durch eine kräftige Mehrdurchblutung im Entzündungsgebiet zustande. Dadurch und durch die stark vermehrte Aktivität in dem Gewebe entsteht auch die *Hitze*, die Bakterien abtöten und Viren inaktivieren kann. Zudem sind bei erhöhter Temperatur die im Bindegewebe aktiven Abwehrzellen, die durch das Blut vermehrt herantransportiert werden, aggressiver und leistungsfähiger.

Die *Schwellung* entsteht durch Austritt von Blutflüssigkeit in das Gewebe um die Blutgefäße herum. Dies dient unter anderem dazu, die Giftwirkung des Entzündungsreizes zu verringern und die bei der Entzündung entstehenden Giftstoffe (Toxine) zu lösen. Diese mit diversen Schadstoffen beladene Gewebeflüssigkeit muss über die Lymphgefäße zu den nächstliegenden Lymphknoten transportiert werden, wo weitere Abwehrvorgänge folgen.

Aus diesem Grund sind etwa bei einer Mandelentzündung meist die Lymphknoten im Kieferwinkel schmerzhaft vergrößert. Dies ist Teil des natürlichen Abwehrvorgangs.

Der *Schmerz* entsteht durch die Reizung der Nervenfasern im Bindegewebe, die für die Wahrnehmung von Schmerzen zuständig sind. Dies geschieht einerseits durch die schwellungsbedingte Druckerhöhung und andererseits durch spezielle Botenstoffe (Mediatoren), die das Entzündungsgeschehen regeln. Die Information Schmerz wird dann über das Nervensystem an das Gehirn weitergeleitet und dort wahrgenommen.

Der Schmerz ist ein Warnsignal des Körpers, den entzündeten Körperteil zu schonen, damit die Abwehr- und Heilungsvorgänge ungestört ablaufen können.

Alle Entzündungssymptome gemeinsam ergeben die *eingeschränkte Leistungsfähigkeit* (Functio laesa) des entzündeten Körperteils.

Was passiert dabei?

Stark vereinfacht dargestellt, läuft bei einer akuten Entzündung Folgendes ab:

Durch den auslösenden Reiz entsteht eine Schocksituation, wodurch das Abwehrsystem des betroffenen Gewebes in Alarmbereitschaft versetzt wird. Eine dafür bereitstehende Art von Abwehrzellen (die sogenannten Mastzellen) setzen eine Vielzahl von Botenstoffen (Entzündungsmediatoren) frei, die andere, im Blut kreisende oder in den Lymphorganen stationierte Abwehrzellen an den Entzündungsort locken. Gleichzeitig beginnen die im Bindegewebe vorhandenen Fresszellen (Phagozyten) bereits, die eingedrungenen Giftstoffe und kaputtgegangenen Gewebezellen zu vernichten. Durch die Botenstoffe werden die Blutgefäße im Entzündungsgebiet durchlässiger und ein Teil der Blutflüssigkeit tritt zusammen mit den herbeigelockten Abwehrzellen (weiße Blutkörperchen [Leukozyten]) ins Bindegewebe aus. Diese Abwehrzellen sind entweder weitere Fresszellen, oder sie sind darauf spezialisiert, Abwehrstoffe (Antikörper) zu produzieren. Mit diesen Antikörpern können vor allem eingedrungene Krankheitserreger »gefesselt« werden, damit die Fresszellen sie in Ruhe vernichten können. Wie schon erwähnt, ist es die Aufgabe des Lymphsystems, den bei diesen Aktionen anfallenden Müll abzutransportieren. Erst nachdem auf diese Weise aufgeräumt wurde, kann sich das Gewebe regenerieren. Es wachsen neue Gewebezellen nach, und die Entzündung ist ausgestanden.

Manche Gewebe können sich jedoch nicht gut regenerieren. In diesem Fall vermehren sich die Fasern des Bindegewebes, und es bildet sich eine Narbe als Ersatzgewebe. Dies kann auch geschehen, wenn sehr große Gebiete von der Entzündung betroffen waren.

»Ent-Zündung«

Trennt man die Wortteile Ent-Zündung, so entsteht ein neues Bild des Entzündungsvorgangs, das hilft, systemische Zusammenhänge zu erkennen.

Entzündet wird hierbei ein Feuer, das einerseits als Symbol für heftige Hitze und andererseits für tiefgreifende Reinigung steht.

In der traditionellen Naturheilkunde steht Wärme als Symbol für dynamische Energie aller Lebensvorgänge. Träger der Wärme ist das Blut. Die Wärme gibt die notwendigen Impulse, um Lebensvorgänge in Gang zu setzen. Des Weiteren ist die Wärme auch die Voraussetzung für alle Steuerungs- und Regelvorgänge in unserem Körper. Zudem vermittelt der Begriff Wärme Behaglichkeit, Sicherheit, Geborgenheit und Liebe. Man spricht nicht umsonst auch von Herzenswärme.

Ein Mangel an Wärme (z. B. bei einer Erkältung) führt zu einem Defizit all dieser Funktionen und Eigenschaften – sowohl auf körperlicher als auch auf geistig-seelischer Ebene.[4] Um ein solches Defizit zu korrigieren, ist es als Gegenregulation notwendig, die Wärmeprozesse massiv anzufachen, damit der Organismus wieder in sein Gleichgewicht zurückfinden kann. Dieses Anfachen führt zu der Hitze, die wir bei den Entzündungssymptomen kennengelernt haben. Am Entzündungsort lodert das reinigende Feuer, das dem betroffenen Gewebe wieder zu seiner intakten Struktur und auch zu intakter Regulationsfähigkeit zurückverhilft. Gleiches gilt für das Fieber, das nichts anderes ist als Entzündungshitze, die sich auf den gesamten Organismus ausbreitet. Die Bedeutung des Fiebers wird in einem eigenen Kapitel ausführlich besprochen (siehe Seite 47ff.).

Die alte Heilkunde drückte es so aus: »Im Feuer der Entzündung und des Fiebers verbrennen die Krankheitsgifte.« Heute könnte man es – moderner – folgendermaßen ausdrücken: »Eine Entzündung (bzw. Fieber) löscht Krankheitsinformationen.«

---

4 In der traditionellen Naturheilkunde war die Tatsache, dass der Mensch eine Einheit aus Körper, Seele und Geist ist, so selbstverständlich, dass eine Unterscheidung der verschiedenen Bereiche gar nicht erst gemacht wurde. Jeder Aspekt unseres Körpers hat seine Entsprechungen auf allen diesen Ebenen, jeder Einfluss auf den Organismus und jede Krankheit macht sich in allen Bereichen bemerkbar. Eine Aufteilung in eine »Körpermedizin« und eine »Psychomedizin«, wie wir sie heute kennen, ist, vom ganzheitlichen Denkansatz der Naturheilkunde ausgehend, unvorstellbar.

Der Begriff der Information wird hier bewusst eingeführt, denn er wird in der Medizin der Zukunft eine Schlüsselbedeutung haben – so wie heute bereits in der Informationstechnologie (IT).

Wir leben in einer computerisierten Welt, in der die Übermittlung und Verarbeitung von Informationen elementare Voraussetzung für Planung, Entscheidungen und Produktion von materiellen und geistigen Gütern in allen Bereichen des Lebens ist. Auch wenn der Computer in Praxen und Krankenhäusern zum wichtigen Hilfsmittel geworden ist, nimmt das Wissen um die informationsgesteuerten kybernetischen Regelvorgänge im menschlichen Organismus selbst erst ganz langsam Einzug in das medizinische Denken. In diesem Punkt muss die heutige Schulmedizin als hoffnungslos rückständig bezeichnet werden. Sie stützt ihr gesamtes Denkgebäude nach wie vor auf die naive Vorstellung, der Körper sei eine gewaltige Chemiefabrik, in der alle chemischen Reaktionen normal ablaufen, wenn nur alle notwendigen Stoffe zur richtigen Zeit am richtigen Ort vorhanden sind.

Erst ganz langsam beginnt man sich darüber bewusst zu werden, welch komplexe Steuerungsmechanismen notwendig sind, um alle notwendigen Stoffe zum richtigen Zeitpunkt an den richtigen Ort zu befördern. Und dass es daher wesentlich sinnvoller ist, die Steuerungsmechanismen des Stoffwechsels therapeutisch zu beeinflussen als die Stoffe selbst.

Die Wissensdefizite in diesen Bereichen sind als Hauptursachen für gravierende Behandlungsfehler – gerade in der Kinderheilkunde – anzusehen. Deren Hintergründe liegen aber meist nicht in der Arbeit des einzelnen Arztes, sondern in grundsätzlichen Fehlern des schulmedizinischen Denkmodells, die sich freilich in der ärztlichen Tätigkeit widerspiegeln. In diesem Zusammenhang sind die Impfungen ein extrem dunkles Kapitel.

Sämtliche naturheilkundlichen Medizinsysteme der Erde basieren auf kybernetischen Denkmodellen und kennen die Bedeutung der Informationsverarbeitung, auch wenn dieser Begriff früher noch nicht verwendet wurde. Das Detailwissen, das die heutige Medizin prägt, war in der traditionellen Heilkunde noch nicht vorhanden. Dafür war man in früheren Jahrhunderten umso besser in der Lage, die Arbeitsweise des menschlichen Organismus als *System* zu erklären und daraus im Krankheitsfall *systemisch* wirksame Therapien zu entwickeln. In diesem Bereich ist die traditionelle Naturheilkunde der heutigen Schulmedizin weit voraus.

Glücklicherweise gibt es immer mehr Heilpraktiker und Ärzte, die bereit und in der Lage sind, das Detailwissen der Schulmedizin mit dem Systemwissen der traditionellen Naturheilkunde zu verknüpfen, denn das ist die Medizin der Zukunft!

Doch zurück zu den krank machenden Informationen: Jede Krankheit ist auch ein informativer Prozess, bei dem krank machende Informationen auf das Regulationssystem des Körpers Einfluss nehmen und so die entsprechenden Korrekturmaßnahmen in Gang setzen.[5] Erst mit der aktiven Aufarbeitung (Löschung) dieser Krankheitsinformationen kann eine Krankheit als ausgeheilt betrachtet werden – nicht allein durch das Verschwinden der Krankheitssymptome oder die Normalisierung der Blutwerte.

Diese Löschung von Krankheitsinformationen ist ausschließlich durch die Feuerprozesse der akuten Entzündung und des Fiebers möglich! Man kann es auch so ausdrücken: Akute Entzündung und Fieber sind die wichtigsten biologischen Abwehrprogramme,[6] die die Natur in ihrer seit Jahrmillionen laufenden Evolution entwickelt hat. Ihnen haben wir schließlich das Überleben der Menschheit zu verdanken.

Eine akute Entzündung läuft in verschiedenen Phasen ab, die sich vereinfacht in Form einer Kurve darstellen lässt:

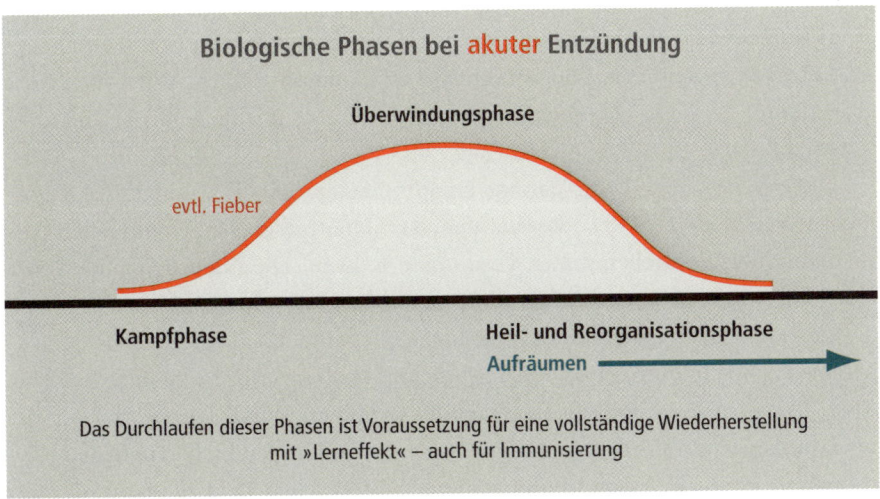

Entzündungsphasen

5 Besonders deutlich wird der Informationscharakter eines Krankheitsreizes an Viren. Diese haben keinen eigenen Stoffwechsel und können sich nicht selbstständig vermehren. Sie bestehen ausschließlich aus genetischer Information (in Form eines DNA-Stranges), die den infizierten Zellen aufgezwungen wird. Dadurch werden die Zellen umprogrammiert und beginnen daraufhin, statt ihren normalen Aufgaben nachzugehen, das Virus zu vervielfältigen; dabei gehen sie zugrunde. Um eine Virusinfektion auszuheilen, muss die Virusinformation also gelöscht werden.
6 Im Gegensatz zu den uns bekannten Computerprogrammen sind biologische Programme flexibel und lernfähig. Jedes Kind kommt mit einem Basisprogramm »Entzündung« auf die Welt, das perfektioniert werden sollte, aber in seiner Arbeitsweise auch verschlechtert werden kann. Diese Vorgänge werden in den Kapiteln »Lymphatismus und Skrofulose«, Seite 87ff., ausführlich beschrieben.

In der anfänglichen Kampfphase werden die Wärmeprozesse rasch entfacht, wobei die oben genannten typischen Entzündungssymptome entstehen. Ist der Entzündungsreiz sehr stark oder macht die konstitutionelle Situation des Organismus die Aktivierung des Feuerprozesses im gesamten Körper notwendig, entsteht dabei auch Fieber. In der nächsten Phase erreicht der Entzündungsprozess seinen Höhepunkt, der die Überwindung des auslösenden Reizes markiert. Danach ist »Aufräumen« angesagt. Die im Entzündungsgebiet angefallenen »Trümmer« von Gewebe- und Abwehrzellen und eventuell Mikroorganismen müssen beseitigt werden (was eine elementare Aufgabe des Lymphsystems ist), damit im Heilungsprozess das zerstörte Gewebe wieder aufgebaut werden kann. Aber das Aufräumen läuft auch auf der Informationsebene ab. In dieser Phase werden die Krankheitsinformationen gelöscht und die abgelaufene Abwehrstrategie vom Immunsystem als Erfolg verbucht. Der Organismus kann später wieder darauf zurückgreifen.

Weiter unten (und insbesondere im Kapitel »Impfungen«, Seite 273f.) wird darauf eingegangen, was es für den Organismus bedeutet, wenn ein Entzündungsprozess nicht nach den natürlichen Gesetzmäßigkeiten ablaufen kann.

Wir sehen: Die Natur arbeitet aktiv. *Action* ist gefragt, wenn es darum geht, unser Leben zu verteidigen. Dieses Naturgesetz ist unumstößlich. Wir haben es zu akzeptieren, ob es uns passt oder nicht – auch wenn es unangenehm ist und nicht selten weh tut!

Diese Aussagen sind sehr klar und kompromisslos. Sie sollen und dürfen jedoch nicht so verstanden werden, dass wir dem Krankheitsgeschehen eines Kindes passiv und schicksalsergeben seinen Lauf lassen müssen! Die Naturheilkunde kennt eine Fülle von Mitteln und Anwendungen, die dem betroffenen Menschen helfen, die Krankheit rasch und komplikationslos zu überwinden, und die auch die Krankheitssymptome lindern, ohne den eigentlichen Heilungsprozess zu unterdrücken. Aber: Jedes (vordergründig wohlgemeinte) Bemühen, durch Unterdrückung der Feuerprozesse (mittels Entzündungshemmern, Antibiotika, Fieberzäpfchen, Kortisonpräparaten, aber auch Impfungen) einem Menschen Leid zu ersparen, führt in eine Sackgasse, aus der man nur rückwärts wieder herauskommt; will heißen, man muss die Feuerprozesse wieder reaktivieren.

Die Unterdrückung einer akuten Entzündung ist nur dann gerechtfertigt, wenn diese so weit eskaliert, dass sie lebensbedrohlich wird, oder aber wenn der Organismus nicht genügend Energie aufbringen kann, die Krankheit selbstständig zu überwinden. Aber auch in diesen Fällen darf diese Vorgehensweise nicht mit Heilung verwechselt werden, sondern nur als unumgängliche Korrekturmaßnahme. Die eigentliche Heilung kann auch hierbei nur zu einem späteren Zeitpunkt durch den Organismus selbst geschehen.

Was geschieht, wenn entzündliche Prozesse unterdrückt werden?

Wie schon erwähnt, können die Krankheitsinformationen durch eine rein symptom-unterdrückende Behandlung nicht gelöscht werden; eine wirkliche Heilung kann so nicht stattfinden.

Ein kindlicher Organismus reagiert in diesen Fällen zunächst meist noch sehr naturnah: Nach einer beschwerdefreien Phase, die erfahrungsgemäß 4 bis 6 Wochen dauert (in der das Kind aber oft blass, müde, unleidig und appetitlos ist), flackert die akute Entzündung am gleichen Ort wieder auf. Dies ist so zu interpretieren, dass der Organismus einen weiteren Vorstoß unternimmt, die Krankheit aktiv am ursprünglichen Ort auszuheilen. Wird diese Entzündung wieder unterdrückt (was [aus Unwissenheit um diese Zusammenhänge?] leider immer wieder geschieht), entsteht die Situation, die in der Einleitung dieses Buches am Beispiel von Florian beschrieben wurde: Das Kind hat einen Infekt nach dem anderen, und seine gesundheitliche Gesamtsituation verschlechtert sich analog dazu.

Außer der mehrfachen Wiederholung gibt es weitere Varianten in der Fortsetzung des Krankheitsverlaufes, die im Folgenden beschrieben werden.

Ortswechsel
• *Ein entzündlicher Prozess ist nicht an einen bestimmten Ort gebunden.*
Dieses Gesetz kommt vor allem bei entzündlichen Krankheiten der Schleimhäute zum Tragen, die im Kindesalter das Gros der Erkrankungen darstellen.

Die Schleimhäute des Körpers gehören ausnahmslos zu einem Verbundsystem, zu dem auch das Lymphsystem gezählt werden muss. Die Funktionen der Schleimhäute sind untrennbar an die Funktionen des Lymphsystems gekoppelt. Auf diese Zusammenhänge wird im Kapitel »Lymphatismus« noch näher eingegangen (siehe Seite 87ff.).

Alle Schleimhäute des Körpers arbeiten in ihren Funktionen sehr eng zusammen. Man kann in diesem Zusammenhang sogar von einem universellen Schleimhautsystem sprechen, für das – unabhängig von dem jeweiligen Organ – die gleichen biologischen Gesetzmäßigkeiten und Reaktionsmuster gelten. Damit bekommt der Organismus die Möglichkeit, die unzureichende Abwehrfähigkeit *eines* Schleimhautbereiches durch *andere* Schleimhautareale kompensieren zu können: Ist die Schleimhaut eines Körperbereiches nicht in der Lage, einen Entzündungsreiz zu eliminieren und die Krankheitsinformationen zu löschen, kann diese Aufgabe von anderen Schleimhautflächen übernommen werden. Das bedeutet, dass eine akute Entzündung nach einer Latenzzeit von meist einigen Wochen (in Einzelfällen auch erst nach Monaten) auf einem anderen Schleimhautbereich des Körpers wieder aufflackern kann.

Da diese Erkenntnisse in der schulmedizinischen Krankheitslehre nicht vorgesehen sind, wird ein solcher Ortswechsel der Krankheiten so interpretiert, dass es sich um eine andere neue Krankheit handelt, die in keinem Zusammenhang mit der zuvor abgelaufenen Entzündung steht – eine fatale Fehlinterpretation mit weitreichenden Folgen.

Der beschriebene Wechsel einer Krankheit von einem Ort zu einem anderen wird mit dem fachlichen Terminus als Vikarisation, in der alten Literatur auch als Metastasierung bezeichnet.

Vorwegnehmend sei gesagt, dass einem solchen Krankheitsverlauf in den meisten Fällen eine angeborene Schwäche des Lymphsystems zugrunde liegt (siehe Kapitel »Lymphatismus«, Seite 87ff.).

Folgende Krankheitsgeschichte ist ein Beispiel für das Reaktionsmuster der wechselnden Krankheitsorte: Die siebenjährige Liesa hatte mit zwei Jahren eine sich mehrmals wiederholende Mandelentzündung, die jedes Mal mit Antibiotika behandelt wurde. Nachdem die Mandeln endlich Ruhe gaben, bekam Liesa aber mehrere Mittelohrentzündungen, die ärztlicherseits ebenfalls antibiotisch behandelt wurden. Zusätzlich wurden die Polypen (vergrößerte Rachenmandel) operativ entfernt. Daraufhin beruhigten sich auch die Ohren, dafür trat ein sehr hartnäckiger Husten auf, hauptsächlich nachts. In diesem Zustand kam Liesa zu uns in naturheilkundliche Behandlung.

Liesas Beispiel zeigt sehr deutlich den oben beschriebenen Vorgang des Ortswechsels: Nachdem die Mandeln (als wichtigste, von der Natur vorgesehene Kampfstätte des Kopf-Lymphsystems) »frustriert und erschöpft« ihren Dienst quittiert hatten, versuchte die Schleimhaut des Mittelohrs – begünstigt durch die mechanische Verlegung des Ausgangs der Ohrtrompete durch die vergrößerte Rachenmandel[7] – diese Aufgabe zu übernehmen, was offensichtlich (dank der Antibiotika) auch nicht gelang. Dann übernahm die Bronchialschleimhaut den Versuch, die Krankheit zu überwinden ...

Mit einer Konstitutionsbehandlung, die Liesas Lymphsystem und die natürliche Bakterienbesiedlung der Atemwegsschleimhäute stabilisierte, gelang es nach einigen Wochen, die Funktionstüchtigkeit der Mandeln wieder zu aktivieren. Sie machte nochmals eine akute Mandelentzündung durch, die mit naturheilkundlichen Mitteln und Anwendungen begleitet wurde und problemlos ohne Antibiotikagaben ausheilte. Seitdem ist Liesa ein »immunstabiles« Mädchen, das lediglich ein- bis zweimal im Jahr eine Erkältung hat, was ihr Abwehrsystem fit hält.

---

7 Die vergrößerte Rachenmandel ist auch in diesem Fall ein Symptom für den Lymphatismus: Das Lymphsystem versucht durch eine Vermehrung des Abwehrgewebes in den Mandeln, seine Leistungsfähigkeit zu verbessern. Die operative Entfernung ist so gesehen ein rein symptomatischer Eingriff mit zweifelhaftem Erfolg. Da sich durch die OP an der konstitutionellen Situation des Kindes nichts (Positives) ändert, wachsen die Polypen oft schon innerhalb weniger Wochen wieder nach.

Auch die wirkliche Ursache und der Weg der Heilung werden in diesem Beispiel deutlich:

Die ganze Krankheitsgeschichte entstand auf der Basis eines veranlagungsbedingt geschwächten Lymphsystems (Lymphatismus), das den Erregern der Mandelentzündungen (die man sich jederzeit und überall einfangen kann) nicht viel entgegenzusetzen hatte.

Die Stabilisierung des Lymphsystems war notwendig, damit Liesa endlich durch die wieder aktivierte akute Mandelentzündung die Krankheitsinformationen löschen konnte, die sie über vier Jahre mit sich herumschleppte und die die Ursache für den mehrfachen Ortswechsel der Krankheit waren.

Aus medizinischer Sicht hatte Liesa drei verschiedene Krankheiten: Tonsillitis, Otitis media und spastische Bronchitis. Dass es sich dabei in Wirklichkeit um drei unterschiedliche Erscheinungsformen ein und derselben Unterdrückungskrankheit handelt, wird erst durch das systemische Wissen der Naturheilkunde erklärbar – und durch den Behandlungserfolg bestätigt.

Aber noch ein weiteres Naturgesetz wird an Liesas Beispiel deutlich:
- *Ein entzündlicher Prozess ist nicht an eine bestimmte Zeit gebunden.*

Auch nach vielen Jahren ist es möglich (und notwendig), die Entwicklungsgeschichte einer Krankheit wieder aufzurollen, um sie so zur Ausheilung zu bringen.

Der folgende Fall aus der Praxis illustriert diese These: Hier konnte eine rheumatische Schulterentzündung durch Reaktivierung eines 30 Jahre zurückliegenden Hautausschlages ausgeheilt werden. (Dieser Fall hat zwar nichts direkt mit Kinderheilkunde zu tun, zeigt aber, dass Krankheiten im Kindesalter durchaus Einfluss auf die gesundheitliche Situation im späteren Leben haben können.)

Strategiewechsel

Unterdrückte Entzündungsprozesse können auch dafür verantwortlich sein, dass der Organismus beginnt, seine Reaktionsweise grundsätzlich zu verändern.

Sehr bildhaft ausgedrückt, kann man sich diesen Vorgang etwa so vorstellen: Nachdem der Körper mehrfach versucht hat, die krankmachenden Faktoren mit dem von der Natur dafür vorgesehenen Programm der akuten Entzündung zu bekämpfen, dies aber entweder durch eigene Schwäche oder aber aufgrund unterdrückender Behandlungen nicht geschafft hat, sucht er nun nach *grundsätzlich* anderen Abwehrstrategien.

- Die Abwehraktivitäten werden in biologisch unsinniger Weise völlig *übersteigert*. Diese übertriebenen Reaktionen erfolgen schon auf geringfügige Reize, die meist vom betroffenen Menschen überhaupt nicht wahrgenommen würden. Dieses Geschehen bezeichnet man als *Allergie*.

- Die andere Entwicklungsrichtung kann man mit dem Begriff Resignation überschreiben.

  Die entzündlichen Prozesse werden auf ein Minimum reduziert, was dazu führt, dass sich eine *chronische Entzündung* entwickelt, die für lange Zeit, manchmal auch auf Dauer bestehen bleibt und zu einer erheblichen Belastung des Gesamtorganismus wird. Weiteres zu diesem Thema im nächsten Kapitel.

Die Scheren-Grafik stellt die Entwicklung in die beiden grundsätzlichen Krankheitsrichtungen der heutigen Zeit dar, deren Hintergründe man – nach offizieller Sicht – nicht kennt (oder nicht zur Kenntnis nehmen möchte). Allergien sind bei Kindern ausgesprochen häufig, während sich die chronisch-degenerativen Krankheiten meist erst im Erwachsenenalter entwickeln – aber leider auch schon bei Kindern vorkommen. In jedem Fall wird jedoch erkennbar, dass die konstitutionelle Basis vieler Krankheiten des späteren Lebens bereits in der Kindheit gelegt wird.

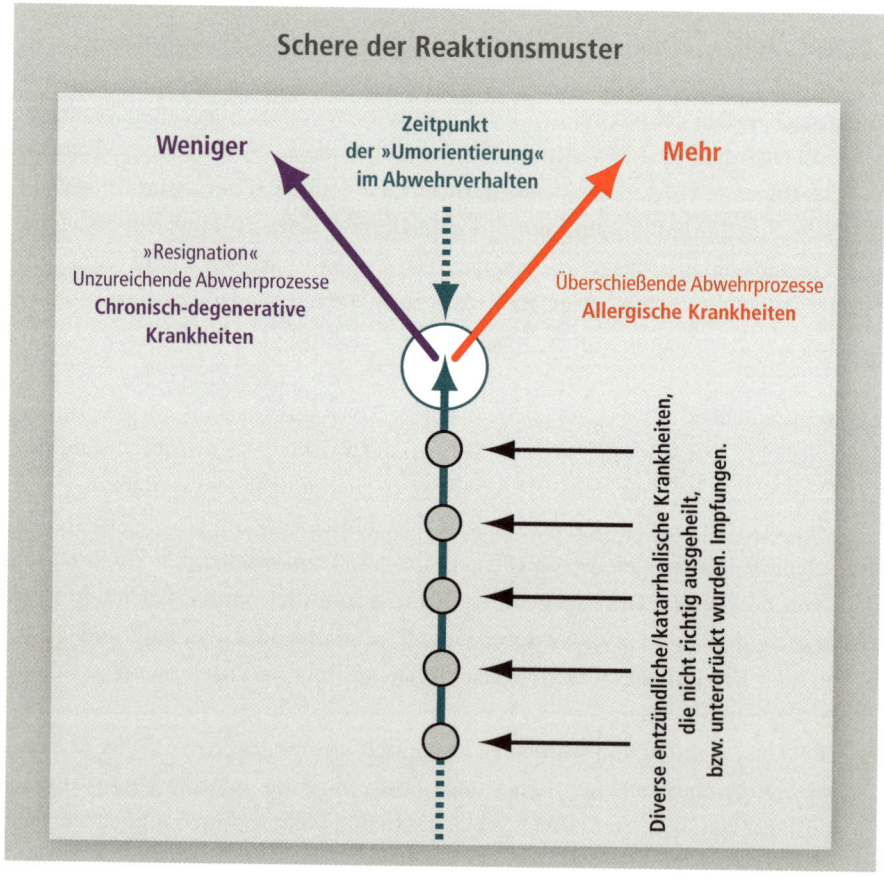

Die bisherigen Ausführungen bieten plausible Erklärungen für diese fatale Entwicklung – lassen aber auch therapeutische Wege aus diesen Teufelskreisen aufscheinen.

Für die Behandlung allergischer und chronisch-degenerativer Erkrankungen stehen von schulmedizinischer Seite ausschließlich unterdrückende Mittel zur Verfügung, die umso drastischer und reicher an Nebenwirkungen sind, je weiter ein solcher Krankheitsprozess fortgeschritten ist.

Chronische Entzündung

Eine chronische Entzündung entwickelt sich meist aus einer akuten Entzündung, die ihr Ziel (die Wiederherstellung des gesunden Zustandes) nicht erreicht. Besonders bei Kindern ist es selten, dass eine Entzündung von Beginn an bereits chronisch verläuft.

Eine chronische Entzündung besteht für lange Zeit, manchmal auch auf Dauer. Bei ihr laufen die Feuerprozesse zu schwach und damit ineffizient ab. Schwächer sind auch alle anderen Entzündungssymptome. Daher sind die Schmerzen, die von einem chronischen Entzündungsherd ausgehen, meist relativ gering, die Folgen für den Organismus können jedoch gravierend sein. Eine chronische Entzündung kann man mit einem Schwelbrand vergleichen, der sich ganz langsam weiterfrisst und dabei erhebliche Zerstörungen anrichtet.

Durch eine chronische Entzündung kann der auslösende Reiz nicht eliminiert, sondern bestenfalls etwas in Schach gehalten werden. Dabei werden sämtliche Funktionen des Bindegewebes beeinträchtigt, wodurch die Organzellen nicht mehr richtig ver- und entsorgt werden. Deshalb können sie absterben. Immer größere Bereiche des Organgewebes gehen so zugrunde und werden durch Narbengewebe ersetzt. Dies ist das lokale Problem, das sich aus einer chronischen Entzündung ergibt. Da das Bindegewebe als überall vorhandenes System aber für alle wichtigen Regulationsvorgänge im Organismus zuständig ist, also als Überträger und Erfüllungsort aller Steuerinformationen, kann eine chronische Entzündung auch Fehlfunktionen und Krankheiten in völlig anderen Organen auslösen. Dieser als Fokalwirkung bezeichnete Mechanismus spielt jedoch in der Kinderheilkunde keine große Rolle und wird daher hier nicht weiter behandelt.

Im Zusammenhang mit chronischen Entzündungen besteht noch ein weiteres Problem: Dass eine Krankheit chronisch wird, setzt voraus, dass der Organismus allgemein dazu neigt, sich nicht aktiv genug mit den auf ihn einwirkenden Einflüssen auseinanderzusetzen. Dies hat zur Folge, dass die betroffenen Menschen in vielen Bereichen zu träge reagieren, was ihre allgemeine Anpassungsfähigkeit stark einschränkt. Hierbei handelt es sich um ein konstitutionelles Problem, das gezielt behandelt werden sollte. Besteht bei einer solchen Person bereits eine chronische Krankheit, verstärkt sich die allgemeine Trägheit, was zur Reaktionsstarre werden kann. Das bedeutet, dass der Mensch in seinen Selbstheilungskräften immer schwächer wird, bis sie sozusagen ausfallen. Ein solcher Teufelskreis, der mit zunehmendem Alter immer schwerer zu unterbrechen ist, kann in der Kindheit aber erfolgreich verhindert werden.

Die Heilung einer chronischen Entzündung setzt in den meisten Fällen voraus, dass man das Feuer des Abwehrsystems so aktiviert, dass die Entzündung in die akute Phase zurückgeführt wird. Dies ist ein Prozess, der mit einer heftigen Verstärkung der Symptome abläuft, wie sie bei der akuten Entzündung beschrieben wurden. Voraussetzung dafür ist, dass der betroffene Mensch bereit ist, diesen manchmal recht unangenehmen Weg zu gehen. Aber der Leidensdruck und die Frustration über viele bisher wirkungslose Behandlungen sind irgendwann so groß, dass die betroffenen Menschen einiges in Kauf nehmen, um wieder gesund zu werden.

Es ist immer wieder faszinierend mitzuerleben, wie schnell und dauerhaft zum Beispiel eine chronische, immer wieder aufflackernde Blasen- oder Nebenhöhlenentzündung ausheilen kann, wenn man sie – unterstützt durch diverse naturheilkundliche Mittel – einmal durch die akute Phase bringt.

Die folgenden chronischen Entzündungen kommen bei Kindern häufig vor:
- Chronische Mandelentzündung (Tonsillitis)
- Chronische Entzündung der Nasenschleimhaut (Rhinitis)
- Chronische Bindehautentzündung (Konjunktivitis), Lidrandentzündung (Blepharitis)
- Chronische Kehlkopfentzündung (Laryngitis)
- Chronische Bronchitis, Bronchialasthma
- Chronische Blasenentzündung (Zystitis)
- Chronische Entzündungen der Darmschleimhaut (Enteritis, Colitis), auch chronische Blinddarmentzündung (Appendizitis)
- Chronische Gelenkentzündungen (Arthritis)
- Chronische Entzündungen der Haut (Dermatitis, Ekzeme)

Diese Krankheiten mit ihren Symptomen, konstitutionellen und ganzheitlichen Hintergründen sowie ihre naturheilkundlichen Behandlungsmöglichkeiten werden in späteren Kapiteln eingehend besprochen.

Entzündung als Lernprozess

Die Fähigkeit, eine akute Entzündung zu entwickeln, ist die zentrale Überwindungs- und Heilungsstrategie, die jedes Kind als genetische Information auf seinen Lebensweg mitbekommt, um sie im Krankheitsfall in Gang setzen zu können. Dahinter steckt die Erfahrung einer Millionen Jahre dauernden Entwicklungsgeschichte, der man durchaus Vertrauen entgegenbringen kann.

Dieses Reaktionsprogramm ist bei einem Säugling freilich zunächst noch recht unreif. Es reift in den ersten sieben bis zehn Lebensjahren zu seiner vollen Leistungsfähigkeit aus. Dies geschieht nach dem Prinzip des »learning by doing«; das Reaktionsprogramm muss eintrainiert werden, indem der Körper immer wieder damit arbeitet.

Konkret bedeutet dies, dass jede erfolgreich beendete akute Entzündung das betroffene Gewebe nicht nur in den Zustand zurückversetzt, in dem es sich vor der Entzündung befand, sondern sie hinterlässt sogar einen stabileren Zustand als vorher. Das Immunsystem ist offensichtlich in der Lage, jeden erfolgreich abgelaufenen Abwehrprozess als Erfolg zu verbuchen und in seine künftige Arbeitsweise zu integrieren. Dies führt dazu, dass bei vielen Menschen entzündliche Erkrankungen in immer gleicher oder ähnlicher Weise ablaufen – den Austragungsort als auch den individuellen Verlauf betreffend. Hat der Körper zum Beispiel einmal die Erfahrung gemacht, dass er die Viren einer Erkältung schnell und effektiv auf der Bronchialschleimhaut abwehren kann, wird dieser Mensch bei ähnlichen Gelegenheiten immer wieder mit einer akuten Bronchitis reagieren. Diese Abwehrreaktion kann fälschlicherweise vielleicht sogar so interpretiert werden, dass die Bronchialschleimhaut der Schwachpunkt im Körper ist, während eigentlich genau das Gegenteil der Fall ist.

Das sich entwickelnde Abwehrprogramm eines Kindes kann aber nicht nur optimiert, sondern leider auch drastisch verschlechtert werden. Wiederholte Misserfolge bei der Abwehrtätigkeit führen dazu, dass die konstitutionelle Situation dieses Menschen zunehmend instabiler wird und die Mechanismen in Gang kommen, die im Kapitel »Strategiewechsel« beschrieben sind (siehe Seite 39). Verantwortlich für diese Entwicklung sind vielfach Therapien, die gegen die Gesetzmäßigkeit der hitzigen Abwehrprozesse verstoßen, indem sie diese unterdrücken.

Krankheitserreger

Wahrscheinlich haben Sie sich bereits darüber gewundert, dass das Thema Krankheitserreger bisher nur am Rande zur Sprache kam. Dies ist natürlich kein Zufall.

Die Autoren dieses Buches sind nämlich zu der Erkenntnis gekommen, dass den Mikroorganismen in der heutigen Medizin viel zu große und vor allem unzutreffende Bedeutung bei der Entstehung von Krankheiten zugemessen wird. Viren, Bakterien, Pilze und andere Keime werden in zunehmendem Maße als die Ursache vieler Krankheiten angesehen. Daraus ergibt sich dann als scheinbar logische Schlussfolgerung für die Behandlung: Wenn man die Erreger tötet, heilt die Krankheit. Wenn dieses simple Schwarz-Weiß-Denken korrekt wäre, müsste eine bakteriell verursachte Krankheit (z. B. eine Mandelentzündung) nach einer Behandlung mit einem Antibiotikum auch dauerhaft ausheilen. Dass dies aber nur in Ausnahmefällen funktioniert, zeigt sich in keinem Gebiet so eindrucksvoll wie in der Kinderheilkunde. Auch Sie, die Sie jetzt diese Zeilen lesen, haben mit an Sicherheit grenzender Wahrscheinlichkeit diese Erfahrung schon gemacht, denn sonst würden Sie dieses Buch vermutlich nicht in Händen halten.

Wir haben bereits gesehen, dass es praktisch keine Krankheit gibt, die nur durch eine Ursache hervorgerufen wird. Dazu sind immer mehrere Faktoren notwendig.

Seit der Entdeckung der Mikroorganismen streitet sich die Wissenschaft über deren Bedeutung bei der Entstehung von Infektionskrankheiten. Die eine Richtung sieht in den Erregern selbst die Ursache für übertragbare Krankheiten. Das heißt, allein das Vorhandensein eines bestimmten Mikroorganismus wird als Krankheitsursache betrachtet. Die andere Richtung betrachtet die Erreger als *einen* Aspekt bei der Entstehung einer Infektionskrankheit, der sich aber nur in einem für ihn passenden Umfeld (Milieu) ansiedeln und vermehren kann.

Bereits in der Pionierzeit der Infektionslehre, ab der zweiten Hälfte des 19. Jahrhunderts, entbrannte ein heftiger Wissenschaftsstreit um diese beiden Grundrichtungen. Auf der einen Seite stand Louis Pasteur (1822–1895), der die Mikroben im Zentrum des Infektionsgeschehens sah, während seine Zeitgenossen Pierre Jacques Antoine Béchamp und Claude Bernard die Milieuseite vertraten. Bernard fasste seine Erkenntnisse so zusammen: »Der Erreger ist nichts, das Milieu ist alles.«[8] Die genannten Forscher lieferten sich zeitlebens einen heftigen Konkurrenzkampf, den Pasteur aufgrund seines sozialen Status (französischer Adel) und seiner finanziellen Möglichkeiten für sich entschied. Erst auf dem Sterbebett – so wird es zumindest überliefert – hat Pasteur dann doch eingestanden, dass Bernard der Wahrheit näher war. Zudem wurden knapp hundert Jahre später (1964) bisher geheim gehaltene, private Aufzeichnungen Pasteurs veröffentlicht, die belegen, dass Pasteur bewusst Forschungsergebnisse manipuliert hatte, damit sie als Beweis seiner Theorie dienen konnten. Die *Süddeutsche Zeitung* berichtete darüber am

---

8 Originalzitat: »Le microbe n'est rien, le terrain c'est tout.«

18. Februar 1993: »Besonders negative Versuchsergebnisse hatte Pasteur nur darin [in seinen Privataufzeichnungen] eingetragen, die veröffentlichten Daten [in Fachpublikationen usw.] dagegen geschönt und manchmal – gerade bei seinen spektakulären Impf-Experimenten – bewusst gelogen.«

Die heutige Infektionslehre basiert somit auf einem Wissenschaftsbetrug, der von schulmedizinischer Seite bisher nicht korrigiert wurde und nach wie vor die (wirtschaftlich äußerst lukrative) Basis für alle antibiotischen Behandlungen und die offiziellen Impfprogramme darstellt.

Mikroben sind Begleiterscheinungen einer Infektion

Die Tatsache, dass das Milieu oder – anders ausgedrückt – die für die Ansiedlung und Vermehrung eines Mikroorganismus notwendigen Bedingungen elementare Voraussetzung für die Entstehung einer Infektionskrankheit sind, ist leicht verständlich bei Bakterien und Pilzen, die einen eigenen Stoffwechsel haben. Bei Viren ist die Sache etwas komplizierter: Sie sind eigentlich keine Lebewesen, denn sie haben weder einen eigenen Stoffwechsel, noch können sie sich selbstständig vermehren. Sie bestehen nur aus virusspezifischen Erbinformationen, wie sie in jedem Zellkern gespeichert sind (als sogenannter DNA-Strang), mit einer Hülle außen herum. Ein Virus kann deshalb nur aktiv werden, wenn er in eine Wirtszelle eindringt und dort seine Erbinformation in den Zellkern einbaut. Auf diese Art wird die Wirtszelle so umprogrammiert, dass sie ab sofort in großer Menge neue Viren produziert und ins umliegende Gewebe freisetzt. Im Schneeballprinzip werden dann weitere Wirtszellen befallen, was als sinnvolle Abwehrmaßnahme schließlich eine akute Entzündung auslöst. Aber auch wenn der Infektionsmechanismus bei Viren ein anderer ist als bei Bakterien und Pilzen, kann ein Virus nur in seine Wirtszelle eindringen, wenn das Abwehrsystem nicht fit genug ist, dies rechtzeitig zu verhindern. Die Schlagfertigkeit des Immunsystems wiederum hängt vom Milieu – vor allem der Darmschleimhaut – ab. Von daher kann man auch in Hinblick auf Virusinfektionen das intakte Milieu der Schleimhäute als wichtigsten Schutzmechanismus des Körpers bezeichnen.

Es wird hier nicht behauptet, dass bei Infektionskrankheiten keine Erreger vorhanden sind. Die lassen sich durchaus in vielen Fällen nachweisen. Aber – und das ist der entscheidende Unterschied in der Betrachtungsweise – sie sind ein Faktor unter mehreren, die schließlich zur Entstehung einer Infektionskrankheit führen. Die Bedeutung der Mikroorganismen liegt vor allem darin, dass sie der Krankheit ihre charakteristische Erscheinungs- und Verlaufsform, mit ihren typischen Symptomen, geben. Deshalb sind durch Behandlungsmethoden, die sich gezielt gegen die Mikroorganismen richten, auch nur vorübergehende Scheinsiege zu erreichen. Denn durch die Abtötung der Mikroorganismen verbessert sich ja das ungesunde

Milieu nicht, das ursprünglich die Infektion überhaupt erst ermöglicht hat. Im Gegenteil: Weil antibiotische Substanzen nicht zwischen »bösen« und »guten« Bakterien unterscheiden, zerstören sie das empfindliche Ökosystem der Schleimhautfloren, das, wie wir noch detailliert sehen werden, ein sehr wichtiger Teil des Immunsystems ist. Auf diese Weise wird das Milieu zusätzlich geschädigt, weshalb alle Antibiotikatherapien die Infektanfälligkeit unübersehbar verstärken. Bekannte Folge: Nach 4 bis 6 Wochen kommt es zum Rückfall ...

Dennoch muss darauf hingewiesen werden, dass Antibiotika in lebensbedrohlichen Situationen, in denen der Körper keine Chance hat, mit dem Krankheitsprozess selbst fertig zu werden, durchaus Leben retten können. In diesen Fällen sind sie zweifellos segensreich, aber ihr Einsatz sollte sich auf die Notfallmedizin beschränken. Und man darf nicht vergessen, dass nach einem notwendigen Antibiotikaeinsatz ein Aufbau des Milieus mittels einer Konstitutionstherapie dringend notwendig ist.

Fazit zum Thema Entzündung

Zusammenfassend lässt sich sagen, dass eine akute Entzündung ein biologisch ausgesprochen sinnvoller und notwendiger Vorgang ist, der den Organismus in die Lage versetzt, mit schädlichen Einflüssen fertig zu werden und deren Folgen auszuheilen.

Man sollte daher dringend darüber nachdenken, ob es wirklich sinnvoll ist, eine entzündliche Krankheit nach ihrem Abwehrprozess zu benennen und als Konsequenz daraus den Abwehrprozess zu bekämpfen.

Eine akute Entzündung kann niemals unterdrückt werden, ohne das Risiko von Folgekrankheiten einzugehen. Bei überschießenden, lebensbedrohlichen und sehr schmerzhaften Entzündungen ist jedoch eine bremsende Behandlung notwendig, die das Geschehen in biologisch akzeptable Bahnen zurückführt.

Fieber

Unter Fieber versteht man eine Erhöhung der Körpertemperatur über die Normaltemperatur (36,5 bis 37 °C) von 38 °C bis zu einem Maximalwert von 42 °C. Steigt die Temperatur noch höher, kann dies lebensbedrohlich sein, da lebenswichtige Eiweiße ab 42 °C zerstört werden.

Zwischen 37 und 38 °C spricht man von erhöhter Temperatur (subfebrile Temperatur), bis 38,5 °C von mäßigem Fieber, ab 39 °C von hohem Fieber.

Fieber selbst ist keine Krankheit, sondern immer ein Merkmal für einen sehr aktiv ablaufenden Abwehr- oder Anpassungsprozess des Organismus.

Bei kleinen Kindern mit entsprechender Reaktionsfreudigkeit kommt es allerdings manchmal zu einem Temperaturanstieg, für den keine offensichtliche Ursache erkennbar ist. Dabei reicht schon die heftige Anstrengung beim Herumtoben oder ein aufregendes Erlebnis, um die Körpertemperatur ein halbes Grad in die Höhe zu treiben. Das bereitet dem Kind aber keine Beschwerden und normalisiert sich meist nach einigen Stunden, spätestens aber bis zum nächsten Morgen wieder. In den meisten Fällen ist das kein Grund zur Beunruhigung. Der Temperaturanstieg ist das messbare Ergebnis sehr aktiver Stoffwechselvorgänge im kindlichen Organismus. Und er zeigt, in welch dynamischer und hitziger Weise sich ein Kind mit seiner Umwelt auseinandersetzt.

Sobald aber typische Infektsymptome wie Frösteln bis zum Schüttelfrost, Kopf- und Gliederschmerzen hinzukommen, das Kind blass, müde, knatschig und appetitlos ist, Bauchschmerzen mit oder ohne Übelkeit, Erbrechen und Durchfälle auftreten, ist die Temperaturerhöhung fast immer ein Zeichen für einen akuten Abwehrprozess, den man auf jeden Fall ernst nehmen und sorgfältig beobachten muss. Denn – zumindest in der Anfangsphase – ist meist noch nicht sicher festzustellen, ob es sich um eine banale Erkältung handelt, die nach wenigen Tagen ausgestanden ist, oder ob sich daraus eine ernstere Krankheit entwickelt.

Wie schon erwähnt, ist das Fieber eine wichtige und höchst effiziente Strategie des Immunsystems, die man dankbar annehmen sollte, statt sie zu unterdrücken, wie es heute leider üblich geworden ist. Trotzdem kann es manchmal durchaus sinnvoll und notwendig sein, bei heftig ablaufenden Fieberzuständen korrigierend einzugreifen (z. B. durch Wadenwickel oder Einlauf).

»Lass mich ein Fieber erzeugen, und ich werde jede Krankheit heilen.«

Diese Aussage des vorsokratischen Arztes und Philosophen Parmenides von Elea (5. Jh. v. Chr.) macht deutlich, welche Hochachtung in früheren Zeiten dieser schärfsten Waffe des Organismus entgegengebracht wurde.

Auch wenn der Anspruch, jede Krankheit über fieberhafte Reaktionen heilen zu können, sicher überzogen ist, wird doch in den letzten Jahren eine behutsame Rückbesinnung in diese Richtung erkennbar.

In früheren Zeiten, als die Antibiotika noch nicht zur Verfügung standen, waren verschiedene zum Teil recht brachiale Methoden bekannt, um Fieber zu erzeugen. Dies war fester Bestandteil bei der Behandlung chronischer Infektionskrankheiten (z. B. der Tuberkulose).

Mit dem Werkzeug Fieber ist der Organismus nicht nur in der Lage, bestehende Krankheiten auszuheilen. Fieber kann auch verhindern, dass eine akute Krankheit in eine chronische Verlaufsform übergeht. Umgekehrt bedeutet dies aber auch, dass die routinemäßige Unterdrückung von Fieber maßgeblich für die drastische Zunahme chronischer Krankheiten verantwortlich ist, wie dies im Kapitel »Strategiewechsel«, Seite 39, bereits beschrieben wurde. Der Grundstein für diese Entwicklung, die sich häufig erst im Erwachsenenalter offenbart, wird dabei meist im Kindesalter gelegt.

Das Thema Fieber knüpft direkt an das der Entzündung an. Fieber ist aus systemischer Sicht nichts anderes als die Ausweitung lokaler entzündlicher Hitzeprozesse auf den gesamten Organismus. Der Körper wird also immer dann Fieber erzeugen, wenn es ihm nicht gelingt, die krankheitsauslösenden Faktoren örtlich durch eine akute Entzündung zu überwinden, oder aber dann, wenn der Krankheitsreiz nicht nur lokal einwirkt, sondern den gesamten Organismus betrifft.

Kein Lebensprozess entfaltet eine derart reinigende Wirkung wie das Fieber: Durch seine Fähigkeit, Krankheitsinformationen zu löschen, werden nicht nur aktuelle Krankheiten rasch und vollständig überwunden. Das Fieber hilft dem Organismus auch dabei, fehlgeleitete Reaktionsweisen zu korrigieren, damit die Abwehrsysteme wieder so arbeiten können, wie die Natur dies vorsieht. Dieser Effekt wird immer wieder sehr deutlich bei allergischen Kindern (mit Heuschnupfen, Ekzemen, Bronchialasthma u. a.): Nach der natürlichen Überwindung eines hochfieberhaften Infektes verschwindet die Allergieneigung nicht selten völlig. (Besonders auffällig ist dies nach einer exanthematischen Kinderkrankheit wie den Masern.)

Wie wirkt Fieber einer Infektion entgegen?

Viele Krankheitserreger vertragen keine erhöhte Temperatur und vermehren sich daher bei Fieber deutlich langsamer. Manche sterben sogar direkt ab. Außerdem sinkt die Konzentration von einigen Substanzen im Blut, die Bakterien für ihre Vermehrung dringend brauchen: Eisen, Kupfer und Zink. Schließlich werden Zellen, die von Viren befallen sind, durch Fieber rasch zerstört, was den Vermehrungsmechanismus der Viren unterbricht. Zudem wird der Appetit der Fresszellen des Immunsystems durch Fieber kräftig gesteigert, wodurch sowohl Krankheitserreger als auch von der Infektion zerstörtes Gewebe schneller beseitigt wird, was Voraussetzung für die Regeneration ist.

Verlauf fieberhafter Krankheiten

Vor allem Kinder bis etwa zum siebten Lebensjahr haben die Eigenschaft, fast aus heiterem Himmel Fieber zu entwickeln. So kann es vorkommen, dass das Kind nachmittags zum Spielen nach draußen geht und nach zwei Stunden mit etwas glasigen Augen und blassem Gesicht wieder nach Hause kommt. Wird dann die Temperatur gemessen, sind es nicht selten schon 39,5 °C oder mehr. Manchmal ist das Fieber bei Kindern das erste Symptom dafür, dass sich eine Erkältung anbahnt. Dabei lässt sich immer wieder beobachten, dass die Kinder, die hohes Fieber entwickeln können, auch meistens recht schnell wieder gesund sind.

> Man kann es gar nicht oft genug wiederholen: Fieber ist keine Krankheit, sondern die effizienteste Abwehrmaßnahme, zu der unser Organismus fähig ist. Es gibt daher (außer bei massiven Fieberkrämpfen) keinen Grund, Angst vor Fieber zu haben. Eigentlich sollte es viel mehr Angst machen, wenn ein Kind kein Fieber entwickeln kann!

Die meisten fieberhaften Infekte bei Kindern laufen innerhalb einer Woche ab, selten sind es 10 bis 14 Tage oder mehr. Dabei lassen sich im Verlauf des Tages typische Temperaturschwankungen erkennen: Vormittags ist die Temperatur nur leicht erhöht und steigt dann im Laufe des Nachmittags, besonders abends wieder deutlich an, um in der zweiten Nachthälfte wieder zu sinken. Vormittags sind die Kinder dann erstaunlich fit und werden gegen Abend wieder richtig krank. Die Eltern sollten in solchen Fällen darauf achten, dass das Kind sich vormittags nicht überanstrengt. Auch wenn es kaum möglich ist, ein Kind streng im Bett zu halten, darf es nicht nach draußen (und auch nicht in den Kindergarten oder in die Schule), solange die Körpertemperatur nicht über mindestens zwei Tage konstant normal ist! Wird dies nicht beachtet, ist die Gefahr recht groß, dass es zu einem Rückfall kommt, weil der kleine Körper nicht genügend Zeit hatte, sich von den Strapazen des Abwehrkampfes zu erholen.

Spezielle Fieberkrankheiten

Neben den Krankheiten, bei denen Fieber eine heilsame Wirkung hat, gibt es aber auch einige fieberhafte Krankheiten, die darauf beruhen, dass das Immunsystem in seinen Funktionen »entgleist« ist und Mechanismen entfaltet, die nicht nur »biologisch sinnlos«, sondern für den Gesamtorganismus sogar sehr schädlich sind.

Im Kindesalter sind das vor allem die im Folgenden aufgeführten Krankheiten.

Heufieber

Dies ist eine »verschärfte« Form des Heuschnupfens, bei der es – neben den typischen Heuschnupfensymptomen – zusätzlich zur Erhöhung der Körpertemperatur kommt. In diesem Fall ist das Fieber nicht hilfreich, sondern es verstärkt die sowieso schon überschießend ablaufenden Abwehrprozesse zusätzlich. Das Thema Allergie wird uns in einem eigenen Kapitel noch ausführlich beschäftigen (siehe Seite 104ff.).

Rheumatisches Fieber

Diese gefürchtete Form des Fiebers beruht ebenfalls auf einer Fehlprogrammierung des Immunsystems: Körpereigene Zellen werden als fremd interpretiert und von den verschiedenen Abwehrzellen wie schädliche Substanzen attackiert.[9] Dabei entstehen heftige Entzündungsprozesse, die an Nieren, Herzklappen oder Gelenken ablaufen können und mit Fieber einhergehen. Treten solche Erkrankungen auf, besteht immer die Gefahr bleibender Organschäden.

Einem rheumatischen Fieber geht meist als Ersterkrankung eine Infektion mit einer bestimmten Bakterienart voraus, die bei manchen Mandelentzündungen nachgewiesen werden kann. Es sind dies die Streptokokken der Gruppe A, die auch bei der Scharlach-Erkrankung krankheitsprägend sind. In seltenen Fällen tritt dann als Zweiterkrankung ein bis drei Wochen nach dem Streptokokken-Infekt ein rheumatisches Fieber auf. Der Mechanismus, der zur Fehlprogrammierung des Immunsystems führt, ist wissenschaftlich noch nicht vollständig geklärt. Viele naturheilkundliche Behandler machen aber die Beobachtung, dass Kinder, deren Im-

9 Dies bezeichnet man als Autoimmunerkrankung.

munfunktionen aufgrund häufiger unterdrückender Behandlungen bei Infekten nicht optimal ausreifen konnten, eher zu rheumatischen und allergischen Krankheiten neigen. Des Weiteren fördern Impfungen deutlich die Neigung zu Allergien aller Art und auch zu Autoimmunerkrankungen. Impfungen können auch als Zündfunken wirken, die eine erbliche Veranlagung zu diesen Krankheiten aktivieren und so zum Auslöser dieser Krankheiten werden.

Komplikationen bei Fieber

Es ist aber wichtig, darauf hinzuweisen, dass es durchaus Situationen gibt, in denen es im Zusammenhang mit Fieber zu Komplikationen kommen kann.

Fieberkrämpfe

Manche Kleinkinder entwickeln aufgrund ihrer konstitutionellen Situation überschießende Reaktionsmuster (spasmophile Diathese), die sich als Fieberkrämpfe äußern können. In den meisten Fällen sind die bedrohlich aussehenden Fieberkrämpfe relativ harmlos und klingen folgenlos ab. Es gibt aber auch seltene Fälle, in denen es zu einem Atemstillstand kommt. Die Neigung zu Fieberkrämpfen legt sich aber spätestens im vierten Lebensjahr.

Fieberkrämpfe treten fast ausschließlich auf, während die Körpertemperatur rasch ansteigt oder rasch fällt; aber nur selten dann, wenn das Fieber eine konstante Höhe hat.

Man kann beobachten, dass vorwiegend solche Kinder Fieberkrämpfe entwickeln, bei denen von Anfang an jedes Fieber mit fiebersenkenden Mitteln behandelt wurde und deren Organismus dadurch nicht lernen konnte, mit Fieber komplikationslos umzugehen. Ein weiterer Faktor, der diese Fehlsteuerung begünstigt, sind die Impfungen.

> Eine ausgeprägte Neigung zu Fieberkrämpfen ist eine der ganz wenigen Situationen, die es rechtfertigen, Fieber auch mit stark wirkenden Medikamenten in Schach zu halten!

Kreislaufschwäche

Jeder fieberhafte Infekt belastet das Herz und den Kreislauf. Deshalb gehören fiebernde Kinder grundsätzlich ins Bett und brauchen auch nach der Krankheit einige Tage Zeit, sich wieder zu erholen. Wie lange das dauert, lässt sich nicht allgemeingültig sagen. Das hängt von der Schwere der Krankheit und von der Konstitution des Kindes ab.

Herz und Kreislauf können mit einem Einlauf (siehe Kapitel »Äußerliche Anwendungen«, Seite 57) und mit Rosmarin- und Weissdorntee gestützt werden.

Austrocknung

Vor allem, wenn fiebernde Kinder schlecht trinken oder einen zusätzlichen Flüssigkeitsverlust durch Erbrechen oder Durchfall haben, besteht die Gefahr der Austrocknung. Dies kann besonders bei Säuglingen und Kleinkindern rasch zu bedrohlichen Zuständen führen (manchmal innerhalb eines Tages). Schnell und sicher wirkt hier ein zu Hause durchgeführter Einlauf (siehe Kapitel »Äußerliche Anwendungen«, Seite 57), der den Flüssigkeitsbedarf des kindlichen Organismus sicherstellt, den Kreislauf stabilisiert und damit auch das Herz entlastet. Trinkt das Kind nicht ausreichend und wird auch kein Einlauf gemacht, kann eine künstliche Flüssigkeitszufuhr mittels Infusion nötig werden.

Fiebersenkende Mittel (Antipyretika)

Der in der schulmedizinischen Kinderheilkunde am häufigsten verordnete fiebersenkende Wirkstoff ist das Paracetamol, das in vielen Präparaten unter verschiedenen Handelsnamen verkauft wird. Weitere, aber für Kinder deutlich seltener verordnete fiebersenkende Substanzen sind Ibuprofen und Acetylsalicylsäure (ASS). Das wohl bekannteste ASS-Präparat ist Aspirin.

Alle drei genannten Wirkstoffe haben auch eine schmerzstillende Wirkung. Diese kann bei sehr schmerzhaften akuten Krankheiten (z. B. einer Mittelohrentzündung) durchaus sinnvoll sein. Nicht sinnvoll ist es aber, das Fieber zu senken. Da die eine Wirkung aber nicht von der anderen zu trennen ist, sollte man den Einsatz dieser Präparate gut abwägen.

Ibuprofen und ASS haben zudem noch eine entzündungshemmende Wirkung (bei Paracetamol sehr gering), was aber bekanntlich die Selbstheilungsbemühungen des Organismus hintertreibt.

Äußerliche Anwendungen

Abwaschungen

Abwaschungen sind ein einfaches Mittel zur Stimulierung der Abwehrkräfte und des Kreislaufs. Bei Fieber mit Unruhezuständen und Schlaflosigkeit ist eine Abwaschung schnell durchgeführt und für die Kinder meist angenehmer als kalte Wadenwickel. Unverzichtbar ist diese Anwendung bei allen Kinderkrankheiten, die mit Exanthemen, also akut auftretenden Hautausschlägen, einhergehen. Abwaschungen fördern diese für einen gutartigen Krankheitsverlauf wichtigen Hautausschläge und verringern die Gefahr von Komplikationen deutlich[10]. Hilfreich kann eine Abwaschung auch bei Einschlafschwierigkeiten (ohne akute Krankheit) sein. Vor dem Zubettgehen durchgeführt, fördert es das abendliche Zur-Ruhe-Kommen.

Für die Anwendung wird benötigt:
- 1–2 l kühles Wasser mit gewünschtem Zusatz
- 1 Waschlappen oder, um möglichst zügig arbeiten zu können, ein Waschhandschuh
- 1 großes Handtuch als Unterlage
- Baumwollschlafanzug

Praktische Durchführung:
- Handtuch als Schutz auf das Bettlaken legen.
- Den nassen Waschlappen gut auswringen (die Haut soll nur befeuchtet und nicht richtig nass werden), das ausgezogene Kind nun kräftig und zügig abwaschen. Mit Armen und Beinen beginnen, dabei immer zur Körpermitte hin arbeiten. Wird dies vom Kind toleriert, anschließend auch Rücken, Brust, Bauch und Gesicht abwaschen.

Bei akuten Erkrankungen:
Ohne vorheriges Abtrocknen den Schlafanzug anziehen. Gut zugedeckt im Bett mindestens 30 Minuten nachruhen.

Zur Einschlafhilfe und abendlichen Beruhigung:
Ohne vorheriges Abtrocknen den Schlafanzug anziehen. Gut zugedeckt beginnt nun die Nachtruhe (also Zähneputzen vorher erledigen).

Zur morgendlichen Kreislaufaktivierung, allgemein zur Förderung der Abwehrkräfte:
Ausgezogen und zugedeckt im Bett verbleiben, bis die Haut gut abgetrocknet ist.

Verschiedene Zusätze zum Wasser für die Waschungen:
Für träge, langsame Kinder, die morgens nicht »in die Gänge« kommen:
- Salzwasser: 1 Esslöffel Salz auf 1 l Wasser

---

10 Nach der Auffassung aller traditionellen Heilsysteme muss zur Verhinderung von Krankheitskomplikationen das »Nach-innen-Schlagen« einer Krankheit verhindert werden.

Bei Abwehrschwäche, Infektanfälligkeit, Kopf- und Gliederschmerzen (im Rahmen eines grippalen Infektes) sowie zur morgendlichen Kreislaufanregung:

- Rosmarinwasser: 1 Teelöffel Rosmarinbademilch (Weleda) auf 1 l Wasser
- Essigwasser: 1 Esslöffel Obstessig auf 1 l Wasser

Bei hohem Fieber mit Unruhe:

- Zitronenwasser: 1 Esslöffel frisch gepresster Zitronensaft auf 1 l Wasser
- Essigwasser: 1 Esslöffel Obstessig auf 1 l Wasser

Bei Einschlafstörungen (sonst gesunder Kinder) oder abendlicher Unruhe:

- Lavendelwasser: 1 Esslöffel Lavendelbademilch (Weleda) auf 1 l Wasser

Ansteigendes Fußbad

Als schnelle Maßnahme, wenn man den Beginn einer Erkältung spürt, zu unangenehm kalten Füßen neigt oder im Winter ausgekühlt nach Hause kommt.

Für die Anwendung wird benötigt:

- 1 Eimer (groß genug, damit die Füße bequem Platz haben)
- 35 °C warmes Wasser (die Knöchel sollten mit Wasser bedeckt sein)
- Ca. 2 l heißes Wasser zum Zugießen
- Thermometer
- Handtuch
- Wollsocken

Praktische Durchführung:

- Fußbad im 35 °C warmen Wasser beginnen. Während 15–20 Minuten immer wieder etwas heißes Wasser zugießen, sodass die Temperatur schrittweise auf 39–40 °C ansteigt (mit Thermometer kontrollieren).
- Füße gut abtrocknen, Wollsocken überziehen und etwas nachruhen.

Brustwickel

Brustwickel sind bei allen Arten von Husten hilfreich. Je nach gewähltem Zusatz wirken sie schleimlösend, reizmildernd oder beruhigen entzündliche Reaktionen der Atemwegsschleimhäute. Besonders hilfreich sind sie (ergänzend zu einer entsprechenden inneren Therapie), wenn zusätzlich Fieber besteht. Auch Wickel wirken dem Absteigen bzw. dem Nach-innen-Schlagen des Krankheitsgeschehens entgegen, indem sie die Krankheitsprozesse auf die Hautoberfläche ableiten.

Für die Anwendung wird benötigt:

- Wickelinnentuch (aus Baumwolle oder Leinen, z. B. Stoffwindel, Geschirrhandtuch). Dieses sollte in der Länge um den ganzen Brustkorb herumreichen, die Breite ergibt sich, wenn das Tuch in Längsrichtung, je nach Wickelzusatz, ein- bis zweimal gefaltet wird.
- Wolltuch oder Wollschal, muss um den ganzen Brustkorb herumreichen und in der Breite das Innentuch etwas überragen.
- Für Quarkwickel ist zusätzliche unversponnene Wolle (Krempelflor) zur Bindung überschüssiger Feuchtigkeit günstig.
- Befestigungsmaterial, z. B. Verbandsklammern, Klettband oder große Sicherheitsnadel (mit speziell gesichertem Verschluss)
- Wickelzusatz nach Krankheitssituation

Bei allen Wickeln ist es sehr wichtig, das Innentuch faltenfrei und eng anzulegen, damit keine Luft zwischen Haut und Innentuch eindringen kann. Weiter muss darauf geachtet werden, das äußere Wolltuch so zu wählen, dass es etwas breiter als das innere feuchte Tuch ist. Ansonsten zieht der Schlafanzug oder das Bettzeug Wasser, und das Kind liegt im Nassen. Gerade bei dem über Nacht liegenbleibenden Quarkwickel sollte man immer wieder überprüfen, dass keine feuchten Stellen entstanden sind.

Quark-Brustwickel

Der Quark ist bei krampfartigem, zähschleimigem Reizhusten ebenso geeignet wie beim fieberhaften Grippehusten. Ergänzend zu allen anderen Behandlungsmaßnahmen können Quark-Brustwickel auch bei Lungenentzündung angewendet werden.

Für die Durchführung werden, je nach Größe des Kindes, circa 500 g Magerquark benötigt. Diesen vor der Anwendung ein paar Stunden bei Zimmertemperatur stehen lassen und vor dem Gebrauch unbedingt die überstehende Flüssigkeit abgießen (der Quark sollte möglichst trocken sein).

Praktische Durchführung:

Vor allem bei kleineren Kindern ist eine zweite Person zur Unterstützung hilfreich, damit zügig gearbeitet werden kann und der Wickel gut sitzt.

- Wolltuch auf der Wickelauflage oder im Bett bereitlegen (falls Rohwolle vorhanden, wird auch diese schon auf dem Wolltuch ausgelegt), Verschlussklammern o. ä. in Reichweite legen.
- Quark bei ganz milder Wärme in einem Topf bis etwa 35 °C erwärmen und umrühren, damit eine homogene, streichfähige Masse entsteht.

- Das Innentuch wird in Längsrichtung mittig fingerdick mit der Quarkmasse bestrichen. Das obere und untere Drittel bleibt frei und wird anschließend über die Masse gefaltet. Damit ist der Quark nun verpackt (auf einer Seite befindet sich eine Lage Stoff, auf der anderen Seite zwei Lagen).
- Das Quarkpäckchen mit der einlagigen Stoffseite nach oben auf das vorbereitete Wolltuch legen.
- Das Kind mit dem nackten Oberkörper mittig auf den Wickel legen.
- Möglichst rasch das feucht-kühle Innentuch eng um den Brustkorb legen und vorne fixieren.
- Dasselbe nun mit dem Wolltuch; dabei wird es vor der Fixierung straff gezogen. Das Innentuch sollte gut fingerbreit vom Wolltuch überragt werden. Abends angelegt, kann dieser Wickel die Nacht über liegen bleiben.

Thymian-Brustwickel

Thymian eignet sich für Wickel bei krampfartigem Reizhusten, spastischer Bronchitis und Asthma.

Für eine Anwendung 2 Esslöffel Thymiankraut (aus der Apotheke oder Drogerie) mit ½ l siedendem Wasser übergießen und abgedeckt 10 Minuten ziehen lassen.

Praktische Durchführung:
- Wolltuch und Fixierung vorbereiten.
- Innentuch in den heißen Thymiantee tauchen, anschließend gut auswringen.
- Das Innentuch auf die gewünschte Breite falten und auf das Wolltuch legen.
- Sobald der Thymianwickel so weit abgekühlt ist, dass keine Verbrennungsgefahr mehr besteht, wird er wie beim Quarkwickel beschrieben um den Brustkorb des Kindes angelegt.

Halswickel

Kühle Halswickel lindern Halsschmerzen, die mit starken Schluckbeschwerden einhergehen. Die bei lymphatischen Kindern meist sehr großen Mandeln können im Krankheitsfall weiter anschwellen und so die Atemwege sehr unangenehm einengen. Ein kühler Zitronen- oder Quarkwickel wirkt abschwellend und leitet Entzündungsstoffe auf die Haut ab, wo sie vom inneren Wickeltuch aufgenommen werden.

Für die Anwendung wird benötigt:
- Wickelinnentuch (aus Baumwolle oder Leinen, z. B. zurechtgeschnittene Stoffwindel, Stofftaschentuch)

- Wollschal als Außentuch
- Gewünschter Wickelzusatz: frisch gepresster Zitronensaft oder Magerquark

Praktische Durchführung (Zitronensaftwickel):
- Frisch gepressten Zitronensaft im Verhältnis 1:1 mit Wasser mischen.
- Innentuch eintauchen, gut auswringen.
- Das Zitronentuch nun so anlegen, dass es den ganzen Halsbereich bedeckt, die Halswirbelsäule jedoch frei bleibt.
- Mit Wollschal umwickeln, das Innentuch sollte vollständig bedeckt sein.
- Je nach Hautempfindlichkeit kann der Wickel 30–60 Minuten liegen bleiben.
- Anschließend den Hals mit einem leichten Baumwoll- oder Seidentuch bedeckt halten.

Die praktische Durchführung mit einem Quarkzusatz wurde oben beim Brustwickel bereits beschrieben. Ein Quarkwickel kann über Nacht liegen bleiben.

Steht nicht die Schwellung und Entzündung im Vordergrund, sondern besteht eine starke Verschleimung im Halsbereich, so kann ein warm angelegter Halswickel die Schleimlösung unterstützen. Dafür wird ein möglichst warmer Thymianwickel, wie beim Brustwickel beschrieben, angelegt.

Einlauf

Es gibt einige Krankheitssituationen, in denen ein Einlauf durch nichts zu ersetzen ist. Dazu gehört der Brechdurchfall von Säuglingen und Kleinkindern. Bei kleinen Kindern kommt es sehr schnell zu bedrohlichem Flüssigkeitsverlust, was durch einen Einlauf aber rasch und zuverlässig ausgeglichen werden kann. Denn die Schleimhaut des Enddarms kann Wasser hervorragend resorbieren. In den meisten Fällen kann man einem Kind auf diese Weise Infusionen ersparen.

Hilfreich wirken Einläufe auch bei hohem Fieber mit Unruhe, Kopfschmerzen und Verwirrung. Ein Einlauf ist unkomplizierter und wirkt umfassender als die (viel bekannteren) Wadenwickel. Er ist vor allem bei Säuglingen und Kleinstkindern zu bevorzugen.

Für die Anwendung wird benötigt:
- Für Säuglinge und Kleinkinder: Gummiklistier, z.B. Ohrenspitze soft 135 g von Dr. Junghans (in jeder Apotheke erhältlich)
- Für Schulkinder und Jugendliche ist ein Irrigator geeigneter (in jeder Apotheke erhältlich).
- Windel oder andere geeignete Unterlage
- Bei Fieber: circa 25 °C warmes Wasser oder, besser noch, Kamillentee

- Bei Brechdurchfall: circa 35 °C warmes Wasser mit einer Prise Salz
- Etwas Salbe oder Vaseline

Praktische Durchführung:
- Ballspritze zusammendrücken, Spitze in die Flüssigkeit tauchen und durch Loslassen füllen.
- Spitze der Ballspritze mit etwas Vaseline oder Salbe einfetten, damit sie sich schmerzlos einführen lässt.
- Kind auf den Rücken legen, Beinchen hochnehmen, Spitze vorsichtig einführen und sofort kräftig ausdrücken, die Ballspritze gedrückt haltend wieder herausziehen.

Bei einem Flüssigkeitsmangel wird das eingebrachte Wasser vollständig von der Schleimhaut des Enddarms aufgenommen und dem Gefäßsystem zur Stabilisierung des Kreislaufs zugeführt. Es ist deshalb nicht ungewöhnlich, wenn nach dem Einlauf kein oder nur wenig Wasser wieder ausgeschieden wird. Bei Bedarf kann ein Einlauf zwei- bis dreimal täglich wiederholt werden. Abends angewendet, verbessert er die Nachtruhe des kranken Kindes.

Die gebrauchte Ballspritze in etwas Seifenwasser reinigen und anschließend gut trocknen lassen.

Essigsöckchen
Diese einfache und schnelle Anwendung hat sich vor allem bei der Behandlung hitziger Kinder bewährt. Dazu gehören abendliche Einschlafschwierigkeiten, fieberhafte Infekte und nächtlicher trockener Reizhusten. Die Temperatur der Füße entscheidet über die Temperatur des angewendeten Wassers.

Praktische Durchführung:
- 1 Teelöffel Obstessig auf 1 Tasse Wasser, kühles Leitungswasser bei heißen Füßen, gut körperwarmes Wasser bei kühlen Füßen
- Baumwollsöckchen eintauchen, gut auswringen und dem Kind anziehen.
- Etwas höher abschließende Wollsocken darüberziehen.

Kopfdampfbad, Dampfinhalation
Wohltuend unterstützt ein Kopfdampfbad die Schleimlösung bei festsitzendem Schnupfen, Nasennebenhöhlenentzündung oder bei Katarrhen der tieferen Atemwege.

Praktische Durchführung:
- In einem Topf 1 l Wasser aufkochen, 2 Esslöffel Holunderblüten und 2 Esslöffel Salz zugeben.
- Topf auf einen Tisch stellen.
- Das Kind atmet nun unter einem großen Handtuch, das über den Kopf und den Topf gelegt wird, den Dampf ein.
- Kleine Kinder sitzen besser auf den Knien eines Erwachsenen, die Hände sollten wegen der Verbrühungsgefahr festgehalten werden. Praktisch ist auch ein aufgespannter Regenschirm, über den man ein leichtes Bettlaken hängt. In diesem Zelt gibt es dann auch keine Platzangst.
- Je nach Geduld des Kindes 5–15 Minuten inhalieren lassen.

Kräuterkissen

Kräuterkissen können bereits fertig gekauft werden[11]. Sie können jedoch auch leicht selbst hergestellt werden. Dafür einen Baumwollstoff oder Bourrette-Seide (hält die Wärme besser) in der gewünschten Größe zuschneiden, drei Seiten zunähen, mit dem gewünschten Heilkraut locker füllen und abschließend die vierte Seite ebenfalls verschließen. Sie können auf Vorrat hergestellt (oder bestellt) werden. In einem Frischhaltebeutel aufbewahrt, bleibt die Wirksamkeit lange erhalten. Zur Anwendung werden sie auf der Heizung trocken erwärmt. Solange ein angenehmer Duft von ihnen ausgeht, sind sie wirksam.

Kräuterkissen für die Hausapotheke:
- *Kamillenblüten:* Wirken schmerzlindernd und entzündungshemmend. Bei Ohrenschmerzen oder als Zahnungskissen.
- *Melissenblätter:* Wirken beruhigend, verdauungs- und schlaffördernd. Bei Blähungen, Unruhe und als Schlafkissen.
- *Lavendelblüten:* Wirken entspannend und schlaffördernd. Als Schlafkissen oder als Brustauflage bei nächtlichem Reizhusten.
- *Gänsefingerkraut:* Wirkt krampflösend und schmerzlindernd. Bei krampfartigen Bauchschmerzen und als Menskissen bei schmerzhafter Monatsblutung.

Je nach Ort der Anwendung können die Kissen mit Mützchen oder Stirnband, Body oder eng anliegendem Unterhemdchen fixiert werden. Die Körperwärme unterstützt dabei die Freisetzung der Wirkstoffe.

---

11 Bestelladressen im Anhang, Seite 333.

Schwitzbad

Die Anwendung eines Schwitzbades eignet sich für Schulkinder und Jugendliche. Bei ihnen ist der Kreislauf so stabil, dass ihnen diese Prozedur zugemutet werden kann (bei Kindergartenkindern ist eine Schwitzpackung besser geeignet, Anwendung siehe dort). Die krankheitsausschwitzende Wirkung wird durch das gleichzeitige Trinken eines schweißtreibenden Tees weiter verstärkt. Diese Schwitzkur heizt die Immunabwehr kräftig an und leitet Krankheitsstoffe über die Haut ab. Daraus ergibt sich auch der sinnvolle Anwendungszeitpunkt: entweder als erste Maßnahme zu Beginn eines Infektes – also noch ohne allgemeine Mobilisierung des Abwehrsystems (Fieber) – oder nach ein paar Fiebertagen zur Unterstützung der endgültigen Krankheitsüberwindung. Unnötig und zu kreislaufbelastend ist ein Schwitzbad in der Hauptaktivitätszeit eines Infektes, wenn das Kind hohes Fieber hat.

Für die Anwendung wird benötigt:

- Schwitztee oder Hollertee (Lindenblüten und Holunderblüten zu gleichen Teilen)
- Badewanne
- Thermometer
- Bademantel, Leintuch oder Bettbezug (aus Baumwolle)

Praktische Durchführung:

- 2 Teelöffel Lindenblüten und 2 Teelöffel Holunderblüten mit 1 l heißem Wasser übergießen, abgedeckt 10 Minuten ziehen lassen.
- ½ l dieses Schwitztees möglichst heiß und zügig trinken.
- Badewannenwasser einlaufen lassen, Temperatur sollte 39–40 °C betragen (mit Thermometer messen).
- Während der 20- bis 30-minütigen Badezeit den Rest des heißen Schwitztees trinken.
- Nach Beendigung des Bades wird flüchtig abgetrocknet (Haut sollte noch etwas feucht sein). Danach legt sich das Kind möglichst rasch in einem Bademantel oder in einen Bettbezug gehüllt ins Bett. (Die Textilien sollen den Schweiß aufnehmen und die Bettwäsche schützen.)
- Gut zugedeckt wird 1 bis 2 Stunden nachgeruht.
- Danach müssen die von der Haut ausgeschwitzten Stoffe nochmals abgewaschen werden, gut abtrocknen.
- In einem frischen Schlafanzug wieder ins Bett legen.

Schwitzpackung

Eine Alternative zum oben beschriebenen Schwitzbad ist eine im Bett ausgeführte Schwitzpackung. Sie ist weniger kreislaufbelastend und kann auch schon bei kleineren Kindern (ab etwa 3 Jahren) angewendet werden. Es geht ebenfalls um eine kräftige Ableitung auf die Haut. Die mit dem Schweiß ausgeschiedenen Krankheitsstoffe entlasten das Lymphsystem und verkürzen die Krankheitsdauer. Der richtige Zeitpunkt für eine Schwitzpackung ist nach den Hauptfiebertagen als Hilfe zur Krankheitsüberwindung oder auch (jeden 2. bis 3. Tag kurmäßig angewendet) als konstitutionell stabilisierende Methode für Kinder mit Lymphatismus und Skrofulose.

Schwitzpackungen sind außerdem sehr hilfreich bei den exanthematischen Kinderkrankheiten (Masern, Röteln, Scharlach, Dreitagefieber), wenn der Ausschlag nur schwach herauskommt. Die Anregung des Ausschlages hilft dem Organismus, die Krankheit rasch und vor allem komplikationslos zu überwinden.

Für die Anwendung wird benötigt:
- Bettlaken (Baumwolle oder Leinen)
- Salzwasser (1 EL Salz auf 10 l lauwarmes Wasser)
- Wasserfeste Unterlage
- Wolldecke

Praktische Durchführung:
- Wasserfeste Unterlage auf die Matratze legen, darauf die Wolldecke legen.
- Bettlaken in das Salzwasser tauchen und möglichst gut auswringen.
- Der Körper des Kindes, auch die Arme, wird rasch ins feuchte Tuch eingewickelt und auf die vorbereitete Wolldecke im Bett gelegt. Die Wolldecke komplett über das feuchte Tuch wickeln und zusätzlich mit der Bettdecke zudecken.
- 30–40 Minuten ruhen und schwitzen.[12]
- Danach warm abduschen oder abwaschen, abtrocknen und mit frischem Schlafanzug versorgt wieder ins Bett gehen.
- Mindestens 30 Minuten nachruhen; Anwendung besser noch direkt vor dem Schlafengehen durchführen.

Senfmehlfußbad

Senfmehl bildet bei Wasserkontakt ein hautreizendes Senföl. Dieses hat eine stark ableitende und stoffwechselanregende Wirkung. Es erwärmt kräftig, aktiviert die

---

12 Nicht alle Kinder können sichtbar schwitzen. Die Anwendung ist trotzdem sinnvoll und hilfreich.

Immunabwehr und regt die Ausscheidung von Krankheitsstoffen an. Kurmäßig angewendet, hilft es bei chronisch kalten Füßen, Kreislaufschwäche und Infektanfälligkeit. Akut wird es angewendet bei ersten Krankheitszeichen (es darf noch kein Fieber vorhanden sein!) oder als Unterstützung bei sich hinziehenden Infekten. Ist ein Gesundungsprozess ins Stocken geraten, kann er mit Senfmehlfußbädern wieder in Gang gebracht werden. Besonders günstig sind sie bei infektbedingtem Kopfschmerz, Husten und Nasennebenhöhlenentzündung.

Für die Anwendung wird benötigt:
- Schwarzes Senfmehl[13]
- 1 Eimer (groß genug, damit die Füße bequem darin Platz haben)
- Warmes Wasser, damit die ganzen Unterschenkel bedeckt sind

Praktische Durchführung:
- Im Eimer 30 g schwarzes Senfmehl mit 10 l warmem Wasser aufgießen (nicht mit dem Gesicht über die aufsteigenden Dämpfe gehen, da sie die Augenbindehäute reizen).
- Fußbad je nach Hautempfindlichkeit 5–20 Minuten. Die Haut sollte zwar kräftig gerötet sein, es sollten sich jedoch keine Blasen bilden. Bei dieser Anwendung muss immer ein Erwachsener dabei bleiben und die Haut kontrollieren.
- Anschließend werden die Füße gut abgeduscht (es sollen keine Senfmehlreste auf der Haut verbleiben), abgetrocknet und Wollstrümpfe angezogen.

Dieses Fußbad kann einmal täglich angewendet werden, vorausgesetzt die Rötung der Haut ist vollständig abgeklungen.

Wadenwickel

Dies ist wohl die bekannteste Anwendung bei Fieber, mit der man dem Kind helfen kann, die Fieberwärme abzuleiten, wenn das Fieber sehr hoch ist. Weniger bekannt ist leider, dass es dabei einige Dinge zu beachten gibt, um nicht ungewollt eine entgegengesetzte Wirkung zu erzeugen.

Während des Fieberanstiegs zentralisiert der Organismus die Wärme im Körperzentrum. Das Kind friert und verlangt in dieser Zeit nach zusätzlichen Decken, es besteht Schüttelfrost und die Beine sind kalt. Unterstützen können wir hier mit zusätzlicher Wärme von außen (auf Wunsch auch mit warmen Wadenwickeln). Kalte Anwendungen jeglicher Art würden in dieser Phase dem körpereigenen Bemühen zuwiderlaufen.

---

13 Senfmehl gibt es in der Apotheke zu kaufen. Es hält sich bei trockener Lagerung 6–12 Monate.

Hat der Organismus genug Wärme erzeugt, ist also das Fieber auf seinem Höhepunkt angekommen, wird das heiße Blut an die Körperoberfläche, Arme und Beine geleitet, um dort übermäßige Wärme wieder abzuführen. Zur Unterstützung dieser Phase können an den gut durchwärmten Beinen nun kühle Wadenwickel angewendet werden. Sie sind ein sehr bewährtes Hausmittel, um Fieber zu mäßigen und Hitzestauungen zu vermeiden bzw. abzubauen. Da Fieber aber bekanntlich sehr wertvoll für den Überwindungsprozess einer Krankheit ist, sind Wadenwickel erst bei einer Temperatur von über 40 °C oder bei gestauter Hitze, mit Unruhe und Verwirrtheit, sinnvoll.

Für die Anwendung wird benötigt:
- 2 Innentücher aus Baumwolle oder Leinen (z. B. Geschirrtücher, Stoffwindeln)
- 2 Zwischentücher aus Baumwolle (z. B. Frotteehandtücher)
- 2 Außentücher aus Wolle oder eine Wolldecke
- Nässeschutz als Unterlage (z. B. Molton)
- Schüssel mit zimmerwarmem Wasser (bei zarten, empfindlichen Kindern kann man auch mit einem etwas geringeren Temperaturunterschied zur Körpertemperatur arbeiten und Wasser mit 28–30 °C verwenden)

Praktische Durchführung:
- Unterlage als Nässeschutz bereitlegen.
- Kühl-nasse Innentücher eng um die Waden wickeln.
- Trockene Zwischentücher darüberwickeln.
- Wollene Außentücher oder Wolldecke als äußeren Abschluss
- Die Temperatur der Innentücher wird während der nächsten 30 bis 40 Minuten immer wieder kontrolliert. Sobald sie warm werden, müssen die Wickel erneuert werden. Dazu werden die Innentücher kräftig im vorbereiteten Wasser ausgewaschen, bevor sie wieder um die Unterschenkel gewickelt werden.
- Nach Beendigung der Wadenwickelanwendung Beine gut abtrocknen und nachruhen.

Die Dauer der Anwendung richtet sich nach dem aktuellen Verlauf. Sollten die Füße kalt werden oder fängt das kranke Kind an zu frösteln, werden die Wadenwickel abgenommen.

Gerade bei kleinen Kindern kann dies sehr schnell der Fall sein, deshalb unbedingt neben dem kranken Kind sitzen bleiben.

Bei Säuglingen und Kleinkindern ist ein Einlauf zur Fieberregulation (siehe Seite 57) zu bevorzugen.

Zwiebelsaft-Anwendung

Die Zwiebelanwendung bei Ohrenschmerzen hat eine lange Tradition. Meist wird die Zwiebelkompresse mit frisch gehackten Zwiebeln empfohlen. Oft stören jedoch die Zwiebelpäckchen den Schlaf, verrutschen leicht und verteilen den Zwiebelgeruch im ganzen Bett. Einfacher in der Anwendung ist Zwiebelsaft, der direkt in den Gehörgang eingeträufelt wird. Die Inhaltsstoffe von Zwiebeln wirken schmerzlindernd am gereizten Trommelfell und lösen reflektorisch den zähen Schleim im Nasenrachenraum. Damit ist die Zwiebelanwendung ein wertvolles Ersthilfemittel, wenn Ohrenschmerzen zu ungünstigen Zeiten auftreten. Sobald es wieder möglich ist, kann dann eine weitere diagnostische Abklärung erfolgen (siehe dazu auch Kapitel »Erkältungskrankheiten/Ohrenschmerzen«, Seite 131, oder »Mittelohrentzündung«, Seite 141). Einzige Voraussetzung für die Anwendung von Zwiebelsaft ist ein intaktes Trommelfell. Sollte ein Sekret aus dem Ohr laufen, darf prinzipiell nichts mehr ins Ohr geträufelt werden.

Für die Anwendung wird benötigt:
* Zwiebel
* Knoblauchpresse
* Watte

Praktische Durchführung:
* Mithilfe einer Knoblauchpresse etwas Zwiebelsaft auf einen Teelöffel pressen (nicht ganz durchdrücken, sonst gibt es Zwiebelmus!) und diesen mild erwärmen (über Kerze o. ä.).
* Kind in Seitenlage bringen und den erwärmten Zwiebelsaft ins Ohr laufen lassen. Das Ohrläppchen sanft nach hinten ziehen, dadurch kann der Zwiebelsaft bis ans Trommelfell laufen und dort seine Wirkung entfalten.
* Gehörgang mit etwas Watte verschließen.
* Die Prozedur am anderen Ohr wiederholen (auch als vorbeugende Maßnahme, vor allem wenn Schnupfen vorhanden ist).

Das Lymphsystem

Das Lymphsystem spielt eine Schlüsselrolle bei vielen Vorgängen im kindlichen Organismus – sowohl in gesundem Zustand als auch bei der Abwehr von Krankheiten. Um diese Vorgänge verstehen zu können, muss man die vielfältigen Funktionen und Bestandteile des Lymphsystems kennenlernen. Sie sind in jedem Teil des menschlichen Organismus vorhanden.

Im Wesentlichen hat das Lymphsystem zwei Hauptaufgaben:
- Abtransport von Gewebsflüssigkeit mit den darin enthaltenen Stoffen (vor allem Endprodukte des Zellstoffwechsels)
- Bereitstellung von Abwehrzellen

Im Bindegewebsraum, zwischen den einzelnen Körperzellen, entspringen kleine *Lymphgefäße* (sogenannte Lymphkapillaren), die unter dem Mikroskop wie die Finger von Gummihandschuhen aussehen. Diese winzigen Gefäße münden in größere Lymphgefäße, die wiederum in noch größere einmünden. Auf diese Weise wird die *Lymphflüssigkeit* aus den Körpergeweben gesammelt und anschließend in die *Lymphknoten* geleitet. So gesehen, kann man das Lymphsystem auch als Drainagesystem bzw. Kanalisation des Körpers bezeichnen.

Die Lymphknoten, die im naturheilkundlichen Sprachgebrauch auch als Lymphdrüsen bezeichnet werden, sind Filterstationen, in denen die Lymphflüssigkeit auf schädliche Stoffe untersucht wird. Für diesen Fall lauern in den Lymphdrüsen Tausende von Abwehrzellen, die bei Bedarf sofort aktiv werden können. Der menschliche Körper besitzt insgesamt 600 bis 700 dieser Lymphknoten, die an abwehrstrategisch wichtigen Stellen besonders gehäuft auftreten.

Nachdem die Lymphflüssigkeit mehrere hintereinanderliegende Lymphknoten durchflossen hat, gelangt sie in den Milchbrustgang, das größte Lymphgefäß des Körpers, das parallel zu den großen Blutgefäßen senkrecht durch den Brustkorb führt und hinter dem linken Schlüsselbein in die obere Hohlvene mündet. Dort vermischt sich die Lymphflüssigkeit wieder mit dem Blut, aus dem sie im Zwischenzellraum ursprünglich aus den Blutkapillaren ausgetreten war.

Die Lymphflüssigkeit besteht aber nicht nur aus den flüssigen Anteilen des Blutes, sondern sie enthält auch Abfallprodukte, die bei der Arbeit jeder Körperzelle entstehen (sogenannte Schlacken). Weiter enthalten sind auch Stoffe, die bei Verletzungen und entzündlichen Abwehrvorgängen anfallen: Trümmer aus zerstörten Gewebszellen, Abwehrzellen, Schmutz und Mikroorganismen.

Das Lymphsystem ist zwar in allen Organen vorhanden, besonders gut damit versorgt sind aber die Oberflächenorgane unseres Körpers: die Haut und alle Schleimhäute. Für die Funktionen und die Abwehrfähigkeit von Haut und Schleimhäuten ist das Lymphsystem von so elementarer Bedeutung, dass sie nicht voneinander getrennt betrachtet werden dürfen.[14] Deshalb kann man es auch so formulieren: Es gibt keine Schleimhautkrankheiten ohne gestörte Lymphfunktionen, und umgekehrt zeigt sich die mangelhafte Leistungsfähigkeit des Lymphsystems häufig in Form von Schleimhauterkrankungen. Ähnliches gilt auch für viele Erkrankungen, die sich auf der Haut zeigen.

Eine spezielle, zusätzliche Aufgabe hat das Lymphsystem der Darmschleimhaut: Neben den genannten Aufgaben muss es die aus der verdauten Nahrung aufgenommenen Eiweiße und Fette abtransportieren. Da aber vor allem die Eiweiße aus der Nahrung häufige Auslöser von Lebensmittelallergien und -unverträglichkeiten sind, wird hierbei deutlich, dass das Lymphsystem bei der Entstehung dieser, aber auch anderer allergischer Krankheiten eine zentrale Rolle spielt.

Die Lymphknoten und die im Folgenden beschriebenen Lymphorgane haben die Fähigkeit, wichtige Abwehrzellen (vor allem die Lymphozyten) in großen Mengen zu speichern, damit sie bei Bedarf aktiv werden können. Die meisten dieser Zellen werden im Knochenmark produziert, können aber auch in den Lymphorganen selbst gebildet werden.

Die Thymusdrüse und die Peyerschen Plaques in der Schleimhaut des Dünndarmes dienen zusätzlich als Schulungsort für bestimmte Unterarten der Lymphozyten. Diese Lymphzellen wandern also aus dem Knochenmark in die jeweils zuständigen Lymphorgane und werden dort gezielt auf ihre spezifischen Aufgaben bei der Bekämpfung von eingedrungenen Schadstoffen trainiert und programmiert.

Die Lymphorgane

An Orten, die für die Abwehrfähigkeit des Organismus besondere Bedeutung haben, finden sich auch besonders ausgebildete Lymphorgane: Im Kopfbereich liegt der lymphatische Rachenring, der sich aus verschiedenen Mandeln (Tonsillen) zusammensetzt. Diese bestehen aus einer sehr immunaktiven Kombination aus Lymph- und Schleimhautgewebe. Man unterscheidet dabei die beiden Gaumen-

---

14 Aus ganzheitlicher Sicht gehört zu der untrennbaren Kombination Schleimhaut/Lymphsystem auch noch die Bakterienflora der Schleimhaut. Diese »Trias« wird im folgenden Kapitel ausführlich beschrieben.

mandeln, die Rachenmandel, die Zungengrundmandel und den lymphatischen Seitenstrang, der seitlich in die Schleimhaut des Rachens eingelagert ist und nach unten Richtung Kehlkopf zieht. Hinzu kommt noch die Tubentonsille: Das ist Mandelgewebe, das ringförmig um den Eingang zur Ohrtube angelagert ist und zusätzlichen Abwehrschutz für das Mittel- und Innenohr bietet. Wenn man in den Mund schaut, sind von den Tonsillen nur die Gaumenmandeln sichtbar. Die anderen Mandeln liegen verdeckt, man kann sie nur mithilfe eines speziellen Spiegels sehen. Bei Kindern ist es (bis zu einem gewissen Maß) normal, dass die Mandeln größer sind als bei einem Erwachsenen.

Nur bei Kindern und Jugendlichen vorhanden ist die *Thymusdrüse*, die hinter dem Brustbein liegt. Wie schon erwähnt, ist eine Aufgabe dieser Drüse die Schulung bestimmter Abwehrzellen (der T-Lymphozyten). Dadurch lernen diese Zellen, ganz spezielle Schadstoffe (z. B. Viren) zu erkennen, sich an diese anzuheften, um sie den Fresszellen (Phagozyten) zur Vernichtung vorzuwerfen.

Weiterhin gibt die Thymusdrüse hormonähnliche Stoffe ab, die das gesamte Immunsystem zu höherer Leistung anstacheln. Da ihre Aufgaben offensichtlich nur bei Kindern und Jugendlichen von elementarer Bedeutung sind, verkümmert die Thymusdrüse im Laufe der körperlichen Reifung und ist beim Erwachsenen fast vollständig in Fettgewebe umgewandelt.

Im Bauchraum links oben liegt die *Milz*, ein Organ, dessen Bedeutung für optimale Immunfunktionen – gerade bei Kindern – in der heutigen Medizin völlig unterschätzt wird. Man kann die Milz als »Lymphknoten des Blutes« bezeichnen. Denn eine ihrer wichtigen Aufgaben besteht darin, das durchströmende Blut ständig auf Stoffe zu untersuchen, die dem Organismus schädlich werden können. Es besteht eine enge Verbindung zwischen den Abwehrfunktionen der Milz und dem Lymphsystem des Darmes. Konkret bedeutet dies, dass zum Beispiel bei allen Allergien, aber auch bei Schwächezuständen des Immunsystems, die auf gestörten Funktionen des Darms beruhen (und das sind sehr viele), auch die Milz in Diagnostik und Therapie einbezogen werden muss.

Weiterhin hat die Milz die Aufgabe, zu alte rote Blutkörperchen (Erythrozyten) auszusortieren. Damit sorgt sie für eine optimale Blutqualität und schafft die elementaren Voraussetzungen für eine gute Sauerstoffversorgung des Organismus.

Die Milz ist zudem ein Speicherorgan für Blut; sie ist in der Lage, bei außergewöhnlichen Belastungen große Mengen an Blutzellen in den Kreislauf freizusetzen, um die Versorgung zu gewährleisten.

In der traditionellen Naturheilkunde waren weitere wichtige Funktionen der Milz bekannt, die in der heutigen Medizin jedoch (ganz zu Unrecht) in Vergessenheit geraten sind, weil sie nicht in das aktuelle wissenschaftliche Weltbild passen. So hat die Milz die Aufgabe, die physiologischen Nahrungssäfte, die während der »Kochungsprozesse« entstanden sind, im Körper zu verteilen. Dies ist die Voraussetzung dafür, dass den einzelnen Organen bei Bedarf jederzeit Energiereserven zur Verfügung stehen, was besonders bei der starken Stoffwechselaktivität des kindlichen Organismus von grundlegender Bedeutung ist.

Eine weitere Funktion der Milz besteht darin, den potenziell sehr schädlichen Saft der sogenannten Melancholera (Schwarzgalle, von diesem Begriff leitet sich die Melancholie ab) aus dem Blut herauszufiltern und auszuscheiden. Läuft dies in unzureichender Weise ab, kann die Dominanz der Melancholera den gesamten Organismus in seinen Lebensfunktionen blockieren, was hartnäckige, chronische Krankheiten bis hin zu bösartigen Geschwülsten, vor allem aber seelische Zustände tiefer Niedergeschlagenheit bis hin zu schwerer Depression zur Folge haben kann. Diese Auswirkungen einer gestörten Milzfunktion spielen in der Kinderheilkunde aber nur eine untergeordnete Rolle und werden hier nur der Vollständigkeit halber erwähnt.

Bei Menschen, denen infolge eines Unfalls oder einer Krankheit die Milz operativ entfernt wurde, lässt sich jedoch beobachten, dass sie in den folgenden Jahren immer träger und inaktiver werden, sowohl in ihren körperlichen als auch ihren psychischen Reaktionen.

Eine ausgesprochen tragende Rolle in der Kinderheilkunde spielt jedoch das *Lymphsystem des Darms*, für das man in der Medizin den Fachausdruck GALT (engl. gut associated lymphatic tissue, dem Darm zugeordnetes Lymphgewebe) verwendet. Da die Darmschleimhaut (würde man alle Falten glätten) über eine Gesamtfläche von circa 400 m² verfügt, über die einerseits die notwendigen Nährstoffe aufgenommen werden, aber andererseits auch schädliche Substanzen erkannt und am Eindringen gehindert werden müssen, wird deutlich, wie leistungsfähig die Schleimhaut selbst und das daran gekoppelte Abwehrsystem sein muss. Es lässt sich leicht abschätzen, wie gravierend die Folgen sein können, wenn diese Funktionen gestört sind!

Dem Lymphsystem des Darms kommt neben Abwehrfunktionen die Aufgabe zu, Eiweißbausteine und Fette aus der Nahrung, die von der Darmschleimhaut resorbiert wurden, abzutransportieren. Vor allem auf Eiweiße reagiert das Immunsystem unseres Körpers besonders sensibel. Der menschliche Organismus kommt nur mit Nahrungseiweißen zurecht, die während des Verdauungsvorgangs bis in ihre kleinsten Einzelbausteine (Aminosäuren) zerlegt wurden und chemisch nur aus einem Molekül bestehen. Eiweißkörper mit mehreren Molekülen werden vom Lymphsystem als Fremdstoffe interpretiert und entsprechend bekämpft. Die Verantwortung dafür, dass nur die Einzelbausteine der Nährstoffe in den Körper aufgenommen werden, liegt bei der Darmschleimhaut – präziser: bei deren Durchlässigkeitsgrad (Permeabilität). Man sieht, dass die vielfältigen Aufgaben des Darmlymphsystems nur in enger Kooperation mit der Schleimhaut des Darms geleistet werden können. Die volle Leistungsfähigkeit der Darmschleimhaut wiederum ist nicht ohne eine gesunde Bakterienflora möglich. Die Zusammenarbeit der drei Elemente Schleimhaut, Lymphsystem, Flora ist so eng und untrennbar aneinander gekoppelt, dass man sie als die funktionelle Einheit sehen muss (siehe nächstes Kapitel).

Die Beobachtungen, die man bei Krankheiten des Immunsystems (bei Kindern vor allem Allergien und Abwehrschwäche) machen kann, legen den Schluss nahe, dass die Bedeutung des Darmlymphsystems noch weit über das hinausgeht, was bis heute an wissenschaftlich gesicherten Fakten bekannt ist. Es ist nicht übertrieben, wenn man das Darmlymphsystem als Schaltzentrale des gesamten Immunsystems bezeichnet. Dieses besteht aus den schon beschriebenen Lymphgefäßen in der Darmschleimhaut, einer großen Anzahl von Lymphknoten und den sogenannten Peyerschen Plaques. Letztere sind Ansammlungen von Lymphzellen in der Dünndarmschleimhaut, die mithilfe angegliederter Spezialzellen[15] die lebenswichtige Aufgabe haben, das Darminnere abwehrtechnisch zu überwachen. Mit ihrer Hilfe wird jede schädliche Substanz im Darminhalt sofort erkannt, sodass umgehend notwendige Abwehrmaßnahmen eingeleitet werden können – oft noch bevor diese Substanz überhaupt in den Körper aufgenommen wurde.

15 Dies sind die sogenannten M-Zellen. Sie übermitteln Informationen über schädliche Substanzen im Darminhalt an die Zellen des Lymphsystems (siehe auch Kapitel »Die Zusammenarbeit zwischen Flora und Lymphsystem«, Seite 80).

Die »Dreierkombination« Schleimhaut-Lymphsystem-Flora

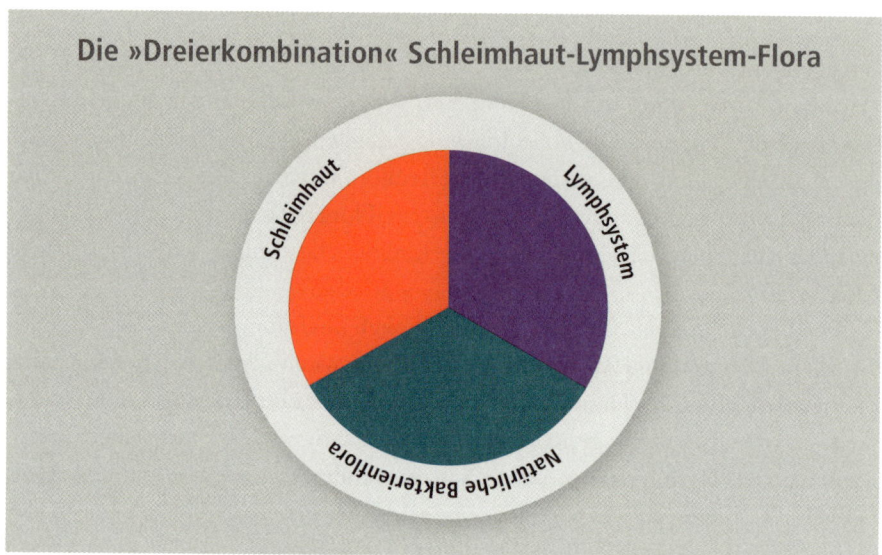

Es gibt kaum ein Gebiet der Medizin, in dem so offensichtlich wird, dass man die Aufgaben und Funktionen verschiedener Elemente nicht isoliert voneinander betrachten kann wie beim Funktionssystem Schleimhaut-Lymphsystem-Flora. Hier ist vernetztes Denken notwendig, um die vielfältigen Beziehungen und Wechselwirkungen der einzelnen Elemente untereinander zu verstehen. Nur so erhält man erweiterte Gesichtspunkte für das Verständnis von Erkrankungen – und deren Behandlung.

Unabhängig davon, aus welchem Blickwinkel man diesen Themenkomplex betrachtet, man wird immer zu der Erkenntnis kommen, dass die drei Elemente eine untrennbare Einheit bilden:

- Es gibt keine Schleimhauterkrankung, bei der nicht gleichzeitig das Lymphsystem und die Bakterienflora mit betroffen sind.
- Ein Hauptmerkmal des Lymphatismus sind häufig wiederkehrende Schleimhautentzündungen, worunter dann wiederum die Bakterienflora leidet.
- Eine Zerstörung der Bakterienflora (z. B. durch Antibiotikagaben) hinterlässt eine gravierende Abwehrschwäche und verschlechtert einen Lymphatismus zusätzlich.

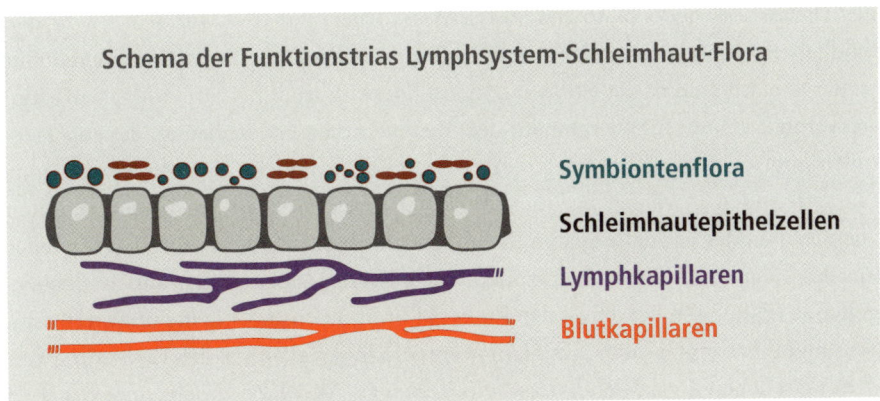

Schema der Funktionstrias Lymphsystem-Schleimhaut-Flora

Symbiontenflora

Schleimhautepithelzellen

Lymphkapillaren

Blutkapillaren

Man kann es drehen und wenden, wie man will. Immer sind alle drei Elemente an einem krankhaften Prozess beteiligt – nur mit unterschiedlichen Schwerpunkten. Und es ist, vor allem bei chronischen oder immer wiederkehrenden Schleimhauterkrankungen, nicht an Heilung zu denken, wenn nicht alle drei Elemente in die Therapie mit einbezogen werden.

Wie man in der Grafik erkennt, stellt die Schleimhaut mit ihren Oberflächenzellen eine mechanische Barriere dar, die die Innenwelt des Körpers von der Außenwelt trennt. Dabei gibt es Unterschiede zwischen der Darmschleimhaut und den übrigen Schleimhautflächen des Körpers: Während die meisten Schleimhäute (Atemwege, Auge, Ohr, Blase, Scheide) vorwiegend eine Schutzfunktion gegen schädliche Einflüsse von außen haben, muss die Darmschleimhaut gleichzeitig in der Lage sein, die lebensnotwendigen Nährstoffe in großer Menge aufzunehmen. Das setzt voraus, dass das Dreiersystem Schleimhaut-Lymphsystem-Flora in perfekter Zusammenarbeit selektieren muss, was in den Körper aufgenommen werden darf und was draußen bleiben muss.

Was die Aufnahme von Nährstoffen angeht, kann man die Darmschleimhaut bildhaft mit einem Sieb vergleichen, das kleine Teilchen durchlässt, während größere Teilchen im Sieb hängen bleiben – abhängig von der Maschengröße. Bei der gesunden Darmschleimhaut eines Menschen, der älter als etwa drei Jahre ist, ist die Durchlässigkeit so gering, dass nur vollständig verdaute, einmolekulare Nahrungssubstanzen über die Darmschleimhaut ins Blut bzw. Darmlymphsystem aufgenommen werden.

Anders sieht dies bei Säuglingen aus: Ihre Darmschleimhaut ist noch nicht vollständig ausgereift und lässt viel größere Moleküle ungehindert passieren. Dies ist dadurch zu erklären, dass der Säuglingsdarm ausschließlich für eine Ernährung mit menschlicher Muttermilch konstruiert ist, denn nur deren (arteigene) Milcheiweiße stellen keine Belastung für das Lymphsystem dar. Die große Durchlässigkeit des Darms lässt jedoch Abwehrstoffe (Antikörper) aus der Muttermilch in den kindlichen Organismus gelangen, die für den bekannten Nestschutz gegenüber vielen Krankheiten in der Stillzeit sorgen. Dieser Vorteil für Stillkinder wird zum schweren Nachteil für Flaschenkinder: Bei jeder Säuglingsnahrung, die aus Tiermilch (meist von der Kuh) hergestellt ist, wird das kindliche Lymphsystem massiv mit artfremden Eiweißen be- und überlastet. Dies gilt auch für die sogenannten adaptierten oder hypoallergenen Säuglingsnahrungen – auch wenn die Hersteller uns das Gegenteil weismachen wollen! Viele Kinder lassen zwar – außer vorübergehende Blähungen bei der Umstellung auf Fremdnahrung – keine unmittelbaren Störungen erkennen, aber für nicht wenige Kinder eröffnet die Ernährung mit dem Fläschchen direkt den Weg in ein Leben als Allergiker. Nicht umsonst wird vollständige Muttermilchernährung während der ersten sechs Lebensmonate als der beste Schutz gegen Allergien angesehen. Erst danach ist der Darm eines Kindes so weit ausgereift, dass man – sehr behutsam – die Ernährung von Muttermilch auf zunächst pflanzliche Nahrung umstellen kann, und frühestens mit einem Jahr sollte ein Kind tierisches Eiweiß bekommen. Aber auch bei den Kindern, die Fremdnahrung scheinbar problemlos vertragen, ist damit zu rechnen, dass dadurch die Entwicklung eines Lymphatismus[16] massiv gefördert wird.

Die Durchlässigkeit der Darmschleimhaut (die Maschengröße) ist jedoch nicht immer gleich, sondern kann sich schnell verändern. Wie wir im Detail noch sehen werden, hat die Bakterienflora der Schleimhaut starken Einfluss auf deren Durchlässigkeit. Allgemein kann man feststellen, dass eine Störung in der natürlichen Zusammensetzung der Bakterienflora umgehend zu einer erhöhten Durchlässigkeit der betroffenen Schleimhautfläche führt: Ihre Fähigkeit, Schadstoffe draußen zu halten, wird schlechter, wodurch wiederum das lymphatische Abwehrsystem stark belastet und häufig sogar überfordert wird.

Wie schon erwähnt, spielt bei den meisten anderen Schleimhäuten des Körpers die Aufnahme (Resorption) von Stoffen eine untergeordnete Rolle. Dort geht es in erster Linie darum, das Eindringen von Schadstoffen zu verhindern und – falls es doch dazu gekommen ist – in enger Zusammenarbeit mit dem Lymphsystem die notwendigen Abwehrmaßnahmen zu ergreifen.

Ein weiterer Aspekt der Schleimhautfunktionen hat gerade in der Kinderheilkunde große Bedeutung: Im Organismus entstehende Stoffwechsel-Endprodukte (Schlacken), die aus unterschiedlichen Gründen nicht (oder nicht in ausreichendem Maße) von den eigentlich dafür zuständigen Ausscheidungsorganen aus dem Körper entfernt werden, können ersatzweise von den Schleimhäuten ausgeschieden werden. In der Naturheilkunde bezeichnet man diesen Vorgang als

---

16 Das Thema Lymphatismus wird in einem eigenen Kapitel eingehend behandelt; siehe Seite 87.

Ausscheidungskatarrh oder auch katarrhalische Ersatzausscheidung. (Mehr dazu bei der Beschreibung des Lymphatismus, Seite 87.)

Grundsätzlich sind ausnahmslos alle Schleimhautflächen des Körpers zu diesen Ersatzausscheidungen in der Lage. Bei Kindern laufen diese Prozesse jedoch meistens auf den Schleimhäuten des Kopfes (Nase, Ohrtube, Mittelohr, Rachen) und der Atemwege (Kehlkopf [Pseudokrupp!], Luftröhre und Bronchien) ab. Etwas seltener betroffen sind Darm- und Blasenschleimhaut. Katarrhalische Ersatzausscheidungen finden meistens in Form lang anhaltender und häufig wiederkehrender Infekte statt. Und in jedem Fall sind sie ziemlich therapieresistent. Sämtliche symptomunterdrückenden Medikamente (vor allem Antibiotika) bringen – wenn überhaupt – nur vorübergehende Linderung und verschlechtern darüber hinaus die Grundsituation rapide. Sollten Sie diese Beobachtungen bei Ihrem Kind machen oder gemacht haben, können Sie mit an Sicherheit grenzender Wahrscheinlichkeit davon ausgehen, dass es sich bei den häufigen Infekten Ihres Kindes um Ausscheidungskatarrhe handelt, die ausschließlich durch eine konsequente naturheilkundliche Therapie geheilt werden können! (Die Autoren dieses Buches sehen allerdings auch die klassische Homöopathie als Teil des großen therapeutischen Spektrums der Naturheilkunde an.)

Die Schleimhautflora

Bis auf wenige Ausnahmen hat jede Schleimhautoberfläche ihre ganz spezifische Bakterienflora, die sich aus einer Vielzahl verschiedener Bakterienarten zusammensetzt. Allein in der Darmflora sind heute circa 400 verschiedene Bakterienarten bekannt, die je nach Darmabschnitt sehr unterschiedlich verteilt sind. Die Zahlen sind beeindruckend: Im Darm eines Erwachsenen leben 10^{14} bis 10^{15} (eine 1 mit 15 Nullen) Bakterien. Das sind 10- bis 100-mal mehr Bakterien, als ein Mensch an Körperzellen besitzt!

Auch auf den Schleimhäuten des Kopfes (Mund, Rachen, Nasennebenhöhlen, Ohrtube, Mittelohr) und der Atemwege (Luftröhre, Kehlkopf, Bronchien) findet sich ein spezifisches Spektrum an Bakterien. Zusammenfassend kann man feststellen, dass die Bakterienfloren der Schleimhäute für die Leistungsfähigkeit des Abwehrsystems so wichtig sind, dass man sie als integralen Teil des Immunsystems betrachten muss.

Wir müssen uns also dringend davon lösen, in Mikroorganismen pauschal etwas Schädliches oder Schmutziges zu sehen. Man findet unter den Bakterien mit Abstand mehr Nützlinge als Schädlinge, und man weiß heute, dass Leben nur *mit* der mikrobiellen Umwelt möglich ist, niemals *gegen* sie!

Die Milchindustrie setzt im Übrigen diese Erkenntnisse inzwischen als erfolgreichen Werbeträger ein, indem sie die Milchsäurebakterien einiger Joghurtsorten als »Probiotika« vermarktet.

Das Prinzip der Zusammenarbeit verschiedener Organismen zum gegenseitigen Nutzen ist in der Natur weit verbreitet. Man verwendet dafür den Fachausdruck Symbiose, wobei die zusammenarbeitenden Organismen als Symbionten bezeichnet werden. Dieser Begriff wird auch für die Bakterien des Darms verwendet. Die Zusammenarbeit der Körperzellen mit ihrem bakteriellen Umfeld ging im Laufe der Entwicklungsgeschichte so weit, dass lebenswichtig gewordene Bakterien, die ursprünglich außerhalb der Zellen lebten, als sogenannte Zellorganelle in jede Zelle aufgenommen wurden. Dies sind die Mitochondrien, die als Kraftwerke der Zelle arbeiten und die nötige Energie bereitstellen.[17]

Doch zurück zu den Schleimhautsymbionten: Sie besiedeln wie ein dichter Rasen die gesamte Schleimhautoberfläche und ernähren sich von Produkten der Schleimhaut und (im Darm) von Nahrungsstoffen. Sie produzieren dafür Stoffe, die für den menschlichen Körper wichtig sind (z. B. das Vitamin K, ohne das keine Blutgerinnung bei der Wundheilung möglich ist). Und sie spielen durch einen recht simplen Mechanismus eine bedeutende Rolle im Abwehrgeschehen, den man sich bildhaft folgendermaßen vorstellen kann: Die natürlichen Symbionten verteidigen aus Futterneid ihren Platz auf der Schleimhaut und verhindern auf diese Weise das Eindringen von Fremdkeimen, die eine potenzielle Infektionsgefahr darstellen. Dies bedeutet, dass viele Infektionen bereits verhindert werden, bevor das in und unter der Schleimhaut liegende lymphatische Abwehrsystem überhaupt etwas von der Gefahr mitbekommt. In diesem Sinne ist es sicher nicht übertrieben, die gesunde Bakterienflora der Schleimhäute als erste Abwehrbarriere des Körpers zu bezeichnen. Und damit ist sie integraler Teil des Abwehrsystems!

Das Milieu

Die Symbiontenflora ist ein höchst empfindliches Ökosystem, dessen Stabilität davon abhängt, dass auf der Schleimhaut das für die jeweilige Flora richtige Milieu herrscht.[18] Unter Milieu hat man dabei nicht nur – wie vielfach üblich – das Säure-

---

17 Diese Tatsache hat in der heutigen Medizin konkrete Folgen: Aufgrund ihrer Herkunft reagieren die Mitochondrien aller Zellen auf antibiotische Substanzen ähnlich wie Bakterien. Sie werden in ihrer Leistungsfähigkeit zumindest geschwächt, wodurch die Energieversorgung der Zellen reduziert wird. Die während und nach Antibiotikabehandlungen auftretende Leistungsschwäche, Müdigkeit, depressive Verstimmung und erhöhte Infektanfälligkeit ist auch auf diesen Mechanismus zurückzuführen.

18 Zum besseren Verständnis ein Vergleich: Es ist bekannt, dass jede Pflanze ein typisches Lebensumfeld braucht, um gedeihen zu können. So wird eine Pflanze, die einen trockenen, nährstoffarmen Boden benötigt, eingehen, wenn man sie an einen schattigen Platz mit feuchtem Humus pflanzt – und umgekehrt. Analog dazu gilt das Gleiche für die Schleimhautsymbionten.

Basen-Verhältnis (chemisch: den pH-Wert) zu verstehen, sondern die gesamte Situation, die sich aus dem vernetzten Zusammenspiel folgender Faktoren ergibt:

- **Nahrung:** Hierbei ist einerseits die Art und Zusammensetzung der Nahrung selbst wichtig, aber andererseits auch die individuelle Fähigkeit des Menschen, seine Nahrung richtig zu verdauen. So kann es passieren, dass eine vermeintlich »gesunde« Ernährung einem entsprechend veranlagten Menschen massive Probleme bereiten kann, wenn das Verdauungssystem sie nicht richtig verwerten kann. Denn die Leistungsfähigkeit bzw. Belastbarkeit des Verdauungssystems ist individuell sehr unterschiedlich (ausführliche Informationen dazu im Kapitel »Ernährung«, Seite 298).

  Auch diverse Zusatzstoffe in der Nahrung sind problematisch: Konservierungsmittel und die in der Tiermast verwendeten Antibiotika sind wohl die massivsten Störfaktoren für eine gesunde Bakterienflora in der Nahrung.

  Auch wenn jedes Kind seine ganz eigenen Bedürfnisse an eine gesunde Ernährung hat, lassen sich grundsätzlich die folgenden drei Nahrungsmittel als besonders problematisch herausstellen: *Milch* (vor allem normale, ungesäuerte Trinkmilch; Sauermilchprodukte sind weniger problematisch), *Zucker* (Süßigkeiten!) und *Weißmehl* (Brötchen, Teigwaren).

  Dies heißt nicht, dass es nicht noch weitere Problemnahrungsstoffe gibt. Wenn aber in der Ernährung unserer Kinder wenigstens diese drei Nahrungsbestandteile deutlich reduziert würden, wären viele Gesundheitsstörungen bereits kein Thema mehr! Auf diese Punkte wird in den Kapiteln »Lymphatismus«, Seite 87, und »Ernährung«, Seite 298ff., noch ausführlich eingegangen.

- **Säfte der Schleimhaut und ihrer Drüsen** (dies betrifft alle Schleimhäute): Alle Schleimhäute geben ständig Sekrete ab, die für die Erfüllung der jeweiligen Aufgaben notwendig sind (daher ihr Name!). In diesen Sekreten sind unter anderem sogenannte Immunglobuline (vor allem IG A) gelöst. Dies sind Abwehrstoffe, die in enger Zusammenarbeit mit dem Lymphsystem gebildet werden und exakt gegen die Schadstoffe wirksam sind, die aktuell eine Gefahr für den jeweiligen Schleimhautbereich darstellen. Die potenziell schädlichen Stoffe werden von den Lymphzellen in der Schleimhaut wahrgenommen – wobei die Symbionten eine wichtige Funktion als Informationsüberträger haben. Diese Information wird an andere Lymphzellen (die B-Lymphozyten) weitergegeben, die daraufhin in den Lymphknoten mit der Produktion der Immunglobuline beginnen. Die IG werden über das Blut zu der betreffenden Schleimhaut transportiert und auf die Schleimhautoberfläche abgesondert oder sezerniert, um dort die Abwehrtätigkeit der Symbionten zu unterstützen. Über diesen Mechanismus hat der Körper die Möglichkeit, sehr schnell (innerhalb von Minuten) auf einen Reiz zu reagieren, der eine potenzielle Gefahr darstellt. Dies gilt auch für die Bakterien der Schleimhautflora selbst, die in ihrer Zusammensetzung und Menge ein gesundes Maß nicht überschreiten dürfen, da sie andernfalls auch zu einer Gefahr werden könnten. Aus diesem Grund sind die Schleimhautbakterien auch ein ständiger Trainingsreiz für das menschliche Abwehrsystem.

- **Säfte der Verdauungsdrüsen** (betrifft nur die Darmschleimhaut): Die Verdauungssäfte aus Magen, Bauchspeicheldrüse, Galle und den Drüsen der Darmschleimhaut sind wohl die wichtigsten Faktoren, mit denen das Milieu auf der Darmschleimhaut geregelt wird. Es geht daher völlig an der Realität vorbei, diese Organe in Diagnostik und Therapie so zu behandeln, als hätte das eine nichts mit dem anderen zu tun. Sämtliche Verdauungsorgane gehören zu einem Funktionssystem, dessen Steuerungszentrum der Magen ist. Es ist heute leider schon in der Kinderheilkunde üblich geworden, bei Beschwerden im Oberbauch oder bei immer wiederkehrender Übelkeit mit säurebindenden Substanzen (Aluminiumhydroxid) oder sogar Säureblockern[19] den Magen ruhig zu stellen. Das mag zwar vorübergehend die Beschwerden lindern, führt aber durch die negative Veränderung des Milieus der Darmschleimhaut zu massiven Folgeproblemen im gesamten Verdauungsgeschehen und eben auch unweigerlich zu einer Dysbiose (Störung in der Zusammensetzung der Darmflora). Die dabei entstehenden Probleme werden noch ausführlich besprochen werden.

Als unbedingt notwendige Voraussetzung für den Wiederaufbau einer gestörten Darmflora besteht die wesentliche therapeutische Kunst darin, durch Beeinflussung der Produktion der Verdauungssäfte das Milieu auf der Darmschleimhaut wiederherzustellen. Hierzu verwendet man in der Naturheilkunde bitter schmeckende Heilpflanzen (z. B. Kalmuswurzel, Angelikawurzel, Schafgarbe, Eberraute). Es ist interessant zu beobachten, dass Kinder, die diese Mittel brauchen, sie auch freiwillig tapfer nehmen, auch wenn sie nicht gerade attraktiv schmecken! Eine solche Milieusanierung ist die unumgängliche Voraussetzung für eine erfolgreiche Symbioselenkung. Es reicht nicht aus, nur Bakterienpräparate einzunehmen![20] Diese sind zwar sinnvoll und notwendig

---

19 Häufig verwendete Wirkstoffe: Omeprazol (Antra), Esomeprazol (Nexium), Pantazol.
20 Trotzdem wird es immer wieder so gemacht! Der Grund liegt wohl darin, dass viele Eltern inzwischen über die Bedeutung einer gesunden Darmflora informiert sind und auch wissen, dass jede Antibiotikabehandlung diese tiefgreifend zerstört. Daher schreiben inzwischen viele (Kinder-)Ärzte (oft weniger aus Überzeugung denn zwecks Zufriedenstellung der Mütter) irgendwelche Bakterienpräparate auf. Leider sind dies aber allzu häufig solche, die aufgrund ihrer Keimzusammensetzung gar nicht zu einer Sanierung der Darmflora führen können.

(siehe unten bei den Therapiehinweisen), aber die Regeneration der Flora klappt nur in Kombination mit Mitteln, die auf verschiedenen Wegen das Milieu sanieren. Hierzu gibt es aber keine Standardrezepte, sondern sie müssen der individuellen Situation des jeweiligen Menschen entsprechend ausgewählt werden.

- **Ausscheidungsprodukte** der Schleimhaut: Findet auf einer Schleimhaut ein Ersatzausscheidungsprozess (siehe oben) statt, können die ausgeschiedenen Stoffe das Schleimhautmilieu – und damit die Flora – empfindlich stören.

- **Produkte der Bakterienflora** selbst: Bei einer Fehlbesiedelung der Schleimhaut (Dysbiose) kann es vorkommen, dass Keime, die eigentlich dort nicht hingehören, Stoffe produzieren, die das Wachstum der gesunden Symbionten hemmen. Dies ist zum Beispiel bei Pilzbesiedelung einer Schleimhaut der Fall. Deshalb sind diese Zustände auch so hartnäckig!

- **Steuerungsvorgänge:** Damit ein System, das aus so vielen verschiedenen Elementen besteht wie das Verdauungssystem, sinnvoll und den ständig wechselnden Situationen angemessen reagieren kann, bedarf es einer komplexen Regelungstechnik. Diese Aufgabe wird durch die Zusammenarbeit zwischen Nervensystem und Hormonsystem erfüllt, was weitgehend selbstständig verläuft und nicht durch unseren Willen beeinflusst werden kann. Als Sammelbegriff für die nervliche und hormonelle Regeltätigkeit verwendet man den Begriff vegetative Steuerung. Sowohl die Produktion der vielen verschiedenen Drüsensekrete als auch die Bewegungen der Muskulatur in den Verdauungsorganen werden vegetativ gesteuert.
Stresszustände, Aufregung, Überforderung, falscher Lebensrhythmus, aber auch große Freude können die vegetative Steuerung gehörig durcheinanderbringen. Wer kennt nicht etwa den Durchfall, der einen vor Prüfungen immer wieder auf die Toilette treibt ...
Wenn ein Störfaktor, der das Vegetativum beeinflusst, über längere Zeit bestehen bleibt, hat dies Konsequenzen für das Milieu der Schleimhäute und damit für die Bakterienflora und das Immunsystem.
Ein häufig bereits bei Kindern auftretendes Krankheitsbild, bei dem vegetative Disharmonien eine entscheidende Rolle spielen, ist der sogenannte Reizdarm (Colon irritabile). Hierbei kommt es zu plötzlich auftretenden Durchfällen, oft schon wenige Minuten nach dem Essen. Der Stuhl ist weich, schaumig und schleimig. Im Bauch hört man den ganzen Tag heftiges Kollern, das meist mit massiven Blähungen verbunden ist, wobei die Gase aber nur schlecht abgehen.

Immer wieder auftretende krampfartige Bauchschmerzen, besonders um den Nabel herum, sind ein typisches Symptom. Manchmal tritt auch ein Wechsel zwischen Durchfall und Verstopfung auf. Der Reizdarm ist eine der Krankheiten, die nur dann erfolgreich behandelt werden können, wenn man alle beteiligten Elemente (Trias Schleimhaut-Lymphsystem-Flora plus Vegetativum) therapeutisch beeinflusst. Die Behandlung nur eines dieser Elemente wird in den meisten Fällen erfolglos bleiben.

Vegetative Fehlregulationen spielen in der heutigen Zeit bereits bei Kindern eine nicht zu unterschätzende Rolle. Leistungsdruck in der Schule, offensichtliche und unterschwellige Gewalttätigkeit (Mobbing), Konkurrenz und Gruppenzwänge im Verhalten der Kinder untereinander, Beziehungsprobleme oder finanzielle Sorgen der Eltern, aber auch zu starke Verplanung des Kindes in einem regelmäßigen Pflichtprogramm. Das sind nur einige Beispiele für Auslöser vegetativer Fehlregulationen, die sich nicht nur in Gestalt der hier beschriebenen Probleme in der Trias Schleimhaut-Lymphsystem-Flora, sondern durch eine Fülle sehr unterschiedlicher Krankheiten und Beeinträchtigungen des allgemeinen Wohlbefindens bemerkbar machen können.

- **Medikamente:** Die wohl potentesten Störfaktoren für eine gesunde Schleimhautflora sind Antibiotika. Dies ist ein Sammelbegriff für Arzneiwirkstoffe, die speziell zu dem Zweck entwickelt wurden, Bakterien zu töten bzw. ihre Vermehrung zu unterbinden. Dies mag bei den Bakterien sinnvoll sein, die man als Erreger von Infektionskrankheiten ansieht bzw. definiert hat. Da antibiotisch wirkende Substanzen aber nicht zwischen gut und böse unterscheiden können, ist es unvermeidlich, dass auch die Schleimhautfloren des Körpers im Verlauf einer Antibiotikatherapie heftig in Mitleidenschaft gezogen werden. Und dies gilt für alle antibiotischen Substanzen – harmlose, sanfte oder leichte Antibiotika gibt es in diesem Sinne nicht! Da aber die Schleimhautfloren – wie bereits erwähnt – ein Teil unseres Immunsystems sind, bedeutet jede Antibiotikatherapie eine gravierende Schwächung der körpereigenen Abwehrkraft.

  Die Behauptung, die Schleimhautfloren würden sich von selbst wieder regenerieren, ist schlichtweg falsch! Zu schnell werden die durch das Antibiotikum bakteriell bereinigten Schleimhautflächen von Pilzen (oft: Candida albicans) besiedelt, die dann aufgrund fehlender »Feinde« leichtes Spiel haben. Oder es siedeln sich dort Bakterienstämme an, die gegen das Antibiotikum unempfindlich (resistent) sind, die aber nicht – oder nicht in dieser Menge – zur gesunden Schleimhautflora gehören. Eine derartige Fehlbesiedelung ist im Nachhinein nur schwer und sehr langwierig zu korrigieren. Die immer häufiger auftretenden Pilzerkrankungen (Mykosen) sind eine direkte Folge des meist sehr unkritischen Umgangs vieler Ärzte mit Antibiotika. Bei Kindern zeigen sich diese Pilzinfektionen als Mundsoor, hartnäckige Wundheit und Hautausschläge im Windelbereich und als Scheidenpilz.[21] Unter diesen Gesichtspunkten ist – gerade in der Kinderheilkunde – ein Umdenken beim Einsatz von Antibiotika dringend notwendig. Es ist sehr bedenklich, dass diese Mittel nicht nur bei nahezu jedem bakteriellen Infekt verschrieben werden, sondern sogar bei offensichtlichen Viruserkrankungen, bei denen Antibiotika nicht nur völlig wirkungslos sind, sondern – in pharmakologischen Lehrbüchern nachlesbar – auch gar nicht eingesetzt werden dürfen!

Im Kapitel »Entzündung«, Seite 27, wurden bereits anderweitige Probleme bei der Behandlung mit Antibiotika beschrieben. Diese kommen erschwerend zu den hier dargestellten Aspekten hinzu.

Weitere Medikamente, die die Darmflora schädigen können, sind *Abführmittel* (Laxantien), die auch nicht selten bereits bei Kindern eingesetzt werden. Jede Verstopfung ist nur ein Symptom einer zugrundeliegenden Gesundheitsstörung, niemals selbst eine Krankheit. Daher sind abführende Mittel immer nur eine symptomatische Maßnahme, die durch den Gewöhnungseffekt das Grundproblem oft sogar verschlimmert.

> Dabei spielt es keine Rolle, ob man chemische oder pflanzliche Abführmittel (z. B. Sennes, Aloe, Faulbaum) verwendet. (Die pauschale Gleichung »Chemie = schlecht, Natur = gut« stimmt auch in diesem Falle nicht. Entscheidend ist immer, ob das Wirkungsprinzip die körpereigenen Heilungsmechanismen in biologisch sinnvoller Weise unterstützt oder diesen in den Rücken fällt. Maßnahmen, mit denen man versucht, Organfunktionen kurzfristig in eine als richtig definierte Richtung zu zwingen, können niemals zu einer dauerhaften Heilung führen!)

Zur Behandlung chronischer Verstopfungszustände ist es notwendig, die individuellen ursächlichen Hintergründe zu erforschen und diese zu behandeln. Die Sanierung der Darmflora ist jedoch sowohl bei Verstopfung als auch bei Durchfallerkrankungen nie ein Fehler.

21 Als Behandlungsmaßnahme von Pilzerkrankungen erfolgt dann meist die lokale Anwendung pilztötender Substanzen (Antimykotika), häufig Nystatin oder Clotrimazol. Dies entspringt dem üblichen Denken in einspurigen Ursache-Wirkungs-Beziehungen, lässt jedoch außer Acht, dass es sich bei einer Pilzkrankheit immer um komplexe Störungen im Ökosystem der Schleimhautfloren handelt. Der Einsatz von Anti-Pilz-Mitteln führt daher zwangsläufig dazu, dass die Pilze zunehmend unempfindlich (resistent) gegen diese Medikamente werden und die Pilzkrankheit dadurch zu einem chronischen Leiden wird, das die betroffenen Menschen nicht selten viele Jahre begleitet.

Als weitere medikamentöse Maßnahme, die (nicht nur) die Schleimhautfloren negativ beeinflusst, sind auch einige Impfungen zu nennen. Detaillierte Informationen hierzu finden Sie im entsprechenden Kapitel »Impfungen«, Seite 270ff.

Die Zusammenarbeit zwischen Flora und Lymphsystem

Wie weiter oben schon angesprochen, sind die Funktionen des Lymphsystems eng mit der Bakterienflora aller Schleimhäute verknüpft, wobei dem Darm eine Schlüsselrolle im Gesamtorganismus zukommt. Auf der Oberfläche der Dünndarmschleimhaut befinden sich die M-Zellen, die ständig Bestandteile des Darminhaltes aufnehmen und diese den Lymphzellen der Peyerschen Plaques präsentieren, die um die M-Zelle herum positioniert sind. Auf diese Weise wird das Immunsystem laufend darüber informiert, welche Mikroorganismen und möglichen Schadstoffe sich aktuell im Darminneren befinden. Die M-Zellen werden daher auch als *immunologische Fenster* bezeichnet. Die Mikroorganismen im Darm wirken auf diesem Wege als ständig anregender Reiz auf das Abwehrsystem und halten es in gutem Trainingszustand. Dabei hat ein kleiner Bakterienstamm entscheidende Bedeutung: die Kolibakterien. Obwohl diese Bakterienart nur maximal fünf Prozent der Darmflora ausmacht, ist sie ein wichtiger Regulator vieler Immunfunktionen. Da die Kolibakterien bei zu starker Vermehrung aber selbst zum Auslöser schwerer Durchfallerkrankungen werden können, müssen sie vom Immunsystem in Schach gehalten werden, wodurch der bereits genannte Trainingseffekt zustande kommt. Die Kolibakterien verfügen aber noch über eine weitere Fähigkeit, die in der heutigen Medizin ein immer häufiger auftretendes Problem hervorrufen: Sie sind mitverantwortlich für die Entstehung von Resistenzen gegen Antibiotika. Sie sind nämlich ausgesprochen fit darin, Enzyme zu konstruieren, die antibiotische Wirkstoffe zerstören und so wirkungslos machen. Das Rezept zur Produktion dieser Enzyme, das in Form einer genetischen Information vorliegt, behalten sie aber nicht für sich, sondern geben es an andere Bakterien (auch an gefährliche Krankheitserreger) weiter, die diese Information in ihr eigenes Erbgut einbauen. Auf diese Weise können die Erreger schwerer bakterieller Infektionskrankheiten innerhalb kurzer Zeit ebenfalls gegen viele antibiotische Substanzen resistent werden. Es sind heute etliche Fälle bekannt, bei denen kein Antibiotikum mehr wirksam ist (Multi- bzw. Totalresistenz).

Das Problem der Resistenzbildung entsteht aber nicht nur durch antibiotisch wirkende Medikamente, die beim Menschen direkt angewendet werden, sondern auch durch Antibiotika, die in der Tiermast eingesetzt und über den Verzehr des Fleisches (evtl. auch über die Milch) an den Menschen weitergegeben werden.

Auch Desinfektionsmittel fördern die Entstehung von resistenten Bakterienstämmen. In diesem Zusammenhang ein dringender Appell an die Sauberkeitsfanatikerinnen unter den Müttern: Die Verwendung von Desinfektionsmitteln im Haushalt ist nicht nur überflüssig, sondern sogar ausgesprochen schädlich![22] Nicht nur für die Umwelt. Dies gilt auch für WC, Bad und Küche! Ein Reinigungsmittel auf Neutralseifenbasis ist völlig ausreichend.

Doch zurück zum Lymphsystem des Darmes: In den Peyerschen Plaques, die im vorherigen Kapitel beschrieben wurden, findet die Schulung von jungen Lymphzellen statt. Dort werden sie unter anderem darauf programmiert, was als schädlich bzw. unschädlich für den Organismus zu interpretieren ist. Man kann sich leicht vorstellen, wie schwerwiegend die Folgen sein können, wenn bei dieser Programmierung etwas schief geht. Eine solche Fehlprogrammierung ist die Basis von Allergien: Bei diesen Krankheiten liegt das Grundproblem darin, dass das Abwehrsystem die Gefährlichkeit von bestimmten Stoffen nicht richtig einschätzen kann und völlig überschießend auf Substanzen reagiert, die meist ziemlich harmlos sind. Ein typisches Beispiel hierfür ist der Heuschnupfen: Hier wird durch Pollen bestimmter Pflanzen eine heftige Entzündung der Nasenschleimhaut, der Bindehaut der Augen und manchmal auch der Bronchien ausgelöst, obwohl dies eigentlich nicht erforderlich wäre. Denn bei einem Nicht-Allergiker erzeugen die gleichen Pollen keine erkennbaren Reaktionen. Die eigentliche Ursache für Allergien ist also nicht der auslösende Stoff, sondern die Fehlprogrammierung des Abwehrsystems. Das Allergen ist dabei nur der Zündfunke, der die allergische Reaktion in Gang setzt. Bei der Entstehung einer allergischen Veranlagung spielt das Darmlymphsystem eine zentrale Rolle, was bei der Behandlung unbedingt berücksichtigt werden muss.

Ein weiterer wichtiger Aspekt im System Darmschleimhaut-Flora-Lymphsystem wurde bereits weiter oben angesprochen: die Veränderung der Durchlässigkeit für Stoffe aus dem Darminhalt. Diese hängt eng mit der Darmflora zusammen, weil Störungen in ihrer Zusammensetzung zur Vergrößerung der Maschenweite der Darmschleimhaut führen. Dies hat zur Folge, dass großmolekulare Nahrungsstoffe (vor allem unvollständig verdaute Eiweiße) und Bakterien durch die Schleimhaut aufgenommen werden, obwohl sie dahinter eigentlich nichts zu suchen haben. Diese Stoffe gelangen über die Lymphgefäße des Dünndarms in die

---

22 Hierin liegt auch der Grund, warum man in Krankenhäusern die besten Chancen hat, sich hochgradig resistente Infektionen einzufangen (Hospitalismuskeime). Nirgendwo werden mehr Antibiotika und Desinfektionsmittel verwendet als in Krankenhäusern. Dies ist im Übrigen ein wichtiges Argument für die Entscheidung zu einer Hausgeburt, soweit keine gravierenden Risikofaktoren für die Geburt vorliegen!

Lymphknoten des Bauchraums und müssen von den Zellen des Lymphsystems eliminiert werden. Diese Aufgabe stellt eine enorme Belastung des gesamten Abwehrsystems dar, die über kurz oder lang zur Überlastung mit schwerwiegenden Folgen werden kann. Durchfälle beim Genuss bestimmter Nahrungsmittel, ohne ersichtlichen Grund wiederkehrende Bauchschmerzen, Infektanfälligkeit, Allergien aller Art, Gelenk- und Rückenschmerzen, Wachstumsstörungen, Übergewicht, aber auch Konzentrationsstörungen und Verhaltensauffälligkeiten können ihre Ursachen in einer erhöhten Durchlässigkeit der Darmschleimhaut haben. Diese Probleme können durch eine konsequente Therapie aber durchaus erfolgreich behandelt werden, denn die Normalisierung der natürlichen Darmflora verringert auch die Durchlässigkeit der Darmschleimhaut wieder. Eine solche Therapie erfordert allerdings Geduld und viel Kooperationsbereitschaft des betroffenen Kindes und der Eltern. Denn erst nach einer Behandlungsdauer von mindestens drei bis sechs Monaten sind anhaltende Therapieerfolge zu erwarten. (Dies gilt im Übrigen für jede Konstitutionstherapie!)

Eine spezielle Situation: Pilzinfektionen

Das Thema Pilze auf Schleimhäuten wurde bereits kurz angesprochen. Hierzu wird viel Widersprüchliches mit zweifelhaftem Wahrheitsgehalt veröffentlicht – im Spektrum von normal und völlig harmlos bis zum Anfang vom Ende. Um es klar vorwegzusagen: Eine Pilzbesiedelung von Schleimhautbereichen hat nicht für jeden Menschen die gleiche Bedeutung, da die auftretenden Symptome individuell von der konstitutionellen Stabilität des jeweiligen Gesamtorganismus abhängen. Das eine Kind verträgt eine Pilzbesiedelung der Darmschleimhaut lange Zeit ohne erkennbare Beschwerden, während ein anderes Kind rasch Verdauungsstörungen und/oder Störungen des Immunsystems entwickelt.

Eine Pilzbesiedelung (Mykose) ist keine eigenständige Krankheit, sondern eine spezielle Form der Dysbiose des betroffenen Schleimhautbereiches. Pilze gehören nicht zu den Mikroorganismen einer gesunden Flora, die die Schleimhautoberfläche dauerhaft besiedeln. Im Stuhl lassen sich aber bei Laboruntersuchungen – auch bei gesunden Menschen – fast immer Pilze in geringen Mengen nachweisen. Denn auch hygienisch einwandfreie Nahrungsmittel enthalten Pilzsporen, die dann den Verdauungstrakt passieren. Besonders pflanzliche Nahrungsmittel sind immer mit Pilzen (und anderen Mikroorganismen) verunreinigt: Beim Verzehr von 200 Gramm Rohkostsalat nimmt man leicht Pilze in der Größenordnung von 10 Millionen Keimen auf. Aber auch sauberes Wasser, Limonaden, Fruchtsäfte, Milchprodukte und sogar die Atemluft enthalten große Mengen an Mikroorganismen, die einem gesunden Organismus üblicherweise nichts ausmachen. Eine intakte Bakterienflora verhindert, dass diese Mikroorganismen auf der Schleimhautoberfläche sesshaft werden können. Erst durch ihre dauerhafte Ansiedelung können sie zum krankmachenden Faktor werden.

Es ist also im Zusammenhang mit Pilzerkrankungen wenig sinnvoll, den Erreger ins Zentrum der Betrachtung zu stellen. Viel entscheidender ist hingegen der Zustand der Schleimhäute, die mit den Mikroorganismen in Kontakt kommen. Das Milieu ist entscheidend – nicht der Erreger selbst! Deshalb ist es auch nicht so wichtig, wo man sich den Pilz eingefangen hat, denn diese Mikroorganismen sind einfach überall. Pilzerkrankungen sind so gesehen immer eine Folgeerscheinung einer gestörten Schleimhautflora, denn nur wenn die natürlichen Feinde der Pilze reduziert bzw. in ihrer Zusammensetzung verändert sind, können sich Pilze überhaupt erst ansiedeln. Pilzerkrankungen sind daher vor allem als wichtiges Warnsignal für ein gestörtes Ökosystem der Schleimhaut zu verstehen, das man sehr ernst nehmen sollte!

Bei Pilzerkrankungen der menschlichen Schleimhäute spielt ein Hefepilz mit dem Namen Candida albicans die zentrale Rolle. Er wird bei Untersuchungen im Stuhl und in Schleimhautabstrichen am häufigsten nachgewiesen, und seine krankmachenden Mechanismen, mit denen er den betroffenen Menschen schädigt, sind am besten erforscht. Das nun Folgende gilt in ähnlicher Weise aber auch für andere seltenere Pilzarten. Hat sich Candida albicans erst einmal auf einer Schleimhaut angesiedelt, breitet er sich weiter aus, indem er die natürlichen Bakterien immer weiter zurückdrängt und durch Produktion von immunschwächenden Stoffen das Abwehrsystem der Schleimhaut lahmlegt. Dabei ernährt der Pilz sich von Traubenzucker (Glukose) aus dem Darminhalt, der dann nicht mehr für die Ernährung des Menschen zur Verfügung steht. Daher entsteht bei Candida-Besiedelung des Darmes häufig ein Heißhunger auf Süßes. Gibt der betroffene Mensch diesem Verlangen nach, füttert er mit der gegessenen Schokolade (oder anderen Süßigkeiten) vor allem seine Pilze, die sich dadurch umso hemmungsloser vermehren können. Dieser Teufelskreis kann nur durchbrochen werden, wenn die betroffene Person sich über 4 bis 6 Wochen strikt an eine vollkommen zucker- und weißmehlfreie Diät hält. Das ist eine Maßnahme, die für eine erfolgreiche Candida-Behandlung absolut unverzichtbar ist, die aber leider oft durch die Uneinsichtigkeit von Eltern und Großeltern boykottiert wird, die der Meinung sind, Süßigkeiten, Brötchen, Spaghetti u. ä. gehörten zu den unverzichtbaren Grundnahrungsmitteln eines Kindes.

Der Hunger auf Süßes kann auch ein wichtiges Symptom sein, das auf eine Candida-Infektion des Darmes hinweist. Sollten Sie bei Ihrem Kind beobachten, dass es in ungewöhnlichem Maße nach Süßigkeiten verlangt, ist eine Stuhluntersuchung in einem Speziallabor[23] sinnvoll. Auch wenn – wie schon erwähnt – die meisten Menschen geringe Mengen Pilze im Stuhl haben (bis 1000 Keime pro Gramm Stuhl sind als normal anzusehen), weist eine deutlich größere Menge an Candida-Keimen auf eine Überwucherung der normalen Darmflora mit diesem Pilz hin. (Keimzahlen von bis zu 100 Millionen pro Gramm Stuhl sind keine Seltenheit.) Bei einem solchen Befund sollte auf jeden Fall eine Therapie erfolgen, denn es ist nicht damit zu rechnen, dass das Immunsystem des Kindes mit einer solchen Situation selbst fertig wird und die Candida-Pilze wieder aus dem Darm vertreibt. Im Gegenteil: Je länger eine solche Situation bestehen bleibt, umso schwerwiegender sind die Folgen vor allem für das Immunsystem des Kindes, und umso hartnäckiger gestaltet sich die Therapie solcher Zustände.

Auslöser für eine Candida-Besiedelung von Schleimhäuten ist bei Kindern in den meisten Fällen eine Antibiotikabehandlung. Diese Medikamente führen – wie gesagt – immer zu Veränderungen in der Zusammensetzung der Darmsymbionten, schwächen und dezimieren die bakteriellen Gegenspieler der Pilze und schaffen damit die idealen Bedingungen für die Ansiedlung dieser Mikroorganismen, die nur auf eine solche Gelegenheit warten. Auch Kortisonpräparate fördern Pilzinfektionen.

Außer im Darm siedeln sich Candida-Keime auch im Mund an und erzeugen den sogenannten Mundsoor, der sich in Form dicker weißer Beläge auf Zunge und Mundschleimhaut zeigt. Das Trinken (bei Still- und Flaschenkindern) und Essen ist für die Betroffenen im Mundbereich schmerzhaft.

Auch das Wundsein im Windelbereich, besonders um den After, kann durch Candida hervorgerufen werden. Bei Mädchen ist dann häufig zusätzlich die Scheidenschleimhaut betroffen, was sich durch Juckreiz, Rötungen und Bläschen, aber auch Ausfluss zeigt.

Schwerwiegender als diese Lokalsymptome sind aber die Auswirkungen der Candida-Infektion auf das gesamte Immunsystem, wobei alle in diesem Kapitel beschriebenen, das Dreiergespann Schleimhaut-Lymphsystem-Flora betreffenden Aspekte zum Tragen kommen. Im Laufe der Zeit (der Zeitrahmen ist individuell sehr unterschiedlich) führt eine Candida-Infektion des Darmes bei vielen Kindern zu gesundheitlichen Problemen, die verschiedenartig und auch wechselhaft sind:

---

23 Stuhluntersuchungen auf Pilze werden zwar von jedem beliebigen medizinischen Labor durchgeführt, die Ergebnisse sind aber leider wenig aussagekräftig. Ist der verantwortliche Laborarzt nämlich der Meinung, Candida albicans im Darm sei normal, werden die Keimzahlen gar nicht gezählt, und auf dem Befund steht dann »pathogene Pilze nicht gefunden«. Mit einem solchen Befund ist nichts anzufangen. Es lohnt sich also, ein Labor mit der Untersuchung zu beauftragen, das sich der Pilzproblematik bewusst ist und die Untersuchung dementsprechend sorgfältig durchführt, auch wenn es dort vielleicht etwas teurer ist. Die Autoren arbeiten in ihrer Praxis mit dem Labor Dres. Hauss zusammen (Adresse im Anhang).

Allergien (vor allem Heuschnupfen), Hautausschläge (auch wenn auf der Haut selbst keine Pilze nachweisbar sind!), Infektanfälligkeit, Verdauungsstörungen (Durchfall, Verstopfung, Blähungen), Muskel- und Gelenkschmerzen.

Dabei ist die Candida-Besiedelung von Schleimhäuten selten die alleinige Ursache für diese Krankheiten, sondern sie ist ein konstitutioneller Störfaktor – vergleichbar mit dem berühmten Tropfen, der das Fass zum Überlaufen bringt.

Aufgrund der vielfältigen Hintergründe einer Pilzinfektion ist es bei der Behandlung auch nicht damit getan, lediglich ein pilztötendes Mittel (Antimykotikum) zu geben. Davon gibt es auf dem Markt zwar eine ganze Menge (am beliebtesten sind die Wirkstoffe Nystatin und Clotrimazol), aber diese haben bestenfalls eine kurzfristige Wirkung und führen rasch dazu, dass die Pilze resistent dagegen werden. Zu einer langfristig erfolgreichen Pilztherapie gehört – neben der notwendigen zuckerfreien Ernährung – die Sanierung des Schleimhautmilieus mit pflanzlichen und/oder homöopathischen Mitteln und der systematische Aufbau der Schleimhautflora mit Bakterienpräparaten. Die Kombination der verschiedenen Aspekte einer umfassenden Konstitutionstherapie, die der individuellen Situation des Kindes angepasst sein muss, ist Voraussetzung für einen dauerhaften Erfolg bei der Bekämpfung einer Pilzinfektion.

Aufbau der Darmflora nach der Geburt

Im Mutterleib wächst ein Embryo unter keimfreien Bedingungen heran. Dies ändert sich aber schon während der Geburt, wenn das Kind mit der Scheidenflora seiner Mutter in Berührung kommt, deren Bakterien via Mund und Nase eine Flora säen. Innerhalb der ersten 14 Lebenstage bildet sich daraus eine erste Flora auf allen Schleimhäuten, die abhängig ist von der Ernährung. Bei gestillten Kindern ist eine andere Zusammensetzung nachweisbar als bei Flaschenkindern, wobei die Darmflora von voll gestillten Säuglingen für die Entwicklung des Immunsystems deutlich vorteilhafter ist.

Sobald zur Milch andere Nahrungsmittel zugefüttert werden, passt sich die Darmflora dieser Veränderung an und bleibt danach über Jahrzehnte relativ stabil – bis sie sich im Alter wieder zu verändern beginnt.

Auch wenn bei den Zusammenhängen, die bisher in diesem Kapitel beschrieben wurden, das Schleimhautsystem des Darmes im Zentrum steht, soll hier nochmals darauf hingewiesen werden, dass die grundsätzlichen Fakten für alle Schleimhautbereiche des Körpers Gültigkeit haben.

Situation nach Kaiserschnitt-Entbindung

Kinder, die per Kaiserschnitt auf die Welt kommen, haben – was die Entwicklung der Schleimhautfloren angeht – ein gewisses Handicap bei der Entwicklung ihres Immunsystems, weil die Erstbesiedelung mit den Keimen der mütterlichen Scheidenflora nicht stattfindet. Dadurch dauert es länger, bis sich eine natürliche (physiologische) Flora aufgebaut hat, und häufig ist diese auch nicht so stabil wie bei Kindern, die auf natürlichem Weg auf die Welt gekommen sind. Des Weiteren besteht in diesem Fall die Gefahr, dass sich Keime auf den Schleimhäuten ansiedeln, die dort nicht hingehören. Das können neben diversen Bakterien auch Pilze (vor allem Candida albicans) sein, die sich dann als Soor oder hartnäckige Wundheit (Windeldermatitis) manifestieren.

Aus diesen Gründen neigen Kaiserschnitt-Kinder in erhöhtem Maße zu Labilität ihrer Immunfunktionen, was sich besonders in Infektanfälligkeit und Allergieneigung (allergischer Diathese) zeigt.

Auch haben Antibiotikabehandlungen bei diesen Kindern noch gravierendere Folgen für alle Schleimhautfloren als bei Normalgeborenen.

Eine Symbionten-Aufbautherapie, wie sie im Kapitel »Lymphatismus«, Seite 87, beschrieben wird, ist aus diesen Gründen bei allen Kaiserschnitt-Kindern sinnvoll und nach Behandlung mit Antibiotika unbedingt notwendig.

Eine sehr einfache Möglichkeit, diese Probleme vorbeugend zu umgehen, besteht darin, dem Neugeborenen direkt nach der Geburt ein wenig Scheidensekret der Mutter in den Mund zu streichen, um so den natürlichen Vorgang der Erstbesiedelung des Mundes und Nasen-Rachen-Raums zu imitieren. Das kann die Mutter auch selbst machen – so schnell wie möglich nach der Geburt.

Hinweise zur *Stabilisierung und Behandlung* der Trias Schleimhaut-Lymphsystem-Flora finden Sie im nun folgenden Kapitel »Lymphatismus«.

Lymphatismus

Nun kommen wir zum zentralen Kern einer naturgemäßen Kinderheilkunde, denn der Lymphatismus und die damit verwandten konstitutionellen Zustände (vor allem die Skrofulose) bilden quasi den gemeinsamen roten Faden bei der Entstehung der meisten Krankheiten im Kindesalter. Bis zur Pubertät ist bei Kindern das Lymphsystem das dominante System bei allen Abwehrprozessen und hat entscheidende Bedeutung bei vielen gesunden (physiologischen) Organfunktionen. Deshalb haben Fehlleistungen dieses Systems auch tiefgreifende Folgen für den gesamten Organismus.

Alles, was bisher über Entzündung, Schleimhautfunktionen und über das Lymphsystem zusammengetragen wurde, dient dem Verständnis des Begriffes Lymphatismus. Lymphatismus ist keine Krankheit, sondern er bezeichnet die spezielle Art, wie lymphatische Kinder auf die Reize aus der Umwelt reagieren – sowohl in gesundem Zustand als auch im Verlauf von Krankheiten. Nur: Solange das Kind gesund ist, merkt man von dieser speziellen Reaktionsweise nichts, denn die Anpassung an die Umweltreize ist ja erfolgreich und störungsfrei. Erst wenn ein Kind krank wird, treten die Besonderheiten des Lymphatismus in Erscheinung.

Lymphatismus ist ein Fachausdruck für eine konstitutionelle Situation des Gesamtorganismus, die als Veranlagung angeboren ist, sich aber durch die Lebensumstände des Kindes (Ernährung, Wohnsituation, Bewegung, aber vor allem die Art, wie die Krankheiten des Kindes behandelt werden) sowohl verbessern als auch verschlechtern kann. Man spricht auch von lymphatischer Konstitution. Der Name kommt daher, dass der Organismus eines Lymphatikers auf alle Reize hauptsächlich mit seinem Lymphsystem reagiert. Nahezu alle Kinder reagieren bis mindestens zum siebten Lebensjahr auf diese Weise. Erst danach entwickelt sich der Organismus in eine andere Richtung, und es kristallisiert sich der individuelle Konstitutionstyp heraus, der die Reaktionsmuster dieses Menschen bis ins hohe Alter prägt.[24] Bei den Krankheiten der meisten Kinder erkennt man die typischen Merkmale des Lymphatismus – mehr oder weniger stark ausgeprägt.

Lymphatismus wird in manchen Veröffentlichungen als Schwäche des Lymphsystems dargestellt, was aber nicht ganz richtig ist. Eigentlich ist eher das Gegen-

---

24 Dies ist zwar ein anderes Gebiet, das nicht zum Thema dieses Buches gehört, aber es ist wichtig zu wissen, dass die konstitutionelle Entwicklung im Kindesalter die Grundlage für die Situation im Erwachsenenalter ist. Ein Mensch, dessen Abwehrstrategien in der Kindheit nicht nach den Gesetzen der Natur ausreifen können, wird auch als Erwachsener mit einer deutlich schlechteren Gesundheitssituation zu kämpfen haben.

teil der Fall: Das Lymphsystem ist ständig in Aktion, was dazu führt, dass die Krankheitssymptome – als deutliche Merkmale des Abwehrprozesses – auch an den Organen des Lymphsystems in Erscheinung treten, wenn es gefordert wird.

Präzise definieren und erklären lässt sich das, was im Organismus eines lymphatischen Kindes abläuft, nur, wenn man das authentische Denkgebäude der traditionellen Naturheilkunde zugrunde legt: die Vier-Säfte-Lehre, im Fachausdruck Humoralmedizin genannt (von lat. Humor, Saft). Diese Lehre war über 2000 Jahre, bis zu Beginn des 20. Jahrhunderts, das tragende Erklärungsmodell der gesamten Medizin. Die heutige Schulmedizin betrachtet diese Lehre als überholt, für die Naturheilkunde ist sie aber auch heute noch eine elementare Basis.

Die Humoralmedizin macht die systemischen und kybernetischen[25] Zusammenhänge in der Arbeitsweise des Gesamtorganismus in einer Weise erklärbar, wie es die Schulmedizin mit ihrem organbezogenen, auf immer präzisere Einzelheiten fixierten Denken nicht (mehr) kann. Als Basis für eine naturgemäße Kinderheilkunde ist systemisches Denken aber die elementare Voraussetzung.

Trotz ihrer grundlegenden Bedeutung kann die Erklärung der humoralmedizinischen Hintergründe des Lymphatismus nur angerissen werden. Das würde den Rahmen dieses Buches sprengen, und andererseits unterscheidet sich dieses Denken so stark von den heute üblichen Vorstellungen, dass daraus eher Verwirrung als Klarheit entstehen dürfte. Die Autoren werden also die alte Terminologie in heute gültige Begriffe und Denkmodelle übersetzen.

Das Grundproblem des Lymphatismus besteht darin, dass die betroffenen Kinder eine zu geringe Produktion an innerer Wärme haben bzw. deren Produktion in besonderen Belastungsphasen des Abwehrsystems nicht genügend steigern können. Wärme ist jedoch die Energie, die im Organismus alle aktiven Prozesse in Gang setzt, in Gang hält und sie steuert. Der Begriff Wärme steht also in der naturheilkundlichen Terminologie nicht nur für physikalische Wärme, sondern allgemein für aktive Energie oder Dynamik. Ein Wärmemangel führt daher prinzipiell zur Reduzierung zentraler Lebensvorgänge im Organismus. Beim Lymphatismus sind hiervon besonders die im Folgenden aufgeführten Bereiche betroffen.

- **Die Verdauung (Assimilation, Coctio)**
  Die Vorgänge, die wir heute mit dem Begriff Verdauung bezeichnen, dienen dazu, die eingenommene Nahrung so zu verändern, dass der Körper sie verwerten kann. Dieser Vorgang, der auch mit dem Fachbegriff Assimilation bezeichnet wird, benötigt ausgesprochen viel Energie. Diese Energie wird nach

---

25 Die Kybernetik ist die Lehre von den Steuerungs- und Regulationsvorgängen in komplexen Systemen, zu denen auch unser Organismus gehört.

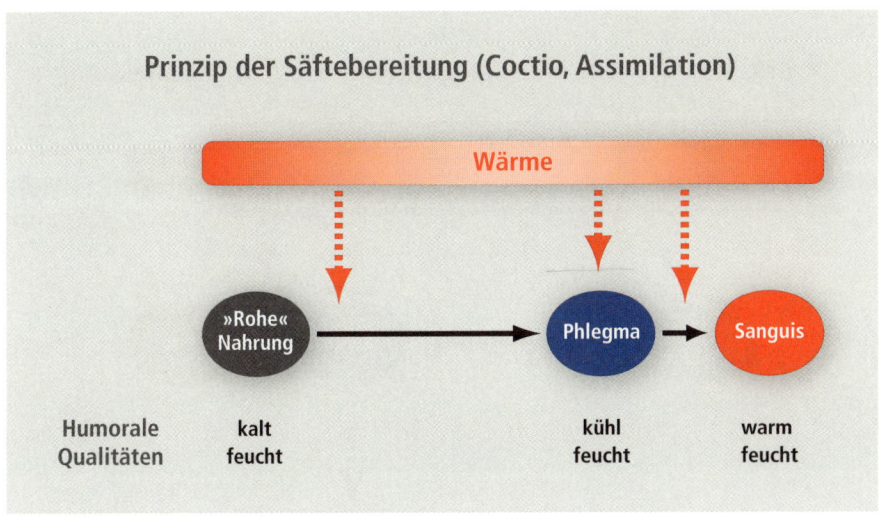

Prinzip der Säftebereitung (Coctio, Assimilation)

Wärme

»Rohe« Nahrung → Phlegma → Sanguis

Humorale Qualitäten	kalt feucht	kühl feucht	warm feucht

naturheilkundlicher Interpretation durch die oben erwähnte Wärme zur Verfügung gestellt. Daher bezeichnet man in der TEN die Verdauung sehr bildhaft auch als Kochung bzw. Coctio. Ziel der Coctio ist es, die kalte Nahrung in Blut (lat. *sanguis*) umzuwandeln.

Da aber der Organismus des Lymphatikers diese Wärme nicht ausreichend produzieren kann (was sein konstitutionelles Hauptproblem ist), kann die Umwandlung der Nahrung nicht vollständig erfolgen. Das führt dazu, dass im Übermaß eine Art kalte Vorstufe des Blutes gebildet wird, die man in der TEN als Phlegma (Schleim) bezeichnet. Dieses Phlegma ist zwar nicht mit der Lymphflüssigkeit identisch, die Lymphe repräsentiert aber die feucht-kalten Qualitäten (Wirkprinzipien) des Phlegmas im Körper. Daher hat sich aus dem ursprünglichen Begriff *Phlegmatismus* im Laufe der Zeit der modernere Begriff Lymphatismus für diesen konstitutionellen Zustand entwickelt.

Beim *Lymphatismus* bleiben unvollständig verarbeitete (kalte) Nahrungsstoffe (Phlegma) übrig, die nicht direkt zur Energieversorgung des Körpers beitragen können. Grundsätzlich könnten sie durchaus weiterverarbeitet werden, aber dazu wäre zusätzliche Energie (Wärme) notwendig, die dem Lymphatiker jedoch nicht zur Verfügung steht.

Der kalte und zähflüssige Schleim verändert die Fließfähigkeit der Körpersäfte – vor allem der Lymphflüssigkeit. In der Naturheilkunde bezeichnet man dies als Verschleimung, und für diesen übermäßigen Schleim gibt es kein natürliches Ausscheidungsorgan. Damit wird der Organismus gezwungen, ihn über die Schleimhäute (als Katarrh) bzw. über die Haut (als Ekzem) auszuscheiden (zur weiteren Vertiefung dieses Aspekts siehe » Die Schleimhäute«, Seite 91).

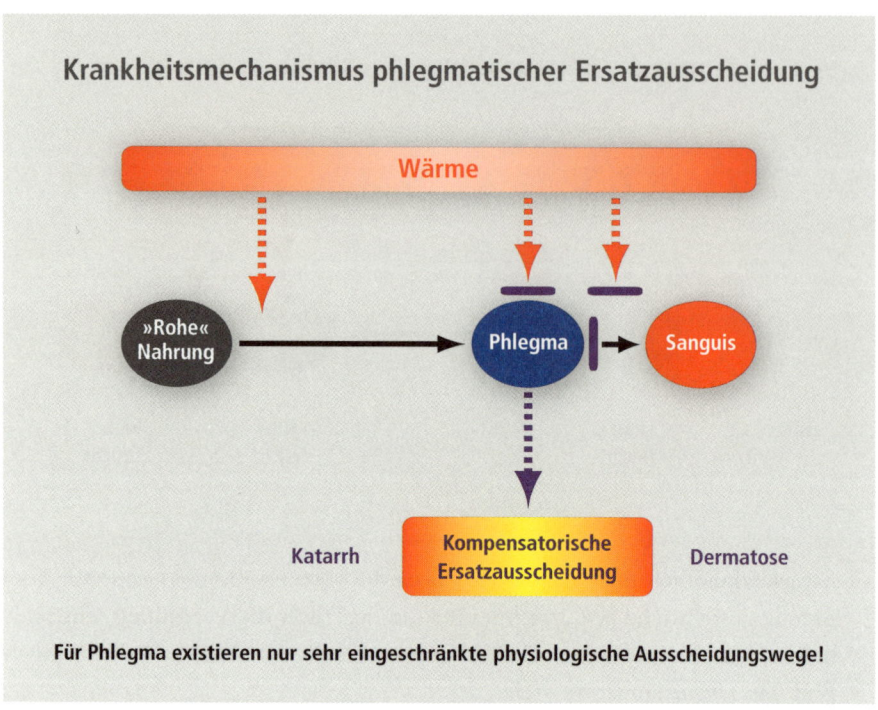

Krankheitsmechanismus phlegmatischer Ersatzausscheidung

Wärme

»Rohe« Nahrung

Phlegma

Sanguis

Katarrh

Kompensatorische Ersatzausscheidung

Dermatose

Für Phlegma existieren nur sehr eingeschränkte physiologische Ausscheidungswege!

Der Grad der Verschleimung hängt dabei in hohem Maß von der Menge und Qualität der Nahrung ab (Details im Kapitel »Ernährung«, Seite 298).

• **Die Situation des Lymphsystems**

Die erwähnte kalte Verschleimung der Lymphflüssigkeit ist das Kernproblem des Lymphatismus, aus dem sich ein großes Spektrum von Folgeproblemen ergibt. Die Lymphe wird zähflüssiger und fließt daher nicht gut aus den Körpergeweben ab. Hinzu kommt, dass beim Lymphatismus der Spannungszustand der Lymphgefäße vermindert ist (auch das eine Folge der fehlenden Wärme als Impulsgeber), was die Strömungsgeschwindigkeit der Lymphe zusätzlich reduziert.

Diese beiden Mechanismen führen kombiniert zum Rückstau der verschleimten Lymphflüssigkeit in die Gewebe, aus denen sie eigentlich abfließen sollte. Der Rückstau wird beim lymphatischen Kind zum Beispiel an der Größe der Mandeln sichtbar: Sowohl die sichtbaren Gaumenmandeln als auch die nicht sichtbare (weil vom Gaumensegel verdeckte) Rachenmandel sind deutlich vergrößert. Ein ganz typisches Merkmal des lymphatischen Kindes ist auch die Vergrößerung der Lymphknoten, was man besonders im Kieferwinkel und am Hals tasten kann. Diese Vergrößerung kann dauerhaft sein, es kommt aber auch vor, dass die Lymphknoten bei jedem banalen Infekt stark anschwellen. Manche lymphatischen Kinder reagieren sogar auf psychischen Stress mit einer Lymphknotenvergrößerung.

Weil das Lymphsystem im ganzen Körper in gleicher Weise reagiert, sind natürlich auch die Lymphknoten im Bauchraum von der Vergrößerung betroffen. Das kann man zwar nicht direkt ertasten, aber diese Kinder klagen häufig über Bauchschmerzen, meist um den Nabel herum, die immer wieder ohne erkennbaren Grund auftreten und meistens unabhängig vom Essen sind. Sie sehen an diesem Beispiel, dass auch Symptome, die man im Allgemeinen nicht mit dem Lymphsystem in Zusammenhang bringt, auf der Basis des Lymphatismus entstehen können. Daraus ergeben sich erweiterte Behandlungsmöglichkeiten, denn solche Beschwerden lassen sich erfahrungsgemäß durch eine symptomatische Behandlung (schmerzstillend, krampflösend) nicht oder zumindest nicht dauerhaft beeinflussen.

Die Organe, an denen sich der Lymphatismus am deutlichsten zeigt, sind aber die Schleimhäute.

- **Die Schleimhäute**

Die beschriebenen Lymphstauungen sind ein ganz besonderes Problem für die Schleimhäute des Körpers, da die Schleimhäute sehr stark mit Lymphgewebe durchwachsen sind. Der mangelnde Lymphabfluss bewirkt, dass die Schleimhäute wie ein vollgesogener Schwamm anschwellen. Das sind ideale Voraussetzungen für die bereits erwähnten Ersatzausscheidungen, bei denen die gestaute Feuchtigkeit in Form von Schleim nach außen entleert wird. Dieser Vorgang läuft meist mit Entzündungsprozessen ab. In der Naturheilkunde werden Schleimhautentzündungen, die dem Gesamtorganismus als Ausscheidungsventil für übermäßige und gestaute Lymphe dienen, als *Katarrh* bezeichnet.

Bei diesen Vorgängen, die eine zentrale Rolle bei vielen Krankheiten von Kindern spielen, kommt folgendes Naturgesetz[26] zum Ausdruck:

Für den Schleim (Phlegma), der in der beschriebenen Weise den Organismus belastet, *gibt es kein normales Ausscheidungsorgan*. Er muss entweder weiterverarbeitet werden – wozu dem Lymphatiker aber die Wärmeenergie fehlt –, oder er muss über Schleimhäute in Form eines Katarrhs (oder über die Haut in Form eines Ekzems) ersatzweise ausgeschieden werden.

---

26 Dies ist ein zentraler Lehrsatz der humoralmedizinischen Krankheitslehre und damit der traditionellen Naturheilkunde.

In diesem Gesetz werden kurz und knapp die Hintergründe für die immer wiederkehrenden Schleimhautentzündungen bei Kindern beschrieben.

Prinzipiell können diese Vorgänge auf sämtlichen Schleimhäuten des Körpers ablaufen; bei Kindern geschieht dies aber in erster Linie auf den Schleimhäuten des Kopfes und der Atemwege. Die wichtigsten, daraus resultierenden Krankheiten werden im Kapitel »Allergie« besprochen (siehe Seite 104ff.).

- **Die Haut**

Auch in der Haut kommen die Phlegmastauungen des Lymphatikers zum Tragen. Daher haben lymphatische Kinder häufig eine sehr flüssigkeitsreiche, etwas gespannte, oft sogar leicht aufgedunsene Haut, die leicht schwitzt oder aber immer kalt ist. Genau wie die Schleimhäute kann die Haut zum Ausscheidungsventil für Stoffwechsel-Endprodukte werden, die der Körper über die dafür zuständigen Ausscheidungsorgane nicht optimal ausscheiden kann. Dies verläuft in Form eines Hautausschlages. Fast alle Hautkrankheiten bei Kindern (von Verbrennungen oder sonstigen Verletzungen abgesehen) sind Folge der beschriebenen Ersatzausscheidungsprozesse; und zwar unabhängig davon, welchen Namen man dieser Krankheit gibt.[27] Ob dies Neurodermitis ist, Windeldermatitis, Nesselsucht oder eine Pubertätsakne – sie alle entstehen dadurch, dass die Haut als Ausscheidungsorgan für zum Teil sehr aggressive Schlacken einspringt und damit größeres Unheil im Körper verhindert! Vor diesem Hintergrund wird deutlich, wie problematisch es für den Gesamtorganismus ist, wenn man diese Ausscheidungsprozesse mit Kortisonsalben u. ä. unterdrückt. Der Körper wird dadurch gezwungen, sich ein anderes Ventil zu suchen, es kommen an anderen Stellen Ausscheidungsreaktionen in Gang. Ob daraus ein Bronchialasthma, eine chronische Blasenentzündung oder irgendwann gar eine Hirnhautentzündung oder ein Gelenkrheuma wird (um nur einige der Möglichkeiten zu nennen), ist nicht absehbar.

Krankheiten, die auf der Haut ablaufen, stellen ein besonderes Problem dar: Sie jucken meist stark, sind direkt sichtbar und beeinträchtigen dadurch soziale Kontakte. Es ist daher absolut verständlich, wenn der Betroffene für jede schnelle Hilfe dankbar ist. Aber schnelle Beseitigung von Hautsymptomen ist nur durch Unterdrückung der Ausscheidungsreaktionen möglich – ein Konflikt, der nur durch eine konsequente biologische Konstitutionstherapie, die an den Ursachen der Ausscheidungsproblematik ansetzt, aufgelöst werden kann.

---

27 Aus diesem Blickwinkel betrachtet, gibt es eigentlich keine Hautkrankheiten, sondern nur Krankheiten, die ihre Symptome auf der Haut zeigen, deren Ursachen aber in anderen Bereichen zu suchen sind.

An dieser Stelle ist es vielleicht interessant, eine Parallele aus der Traditionellen Chinesischen Medizin (TCM) kennenzulernen: Dort geht man davon aus, dass die Abwehrenergie des Menschen auf den Oberflächen (= Haut und Schleimhäute) lokalisiert ist, wo die Abwehrprozesse in Form von Katarrhen bzw. Ekzemen stattfinden. Solange eine Krankheit auf den Oberflächen bleibt und dort überwunden wird, besteht für den Gesamtorganismus wenig Gefahr. Erst wenn sie nach innen (zu den inneren Organen) vordringt, wird sie zum lebensbedrohlichen Problem. Geheilt werden kann eine nach innen vorgedrungene Krankheit nur, wenn sie auf die Oberflächen zurückgeholt wird.[28]

Skrofulose

Die lymphatische Konstitution birgt, wie wir bisher gesehen haben, schon genug Potenzial für diverse Krankheiten. In der TEN wird aber eine weitere konstitutionelle Situation definiert, von der sehr viele Kinder betroffen sind: die Skrofulose[29]. Auch wenn es dieses Krankheitselement nach schulmedizinischer Auffassung nicht mehr gibt, füllen von Skrofulose betroffene Menschen die Praxen verschiedenster Fachrichtungen, ohne Hilfe zu finden. Denn: Was es angeblich nicht gibt, wird nicht diagnostiziert und deshalb auch nicht so behandelt, wie es sinnvoll und nötig wäre.

Die Skrofulose ist eine Weiterentwicklung des Lymphatismus in die krankhafte Richtung. Liegt beim Lymphatismus nur eine Vermehrung des kalt-feuchten Phlegmas vor, kommen bei der Skrofulose Verunreinigungen des Phlegmas mit zum Teil sehr aggressiven Stoffwechselprodukten hinzu, die in der Naturheilkunde Schärfen genannt werden. Diese werden bei den Ersatzausscheidungen über die Haut bzw. Schleimhäute mit ausgeschieden, was den Krankheitsverlauf wesentlich komplizierter, aggressiver und hartnäckiger macht. Während der Lymphatiker immer wieder Phasen hat, in denen er gesund ist, ist das skrofulöse Kind fast immer am Kränkeln. Kaum ist ein Infekt ausgestanden, tritt wieder etwas anderes auf. Die Neigung zu Vergrößerung und Entzündung der Lymphknoten und Mandeln ist ausgeprägter als beim Lymphatiker. Hinzu können Wachstums- und Entwicklungsstörungen kommen: Kleinwüchsigkeit, spätes Laufen- und Sprechenlernen, Hodenhochstand bei Jungen (siehe Kapitel »Jungenprobleme«, Seite 206), aber auch Konzentrationsstörungen und Verhaltensauffälligkeiten, die als hyperkinetisches Psychosyndrom, MCD (Minimale cerebrale Dysfunktion) oder ADS/ADHS

---

28 Spricht es nicht für die Richtigkeit einer These, wenn sie in völlig unterschiedlichen Kulturkreisen der Erde bestätigt und in über 3000 Jahren nicht widerlegt wird?
29 In der alten Literatur auch Skrophulose.

(Aufmerksamkeits-Defizit-Syndrom) diagnostiziert werden. All diese Themen-komplexe werden noch ausführlich behandelt werden.

Aber wie kommt es, dass sich eine lymphatische Konstitution zu einer Skrofu-lose verschlechtert? Hier sind hauptsächlich folgende Faktoren zu nennen:

- Akute Krankheiten werden wiederholt unterdrückend behandelt (Antibiotika, Fieberzäpfchen).
- Impfungen
- Ernährungsfehler
- Mangelnde Bewegung an der frischen Luft
- Mangelnde Kreativität, geistiges Konsumverhalten (Fernsehen!)

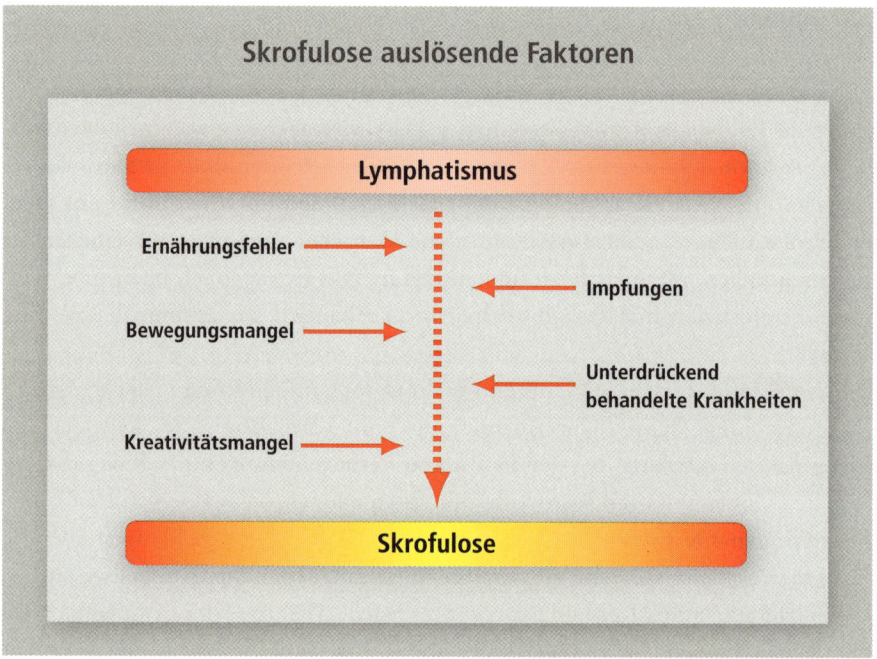

Die Übergänge zwischen Lymphatismus und Skrofulose sind fließend, und für eine erfolgreiche Behandlung ist die exakte Differenzierung auch nicht unbedingt not-wendig. Diese Ausführungen dienen in erster Linie dem Zweck, Eltern, deren Kind an sehr hartnäckigen oder ungewöhnlichen Krankheiten leidet, zu zeigen, dass es auch für solche Zustände logische Erklärungen und damit gut wirksame Be-handlungsmöglichkeiten gibt. Die gezielte Konstitutionstherapie eines skofulösen Kindes muss durch einen entsprechend geschulten Heilpraktiker oder naturheil-kundlichen Arzt erfolgen.

Man unterscheidet zwei Grundformen der Skrofulose:

Torpide Skrofulose	Erethische Skrofulose
Spätentwickler	Frühentwickler
Reaktionen auf Umweltreize: träge – unzureichend	Reaktionen auf Umweltreize: lebhaft – überschießend
Chronisch-wiederkehrende Katarrhe mit viel Schleim	Chronisch-wiederkehrende Katarrhe mit starken Reizsymptomen (Reizhusten, Reizdarm, Reizblase, Krampfneigung)
Temperament: träge und bequem Wenig Eigeninitiative → Lethargie	Temperament: lebhaft und aktiv → überaktiv und ruhelos Begeisterungsfähigkeit, aber mangelndes Durchhaltevermögen

Bei vielen Kindern ist die Grundrichtung gut erkennbar, viele Krankheitszustände basieren aber auf Mischformen der beiden Skrofulose-Arten.

Behandlungsvorschläge

Ernährungshinweise

Entscheidend für den Erfolg der Behandlung bei lymphatischen und skrofulösen Zuständen sind Korrekturen in der Ernährung:

- Kuhmilch möglichst völlig meiden. Butter, kleine Mengen Sahne, Käse, Naturjoghurt und Quark sind erlaubt.
- Zucker, Süßigkeiten und zuckerhaltige Getränke einschränken (Eistee, Limonaden, Cola; nicht auf Süßstoff-gesüßte Getränke ausweichen).
- Weißmehlprodukte reduzieren (Nudeln, Weißbrot, Brötchen, Brezeln).
- Schweinefleisch meiden (Wurst).
- Billige Fette und Öle meiden (Fast Food!).
- Konservierungs- und andere Zusatzstoffe meiden.
- Möglichst häufig frisch zubereitete Mischkost zubereiten (bevorzugt mit heimischen Produkten der Saison) und wenig industriell bearbeitete Lebensmittel verwenden.

Kinder mit lymphatischen Erkrankungen benötigen zusätzlich viel Bewegung an der frischen Luft. Sie sollten sich täglich zwei Stunden richtig austoben – bei jedem Wetter!

Außer bei akuten Erkrankungen mit Fieber sollten Kinder auch Wind und Wetter ausgesetzt werden (natürlich mit entsprechender Kleidung), um sich abzuhärten. Im Schlafzimmer sollte nachts nicht geheizt werden. Schonung fördert Lymphatismus und Skrofulose!

Medikamentöse Behandlung mit naturgemäßen Mitteln

Da Lymphatismus und Skrofulose von vielen zusammenhängenden Faktoren beeinflusst werden, kann es keine Pauschalempfehlung für ein entsprechendes Wundermittel geben. Eine naturheilkundliche Konstitutionsbehandlung muss immer die Trias Schleimhaut-Lymphsystem-Flora ansprechen.

Konkret heißt das, dass bei der konstitutionellen Behandlung des lymphatisch-skrofulösen Formenkreises die folgenden beiden Therapieaspekte berücksichtigt werden müssen:

- Aufbau der Schleimhautfloren
- Stabilisierung des Lymphsystems

Aufbau der Schleimhautfloren und Symbioselenkung

Wie bereits erwähnt, kann es nicht ausreichen, zum Aufbau der Schleimhautfloren einfach und ausschließlich Bakterienpräparate zu verabreichen. Denn die hilfreichen Schleimhautbakterien können sich nur in einem für sie passenden Milieu vermehren und ihre Aufgaben erfüllen. Hierbei spielt die Ernährung die wichtigste Rolle (siehe Seite 298).

Weiter sind es die Säfte der verschiedenen Drüsen des Verdauungstraktes, die das Schleimhautmilieu regulieren. Deren Fehlfunktion lässt sich durch pflanzliche Heilmittel hervorragend beeinflussen und in ihrer Leistung den Erfordernissen des Gesamtorganismus anpassen. Es sind vor allem einige Bitterstoffpflanzen, die den Verdauungsdrüsen den entsprechenden Kick geben, effizienter arbeiten zu können.

In der Naturheilkunde werden Bitterstoffpflanzen verwendet, um die Produktion der Wärme anzuregen, die für die Assimilation bzw. Coctio der Nahrung notwendig ist. Damit helfen diese Pflanzen, den Lymphatismus durch Beeinflussung seines zentralen Krankheitsmechanismus zu überwinden.

In der Kinderheilkunde bewähren sich hierfür die folgenden Heilpflanzen:

- *Kalmus* (Acorus calamus).
  Als Teedroge[30] wird der Kalmus-Wurzelstock verwendet (Fachausdruck: Rhizoma Calami). Als Tropfenpräparat ist in der Apotheke auch Kalmustinktur (Tinktura Calami) erhältlich.
  Wirkungsweise: Kalmus erwärmt den gesamten Organismus und entfaltet so eine anregende Wirkung auf die Magendrüsen und die Bauchspeicheldrüse. Gleichzeitig reguliert er die Spannkraft und die Muskelbewegungen von Magen und Darm. Damit verbessert er den Appetit und den gesamten Verdauungsprozess, reduziert Blähungen und verhindert Verstopfung. Er hilft auch Kindern, denen immer kalt ist oder die immer kalte Füße und Hände haben.
  Darüber hinaus regt er den Lymphfluss an. Die alten Heilkundigen sagten: »Kalmus bringt den kalten, zähen Schleim zum Fließen«, indem er ihn erwärmt. Damit regt er den Abfluss der Lymphe aus den Lymphorganen und den Schleimhäuten an und entstaut sie. Kalmus hat dabei einen besonderen (aber nicht ausschließlichen) Wirkungsbezug zu den Schleimhäuten und Lymphorganen des Kopfes. Mit dieser Doppelwirkung bekommt der Kalmus für die Kinderheilkunde eine herausragende Bedeutung, da er die beiden Therapieansätze Milieusanierung und Lymphtherapie ermöglicht.
  Kalmus stellt durch seine verdauungsfördernde Wirkung auch qualitativ hochwertige Nahrung für das Gehirn zur Verfügung. Damit hilft er Kindern mit Konzentrations- und Lernproblemen.

- *Erzengelwurz* (Angelica archangelica)
  Als Teedroge wird die Erzengelwurz verwendet (Fachausdruck: Radix Angelicae). Auch von dieser Pflanze bekommt man die Tinktur (Tinctura Angelicae). Neben der Verdauungs- und Lymphwirkung, die schon beim Kalmus beschrieben wurde, hat die Erzengelwurz zwei Besonderheiten:
  - Schwerpunktwirkung auf die Schleimhäute und das Lymphsystem des Atemtraktes (z. B. bei wiederkehrender Bronchitis, Bronchialasthma, Lungenentzündung). Ein alter Name dieser Pflanze ist deshalb auch Brustwurz.
  - Die Erzengelwurz hat eine psychisch aufhellende und stabilisierende Wirkung. Sie kann damit auch Kindern helfen, die an mangelndem Selbstvertrauen, Unsicherheit und Ängstlichkeit leiden. In manchen Fällen bietet sie auch Unterstützung beim Trockenwerden.

---

30 Der Begriff Droge ist ein Fachausdruck der Pflanzenheilkunde für medizinisch genutzte Pflanzenteile. Die heute meist mit dem Begriff Droge verknüpfte Bedeutung als rauscherzeugende Substanz trifft hier nicht zu.

- *Eberraute* (Artemisia abrotanum)
  Als Teedroge wird Eberrautenkraut verwendet (Fachausdruck: Herba Abro-
  tani). Wer ein Tropfenpräparat bevorzugt, bekommt in Apotheken die Urtinktur (Abrotanum Urtinktur); in der Kinderheilkunde hat sich aber auch die
  homöopathische Niedrigpotenz Abrotanum D2 (auch als Globuli erhältlich)
  gut bewährt.
  Neben der wärmestimulierenden Verdauungs- und Lymphwirkung, die schon
  beim Kalmus beschrieben wurde, hat die Eberraute zwei Besonderheiten:
    - Stabilisierende Wirkung auf das Lymphsystem des Darms (GALT). Sie ist
      angezeigt bei allen Zuständen, bei denen das Immunsystem durch eine er-
      höhte Durchlässigkeit der Darmschleimhaut überfordert ist, und daher er-
      ste Wahl bei der Konstitutionstherapie von Menschen mit Lebensmittel-
      allergien und chronisch entzündlichen Darmerkrankungen.
    - Bei Abwehrschwäche der Kopfschleimhäute und der Lymphorgane des
      Kopfes: Vergrößerung der Gaumen- und Rachenmandel (Polypen) und der
      Lymphknoten, wenn diese immer wieder anschwellen. Die Eberraute ge-
      hört wegen ihres umfassenden und tiefgreifenden Wirkungsspektrums zu
      den wichtigsten Skrofulosepflanzen der alten Naturheilkunde, besonders
      bei Bauchskrofulose.

Bei Bitterstoffpflanzen besteht das grundsätzliche Problem, dass sie nicht gerade
wohlschmeckend sind und deshalb auch nicht so gerne genommen werden. Wenn
Sie aber eine bittere Pflanze in einem Tee mit anderen gut schmeckenden Pflanzen mischen und diesen Tee nicht länger als fünf Minuten ziehen lassen, wird Ihr
Kind ihn trinken. Wir haben in unserer Praxis immer wieder die Erfahrung gemacht, dass (auch kleine) Kinder ein sehr feines Gespür dafür haben, was ihnen gut
tut. Sie nehmen daher auch manchmal erstaunlich willig Tees oder Tropfen, die
nicht gut schmecken. Bei Kindern ist die Anwendung von Bitterstoffpflanzen als
Tinkturen häufig vorteilhafter, weil sie schneller eingenommen werden können.
Wenn Sie ein Tropfenpräparat verwenden: Verdünnen Sie es mit Wasser oder
Fruchtsaft! Mag Ihr Kind die bitteren Tropfen gar nicht nehmen, können Sie die
meisten Pflanzen auch in homöopathischen Zubereitungen in der Apotheke bekommen. Wählen Sie die Potenzstufe D2 – damit liegen Sie meistens richtig (Beispiele: Calamus D2, Abrotanum D2 oder Angelica D2).
Ergänzend zu den milieusanierenden Pflanzen, sollten zum Aufbau gesunder
Schleimhautfloren Bakterienpräparate gegeben werden. Die Pharmaindustrie bietet eine große Vielfalt dieser Medikamente an, aber in der Kinderheilkunde sind
nur einige wenige dieser Präparate sinnvoll. Auch sollten sie in einer sinnvollen
Reihenfolge gegeben werden:

Bei den meisten Kindern kann man eine Aufbaukur mit den *Symbioflor-1-Trop-fen* (Symbiopharm) beginnen: 3 x täglich 10–15 Tropfen nach dem Essen. Symbioflor 1 enthält Keime, die speziell den Floraaufbau der Atemwegsschleim-häute fördern (Nase, Nebenhöhlen, Rachen, Mund, Kehlkopf und Luftröhre).

Nach sechs Wochen wechselt man dann auf das Präparat *Omniflora-Kapseln:* 2 x täglich 1 Kapsel, auch wieder über 6 Wochen. Für kleine Kinder, die noch keine Kapseln schlucken können, steht das Präparat *Symbiolact comp.* (Symbiopharm) als Pulver zur Verfügung. Dosierung: 1 Beutel, aufgelöst in Wasser, täglich trinken.

Nur bei Kindern, die an allergischen Krankheiten leiden, sollte man vor der Kur mit Symbioflor-1-Tropfen das Präparat *Prosymbioflor-Tropfen* (Symbiopharm) geben: 3 x täglich 10 Tropfen nach dem Essen, über circa 4 Wochen. Prosymbio-flor enthält keine lebenden Keime, sondern nur deren Stoffwechselprodukte. Auf diese Weise wird das Immunsystem sanft auf den Aufbau der Schleimhautfloren mit lebenden Keimen vorbereitet. Nach diesen 4 Wochen folgt dann die oben be-schriebene Kur mit Symbioflor 1 und danach Symbiolact comp. bzw. Omniflora.

Es gibt zwar eine Menge weiterer Bakterienpräparate, deren Nutzen für den Aufbau gesunder Schleimhautfloren ist aber sehr fragwürdig. Einige dieser Präpa-rate enthalten Kolibakterien (Escherichia coli). Dieser Bakterienstamm kann das Immunsystem des Darms stimulieren, aber nicht zu einem langfristigen Aufbau der Darmflora beitragen. Einige Beispiele für kolihaltige Präparate: Mutaflor, Rephalysin, Symbioflor 2.

Andere Präparate enthalten verschiedene Hefestämme (z. B. Perenterol Kap-seln). Diese Mittel sind sehr hilfreich bei akuten Durchfallerkrankungen (deshalb gehören sie in jede Reiseapotheke!), aber zu einem Aufbau der Darmflora können auch sie nicht direkt beitragen.

Stabilisierung des Lymphsystems

Die im Folgenden beschriebenen Heilpflanzen vermögen die Leistungsfähigkeit des gesamten Lymphsystems zu verbessern. Sie sollten gemeinsam mit einer der oben genannten, milieuverbessernden Pflanzen gegeben werden.

* *Knotige Braunwurz* (Scrophularia nodosa)
  Als Teedroge kann das Kraut[31] der Knotigen Braunwurz Verwendung finden (Fachausdruck: Herba Scophulariae). Von dieser Pflanze werden aber vor wiegend die Urtinktur und homöopathische Niedrigpotenzen verwendet. Sehr bewährt haben sich auch Scrophularia D2 Tropfen. Als Globuli und Tabletten bekommt man Scrophularia ab Potenzstufe D6.

---

31 In der Literatur findet man den Hinweis, die Wurzel der Braunwurz als Teedroge zu verwenden, was aber in letzter Zeit an Lieferschwierigkeiten scheitert. Braunwurz-Kraut ist problemlos zu bekommen.

Der Einsatz dieser Heilpflanze bei Lymphatismus und Skrofulose ist so alt, dass dieser Begriff sich sogar im botanischen Namen widerspiegelt.

Sie fördert den Abfluss der Lymphe aus den Schleimhäuten, der Haut und den Lymphdrüsen sowie aus den Mandeln (Gaumen- und Rachenmandel) und verbessert so den Abtransport von Schlacken aller Art. Über diesen Mechanismus wirkt sie Schwellungen von Schleimhäuten, Mandeln und Lymphknoten entgegen und verringert so die Bereitschaft zu ständig wiederkehrenden Entzündungen. Die Knotige Braunwurz ist eines der wichtigsten Heilmittel bei allen Krankheitszuständen, die unter Lymphatismus und Skrofulose beschrieben wurden, und sollte in jeder entsprechenden Rezeptur vorhanden sein.

- *Walnuss* (Juglans regia)
  Als Teedroge werden die Walnussblätter verwendet (Fachausdruck: Folia Juglandis), die allerdings wegen ihres etwas problematischen Geschmacks mit besser schmeckenden Pflanzen in einer Teemischung kombiniert werden sollten (z. B. mit Fenchelfrüchten oder Melissenblättern). An Tropfenpräparaten bekommt man in Apotheken Juglans Urtinktur oder, was sich bei kleinen Kindern sehr bewährt, Juglans D2.

  Die Wirkungen der Walnuss sind mit denen der Knotigen Braunwurz vergleichbar. Da eine Therapie zur konstitutionellen Stabilisierung bei Lymphatismus und Skrofulose immer über längere Zeit (manchmal über mehrere Jahre) erfolgen muss, ist es sinnvoll, nach etwa drei Monaten zwischen Walnuss und Knotiger Braunwurz zu wechseln.

- *Lebensbaum* (Thuja occidentalis)
  Thuja darf nicht als Teedroge und Tinktur verwendet werden, weil sie giftig ist! Sie kann ausschließlich als homöopathische Zubereitung ab der Potenzstufe D4 eingesetzt werden, da in dieser Form keine Giftwirkung mehr besteht. Bei Kindern hat sich Thuja D6 bewährt.

  Thuja ist von ihrer Wirkung auf das Lymphsystem mit den beiden zuvor genannten Pflanzen vergleichbar, aber sie hat zwei zusätzliche Wirkungen, weswegen sie hier nicht fehlen sollte:
  - Sie besitzt die Fähigkeit, dem kindlichen Organismus zu helfen, mit unerwünschten Folgen von Impfungen besser fertig zu werden.
  - *Aber Achtung:* Obwohl in manchen homöopathischen Büchern diese Empfehlung steht, möchten die Autoren an dieser Stelle ausdrücklich vor dem Trugschluss warnen, man müsse vor oder nach einer Impfung dem Kind nur ein paar Kügelchen Thuja verabreichen, und es würden keine Neben- und Folgewirkungen auftreten. So einfach ist es leider nicht. Das

Gefährdungspotenzial – vor allem von Kombinationsimpfungen – ist so hoch, dass es mit keinem Mittel vollkommen neutralisiert werden kann. Ist eine Impfung einmal erfolgt, können unerwünschte Folgen bestenfalls gemildert werden!

– Thuja ist in der Homöopathie ein wichtiges Mittel bei Warzen und anderen wuchernden Hautauswüchsen.

• *Stinkender Storchschnabel* (Geranium robertianum, Ruprechtskraut)
Diese in Mitteleuropa sehr verbreitete Storchschnabel-Art entfaltet eine konstitutionell stabilisierende Wirkung auf das Lymph- und Immunsystem, weshalb sie hier bei den Lymphpflanzen aufgeführt wird.
Für Teezubereitungen verwendet man das Kraut des Stinkenden Storchschnabels (Hb. Geranii robertiani). Für die Anwendung als Tropfenpräparat steht Geranium robertianum von verschiedenen Herstellern[32] in verschiedenen Ländern zur Verfügung:
– Geranium robertianum Urtinktur, Deutsche Homöopathie Union (DHU)
– Storchschnabel Urtinktur, Phytopharma, Österreich
– Geranium robertianum Urtinktur, Ceres, Schweiz und Deutschland. Besondere Dosierungshinweise beachten!
– Geranium robertianum Urtinktur, Herbamed, Schweiz. Dosierung[33]: Kinder bis 5 Jahre: 3 x täglich 5 Tropfen, bei älteren Kindern: 3 x täglich 10 Tropfen.

Zwei häufig bei Lymphatismus passende Mittel der Homöopathie sind:

• *Calcium carbonicum*
Das homöopathische Mittelbild von Calcium carbonicum entspricht dem lymphatischen Kind, dessen Temperament eher etwas träge (phlegmatisch) ist. Diese Kinder tun von sich aus nur das, was sich gar nicht vermeiden lässt.
Das zeigt sich auch in langsamen Bewegungen, die manchmal etwas unbeholfen wirken. Calcium-carbonicum-Kinder neigen zu Übergewicht. Die Haut ist blass und wirkt etwas aufgedunsen, weil sie viel Flüssigkeit enthält. Sie schwitzen viel, besonders nachts am Kopf (das Kissen wird nass). Das Wachstum dieser Kinder ist langsam, sie brauchen für alle Entwicklungsschritte ein bisschen länger. Der Kopf wirkt häufig recht groß. Die Fontanellen am Kopf

---

32 Die genannten Firmen liefern eine große Auswahl pflanzlicher und homöopathischer Mittel in guter Qualität.
33 Im Anhang finden sich in zwei Tabellen detaillierte Dosierungshinweise zu pflanzlichen und homöopathischen Mitteln.

schließen sich spät. Der Bauch ist wegen starker Gasbildung im Darm deutlich vorgewölbt (Froschbauch). Der Stuhl ist häufig weich, schleimig, vielleicht sogar etwas schaumig und riecht sauer. Auch die abgehenden Winde riechen sauer. Ansonsten haben Calcium-carbonicum-Kinder die unter Lymphatismus beschriebene Symptomatik. Typisch ist auch lang anhaltender Schnupfen (bei manchen Kindern über viele Monate) mit viel glasigem oder gelb-grünlichem Schleim, der sich gut ausschneuzen lässt.

Einnahmeempfehlung: Calcium carbonicum D12 Globuli; jeden Morgen 5 Kügelchen auf der Zunge zergehen lassen.

- *Calcium phosphoricum*
  Auch dieses Mittel ist angezeigt bei den typischen Symptomen des Lymphatismus. Die Calcium-carbonicum-Kinder unterscheiden sich aber im Temperament von den Calcium-phosphoricum-Kindern. Letztere sind eher quirlig, gehen häufig sogar in Richtung Überaktivität. Diese Kinder sind manchmal mürrisch und können sich nur schwer konzentrieren, weil sie sich leicht ablenken lassen und vergesslich sind. Sie sind ständig unterwegs und können ihre Umgebung ganz schön nerven, weil sie nicht still sitzen können und immer wieder mit neuen Beschäftigungen anfangen.

  Calcium phosphoricum ist gut geeignet bei Neigung zu Blutarmut (Anämie) und zu Kopfschmerzen, die während oder nach geistiger Anstrengung entstehen (Schulkopfschmerz!). Auch bei typischen krampfartigen Bauchschmerzen um den Bauchnabel, die anfallsweise auftreten, ist dieses Mittel hilfreich.

  Einnahmeempfehlung: Calcium phosphoricum D12 Globuli; jeden Morgen 5 Kügelchen auf der Zunge zergehen lassen.

Diese zwei Mittel lassen sich hervorragend mit den oben aufgeführten Heilpflanzen kombinieren.

Hinweis für Therapeuten

Konstitutionsmedizinisch betrachtet, ist jedes Kind Lymphatiker, unabhängig von seinem augendiagnostischen Konstitutionstyp. Ein Irisdiagnostiker sollte sich daher nicht irritieren lassen, wenn auch ein Kind mit hämatogener oder biliärer Iris vorzugsweise die typischen Krankheiten des lymphatisch-skrofulösen Formenkreises entwickelt. Erst ab der Pubertät entwickeln sich die individuellen konstitutionellen Merkmale, die beim Erwachsenen die physiologischen und pathophysiologischen Reaktionsmuster prägen und mit hoher Zuverlässigkeit im Auge erkennbar sind – und dann auch die notwendige Zielrichtung der Konstitutionstherapie erkennen lassen.

Im Kindesalter sind es lediglich einige Unterformen[34] der lymphatischen Konstitution, die dem Augendiagnostiker Informationen über die individuellen Reaktionsmuster des Kindes geben:

Die lymphatisch-hyperplastische Konstitution,
    katarrhalisch-rheumatische Konstitution,
    hydrogenoide Konstitution
lassen torpide Reaktions- und Krankheitsmuster erwarten.

Die lymphatisch-neuropathische (neurogene) Konstitution,
    atonisch-athenische Konstitution,
    oxygenoide Konstitution
lassen erethische Reaktions- und Krankheitsmuster erwarten.

Daraus ergeben sich entscheidende Hinweise für die individuelle Konstitutionstherapie.

Interessant (und aufschlussreich) ist in diesem Zusammenhang, dass das Lymphsystem entwicklungsgeschichtlich deutlich älter ist als das Blutsystem. Es ist im Vergleich zum Venensystem das robustere und vielseitigere Abtransportsystem, zuständig für großmolekulare Substanzen und daher unverzichtbar für Reinigungsarbeiten bei jeder Entzündung und Verletzung. Des Weiteren ist es im System der Grundregulation (nach Prof. A. Pischinger) das primäre Drainagesystem für die interstitielle Transitstrecke und schafft damit die Voraussetzung für den ungehinderten Transport der Nährstoffe, Hormone und Transmittersubstanzen von den Blutkapillaren zu den Parenchymzellen.

Die Tatsache, dass die Natur zwei Entsorgungssysteme, aber nur ein Versorgungssystem geschaffen hat, lässt erkennen, welche Funktion für die Lebensprozesse höhere Priorität hat. Nicht umsonst sind die Therapieansätze Ab- und Ausleitung seit Jahrtausenden tragende Fundamente der Heilkunst.

---

34 Zugrunde liegt hier die Konstitutionstypologie nach Joachim Broy (siehe Literaturempfehlungen).

Allergie

Allergische Krankheiten, die noch in der ersten Hälfte des 20. Jahrhunderts nahezu unbekannt waren, haben in den letzten Jahrzehnten sprunghaft zugenommen. Heute ist es so, dass fast jedes zweite Kind in den ersten Lebensjahren allergische Symptome entwickelt. Über die Gründe dafür wird vielfach spekuliert. Lange Zeit dachte man, die Schadstoffe in der Umwelt seien dafür verantwortlich, aber nach der deutschen Wiedervereinigung stellte man verwundert fest, dass die Anzahl allergischer Krankheiten der Atemwege bei der Bevölkerung der neuen Bundesländer deutlich unter der Zahl der alten Bundesländer lag, obwohl die Luft zu DDR-Zeiten wesentlich stärker schadstoffbelastet war. Inzwischen haben sich die Zahlen in West und Ost weitgehend angeglichen, woran erkennbar wird, dass Umweltbelastungen nur ein Faktor unter vielen ist, die zur Entstehung und Verschlechterung allergischer Krankheiten beitragen.

Es fallen sogar einige Dinge auf, die man vielleicht aufgrund unserer Vorstellungen von Sauberkeit nicht erwarten würde: Kinder, die in den ersten Lebensjahren nicht übertrieben hygienisch aufgewachsen sind, die auch mal im Dreck spielen durften, leiden deutlich seltener unter Allergien als Kinder, deren Eltern aus Angst vor Krankheitserregern durch übertriebene Hygiene den Kontakt mit den Mikroorganismen der Umwelt reduziert haben. Der Kontakt und die Auseinandersetzung mit Keimen der Umwelt ist ein wichtiger Lernprozess für die Entwicklung sinnvoller Abwehrstrategien des Körpers und zur Ausreifung des Immunsystems. Aus diesem Grund verwundert es auch nicht, dass Kinder, die von klein auf mit Haustieren aufwachsen, weniger Allergieprobleme entwickeln. Hierbei aber bitte Vorsicht: Wenn ein Kind bereits ein- oder mehrmals auf ein bestimmtes Tier allergisch reagiert hat, muss ein weiterer Kontakt vermieden werden.

Ein wesentlicher Faktor für die Entwicklung allergischer Reaktionsweisen (Fachausdruck: allergische Diathese) liegt aber auch in der Art und Weise, wie mit den typischen Krankheiten im Kindesalter umgegangen wird. Kinder, deren Infekte mit akute Abwehrprozesse des Körpers unterdrückenden Medikamenten behandelt werden (vor allem Antibiotika und Fieberzäpfchen), leiden deutlich häufiger an allergischen Reaktionen. Ein ganz besonderes Problem in diesem Zusammenhang sind die Impfungen. Die Tatsache, dass vor allem eine Kombinationsimpfung für sehr viele Kinder der Startschuss in ein Allergikerleben ist, wird inzwischen selbst von eingefleischten Impfbefürwortern nicht mehr bestritten (Details und Erklärungen siehe Kapitel »Impfungen«, Seite 270). Ein weiterer Belastungsfaktor ergibt sich aus den chemischen Zusatzstoffen, die mit der Nahrung aufgenommen werden und gerade im kindlichen Organismus zu tiefgreifenden Störungen im Immunsystem führen können (siehe auch Kapitel »Ernährung« zu den industriell bearbeiteten Lebensmitteln, Seite 309).

Eines sollte an dieser Stelle bereits deutlich geworden sein: Es gibt nicht *eine* oder *die* Ursache für Allergien, sondern man hat es hier mit einem Problem zu tun, das durch das Zusammenwirken verschiedener Komponenten zustandekommt. Auch sind es bei jedem Allergiker andere Faktoren – entsprechend seiner individuellen Lebenssituation. Für die Allergiebehandlung bedeutet dies aber auch, dass es kein Standardprogramm geben kann, sondern immer in individueller Weise und von mehreren Seiten an das Problem herangegangen werden muss.

Aber was ist eine Allergie überhaupt?
Der Begriff kommt aus dem Griechischen und setzt sich aus den Wörtern *allos* (= anders) und *ergëin* (= arbeiten) zusammen. Damit wird eine andere Arbeitsweise des Immunsystems beschrieben, die folgende Charakteristika aufweist:
* Übermäßig aggressive Reaktion auf Substanzen, die bei einem Nicht-Allergiker keine Krankheitssymptome hervorrufen.
* Die Reaktion ist überschießend und daher als effiziente Abwehrmaßnahme untauglich.
* Die allergische Reaktion schädigt die betroffenen Körpergewebe, stört die normalen Organfunktionen und kann dadurch Folgeerscheinungen hervorrufen, die den ganzen Körper in Mitleidenschaft ziehen.

Es gibt allergische Reaktionen, die sofort nach Kontakt mit dem Allergen (so nennt man eine Substanz, die bei einer Person eine allergische Reaktion auslöst) Symptome hervorrufen – manchmal innerhalb weniger Minuten (Allergie vom Soforttyp); in anderen Fällen treten die Symptome erst mit einer Verspätung von bis zu 48 Stunden auf (Allergie vom Spättyp).

Typische Beispiele für Allergien vom Soforttyp sind Heuschnupfen, allergisches Asthma und Insektenstich-Allergien. Reaktionen vom Spättyp treten häufig bei Lebensmittelallergien auf und zeigen sich oft in Form diverser Ausschläge auf der Haut. Die Neurodermitis (endogenes Ekzem) ist zum Beispiel eine typische Allergie vom Spättyp, bei der – neben einer erblichen Veranlagung – fast immer individuelle Lebensmittelunverträglichkeiten (häufig gegen tierische Eiweiße) ursächlich beteiligt sind.

Tritt eine allergische Reaktion sehr rasch nach dem Kontakt mit dem Allergen auf, ist natürlich wesentlich einfacher zu erkennen, welche Substanz die allergische Reaktion in Gang setzt. Das ist bei Allergien, die erst nach zwei Tagen Symptome entwickeln, erheblich schwieriger. Vor allem bei Lebensmittelallergien kommt erschwerend hinzu, dass häufig nicht einzelne Nahrungsmittel die Reaktion auslösen, sondern erst in Kombination mit anderen. So kann es beispielsweise vorkommen, dass sowohl Milch als auch Eier einzeln vertragen werden, aber in Kombination – etwa als Pfannkuchen – zu allergischen Reaktionen führen.

Diese Zusammenhänge führen zu der bekannten Tatsache, dass es in vielen Fällen nicht oder nur sehr schwer möglich ist, das auslösende Allergen herauszufinden. Es gibt zu diesem Zweck zwar eine Menge sehr unterschiedlicher Untersuchungsmethoden, die aber alle eine Gemeinsamkeit aufweisen: Ihre Treffsicherheit ist sehr gering. Hinzu kommt, dass einige Allergietests – gerade für Allergiker – nicht ganz unproblematisch sind (siehe Seite 109).

Bei Allergie haben wir uns angewöhnt, sie im direkten Zusammenhang mit dem auslösenden Allergen zu sehen und zu benennen. Wir sprechen beispielsweise von Hausstauballergie, Nickelallergie oder Pollenallergie. Dabei entsteht der (falsche) Eindruck, das Allergen sei die Ursache für die Allergie. Tatsächlich ist das Allergen aber nur der Auslöser der allergischen Reaktion. Diese Differenzierung mag Ihnen wie Haarspalterei vorkommen, sie ist aber in Hinblick auf die Behandlung eines Allergikers sehr wichtig.

Zum besseren Verständnis ein Vergleich aus der Technik – dem Automotor: Ein Allergen ist mit dem Funken der Zündkerze vergleichbar. Dieser Funken kann eine Explosion nur auslösen, wenn ein brennbares Benzin-Luft-Gemisch vorhanden ist. Fehlt dieses, kann die Zündkerze fröhlich vor sich hin funken, es wird nichts passieren. Das Benzin-Luft-Gemisch steht in diesem Vergleich für die konstitutionelle Situation des Allergikers: Die Fehlprogrammierung des Abwehrsystems ist die Voraussetzung dafür, dass jemand auf einen oder mehrere Stoffe »explosiv« reagiert.

Eine allergische Krankheit ist also immer ein Geschehen, das aus verschiedenen Faktoren hervorgeht, die miteinander vernetzt sind und sich gegenseitig beeinflussen. Es ist immer der gesamte Organismus beteiligt, auch wenn die Symptome der Krankheit sich vielleicht nur in einzelnen Körperregionen zeigen.

Die Suche nach dem oder den verschiedenen Allergenen mag sinnvoll sein, um durch das Meiden dieser Stoffe die Symptome schnell zu lindern oder diese vielleicht gar nicht auftreten zu lassen. Allgemein kann man sagen, dass Allergiker unbedingt alle Stoffe meiden sollten, die das Immunsystem belasten und destabilisieren (alle chemisch-synthetischen Stoffe[35]). Das langfristige Meiden von natür-

---

35 Dazu gehören in der Nahrungsmittelerzeugung eingesetzte Chemikalien (Spritzmittel), die Zusatzstoffe der Lebensmittelindustrie (Aromen, Farbstoffe, Stabilisatoren, Konservierungsstoffe, Geschmacksverstärker), Chemikalien, die über die Atemwege wirken (z. B. durch belastete neue Teppichböden, Möbel), Stoffe, die über die Haut aufgenommen werden (Zusatzstoffe in Waschmitteln, belastete Kleidung), und der Chemie-Cocktail in Impfstoffen.

lichen Stoffen (Grundnahrungsmittel, Staub, Pollen) ist dagegen weder nötig noch sinnvoll. Dies würde an einem sehr oberflächlichen Faktor des Ursachennetzes ansetzen. Wie schon erwähnt, ist es ein Grundprinzip allergischer Krankheiten, auf relativ harmlose Substanzen in völlig überschießender Weise zu reagieren. Dies bedeutet, dass die allergischen Symptome jederzeit wieder auftreten können und die Überempfindlichkeit sich auf weitere Stoffe ausdehnen kann – was das Ganze noch komplizierter macht. »Wenn man einem Allergiker sein Allergen wegnimmt, sucht er sich ein neues.« Diese Aussage eines erfahrenen Heilpraktiker-Kollegen bestätigt sich in der Praxis immer wieder. Vor allem nach sogenannten Desensibilisierungskuren erlebt man häufig, dass der Organismus vielleicht etwas toleranter gegenüber dem betreffenden Stoff wird, dafür aber neue Unverträglichkeiten entwickelt. So kann es passieren, dass ein Heuschnupfenkind, das auf Haselnusspollen reagierte, im Jahr nach einer Desensibilisierungskur zwar gegenüber Haselnusspollen unempfindlicher ist, dafür dann aber auf Birkenpollen und Gräser allergisch reagiert, die zuvor keine Rolle gespielt haben. Welche Mechanismen bzw. Kriterien welche Umweltsubstanzen für einen Menschen zu Allergenen machen, ist ein bisher ungelüftetes Geheimnis der Natur.

Ein weiterer Punkt ist, dass es in vielen Fällen gar nicht möglich ist, sich das Allergen vom Leib zu halten, will man sich nicht völlig von seiner Umwelt isolieren. Hausstaub und Hausstaubmilben kann man zwar mit erheblichem Aufwand und Kosten reduzieren, aber niemals völlig beseitigen. Und Pollen sind im Frühjahr allgegenwärtig. Ein von Heuschnupfen (Pollinose) geplagter Mensch wird daher lieber im Haus bleiben, wo die Pollenkonzentration geringer ist; aber dies schränkt die Lebensqualität doch erheblich ein.

Eine erfolgreiche Allergietherapie muss also Wege gehen, die weit über das Meiden der auslösenden Stoffe (Allergenkarenz) und die medikamentöse Unterdrückung der Symptome oder Kortisonpräparate[36] hinausgehen. Der wichtigste therapeutische Ansatz ist dabei die Konstitutionstherapie, die zum Ziel hat, die grundsätzliche Überempfindlichkeit des Allergikers und seine überschießenden Reaktionsmuster abzubauen. Behandelt wird also nicht die allergische Krankheit, sondern der Allergiker als ganzer Mensch mit all seinen individuellen Besonderheiten, wobei auch seelische Aspekte von großer Bedeutung sind.

---

36 Wobei Kortisonpräparate bei lebensbedrohlichen allergischen Reaktionen (anaphylaktischer Schock), wie z. B. nach Bienen- oder Wespenstichen innerhalb weniger Minuten auftreten können, absolut notwendig und lebensrettend sein können!

Häufig verwendete Wirkstoffe zur symptomatischen Behandlung allergischer Reaktionen (Antihistaminika):

Wirkstoff	**Handelsnamen** (Beispiele)
Cetirizin	Reactine
	Zyrtec
Loratadin	Lorano
	Loraderm
Demitindenmaleat	Fenistil

Warnhinweis: Alle Antihistaminika wirken bei Kindern hoch giftig! Bei Überdosierung können bedrohliche Störungen des Nervensystems auftreten. Daher darf die im Beipackzettel angegebene Dosierung nicht überschritten werden!

Vielen Kindern wird von einem oder beiden Elternteilen die Neigung zur Entstehung von Allergien vererbt. Das heißt aber nicht zwangsläufig, dass es bei ihnen tatsächlich zum Ausbruch allergischer Krankheiten kommen muss! Die genetische Veranlagung ist nur ein Faktor unter vielen. Ob eine allergische Veranlagung aktiviert wird oder nicht, hängt entscheidend davon ab, ob das Immunsystem des Kindes in den ersten Lebensjahren so ausreifen kann, wie die Natur dies vorgesehen hat. An dieser Stelle schließt sich der Kreis zu den Aussagen am Anfang dieses Kapitels und zu jenen in den Kapiteln »Lymphatismus« und »Entzündung«: Lymphatismus bzw. Skrofulose bilden die konstitutionelle Basis, auf der Allergien entstehen. Alle dort beschriebenen Störfaktoren, die die Funktionsfähigkeit des Lymphsystems verschlechtern, können auch für die Entwicklung und Verschlechterung einer allergischen Situation verantwortlich sein. Sie sollten daher möglichst von vornherein vermieden werden, was jedoch in vielen Fällen nicht mehr möglich sein wird. Denn viele Eltern werden dieses Buch lesen, weil ihr Kind bereits mit Allergien zu tun hat. Aber auch für diese Kinder stehen die Chancen gut, dass ihre Allergien ausheilen oder zumindest deutlich gelindert werden können. Sie als Eltern sollten darauf achten, Ihr Kind vor möglichst vielen Störfaktoren zu bewahren. Sie werden gegen den Strom schwimmen müssen, etwa was Ernährungsänderungen oder die Vermeidung weiterer Impfungen betrifft. Andere Eltern aus Ihrem Bekanntenkreis, Kindergarten oder Schule, die sich noch nicht so intensiv mit dieser Materie auseinandergesetzt haben, werden meist wenig Verständnis für Ihre Entscheidungen zeigen. Und von vielen (Kinder-)Ärzten ist bedauerlicherweise auch nur Unverständnis und Ablehnung zu erwarten.

Vertrauen Sie deshalb auf Ihre eigenen Beobachtungen und Erfahrungen, die Sie mit Ihrem Kind oder mit Ihren Kindern gemacht haben – die sind mehr wert als die (sich ständig ändernden) wissenschaftlichen Erkenntnisse, die auf Studien basieren, die meist von Firmen mit entsprechendem wirtschaftlichen Interesse in Auftrag gegeben und bezahlt werden. Lassen Sie sich ein auf die jahrhundertealten Erkenntnisse und die bestechende Logik, die hinter dem naturheilkundlichen Konzept zur gesundheitlichen Betreuung von Kindern steht.

Besondere Bedeutung bei der Entwicklung, aber auch der Behandlung von Allergien, hat der Magen-Darm-Trakt mit seinem angegliederten Lymphsystem (GALT). Die für dieses Thema wichtigen Aspekte sind in den Kapiteln »Lymphorgane« und »Dreierkombination Schleimhaut-Lymphsystem-Flora« ausführlich beschrieben (siehe Seite 70ff.).

Wie zeigen sich allergische Krankheiten?

Es gibt Krankheiten, die durch ihre Symptome und die Art ihres Auftretens sofort als Allergien zu erkennen sind. Es gibt aber auch Krankheiten, bei denen allergische Reaktionen maskiert ablaufen; sie verstecken sich hinter allergie-untypischen Krankheitssymptomen, sodass man sie nicht sofort als Allergie erkennt.

Allergiediagnostik

Um herauszufinden, ob ein Mensch Allergiker ist und auf welche Substanzen er reagiert, gibt es verschiedene Methoden. In hautärztlichen (dermatologischen) oder allergologischen Praxen werden am häufigsten Tests angewendet, bei denen verdächtige Stoffe entweder mittels Pflaster auf die Haut geklebt oder diese Stoffe in zuvor eingeritzte Hautstellen gerieben oder mit einer Injektionsnadel in die Haut gespritzt werden. Anschließend wird über einen Zeitraum von ein bis zwei Tagen beobachtet, ob und durch welche dieser Stoffe entzündliche Reaktionen an der entsprechenden Hautstelle entstehen.

Diese Tests sind aus folgenden Gründen problematisch:
- Da – selbst wenn man den ganzen Rücken als Testfeld nimmt – nicht beliebig viele Substanzen getestet werden können, muss eine Vorauswahl getroffen werden. Diese besteht aus den häufig auftretenden Allergenen, während seltene Stoffe nicht getestet werden, solange kein Verdacht darauf besteht, dass sie Allergieauslöser sind.
- Besonders bei den Tests, zu deren Zweck die Haut verletzt wird (Einritzen, Injektion), werden wichtige Abwehrfunktionen einer intakten Hautoberfläche außer Kraft gesetzt bzw. umgangen. Dadurch reagiert das Immunsystem anders, als es das unter normalen Bedingungen im täglichen Leben tun würde. Üblicherweise (von Verletzungen abgesehen) gelangt ein Stoff erst dann ins

Körperinnere, wenn er die Schutzbarrieren von Haut oder Schleimhäuten überwunden hat.

- Das Abwehrverhalten von Schleimhäuten und der Haut ist nicht identisch. Daher sind die Ergebnisse, die ein Hauttest liefert, nicht ohne Weiteres auf allergische Reaktionen von Schleimhäuten übertragbar. Dies sollte man vor allem bei der Testung auf Lebensmittel beachten. In diesem Bereich sind Hauttests unbrauchbar!
- Die gleichzeitige Auseinandersetzung des Immunsystems mit vielen verschiedenen Stoffen, die auf künstlichem Wege in den Körper gelangen, entspricht in keinster Weise der Situation, wie sie im täglichen Leben auftritt.
- Wenn bereits eine allergische Grundbereitschaft (Diathese) besteht, kann die oben beschriebene Provokation des Immunsystems durch das Einbringen vieler Substanzen auf künstlichem Wege dazu führen, dass allergische Reaktionen erst richtig in Gang kommen, quasi explodieren. So kann es passieren, dass der Allergietest, der eigentlich dazu dienen sollte, dem Kind Linderung zu verschaffen, eine Allergie erst richtig aktiv werden lässt!

Es gibt alternative Tests, bei denen durch Untersuchungen des Blutes Aussagen über allergen wirkende Stoffe gemacht werden können, ohne den Körper mit dem Test zusätzlich zu belasten. Dazu gehören der RAST-Test (Radio-Allergo-Sorbent-Test) und der ELISA[37]-Test (Enzyme Linked Immunosorbent Assay), wobei der ELISA-Test in der Diagnostik heutzutage die tragende Rolle spielt. Dazu muss lediglich Blut abgenommen werden. Sehr vereinfacht ausgedrückt, beruhen die Ergebnisse darauf, dass im Labor untersucht und beobachtet wird, wie die zuständigen Abwehrzellen im Blut (Lymphozyten) auf verschiedene Substanzen reagieren. Lebensmittelallergene lassen sich nur mit den genannten Blutuntersuchungen diagnostizieren.

Typische allergische Krankheiten

Heuschnupfen *(Pollinose)*
Diese Krankheit tritt im Frühjahr auf, wenn die Pflanzen blühen und ihre Pollen durch die Luft verbreitet werden. Da nicht alle Pflanzen gleichzeitig blühen, haben Menschen mit Heuschnupfen dann ihre Hauptleidenszeit, wenn »ihre« Pflanzen blühen.

---

37 Lebensmittelallergie-Tests führt das Cyto-Labor durch (Adresse siehe Anhang). Dort erhalten Sie wichtige Informationen; auch kann das notwendige Material für Blutabnahme und -Versand angefordert werden.

Die Heuschnupfenzeit beginnt für einige Allergiker schon im Februar, wenn die Haselnuss blüht, und endet meistens im Juni, wenn alle Wiesen gemäht wurden und die Pollen der Gräser verschwunden sind. In vielen Tageszeitungen, im Radio und im Internet wird während der Pollensaison veröffentlicht, welche Pflanzen aktuell blühen.

Die Pollen gelangen mit der Atemluft in die Nase, die Bronchien und in die Augen. Bei allergisch veranlagten Menschen, die auf die entsprechenden Pollen sensibilisiert sind, reagiert das Immunsystem in den Schleimhäuten der Atemwege und der Augen mit heftigen Entzündungen. Dabei schwillt die Nasenschleimhaut an, der Betroffene bekommt kaum noch Luft durch die Nase und atmet deshalb durch den Mund. Die Schleimproduktion wird stark gesteigert, manchmal läuft es auch wie Wasser aus der Nase. In einigen Fällen ist die Nase aber auch trocken und verstopft, das ist sehr unterschiedlich.

Meistens reagieren auch die Bindehäute der Augen mit einer Entzündung (allergische Konjunktivitis). Das Augenweiß ist deutlich gerötet, und es entsteht das Gefühl, als ob Sand oder ein Fremdkörper ins Auge geraten sei. In schweren Fällen schwellen die Lider so stark an, dass die Augen zuschwellen. Es bildet sich weißlich-gelber Schleim im Auge, der besonders morgens die Lider verkleben kann.

Wird ein Heuschnupfen nicht konstitutionell behandelt, besteht die Tendenz, dass er von Jahr zu Jahr schlimmer wird und mit der Zeit auch die tieferen Atemwege von den allergischen Reaktionen betroffen werden. Dies äußert sich dann als Bronchialasthma oder spastische Bronchitis mit Atemnot und heftigem Husten, bei dem der Schleim nur sehr mühsam abgehustet werden kann. Solche Situationen können sehr bedrohlich werden.

In manchen Fällen erhöht sich beim Heuschnupfen auch die Körpertemperatur auf 38 bis 39 °C. Man spricht dann von Heufieber. In diesen Fällen bestehen starkes Krankheitsgefühl und manchmal auch Kopf- und Gliederschmerzen.

Nesselsucht (Urtikaria)

Dies ist eine allergische Reaktion, die auf der Haut abläuft. Es entstehen kleine oder größere Blasen, oder die Haut ist flächig stark geschwollen. Dies kann am ganzen Körper auftreten, aber auch nur lokal begrenzt. Häufig ist das Gesicht betroffen, dann schwellen die Augen und der Mund stark an, sodass der Betroffene sehr entstellt aussehen kann. Gelegentlich schwellen auch die Fußsohlen an, und der Betroffene hat das Gefühl, auf schmerzhaften Polstern zu laufen. Typisch für Urtikaria ist heftiger Juckreiz.

Auslöser für eine Nesselsucht können unzählige Nahrungsmittel sein, aber auch Stoffe, die auf die Haut direkt einwirken (z. B. Insektenstiche, Kosmetika,

Schminke, Salben). Auch eingenommene oder injizierte Arzneimittel (Antibiotika, Impfstoffe, Schmerzmittel) sind potenzielle Auslöser – vor allem, wenn sie artfremde (tierische) Eiweiße enthalten.

Die Dauer einer Urtikaria ist sehr unterschiedlich. Manchmal bildet sie sich nach wenigen Stunden wieder zurück, manchmal dauert sie einige Wochen.

Bei einer Nesselsucht, die durch Nahrungsmittel ausgelöst wird, ist es oft schwierig (und manchmal gar nicht möglich), den auslösenden Stoff herauszufinden. Auch muss bedacht werden, dass nicht ein Lebensmittel selbst der Auslöser ist, sondern eine Substanz, mit der das Nahrungsmittel behandelt wurde, etwa Spritzmittel (Insektizide, Pestizide) oder in industriell bearbeiteten Lebensmitteln ein verwendeter Zusatzstoff (Konservierungsmittel, Farbstoff, Aromen).

Ein ausgesprochen potentes Allergen ist das *Natriumglutamat*, das als sogenannte Geschmacksverstärker in sehr vielen Fertiggerichten, Gewürzmischungen und Fertigsaucen enthalten ist. Dieser Gewürzzusatz sollte in der Nahrung von Kindern strikt gemieden werden – auch von Nicht-Allergikern!

Neurodermitis (endogenes Ekzem)

Die Zahl der an Neurodermitis erkrankten Kinder hat in den letzten zwanzig Jahren drastisch zugenommen. Jedes zweite bis dritte Kind, das heute geboren wird, entwickelt im ersten Lebensjahr zumindest leichte Symptome dieser Krankheit, die nicht nur das Kind selbst durch den extremen Juckreiz quält. Sie bedeutet für die ganze Familie große Belastungen, denn die Neurodermitis ist nicht nach ein paar Tagen oder Wochen wieder vorbei, sondern sie ist meist über Jahre aktiv und begleitet manche Menschen ihr Leben lang. Aus diesem Grund sind viele Eltern verzweifelt, wenn bei ihrem Kind die Diagnose Neurodermitis gestellt wird. Viele Ärzte verschlimmern die Situation zusätzlich mit Aussagen wie, dass diese Krankheit nicht heilbar sei und das Kind nun damit leben müsse, die Symptome aber mit Kortison- und Fettsalben gut in den Griff zu bekommen seien. An diesem Punkt möchten die Autoren Ihnen Mut machen: Das stimmt so nicht! Auch wenn man realistischerweise sagen muss, dass es leider nicht bei jedem Kind gelingt, die Neurodermitis auszuheilen, ist es doch durch individuelle Konstitutionstherapie und Ernährungsumstellung bei den meisten Kindern möglich, die Hautausschläge und den Juckreiz so zu reduzieren, dass das Kind ein beschwerdearmes und trotzdem kortisonfreies Leben führen kann.

Seelische Faktoren spielen bei der Neurodermitis sicher eine große Rolle, sie werden in vielen Fällen aber überbewertet. So ist es etwa wenig sinnvoll, bei einem Säugling, der von Geburt an unter Neurodermitis leidet, die Psyche in den Vordergrund zu stellen. Aus diesen Gründen ist es nicht gerechtfertigt, die Neurodermitis pauschal als psychosomatische Krankheit einzuordnen.

Die Neurodermitis ist eine allergische Krankheit, bei der die konstitutionelle Situation die zentrale Rolle spielt. Man nennt diese Form von Allergien Atopie und die daran leidenden Kinder Atopiker. Grundproblem der Atopie ist ein genetischer Defekt, der dazu führt, dass ein bestimmter Eiweißstoff, der wichtige Abwehrfunktionen auf den Schleimhautoberflächen zu erfüllen hat (das Immunglobulin A = IgA) nicht oder in nicht ausreichender Menge gebildet werden kann. Der Körper versucht, dies durch eine vermehrte Produktion von Immunglobulin E zu kompensieren, das aber eigentlich andere Aufgaben wahrzunehmen hat. Das Immunglobulin E hat die problematische Eigenschaft, sich an bestimmte Abwehrzellen der Haut zu heften (die sogenannten Mastzellen), die das Histamin[38] enthalten. Diese Zellen setzen daraufhin Histamin in großen Mengen frei. Histamin ist ein Stoff, den der Körper streng dosiert und lokal begrenzt braucht, um unter anderem akute Entzündungen (als sinnvolle Abwehrreaktionen) in Gang zu setzen. Wird Histamin aber in zu großen Mengen freigesetzt und nicht rechtzeitig wieder neutralisiert, entstehen heftige, über das normale Maß hinausgehende allergische Reaktionen, die sich bei der Neurodermitis als stark juckende Entzündungen der Haut zeigen.

Die Neurodermitis manifestiert ihre Symptome zwar auf der Haut, ihre ursächlichen Hintergründe sind aber im Lymphsystem, in Fehlfunktionen der Darmschleimhaut und der Bakterienflora des Darmes zu suchen. Damit gehört die Neurodermitis ebenfalls zu den Krankheiten, die auf der Basis des Lymphatismus bzw. der Skrofulose entstehen. Alle das Lymphsystem schwächenden Störfaktoren kommen also auch als Auslöser oder Verstärkungsfaktoren für diese Krankheit in Frage.

Die Beobachtungen in der Praxis zeigen, dass es einige Faktoren gibt, die für die Auslösung einer Neurodermitis besondere Bedeutung haben:

- Ernährung: Ungestillte oder früh abgestillte Säuglinge werden sehr früh mit artfremdem Eiweiß konfrontiert, das durch die noch unreife Darmschleimhaut direkt ins Lymphsystem aufgenommen wird und dort für heftige Irritationen sorgt (fast jede im Handel befindliche übliche Säuglingsnahrung enthält Kuhmilcheiweiße – auch die hypoallergenen [HA-]Produkte). Problematisch kann auch der frühe Kontakt mit Getreideeiweißen sein. Vor allem die heute gängigen Weizensorten besitzen hohes Allergenpotenzial.
- Kinder, die durch Kaiserschnitt geboren werden, haben durch den erschwerten Aufbau ihrer Schleimhautfloren eine erhöhte Neigung zu Neurodermitis und anderen allergischen Krankheiten (siehe Kapitel »Dreierkombination Schleimhaut-Lymphsystem-Flora«, Seite 70ff.).

---

38 Histamin ist auch der Wirkstoff der Brennnessel, der die juckenden Bläschen auf der Haut verursacht.

- Impfungen: Der Zusammenhang zwischen den heute üblichen Kombinations-impfungen und dem Ausbruch der Neurodermitis ist so offensichtlich, dass man ihn eigentlich nicht übersehen, geschweige denn dementieren kann. Sehr häufig treten zwei bis sechs Wochen nach einer Impfung entweder zum ersten Mal die typischen Symptome der Neurodermitis auf, oder die Symptome eines bereits bestehenden Ekzems verstärken sich nach der Impfung deutlich.

  Die Zusammenhänge zwischen Neurodermitis und Impfungen sind so eindeu-tig, dass man zur Vorbeugung und Behandlung Folgendes beachten sollte:

  – Bei Kindern, die bereits Symptome der Neurodermitis haben: keine oder (falls bereits geimpft wurde) keine weiteren Impfungen durchführen.

  – Wenn ein oder beide Elternteile zu Allergien neigen: Impfungen grund-sätzlich meiden.

  – Bei Geschwistern eines Neurodermitis-Kindes: keine oder keine weiteren Impfungen.

  In der Praxis erlebt man immer wieder, dass Kinder, deren Neurodermitis-Symptome durch eine Konstitutionsbehandlung deutlich besser geworden waren, nach der nächsten Impfung sofort einen Rückfall bekamen und sich die Behandlung danach wesentlich hartnäckiger gestaltete als zuvor.

  Austestungen der Impfbelastungen (in unserer Praxis arbeiten wir zu die-sem Zweck mit dem Vegatest-Verfahren) zeigen, dass für die Entstehung der Neurodermitis die Masern- und Hepatitis-B-Impfung offensichtlich die größte Bedeutung haben (was nicht heißt, dass die anderen Impfungen harmlos sind und nicht als Auslöser fungieren können).

- Behandlung mit Antibiotika: Die damit verursachten Störungen der Schleim-hautfloren und der unterdrückende Charakter dieser Behandlungsweise för-dert den Lymphatismus und damit die Entstehung einer Neurodermitis.

Symptome der Neurodermitis

Alle Neurodermitis-Kinder haben eine sehr trockene und empfindliche Haut. Dies allein kann schon ein Frühsymptom dieser Krankheit sein.

Häufig beginnt eine Neurodermitis mit Rötung und kleinen Bläschen in den Ellbeugen und Kniekehlen, die sich am ganzen Körper ausbreiten können, wobei der Hals, das Gesicht (um die Augen) und die Innenseiten der Handgelenke be-sonders betroffen sind.

Typisch für die Neurodermitis ist auch eine lederartige Verdickung der Haut an den betroffenen Stellen, die zu einem Spannungsgefühl führt. Dazu kann die Haut schuppig abschilfern.

Durch den heftigen Juckreiz sind fast immer blutige Kratzspuren zu sehen. Das Kratzen lindert den Juckreiz aber nicht, sondern verstärkt ihn häufig sogar.

Werden die Bläschen aufgekratzt, nässt das Ekzem, und beim Trocknen des Sekretes bilden sich gelbliche Krusten.

Beim Kratzen besteht auch die Gefahr, dass Krankheitskeime in die Wunde gelangen. In diesen Fällen können bakterielle Entzündungen hinzukommen, die das bereits geschwächte Immunsystem zusätzlich belasten.

Die Neurodermitis-Symptome können dauerhaft vorhanden sein, sie können aber auch phasenweise auftreten, wobei dazwischen völlig beschwerdefreie Zeiten liegen können.

Häufig werden die Symptome durch einen individuellen Reizfaktor immer wieder hervorgerufen. Das kann Kummer sein, Stress in der Schule oder auch ein bestimmtes Nahrungsmittel. Aber auch wenn der Auslöser bekannt ist, kann man ihn nicht immer meiden.

Bei manchen Kindern verstärkt sich die Krankheit immer zur gleichen Jahreszeit – manchmal im Sommer, bei anderen Kindern im Winter, das ist ganz unterschiedlich. Es gibt Kinder, deren Haut bei Sonnenbestrahlung explodiert, bei anderen wird die Haut durch Sonnenbäder völlig reizfrei. Das Gleiche gilt für Solarien.

Baden verstärkt den Juckreiz häufig, am schlimmsten ist dabei chlorhaltiges Wasser in Schwimmbädern. Abwaschen mit kaltem Wasser kann den Juckreiz aber – wenigstens vorübergehend – lindern.

Das Material der Kleidung hat starken Einfluss auf das Ekzem. Wolle wird kein Neurodermitis-Kind auf der Haut akzeptieren. Problemlos vertragen werden im allgemeinen Baumwollunterwäsche und Wäsche aus Seide – die hat zusätzlich einen angenehm kühlenden Effekt.

Problematisch sind auch diverse chemische Appreturen in neuen Kleidungsstücken. Die Kleider sollten daher vor dem ersten Anziehen mindestens einmal gewaschen werden.

Auch Waschmittel können die Symptome verstärken (sehr individuell). Am besten verwenden Sie Waschmittel auf Neutralseife-Basis, so sparsam wie möglich. Die Kleider von Ekzem-Kindern dürfen auf keinen Fall mit Weichspülern behandelt werden!

Zur Behandlung

Die Behandlung bei Neurodermitis muss immer in zwei Richtungen zielen:

- Linderung der aktuellen Symptome
- Behandlung der Gesamtsituation des Organismus, auf deren Basis die Neurodermitis entsteht (Konstitutionstherapie des Lymphatismus bzw. der Skrofulose)

Beide Elemente sind gleich wichtig und müssen so aufeinander abgestimmt werden, dass sie sich gegenseitig ergänzen. Symptomlindernde Maßnahmen allein verbessern die konstitutionelle Situation nicht, und eine Konstitutionstherapie allein benötigt sehr viel Zeit, bis die Symptome nachlassen.

Es muss aber an dieser Stelle nochmals darauf hingewiesen werden, dass eine symptomunterdrückende Behandlung zwar den Juckreiz und die Entzündungszeichen der Neurodermitis vorübergehend lindert, die konstitutionelle Basis dieser Krankheit aber zusätzlich verschlechtert! Bei der Neurodermitis sind es vor allem die Kortisonsalben, aber auch neue Präparate mit den Wirkstoffen Pimecrolimus (Handelsnamen: Elidel, Douglan) und Tacrolimus (Handelsname: Protopic), die stark unterdrückend wirken. Die meisten Eltern von Neurodermitis-Kindern haben die Erfahrung bereits gemacht, dass die Hautsymptome durch eine dieser Salben rasch nachlassen, eventuell auch verschwinden, aber sobald die Salbe weggelassen wird, treten die Symptome wieder auf – meistens schlimmer als zuvor. Das führt in einen Teufelskreis, bei dem der Eindruck entsteht »einmal Kortison – immer (mehr) Kortison«.[39] Dies ist ein großes Problem beim Umstieg auf eine naturheilkundliche Behandlung der Neurodermitis. Denn der Weg aus diesem Teufelskreis führt meistens über eine vorübergehende Verschlechterung des Hautzustandes, wobei nicht vorhersehbar ist, wie lange es dauert, bis eine Besserung eintritt. Das kann eine harte Zeit für das Kind und seine Eltern sein.

Ernährung
Eine Anpassung der Ernährung an die individuellen Lebensmittelunverträglichkeiten des Kindes ist unumgänglich und eine der wichtigsten Säulen der Behandlung.

Es gibt zwar keine allgemeine Standarddiät für Neurodermitis-Kinder, aber die folgenden Nahrungsmittel und -bestandteile sind bei dieser Krankheit grundsätzlich als problematisch anzusehen. Sie sollten daher gemieden oder zumindest stark eingeschränkt werden:
- Nahrungsmittelzusatzstoffe (Aroma-, Farb- und Konservierungsstoffe, Geschmacksverstärker, Stabilisatoren, Emulgatoren)
- Milch, aromatisierte und gezuckerte Milchprodukte (Fruchtjoghurts) und Milchmixgetränke (Kakao). Naturjoghurt in kleinen Mengen sowie Butter und Sahne sind meist unproblematisch.
- Gewürzte Wurstwaren (Frankfurter/Wienerli, Lyoner, Salami)
- Zucker und Süßigkeiten
- Zucker- und aromahaltige Getränke (Eistee, Limonaden, Cola, Mixgetränke)

---

39 Das gilt genauso auch für die anderen genannten Wirkstoffe.

- Weizenmehlprodukte sollten vorübergehend durch Dinkelmehlprodukte (möglichst aus biologischem Anbau) ersetzt werden. (Achtung: Dinkel wird wegen des gesteigerten Bedarfs bei der Verarbeitung gerne mit Weizen gestreckt. Also genau nachfragen bzw. in zuverlässigen Bioläden einkaufen). Bei Kindern im Flaschen- und Breialter wird am besten auf Reisnahrung umgestellt.
- Haselnüsse, Erdnüsse und Walnüsse
- Zitrusfrüchte (einheimische Obst- und Gemüsesorten werden meist gut vertragen)¨

Eine Ernährungsumstellung nach den oben aufgeführten Empfehlungen entlastet das Lymphsystem und bringt rasche Besserung.

Es ist wenig sinnvoll, einen allgemeingültigen Zeitrahmen der Ernährungsumstellung anzugeben. Die Strenge und Dauer der Diät ist abhängig vom Alter des Kindes, dem Krankheitsverlauf und nicht zuletzt auch vom Wohlwollen des Kindes. Da bei dieser Erkrankung psychischer Druck eine Rolle spielt, sind diätetische Einschränkungen immer eine gewisse Gratwanderung. Bei Kleinkindern thematisiert man sie am besten möglichst wenig; mit größeren Kindern kann man eine zeitlich begrenzte Vereinbarung treffen, etwa über ein oder zwei Monate (Grundlegendes und Erklärungen dazu finden Sie im Kapitel »Ernährung«, Seite 303).

Juckreizlindernde Maßnahmen

Ein altes juckreizlinderndes Hausmittel sind Abwaschungen mit Essigwasser: Ein Esslöffel Obstessig auf einen Liter lauwarmes Wasser geben und damit die juckenden Hautstellen abwaschen. Dies kann beliebig oft wiederholt werden.

Für juckreizlindernde Waschungen kann auch ein Aufguss mit Labkraut verwendet werden: Zwei Esslöffel des Echten Labkrauts (Galium verum) oder des Klettenlabkrauts (Galium aparine) mit einem Liter kochendem Wasser übergiessen, zehn Minuten ziehen lassen, dann abseihen. Wenn diese Zubereitung auf akzeptable Temperatur abgekühlt ist, kann man die juckenden Hautstellen damit abwaschen. Auch diese Waschung kann beliebig oft wiederholt werden.

Labkraut-Abwaschungen lindern nicht nur den Juckreiz, sondern sie haben zusätzlich eine konstitutionell stabilisierende Wirkung. Das Labkraut gehört nämlich zu den Heilpflanzen, die das Lymphsystem darin unterstützen, die reizenden Stoffwechselprodukte über die natürlichen Ausscheidungsorgane aus dem Körper zu befördern. Labkrauttee kann man zu diesem Zweck auch innerlich anwenden. Weil diese Heilpflanze allein nicht so gut schmeckt und deshalb von Kindern nicht gerne getrunken wird, kann man folgende Kräutermischung verwenden:

Echtes Labkraut (Hb. Galii veri)

Feldstiefmütterchenkraut (Hb. Violae tricoloris)

Melissenblätter (Fol. Melissae)

Zu gleichen Mengen mischen.

Davon 1 Teelöffel pro ¼ Liter Wasser nehmen, mit kochendem Wasser übergießen und fünf Minuten ziehen lassen. Von dem Aufguss zwei bis drei Tassen pro Tag trinken.

Diese Heilkräutermischung hat nicht nur eine juckreizlindernde Wirkung, sondern kann durch ihre Lymphwirkung auch die konstitutionelle Situation des Kindes verbessern und entfaltet damit eine echte Heilwirkung – sie muss allerdings über längere Zeit genommen werden.

Die gute und nicht-unterdrückende juckreizlindernde Wirkung von Labkraut hat uns veranlasst, eine Rezeptur für eine *Galium-Körperlotion* zu entwickeln, die von der Amidor-Naturkosmetik[40] hergestellt und vertrieben wird. Dieses Kosmetikum enthält neben Labkrauttinktur die biochemischen Mittel Natrium phosphoricum (Schüßler-Salz Nr. 9) und Natrium sulfuricum (Schüßler-Salz Nr. 10) und hat sich zur Pflege jeder Ekzem-Haut und zur Linderung von Juckreiz seit vielen Jahren bewährt.

Reizlindernd wirkt auch gutes, kalt gepresstes Olivenöl, mit dem die Haut eingerieben wird. Allerdings sollte man aus den Gründen, die im folgenden Abschnitt beschrieben werden, auch mit Olivenöl und anderen Hautölen sehr sparsam umgehen.

Eine grundsätzliche Bemerkung zum Thema Salben

Die bisher beschriebenen Zusammenhänge zeigen, dass die Symptome der Neurodermitis sich zwar auf der Haut zeigen, aber ihre Ursachen in anderen Bereichen zu suchen sind. Sie entsteht im Inneren des Organismus und »schlägt nach außen«, wie es im Begriff Ausschlag bildhaft zum Ausdruck kommt. Aus diesem Grund kann eine von außen wirkende Behandlung mit Salben nur eine lindernde Begleitmaßnahme sein, die eine innerliche Behandlung unterstützen sollte. Sie kann und darf niemals die einzige Therapiemaßnahme sein! Wie bereits gesagt wurde, besteht bei jeder äußerlichen Behandlung sogar die Gefahr, dass der im Ekzem zum Ausdruck kommende Ausscheidungsprozess unterdrückt wird. In der Naturheilkunde werden Salben daher nur sehr sparsam eingesetzt. Nach Möglichkeit werden keine Salben verordnet, sondern man behandelt ausschließlich innerlich. Sie werden vielleicht der Meinung sein, dass die empfindliche, trockene Haut eines

---

40 Adresse im Anhang.

Neurodermitis-Kindes wenigstens mit Fettsalben gepflegt werden sollte. Dies mag auf den ersten Blick sinnvoll erscheinen, lässt aber einen wichtigen Rückkoppelungsmechanismus der Haut außer Acht: Das Einfetten von außen verringert die Eigenproduktion von Hautfett und Feuchtigkeit im Laufe der Zeit immer mehr. Jedes Organ, das nicht gefordert wird, verkümmert, und seine Leistung wird zunehmend schwächer. Das ist bei den Hautdrüsen nicht anders als bei einem Bein, das nach einem Knochenbruch über mehrere Wochen mit einem Gips ruhiggestellt wurde und dann erst mühsam wieder auftrainiert werden muss. Auch wenn es paradox klingen mag: Haut, die reichlich mit Fettsalben gepflegt wird, wird im Laufe der Zeit immer trockener und kommt irgendwann gar nicht mehr ohne Fettsalbe aus.

Bei nicht wenigen Kindern verstärkt sich der Juckreiz sogar dramatisch, wenn in Phasen akuter Hautreizung Fettsalben eingerieben werden.

Aus diesen Gründen sollte bei der Behandlung der Neurodermitis die Anwendung von Salben auf das absolute Minimum beschränkt werden, wobei natürlich nicht übersehen werden darf, dass Neurodermitis-Haut nicht normal reagiert und daher wesentlich intensivere Pflege braucht als gesunde Haut.

Einige Anmerkungen zu Elidel & Co.
Als relativ junge Entwicklung der Pharmaindustrie werden von Kinderärzten zunehmend Salben mit den Wirkstoffen *Pimecrolimus* (Handelsnamen: Elidel; Douglan) bzw. *Tacrolimus* (Handelsname: Protopic) verschrieben – häufig mit dem Hinweis, diese Salben enthielten kein Kortison. Das stimmt zwar, aber die grundsätzliche Wirkungsweise von Pimecrolimus und Tacrolimus ist den Kortikoiden sehr ähnlich: Sie unterdrücken Immunreaktionen der Haut, ohne Einfluss auf die Ursachen der allergischen Reaktion zu nehmen. Damit entstehen durch diese Salben die bereits im Kapitel »Entzündung« beschriebenen Probleme des Orts- und Strategiewechsels des Krankheitsherdes (siehe Seite 37ff.).

Die immununterdrückende Wirkung führt zu einer verstärkten Anfälligkeit des gesamten Körpers für Infektionen, woraus erkennbar wird, dass der Wirkstoff nicht nur lokal wirkt, sondern über die Haut in den Körper aufgenommen wird. Weiterhin besteht für Pimecrolimus der Verdacht, eine Rolle bei der Entstehung von Krebserkrankungen zu spielen. Für Kinder unter zwei Jahren ist Pimecrolimus nicht zugelassen! Sie sehen: Kortisonfrei muss nicht zwangsläufig auch harmlos sein.

Konstitutionstherapie
Mit den im Kapitel »Lymphatismus«, Seite 87, beschriebenen Maßnahmen kann die zugrundeliegende konstitutionelle Situation verbessert werden. Häufig wird

dies allein jedoch nicht ausreichen, da es sich bei Neurodermitis um ein sehr komplexes Krankheitsbild handelt. In diesem Fall sollte ein erfahrener, naturheilkundlich arbeitender Therapeut die Behandlung übernehmen. So begrüßens- und unterstützenswert Eigeninitiative für die Gesundheit grundsätzlich ist, muss bei dieser Erkrankung vor Selbstmedikation mit Komplexpräparaten gewarnt werden. Dies gilt auch für die in Apotheken und Drogerien angebotenen speziellen »Neurodermitis-Mittel«. Die Symptome der Neurodermitis können sich durch diese Mittel sogar verschlimmern und die Gesamtsituation wird noch komplizierter.

Hinweis für Therapeuten

Gute Erfahrungen macht man bei Neurodermitis mit der *Eigenbluttherapie*. In unserer Praxis setzen wir Eigenblut in der homöopathischen Potenz C6 ein. Für deren Herstellung entnimmt man mit einem Hämostilett ein Tröpfchen Blut aus dem Ohrläppchen, verdünnt dieses in 100 Tropfen (ca. 3 ml) Ethanol, 40% verdünnt, und potenziert es anschließend durch 100 Schüttelschläge zu C1. In einer Apotheke lässt man dann mit einem entsprechenden Rezept aus dieser Potenz C1 die weitere Potenzierung zu C6 durchführen; davon lässt man 20 ml herstellen. Der Patient nimmt davon jeden Morgen vor dem Frühstück 5 Tropfen ein. Wenn die 20 ml Eigenblut C6 fast aufgebraucht sind, kann man aus dem verbliebenen Rest Eigenblut C7 herstellen und in gleicher Dosierung weitergeben. Dies lässt sich in gleicher Weise in höheren Potenzstufen weiterführen, gegebenenfalls über mehrere Jahre.

Als weitere Verstärkung kann man dem potenzierten Eigenblut zusätzlich eine Ampulle *Folliculi lymphatici aggregati D6* (Wala) beimischen.

Sollte sich mit Eigenblut nicht der gewünschte Erfolg einstellen, kann auch *Eigenurin*, ebenfalls als homöopathische Potenz eingesetzt werden.

Bronchialasthma (Asthma bronchiale)

Es werden verschiedene Formen des Bronchialasthmas unterschieden. Die wichtigsten sind:

- Allergisches Asthma
- Infektasthma
- Belastungsasthma

Beim allergischen Asthma sind es bestimmte Stoffe, aber auch Kälte, die einen Asthmaanfall auslösen. Beim Infektasthma kommt es im Rahmen von Infekten der

Atemwege (fieberhafte Erkältungen, grippale Infekte, Mandelentzündung, Nasen-nebenhöhlenentzündung) zu asthmatischen Zuständen, und beim Belastungs-asthma führen körperliche Anstrengungen zu den weiter unten beschriebenen Ver-krampfungen (Spastik) der kleinen Bronchien. Begünstigt wird dies zusätzlich durch kalte Atemluft. Belastungsasthma bereitet Kindern vor allem beim Sport Probleme und kann die körperliche, aber auch geistige Leistungsfähigkeit stark einschränken.

Allen Asthmaformen liegt eine Fehlsteuerung in der Spannung der Ringmus-kulatur der kleinen Äste der Bronchien (Bronchiolen) zugrunde, kurz bevor diese in die Lungenbläschen münden. Hier kommt es zu Verkrampfungen, die zur Ab-schnürung des Luftweges führen. Erschwerend kommt hinzu, dass sich sehr zäher, trockener Schleim bildet, der nur schwer abgehustet werden kann. Diese beiden Mechanismen führen zusammengenommen zu den typischen Asthmasymptomen, die mit sehr unterschiedlicher Intensität und Dauer auftreten können. Es kann sich um ein vorübergehendes Beklemmungs- oder Engegefühl im Brustkorb mit Atem-not und Reizhusten handeln, das sich nach wenigen Minuten wieder normalisiert. Es kann aber auch als schwerer Asthmaanfall auftreten, der ein sofortiges notfall-medizinisches Eingreifen nötig macht. Typisch bei asthmatischen Zuständen ist, dass vor allem die Ausatmung behindert ist, was zu einer Überblähung der Lunge führt. Chronisch asthmakranke Personen haben daher häufig einen deutlich ver-größerten Brustkorb (Fassthorax) und hochgezogene Schultern.

Beim Asthmatiker entstehen in der Lunge typische pfeifende und quiet-schende[41] Atemgeräusche, die man oft schon mit dem bloßen Ohr hören kann. Mit dem Stethoskop hört man sie über der Lunge auch bei sehr leichten asthmatischen Zuständen. Die Geräusche entstehen durch die zähen Schleimfäden, die wie Gi-tarrensaiten in der Strömung der Atemluft schwingen.

Bei einigen Säuglingen und Kleinkindern treten die beschriebenen Verkramp-fungen der Bronchiolen im Verlauf einer Bronchitis auf. Man spricht in einem sol-chen Fall von einer spastischen Bronchitis. Dies ist zwar noch kein echtes Bron-chialasthma, sollte aber als Vorstufe betrachtet werden, denn die asthmatypische Krampfneigung der Bronchiolen ist bereits vorhanden.

Wie schon erwähnt, liegen allen Asthmaformen Fehlsteuerungen zugrunde, bei denen mehrere Elemente beteiligt sind. Die konstitutionelle Basis ist fast aus-nahmslos Lymphatismus bzw. Skrofulose, was zusätzlich durch eine Regulations-störung im vegetativen Nervensystem verstärkt wird. Diese Störung zeigt sich in übersteigerter Krampfbereitschaft. Asthmaerkrankungen sind immer multifakto-rielle Geschehen; sie entstehen auf der Basis mehrerer Ursachenfaktoren, werden

41 Fachausdruck: Giemen und Pfeifen.

aber häufig durch einen auslösenden Reiz in Gang gesetzt. Diese Vielschichtigkeit muss sich auch in der Behandlung widerspiegeln.

Diagnostisch sollten folgende Belastungsfaktoren abgeklärt (und gegebenenfalls behandelt) werden:

- Impfbelastungen (besonders Masern- und Grippeimpfung)
- Belastung mit Chemikalien (Schwermetalle wie Quecksilber aus Amalgamfüllungen, Impfstoffzusätze, Lebensmittelzusatzstoffe)
- Lebensmittelunverträglichkeiten
- Fehlerhafte Symbionten-Besiedelung der Schleimhäute (besonders des Darms), auch mit Pilzen (besonders Candida albicans)
- Psychische Belastungsfaktoren

Asthma-Kinder reagieren extrem sensibel auf Rauch und andere Luftverschmutzung.

Behandlungshinweise
Das Behandlungskonzept für ein asthmakrankes Kindes besteht immer aus zwei Komponenten:

- Linderung der aktuellen Symptome
- Konstitutionstherapie über lange Zeiträume

Die Behandlung der Symptome hängt stark vom Schweregrad der Krankheit und vom aktuellen Zustand des betroffenen Kindes ab. Da ein schwerer Asthmaanfall lebensbedrohlich ist, muss in diesem Fall eine schulmedizinische Notfall- oder Akuttherapie im Vordergrund stehen, die dem Kind das Atmen so schnell wie möglich wieder erleichtert. Hierzu sind stark wirksame Medikamente notwendig, die nicht durch naturheilkundliche Maßnahmen ersetzt werden können und deren unerwünschte Neben- und Folgewirkungen deshalb, zumindest zeitweise, in Kauf genommen werden müssen! Aber auch in leichteren Fällen ist es häufig notwendig, Bronchien-entkrampfende und -erweiternde Medikamente (meist als Spray) entweder regelmäßig oder zumindest im Falle einer akuten Atemnot einzusetzen. Bei leichteren Erkrankungen ist es gut möglich und auch sinnvoll, die schulmedizinische Behandlung mit der Naturheilkunde zu kombinieren. Es gibt zwar auch pflanzliche und homöopathische Mittel, mit denen man leichtere Asthmazustände symptomatisch lindern kann, aber in vielen Fällen sind diese Mittel allein nicht ausreichend wirksam.

Die Stärken der Naturheilkunde liegen in der Stabilisierung der konstitutionellen Situation mit dem Ziel, die Neigung zur asthmatischen Krankheitsbereitschaft zu reduzieren bzw. nach Möglichkeit aufzuheben. Dies kann mit schulmedizinischen Maßnahmen nämlich nicht erreicht werden. Dabei bildet die Behandlung des Lymphatismus den Kern der Konstitutionstherapie. Auch hat die Anpassung der Ernährung einen enormen Stellenwert. Die wichtigsten zu meidenden Nahrungsmittel sind im Kapitel »Ernährung« aufgeführt (siehe Seite 303).

Die Behandlung eines Asthmakindes gehört unbedingt in die Hand eines erfahrenen, naturheilkundlich arbeitenden Arztes oder Heilpraktikers. Er sollte ein langfristiges Konzept erarbeiten, das sowohl die Akut- als auch die Konstitutionstherapie berücksichtigt.

Im Folgenden werden einige bewährte pflanzliche und homöopathische Mittel aufgeführt, die – in Absprache mit Ihrem Therapeuten – Bestandteil eines Therapiekonzeptes für Ihr Kind sein können.

Die Krampfbereitschaft der Bronchien kann mit folgenden Pflanzen reduziert werden:

*   *Gänsefingerkraut* (Potentilla anserina): Für einen Aufguss wird das Kraut (Hb. Anserinae) verwendet.
*   *Zitronenmelisse* (Melissa officinalis): Verwendet werden die Melissenblätter (Fol. Melissae). Melisse wirkt nicht nur entkrampfend, sondern gleicht auch das vegetative Nervensystem aus. Sie verhilft des Weiteren zu einem fröhlichen Gemüt.

Hier ein Vorschlag für eine Teemischung, die schleimlösende, lungenstärkende, krampflösende und lymphstabilisierende Wirkungen hat:
Königskerzenblüten (Flor. Verbasci)
Knotiges Braunwurzkraut (Hb. Scrophulariae nod.)
Gänsefingerkraut (Hb. Anserinae)
Melissenblätter (Fol. Melissae)
Die Kräuter zu je 25 g mischen.
Zubereitung als Aufguss 10 Minuten ziehen lassen; davon soll das Kind 2–3 kleine Tassen pro Tag trinken – über 6 Wochen.

Entkrampfende Mittel aus der Homöopathie
*   *Magnesium phosphoricum D6* (= Schüßler-Salz Nr. 7): Allgemeines Krampfmittel, auch bei Unruhezuständen. Die Tabletten können gut in dem oben genannten Tee aufgelöst werden: 5 Tabletten pro Tasse.
*   *Ephedra D6:* Bei chronischen Bronchialerkrankungen mit Verkrampfungen, auch mit Kreislauflabilität.
*   *Cuprum metallicum D6:* Allgemeines Krampfmittel. Eine günstige Kombination von Kupfer (Cuprum metallicum) mit der oben genannten Melisse wird

von der Firma Weleda hergestellt: Melissa Cupro cultum Rh D3 (alkoholfreie Zubereitung).

- *Grindelia D4:* Bei Asthma mit sehr zähem, schwer abzuhustendem Schleim. Aktiviert die Immun- und Entgiftungsfunktionen der Milz. Grindelia hat auch lymphstabilisierende Wirkungen.
- *Kalium chloratum D6* (= Schüßler-Salz Nr. 4): Löst und verflüssigt festsitzenden Schleim, wo immer er im Körper vorkommt.

Nun folgen noch einige bewährte Komplexmittel, die bei Bedarf durch Zumischung von weiteren Bestandteilen an die spezielle Situation Ihres Kindes angepasst werden können:

- *Yerba Santa Komplex* (Nestmann): Dosierung: Kinder von 1 bis 5 Jahren: 3 x täglich 5 Tropfen verdünnt; Kinder von 5 bis 10 Jahren: 3 x täglich 10 Tropfen verdünnt.
- *Deas* (Pekana): Dosierung: Kinder von 1 bis 5 Jahren: 3 x täglich 5 Tropfen verdünnt; Kinder von 5 bis 10 Jahren: 3 x täglich 10 Tropfen verdünnt.

Hinweise für Therapeuten

Gute Erfahrungen macht man auch bei Kindern mit Asthma bronchiale oder chronischer spastischer Bronchitis mit der *Eigenblut- bzw. Eigenurin*-Behandlung in homöopathischer Zubereitung, wie sie unter Neurodermitis beschrieben ist.

Von den nicht-medikamentösen Verfahren der Naturheilkunde bewährt sich bei Asthma bronchiale das trockene Schröpfen auf dem Rücken des Brustkorbes, das Baunscheidtverfahren und ganz besonders die Akupunktur mit ihren verwandten Methoden, wie Meridianmassage oder Akupunktmassage.

Ob und in welcher Intensität man diese Methoden anwenden kann, hängt stark vom Alter, Mut und der Bereitschaft zur Mitarbeit des Kindes ab; vor allem, wenn Nadeln zur Anwendung kommen. Ab dem Schulalter sind die genannten Methoden aber für die meisten Kinder kein Problem mehr, zumal sie recht schnell merken, dass es ihnen hilft.

Häufige Krankheiten bei Kindern

Wir kommen nun zur Besprechung typischer akuter und chronischer Kinderkrankheiten, die auf der Basis des Lymphatismus entstehen.

Erkältungskrankheiten

Die häufigsten akuten Erkrankungen von Kindern werden Erkältungen genannt, im Fachjargon auch unspezifische katarrhalische Infekte. Manchmal spricht man auch (nicht ganz korrekt) von grippalen Infekten.

Typische Symptome dabei sind: Schnupfen, Kopfschmerzen, Halsschmerzen, Heiserkeit und Husten, die für zwei bis drei Tage auch mit Temperaturerhöhung oder Fieber einhergehen können. Manchmal kommen, besonders bei Kindern unter fünf Jahren, auch Ohrenschmerzen dazu.

Als Auslöser dieser Symptome gelten Erkältungsviren, von denen es hunderte verschiedene Arten gibt und die besonders in der kalten Jahreszeit überall aufzufangen sind. Überall, wo jemand niest oder hustet, kann man davon ausgehen, dass es in der Atemluft nur so von Viren wimmelt. Und trotzdem bekommt nicht jeder, der diese Luft einatmet, einen Infekt. Es ist also auch in diesem Fall wieder so, dass die Viren nur ein Faktor unter vielen sind und dass die Bereitschaft, einen Infekt zu entwickeln, in erster Linie davon abhängt, in welchem Zustand sich die Abwehrsysteme des Körpers befinden. Sind diese nicht stabil genug, wird es für den Organismus notwendig, sie durch einen vorübergehenden Feuerprozess zu reorganisieren, wie es im Kapitel »Entzündung«, Seite 27, beschrieben wurde. Und die oben erwähnten Symptome sind die fühlbaren Erscheinungen dieses biologisch sinnvollen Abwehrprozesses, den man naturheilkundlich gut unterstützen kann, aber nicht unterdrücken sollte.

Die Symptome von Erkältungen treten meistens zusammen, aber mit unterschiedlichen Schwerpunkten auf. So kann es sein, dass sich bei einem Kind die Symptome auf den Nasen- und Rachenraum konzentrieren, während ein anderes Kind schwerpunktmäßig mit Husten reagiert.

In den ersten Lebensjahren gehört die Bewältigung von Erkältungskrankheiten zum natürlichen Trainingsprogramm des sich entwickelnden Immunsystems. In dieser Zeit ist eine gewisse Abwehrschwäche noch völlig normal. Mit der Ausreifung des Darmlymphsystems wird sich eine allgemeine Stabilität entwickeln.

Schnupfen

Erste Zeichen eines akuten Infektes sind trockene, gereizte Schleimhäute mit Kitzeln in der Nase, häufigem Niesen, Kratzen im Hals, häufigem Räuspern und trockenem Reizhusten. Eine Linderung der Symptome bewirkt:

- *Ferrum phosphoricum D12* (homöopathische Globuli oder Schüßler-Salz Nr. 3): Globuli: jede halbe Stunde 3 Kügelchen, Tabletten: jede halbe Stunde 1 Tablette. Vor allem für kleinere Kinder bietet sich die Auflösung der Tabletten in Wasser oder Tee an; schluckweise trinken lassen.

Bewährte Teezubereitungen:
- *Lindenblüten:* In der Standardzubereitung als Aufguss (siehe Anhang Seite 323). Möglichst warm trinken.
- *Ingwerwurzel:* Für eine Tasse ein circa 1 cm großes Stück der frischen Wurzel[42] schälen, klein schneiden und mit siedendem Wasser übergießen. Abgedeckt 10 Minuten ziehen lassen. Etwas Honig zugeben und möglichst heiß trinken.

Äußere Anwendungen:
- Senfmehlfußbad (siehe Seite 61)
- Schwitzbad (siehe Seite 60)

Diese Wasser-Anwendungen sind geeignet für Kinder ab dem Kindergartenalter. Sie sind sehr wirkungsvoll bei unangenehmem Frösteln und allgemeinem Kältegefühl. Bei Fieber sollte man sie aber nicht anwenden.

Im zweiten Stadium eines Erkältungsinfektes setzt reichliche Schleimbildung ein. Zunächst ist der Schleim zäh und lässt sich deshalb schlecht ausschneuzen bzw. abhusten. Dieses Stadium ist der unangenehmste Teil eines Infektes, weil meist Kopfschmerzen bzw. -druck auftreten und die Nasenatmung behindert ist. Die Schleimhautschwellung und der zähe Schleim verlegen häufig auch die Eustachische Röhre und führen so zu Druckgefühl auf den Ohren, manchmal auch zu Ohrenschmerzen.

Wichtigstes Therapieziel in diesem Stadium ist die Schleimlösung:
- *Kalium chloratum D6* (homöopathische Globuli oder Schüßler-Salz Nr. 4): Globuli: alle 1–2 Stunden 5 Kügelchen, Tabletten: alle 1–2 Stunden 1 Tablette.

Bei Säuglingen und Kleinkindern ist der Holunder in homöopathischer Form das wichtigste Schnupfenmittel:
- *Sambucus-D2*-Globuli: alle 1–2 Stunden 3 Kügelchen.

---

42 Gibt es im Lebensmittelhandel zu kaufen.

Bewährte Teezubereitungen:
- *Holunderblüten:* In der Standardzubereitung als Aufguss (siehe Anhang Seite 323). Möglichst warm trinken.
- *Thymiankraut:* In der Standardzubereitung als Aufguss (siehe Anhang Seite 323).

Äußere Anwendungen:
- *Kopfdampfbad* mit Holunderblüten (2 Esslöffel auf circa einen Liter Wasser) Anwendung siehe Kapitel »Äußerliche Anwendungen«, Seite 58.

Empfehlenswerte Nasensprays:
- *Euphorbium comp. Nasenspray* (Heel)
- *Arum Nasentropfen* (Nestmann)

Für Säuglinge und Kleinkinder:
- *Schnupfencreme* (Weleda)
- *Nasenbalsam für Kinder* (Wala)

Biologische Nasensprays fördern das Abschwellen der Nasenschleimhaut vor allem durch eine Anregung des Lymphabflusses. Sie haben eine schwächere Sofortwirkung als Sprays mit den abschwellenden Wirkstoffen Xylometazolin, Oxymetazolin, Tramazolin (Handelsnamen: Vividrin, Otriven, Nasivin, Olynth, Rhinospray), die eine Drosselung der Schleimhautdurchblutung bewirken und damit eine rasche Abschwellung erzwingen. Dies hat zwar eine angenehm lindernde Sofortwirkung, jedoch ist die Schwellung der Nasenschleimhaut ein wichtiges und notwendiges Element des entzündlichen Heilungsprozesses. Wird dieses unterdrückt, ebnet man damit den Weg in ein chronisches Stadium. Die Anwendung abschwellender Nasentropfen sollte sich daher – sofern überhaupt notwendig – auf wenige Tage beschränken.

Für hartnäckige Fälle finden sich weitere Behandlungsempfehlungen bei den jeweiligen Symptomen (Husten, Ohrenschmerzen, Kopfschmerzen).

Nach drei bis vier Tagen bekommt der Schleim eine gelb-grünliche Färbung und löst sich leichter; er ist nun leichter auszuschneuzen bzw. abzuhusten.

Die gelb-grünliche Färbung kommt durch Schleimhaut- und Abwehrzellen sowie Schleimhautbakterien zustande, die bei dem entzündlichen Abwehrgeschehen als Abfallprodukt anfallen. Die Färbung ist eine völlig normale Erscheinung dieses Entzündungsstadiums und nicht (wie manchmal erzählt wird) ein Zeichen dafür, dass jetzt gefährliche Bakterien im Spiel sind. Es ist daher unsinnig, jetzt ein Antibiotikum einzusetzen!

In diesem Stadium ist eine Behandlung, die über die unten beschriebenen Mittel zur allgemeinen Abwehrsteigerung hinausgeht, meist nicht mehr nötig.

Nur bei lymphatischen Kindern, die dazu neigen, Infekte über längere Zeit hinzuziehen, kann es sinnvoll sein, das Stadium des gelb-grünen Schleims zu einem raschen und erfolgreichen Ende zu führen:

- *Kalium sulfuricum D6* (homöopathische Globuli oder Schüßler-Salz Nr. 6)

Einige Mittel zur allgemeinen Abwehrsteigerung bei akuten Infekten sind:
- *Umckaloabo Tropfen* (Spitzner): 3–5 x täglich 10–20 Tropfen (altersabhängig).
- *Esberitox Tabletten* (Scharper & Brümmer): 3–5 x täglich 1–2 Tabletten lutschen.
- *Geranium robertianum Urtinktur* (Stinkender Storchschnabel): 3–5 x täglich 5–10 Tropfen.
- *Echtrosept Tropfen oder Tabletten* (Weber & Weber): Dosierung, wie auf dem Beipackzettel angegeben.

Diese Therapieempfehlungen können bei jeder Erkältungskrankheit angewendet werden. Zusätzliche Behandlungsmöglichkeiten bei folgenden Symptomen:

Kopf- und Gliederschmerzen
Bei Kopfdruck oder -schmerzen, die im Verlauf eines Erkältungsinfektes auftreten:
- *Gelsemium D6* Globuli: Stündlich 3 Kügelchen, bis die Kopfschmerzen nachlassen.

Komplexmittel bei Kopf- und Gliederschmerzen:
- *Nisylen* Tabletten (DHU): Alle 2 Stunden 1 Tablette lutschen bis zur Besserung der Beschwerden, danach bis zum völligen Abklingen der Symptome 3 x täglich 1 Tablette.

Bewährte Teezubereitungen:
- *Lindenblüten:* In der Standardzubereitung als Aufguss (siehe Anhang Seite 323). Möglichst warm trinken.
- *Ingwerwurzel:* Für eine Tasse ein circa 1 cm großes Stück der frischen Wurzel [43] schälen, klein schneiden und mit aufgekochtem Wasser übergießen. Abgedeckt 10 Minuten ziehen lassen. Etwas Honig zugeben und möglichst heiß trinken.

---

43 Gibt es im Lebensmittelhandel zu kaufen.

Äußerliche Anwendungen:
- Ansteigende Fußbäder (siehe Seite 54)
- Essigabwaschungen (siehe Seite 52)

Noch ein wichtiger Hinweis in diesem Zusammenhang: Gegen die Symptome der beschriebenen Infekte werden häufig Präparate mit dem Wirkstoff Acetylsalicylsäure (ASS) eingesetzt (z.B. Aspirin, Aspirin akut). Diese lindern zwar rasch die Symptome, die im Zusammenhang mit einem Infekt auftreten, und senken auch das Fieber. Aber genau damit fallen sie aus bereits mehrfach beschriebenen Gründen dem Organismus bei seiner Selbstheilung quasi in den Rücken.

Schmerzmittel mit den Wirkstoffen Paracetamol, Ibuprofen und Acetylsalicylsäure (ASS) sollten sehr zurückhaltend eingesetzt werden. Ihre unerwünschte entzündungshemmende und fiebersenkende Wirkung behindert den körpereigenen Abwehrprozess. (Das gilt natürlich nicht nur für Kinder, sondern auch für Erwachsene.)

Halsschmerzen

Im Verlauf von Erkältungen treten oft Halsschmerzen bzw. Schmerzen beim Schlucken auf, die meist morgens stärker sind, im Laufe des Tages nachlassen, um abends wieder zuzunehmen.

Schaut man in den Mund, ist die Schleimhaut des Rachens gerötet, und man erkennt kleine inselartige Fleckchen, die rot, aber auch glasig schimmernd die Fläche der übrigen Schleimhaut der hinteren Rachenwand etwas überragen. Dies sind Ansammlungen von abwehraktiven Zellen in der Schleimhaut (Lymphfollikel). Auch die Mandeln sind gerötet, meist jedoch ohne Beläge.

Dies alles sind Merkmale für die Aktivität des Abwehrsystems im Nasen-Rachen-Raum. Es handelt sich noch nicht um eine Mandelentzündung (Tonsillitis), wie sie in einem eigenen Kapitel beschrieben ist, es kann sich jedoch eine solche daraus entwickeln.

Bewährte Komplexmittel:
- *Wybert-Pastillen:* Schmecken angenehm nach Lakritz (Süssholzwurzel), beruhigen den gereizten Rachen und Kehlkopf, lösen den Schleim.
- *Mercurius cyanatus Komplex* Tropfen (Nestmann): Alle 2 Stunden 3–5 Tropfen.
- *Meditonsin* Tropfen (Medice): 3–5 x täglich 10–20 Tropfen (altersabhängig).
- *Tonsiotren* Tabletten (DHU): Alle 2 Stunden 1 Tablette lutschen.
- *Se-onsil* Tropfen (Pekana): Alle 2 Stunden 3–5 Tropfen.

Bitte verwenden Sie die *hier* angegebenen Dosierungen, auch wenn in der Packungsbeilage davon abweichende Angaben stehen sollten!

Bewährte Teezubereitung:
- *Bronchialtee* (Nestmann)

Äußerliche Anwendungen:
- *Salbeitee* zum Gurgeln (nicht schlucken!)
- *Itiris spag.* Salbe (Pekana): Etwas Salbe unter die Ohrläppchen (Kieferwinkel) und sanft nach unten, an den Halsseiten entlang, ausstreichen.

Heiserkeit
Eine belegte, kratzige oder heisere Stimme ist ein Zeichen dafür, dass die Schleimhäute des Kehlkopfes und der Stimmritzen an dem Abwehrprozess beteiligt sind.

Homöopathisches Einzelmittel:
- *Causticum D6* Globuli: Bei stark eingeschränkter Stimme alle 2 Stunden 3–5 Kügelchen.

Pflanzliche Mittel:
- *Kleine Bibernelle* (Pimpinella saxifraga = P. alba): Heilpflanze mit speziellem Wirkungsbezug zur Kehlkopfschleimhaut
- *Bibernellenkraut* Standardanwendung als Teeaufguss
- *Pimpinella alba Urtinktur:* Alle 2 Stunden 5 Tropfen, z. B. im Bronchialtee (Nestmann)
- *Wybert-Pastillen*
- *Salbei-Pastillen*

Fertigpräparat bei Heiserkeit:
- *Arum triphyllum Komplex* Tabletten (Nestmann): Alle 2 Stunden 1 Tablette lutschen.

Husten
Die Bedeutung des Hustens wurde im Kapitel zu den Bronchialerkrankungen ausführlich beschrieben (siehe Seite 167). Die dort aufgeführten Behandlungsempfehlungen haben auch im Bereich der Erkältungen ihre Gültigkeit.

Daher folgen hier ergänzend nur noch einige Fertigpräparate für die Behandlung akuter Erkrankungen mit Husten:

- *Bronchiselect* (Dreluso): Bei trockenem Reizhusten oder zäher Verschleimung mit übermäßigem Hustenreiz, besonders nachts. Je nach Bedarf mehrmals täglich 1 Teelöffel.
- *Huluna Pastillen* (Nestmann): Gute Schleimlösung, dämpft übermäßigen Hustenreiz. Je nach Bedarf mehrmals täglich 1 Pastille lutschen.
- *Cefabronchin Tropfen* (Cefak): Gute Schleimlösung, dämpft übermäßigen Hustenreiz. Je nach Bedarf mehrmals täglich 10 Tropfen in Bronchialtee.
- *Hustenelixier* (Weleda): Trockener Reizhusten. Mehrmals täglich 1 Teelöffel.
- *Yerba Santa Komplex* (Nestmann): Krampfartiger Husten. Alle 2 Stunden 5 Tropfen in Bronchialtee.

Äußere Anwendungen:
- *Plantago Bronchialbalsam* (Wala): Zur nächtlichen Hustenberuhigung etwas Balsam am oberen Rücken (zwischen den Schulterblättern) einmassieren.
- *Kupfersalbe rot* (Wala): Zur nächtlichen Hustenberuhigung etwas Salbe auf die Haut der Fußsohlen auftragen.
- *Essigsöckchen* zur nächtlichen Hustenberuhigung

Anleitung zur Anwendung siehe Kapitel »Äußerliche Anwendungen«, Seite 58.

Ohrenschmerzen

Besonders bei kleinen Kindern bis circa vier Jahre gehören Ohrenschmerzen zu den häufigen Beschwerden im Verlauf von Erkältungen. Sie entstehen dadurch, dass die Schwellung der Schleimhaut in der Eustachischen Röhre, kombiniert mit zähem Schleim (Tubenkatarrh), den Druckausgleich im Mittelohr verhindert. Dieser Druckunterschied führt gemeinsam mit Schleimansammlungen im Mittelohr (Paukenerguss, Mucothympanon) zu schmerzhaften Reizungen und Schwerhörigkeit. Dabei ist der Übergang zwischen Tubenkatarrh und einer Mittelohrentzündung fließend. Die folgenden Behandlungsempfehlungen gelten daher für alle Krankheitszustände mit Ohrenschmerzen.

Behandlungsempfehlungen:
Es stehen zwei homöopathische Mittel im Vordergrund, die Kindern bei der Behandlung akuter, fieberhafter Erkrankungen, besonders in heftigen Anfangsphasen, helfen. Diese Mittel müssen – wie bei allen homöopathischen Mitteln – möglichst präzise zu der Krankheitssituation passen.

- *Aconitum D6*
  Das Kind hat plötzlich einsetzendes hohes Fieber. Oft tritt dies auf, nachdem das Kind trockenem, kaltem Wind oder Zugluft ausgesetzt war. In dieser Situa-

tion ist es blass; es kann aber auch sein, dass das Gesicht rot ist, das Kind aber sofort sehr blass wird, wenn es aufsteht. Es zieht sich ängstlich zurück, ist sehr schwach und möchte nicht berührt werden. Das Kind hat eine trockene Haut, schwitzt also nicht.

- *Belladonna D6*
  Auch hier tritt plötzlich hohes Fieber auf. Das Gesicht ist immer rot oder bläulich-rot. Das Kind ist sehr unruhig, hat einen starren Blick, scheint seine Umgebung gar nicht wahrzunehmen und redet wirres Zeug (Fieberfantasien). Es können Zuckungen und Krämpfe auftreten, weswegen Belladonna auch ein wichtiges Mittel bei Fieberkrämpfen ist. Die Haut des fiebernden Kindes ist in diesem Fall aber feucht, es entwickelt eine dampfende Hitze.

Beide Mittel sind angezeigt bei heftigen, pulsierenden, klopfenden Schmerzen im Ohr.

In vielen Fällen durchläuft eine akut fieberhafte Krankheit erst das (trockene) Aconit-Stadium, das dann recht plötzlich in das (feuchte) Belladonna-Stadium umschlägt. Der Verlauf dieser Phasen kann bei kleinen Kindern sehr schnell sein. So kommt es vor, dass man nur einige Stunden Aconitum geben muss und dann auf Belladonna wechseln sollte. (Deshalb sollten diese beiden Mittel in der Potenzstufe D6 in jeder Hausapotheke vorhanden sein!)

Einnahmeempfehlung:
- *Aconitum D6:* Globuli: jede halbe Stunde 3 Kügelchen, Tabletten: jede halbe Stunde 1 Tablette.
- *Belladonna D6*: Globuli: jede halbe Stunde 3 Kügelchen, Tabletten: jede halbe Stunde 1 Tablette.

Kügelchen oder Tabletten im Mund zergehen lassen, sie können aber auch, in Holunderblütentee aufgelöst, schluckweise getrunken werden. Holunderblüten wirken schleimlösend und regen die Schweißbildung an (= Entgiftung über die Haut).

Wenn das Kind schläft, werden natürlich keine Medikamente gegeben.

Der Schlaf eines kranken Kindes ist heilig!

Man kann immer wieder erleben, dass ein Kind mit hochakuten Ohrenschmerzen nach der Gabe von Aconitum oder Belladonna zur Ruhe kommt und in den Schlaf findet. Am nächsten Morgen ist dann meist das Schlimmste überstanden. Bei Ohrenschmerzen ohne Schnupfen oder mit dünnflüssigem Fließschnupfen:
- *Pulsatilla D4*: Globuli: alle 2–3 Stunden 5 Kügelchen, Tabletten: alle 2–3 Stunden 1 Tablette.

Ohrenschmerzen mit gleichzeitigem Schnupfen:
Bei Stockschnupfen mit zähem Sekret muss ein schleimlösendes Mittel gegeben werden.
- *Kalium chloratum D6*: Globuli: alle 1–2 Stunden 5 Kügelchen, Tabletten: alle 1–2 Stunden 1 Tablette.

Neben diesen homöopathischen Einzelmitteln gibt es für Zustände mit akuten Ohrenschmerzen ein sehr bewährtes Fertigpräparat:
- *Vowen* Tabletten (Weber & Weber): Alle 1–2 Stunden 1 Tablette im Mund zergehen lassen oder in Holundertee aufgelöst schluckweise trinken.

Äußere Anwendungen:
- *Aconit Ohrentropfen* (Wala): Mehrmals täglich einen Tropfen in das schmerzende Ohr träufeln und mit etwas Watte den Gehörgang verschließen.
- *Kamillesäckchen:* Äußerlich auf das Ohr legen, mit einem Stirnband oder Mützchen befestigen. Evtl. zusätzlich milde Wärmezufuhr durch eine Wärmflasche oder ein Kirschsteinsäckchen (beides in Körpertemperatur, also circa 37 °C).
- *Zwiebelsaft:* Mild erwärmten Zwiebelsaft in beide Gehörgänge träufeln, mit etwas Watte verschließen (siehe Kapitel »Äußerliche Anwendungen«, Seite 64). Auf Wunsch Wärmeanwendung siehe oben. Der Zwiebelsaft im äußeren Gehörgang hat nicht nur eine schmerzstillende Wirkung auf das Trommelfell, sondern wirkt auch schleimlösend im Mittelohr und dem Verbindungsgang zur Nase.

Zusätzlich kann auf milde Nasensprays zurückgegriffen werden, um die Abschwellung der Schleimhaut und den Schleimabfluss zu fördern:
- *Nasulind Nasensalbe* (Steierl): milde ätherische Öle
- *Nasenbalsam (Wala):* milde ätherische Öle
- *Euphorbium comp.* Nasenspray (Heel): homöopathisches Komplexmittel
- *Arum Nasentropfen* (Nestmann): homöopathisches Komplexmittel

Achtung: Sollte Sekret aus dem Gehörgang abgesondert werden, hat sich vermutlich ein Paukenerguss den Weg durch ein Loch im Trommelfell nach außen gebahnt. In diesem Fall sollte man den Gehörgang nicht mehr mit Watte verschließen und absolut nichts mehr einträufeln. Wenn das gestaute Sekret durch die Trommelfellperforation ablaufen kann, lässt auch der Schmerz rasch nach und das verletzte Trommelfell wird problemlos abheilen.

Fieber

Alle wichtigen Informationen über die Bedeutung des Fiebers finden Sie in einem eigenen Kapitel (siehe Seite 47 ff.). Da man Fieber nur in Ausnahmefällen senken darf, sollte man auf die häufig verschriebenen Paracetamol-Zäpfchen verzichten.

Fieber ohne weitere Beschwerden darf nicht künstlich gesenkt werden, auch wenn es auf 40,5 °C steigt. Bei Unruhezuständen stehen folgende naturheilkundliche Alternativen zur Verfügung:

- *Viburcol* Zäpfchen (Heel): Anwendung besonders abends und nachts. Pro Nacht können 2–3 Zäpfchen gegeben werden.
- *Infludoron* Globuli (Weleda): Für alle fieberhaften Erkrankungen. Stündlich 3–5 Kügelchen.
- *Belladonna Komplex* (Nestmann): Allgemeines Mittel bei fieberhaften Zuständen, besonders im Anfangsstadium. Stündlich 3 Tropfen.
- *Lachesis Komplex* (Nestmann): Kommt zum Einsatz, wenn Fieber abfällt und nach 2–3 Tagen wieder aufflackert. Stündlich 3 Tropfen.

Alle erwähnten Mittel senken das Fieber nicht, sondern steigern dessen Effizienz und machen es für das Kind leichter erträglich.

Biologische Fiebermittel wirken grundsätzlich nicht temperatursenkend, sondern verbessern die Fieberverarbeitung.

Das beste Heilmittel ist und bleibt der Schlaf!

Äußerliche Anwendungen:
- *Wadenwickel* (nur bei gut durchwärmten Waden; siehe Seite 62)
- *Schwitzpackung* (siehe Seite 61)
- *Einlauf* (siehe Seite 57)

Ernährung des akut kranken Kindes

Meist wird ein akut krankes Kind keinen großen Appetit haben. Der Körper spart sich auf diese Weise die zur Verdauung benötigte Energie, sodass sie für die Leistungen des Abwehrsystems zur Verfügung steht. Diese sinnvolle Strategie gilt es zu unterstützen. Es ist völlig normal, dass Kinder während einer Krankheit an Gewicht verlieren, sie holen dies problemlos später wieder auf. Die während einer Krankheit angebotene Nahrung sollte leicht verdaulich sein und auf keinen Fall das jetzt besonders geforderte Lymphsystem belasten.

Vorschläge für eine leichtverdauliche Krankenkost:

Kraftbrühe
Kraftbrühen werden wegen ihrer langen Kochzeit am besten in größerer Menge hergestellt. Sie halten sich im Kühlschrank einige Tage und können nach und nach portionsweise verbraucht werden. Man kann sie wahlweise ohne weitere Einlage warm trinken oder je nach Wunsch mit Gemüse, Reis oder Nudeln zu einer nahrhaften Mahlzeit ergänzen.

Zubereitung: Einen großen Topf erhitzen, Olivenöl zugeben, 1 kg gemischtes Gemüse (Karotte, Sellerie, Fenchel, Pastinake, Petersilienwurzel, Topinambur, Zwiebel), geputzt und grob zerkleinert (dabei können auch Blätter und Strünke mitverwendet werden) kurz andünsten. 5 Wacholderbeeren, 3 Lorbeerblätter, 1 TL Senfsamen, ½ Zitrone, 3 Scheibchen Ingwer, 1 EL Thymian, Salz und Pfeffer dazugeben, mit 5 l heißem Wasser aufgießen und 2–3 Stunden leicht köcheln lassen. Die Brühe abseihen. Alternativ können auch Fleischbrühen hergestellt werden. Dafür wird die Gesamtmenge des Gemüses reduziert und ein Suppenhuhn oder etwas Suppenfleisch vom Rind mitgekocht.

Weitere leichtverdauliche Nahrungsmittel sind:
- Obstkompotte
- Reis in allen Variationen
- Gedünstetes Gemüse

Gemieden werden sollte alles, was das Lymphsystem belastet:
- Milch ganz meiden, Milchprodukte stark einschränken
- Zucker, Süßigkeiten, zuckerhaltige Getränke (Eistee, Limonaden)

Wie bereits beim Lymphatismus beschrieben, fördern Milch und Zucker die Bildung von zähem Schleim sehr stark. Geht eine Erkrankung mit einer Verschleimung einher, sollten diese Stoffe gemieden werden. Bei trocken gereizten Schleimhäuten (Reizhusten, Halsschmerzen) kann etwas Honig in den Tee oder in ein Glas warmes Wasser gegeben werden. Dies wird die Schleimhäute mild befeuchten und beruhigen.

Wichtiger als essen ist, dass kranke Kinder genug trinken. Ist dies nicht gewährleistet oder kommt zusätzlicher Flüssigkeitsverlust durch Erbrechen und Durchfall dazu, sollten vor allem bei Kindern in den ersten Lebensjahren Einläufe gemacht werden (siehe Kapitel »Äußerliche Anwendungen«, Seite 57).

Wohltuende Getränke:
- Kräutertee (Empfehlungen sind bei den jeweiligen Krankheiten aufgeführt)
- Dünner Schwarztee mit etwas Honig und Zitrone (bei hohem Fieber und bei Durchfallerkrankungen)
- Ingwertee mit etwas Honig und Zitrone
- Stilles Wasser
- Stark verdünnte Fruchtsäfte

Die Vergrößerung des Mandelgewebes
(Lymphatische Hyperplasie, adenoide Wucherungen, »Polypen«)

Die Vergrößerung der Mandeln ist – neben Allergien – wohl der häufigste Grund, weshalb Eltern mit ihren Kindern einen naturheilkundlichen Therapeuten aufsuchen.

Die Kinder haben dabei folgende Beschwerden:
- Die Nase ist verstopft, meist atmen die Kinder durch den Mund und schnarchen deshalb nachts. Dabei besteht Schnupfen, der trocken, aber auch mit viel Schleimauswurf sein kann.
- Es ist ein Druckgefühl auf einem oder beiden Ohren mit Schwerhörigkeit vorhanden, die manchmal fast bis zur Taubheit geht. Der Hörtest beim HNO-Arzt fällt sehr schlecht aus.
- Häufig hat das Kind schon mehrere Mittelohrentzündungen durchgemacht.
- Anfälligkeit für Mandelentzündung, Mittelohrentzündung und Bronchitis
- Bei kleineren Kindern bis zum vierten Lebensjahr manchmal Pseudokrupp-Anfälle
- Die Kinder haben oft eine heisere, belegte Stimme.
- Die Kinder schwitzen viel, besonders nachts am Kopf.

Wenn man in den Mund schaut, sieht man die zwei stark vergrößerten Gaumenmandeln, die sich in manchen Fällen fast berühren. Häufig haben sie als Folge von Entzündungen tiefe Krater auf der Oberfläche.

Die Lymphknoten am Hals und im Kieferwinkel sind gut tastbar und manchmal auch druckempfindlich.

Wenn man mit einem Ohrspiegel (Otoskop) ins Ohr schaut, sieht man hinter dem Trommelfell kleine Flüssigkeitsbläschen (Ergussbläschen). Manchmal ist der Rand des Trommelfells gerötet. Die Oberfläche des Trommelfells ist matt (normalerweise glänzt sie).

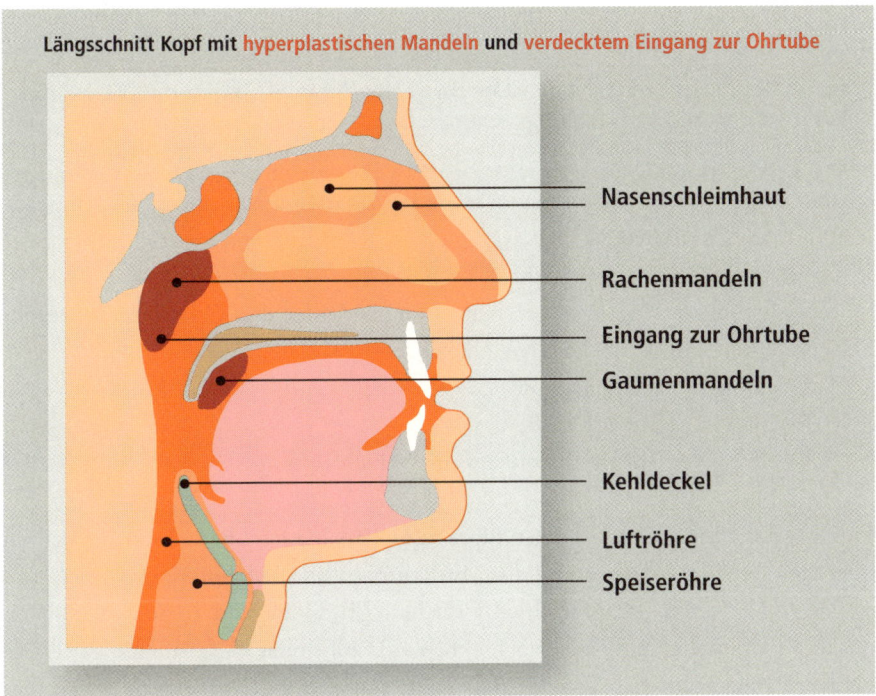

Längsschnitt Kopf mit hyperplastischen Mandeln und verdecktem Eingang zur Ohrtube

Nasenschleimhaut

Rachenmandeln

Eingang zur Ohrtube

Gaumenmandeln

Kehldeckel

Luftröhre

Speiseröhre

Als Behandlung wird vom Kinder- oder HNO-Arzt meist die operative Entfernung der Rachenmandel (Adenotomie) vorgeschlagen. Häufig werden zusätzlich kleine Röhrchen ins Trommelfell eingesetzt.

Gemeinsame konstitutionelle Grundlage aller hier aufgelisteten Krankheitselemente ist der Lymphatismus. Dabei gilt sogar der Umkehrschluss: Ohne Lymphatismus kann eine solche Situation gar nicht entstehen.

Im gleichen Maß, wie die (sichtbaren) Gaumenmandeln vergrößert sind, ist in der Regel auch die Rachenmandel vergrößert, weil es sich um das gleiche Gewebe handelt. Da man die Rachenmandel nur mit Hilfe eines Spiegels direkt sehen kann (und auch das nur sehr schlecht, weil der Spiegel sofort beschlägt bzw. der Würgereiz es nicht zulässt), ist es durchaus legitim, von einer Vergrößerung der Rachenmandel auszugehen, wenn die Gaumenmandeln vergrößert und gleichzeitig einige der oben aufgeführten Symptome vorhanden sind. Eine vergrößerte Rachenmandel bezeichnet man im Volksmund (nicht ganz korrekt) als »Polypen«. Sie kann so groß werden, dass sie den Weg der Atemluft durch die Nase teilweise verlegt. Gleichzeitig liegt sie vor den Eingängen zur Ohrtrompete, über die der Luftdruckausgleich zwischen Mittelohr und Rachenraum stattfinden muss. Im Zuge der allgemeinen Vergrößerung der Mandelgewebe vergrößert sich auch die Tubentonsille, was die Entlüftungsproblematik des Mittelohrs zusätzlich verstärkt.

Zu der Vergrößerung des Mandelgewebes kommt die für den Lymphatismus typische Schwellung der Schleimhäute erschwerend hinzu. Die Schwellung der Nasenschleimhaut reduziert den Durchlass der Atemluft durch die Nase zusätzlich. Die größte Bedeutung hat die Schleimhautschwellung aber für die Ohren: Bei einem gesunden Menschen liegt die Schleimhaut, die die Ohrtube auskleidet, aufeinander und wird nur beim Schlucken oder Gähnen kurz voneinander abgehoben, um den Druckausgleich zu ermöglichen[44]. Dies ist bei einer Schwellung der Schleimhaut nicht mehr möglich.

Zusammengefasst sind es also beim Lymphatismus drei Faktoren, die krankmachende Bedeutung für die Ohren haben:

• Schwellung der Rachenmandel
• Schwellung der Tubentonsille
• Schwellung der Tubenschleimhaut mit Verschleimung

Die Kombination dieser Faktoren führt dazu, dass bei lymphatischen Kindern oft über längere Zeit die Belüftung des Mittelohrs nicht mehr funktioniert. Folge ist andauernder Luftdruckunterschied zwischen Mittelohr und Außenatmosphäre, der das Trommelfell entweder nach außen vorwölbt oder nach innen einzieht. In beiden Fällen kann das Trommelfell nicht mehr frei schwingen – es entsteht Schwerhörigkeit. Verstärkt wird dieses Symptom durch eine vermehrte Schleimbildung im Mittelohr, die man als Paukenerguss bezeichnet. Dieser Schleim kann nicht abfließen, weil die Ohrtube dicht ist. Auch bildet er einen idealen Nährboden für Mikroorganismen, die manchmal trotz des Verschlusses über die Ohrtube ins Mittelohr aufsteigen. Dann entsteht eine Mittelohrentzündung (Otitis media).

Aus dieser Krankheitssituation ergeben sich zusätzliche Folgeprobleme, die nicht nur den Nasen-Rachen-Raum betreffen:

• Andauernde Mundatmung belastet die Bronchien und die Lunge, weil die Atemluft nicht ausreichend angewärmt wird. Es drohen Anfälligkeiten dieser Organe.
• Durch sehr langfristige Mundatmung kann sich der Oberkiefer verformen: Es bildet sich ein Spitzgaumen, der die gesamte Gesichtsform verändern kann.
• Ein weiteres Folgeproblem hängt mit der Nähe der Hirnanhangdrüse (Hypophyse) zum Nasenraum zusammen. Die Hirnanhangdrüse ist das übergeord-

---

44 Das kennt Jeder: Wenn man mit dem Auto einen Berg hinauf- oder hinunterfährt, entsteht ein Druckgefühl in den Ohren, das beim Schlucken sofort verschwindet. Wenn man erkältet ist, funktioniert das nicht so reibungslos, was recht unangenehm sein kann. Beim Fliegen kann das sogar gefährlich werden, weil sich aufgrund der stark wechselnden Luftdruckunterschiede schnell eine Mittelohrentzündung entwickeln kann.

nete Steuerorgan der meisten Hormondrüsen im Körper. Sie braucht aber, um optimal funktionieren zu können, einen geringen Kühlungsreiz durch die Atemluft, die durch die Nase strömt. Fällt die Nasenatmung aus, fehlt dieser Stimulationsreiz, was die hormonelle Regulationsfähigkeit der Hypophyse negativ beeinträchtigen kann.

- Die Hirnanhangdrüse produziert unter anderem das Wachstumshormon und steuert die Funktionen der Schilddrüse, die ebenfalls eine sehr wichtige Rolle für die körperliche und geistige Entwicklung eines Kindes spielt. Werden diese beiden Elemente auch nur geringfügig gebremst, kann dies zur Verzögerung des Wachstums und der körperlichen und geistigen Ausreifung führen. Auch aus diesem Grund ist es wichtig, so früh wie möglich eine effiziente Konstitutionstherapie zu beginnen, da sie mindestens sechs Monate in Anspruch nimmmt. Man sollte mit der Behandlung auf keinen Fall warten, bis das Kind in die Schule kommt, denn dann können eventuelle Defizite rasch zum Problem werden.

Wie sind die häufig durchgeführten Operationen zu beurteilen?
Grundsätzlich sollte bei jeder Operation bedacht werden, dass nicht nur der Eingriff selbst, sondern auch die Narkose und der Klinikaufenthalt für Kinder eine große Belastung darstellen.

Entfernung der Rachenmandel: Da die Vergrößerung des Mandelgewebes kein lokales Problem, sondern eine Folgeerscheinung des Lymphatismus ist, wird mit der Rachenmandel lediglich ein Symptom weggeschnitten. Das konstitutionelle Grundproblem bleibt aber erhalten. Aus diesem Grund wächst die Rachenmandel auch in den meisten Fällen innerhalb weniger Wochen wieder nach.

Auch das Problem der verstopften Ohren wird durch die Entfernung der Rachenmandel meist nicht beseitigt. Denn das weit wichtigere Problem – die Schwellung der Schleimhäute in der Ohrtube, der Tubentonsille und der Nase – wird durch die OP nicht beeinflusst. Die Praxiserfahrung zeigt, dass die schlechten langfristigen Erfolgsaussichten die Operationen sehr fragwürdig erscheinen lassen. Sowohl die gestörte Nasenatmung als auch die Ohrenprobleme werden durch eine Operation – wenn überhaupt – nur für kurze Zeit gebessert.

Setzen von Trommelfellröhrchen: Wir haben gesehen, durch welche Mechanismen die Hörstörungen zustande kommen. Die Schaffung einer künstlichen Belüftungsmöglichkeit durch Trommelfellröhrchen ist also eine rein symptomatische Maßnahme, die allerdings die Beschwerden sofort beseitigt. Aber zu welchem Preis: Mit dem Loch im Trommelfell wird ein unnatürlicher Weg geschaffen, über den schädliche Mikroorganismen direkt ins Mittelohr gelangen können[45]. Der natürliche Belüftungsweg durch die Ohrtube ist zwar etwas kompliziert, hat aber den biologischen Sinn, dass alle Abwehrorgane des Nasen-Rachen-Raumes (Mandelgewebe, Schleimhäute) auch dem Mittelohr zur Verfügung stehen. Das heißt, ein Abwehrgeschehen im Mittelohr selbst wird erst dann notwendig, wenn die vorgeschalteten Abwehrmechanismen bereits überwunden wurden. Und bei lymphatischen Kindern sind diese Mechanismen bekanntlich nicht besonders fit!

Es gibt noch einen weiteren grundsätzlichen Aspekt, der oft übersehen wird: Damit überhaupt eine Selbstheilung in Gang kommen bzw. angeregt werden kann, muss der Organismus spüren, dass etwas nicht stimmt. Wenn dem Körper durch die Trommelfellröhrchen vorgegaukelt wird, es sei alles in Ordnung, hat er auch keine Veranlassung, eine Heilungsreaktion in Gang zu bringen.

Die Röhrchen fallen nach circa einem halben Jahr von selbst wieder heraus, und das Loch im Trommelfell wächst wieder zu. Danach ist aber meistens auch der Paukenerguss mit Schwerhörigkeit wieder da.

Fazit: An erster Stelle der Behandlung muss bei Polypen mit den typischen Begleiterscheinungen eine Konstitutionstherapie stehen, denn nur sie geht an die Wurzeln der Probleme. Die Operationen sollten auf Fälle beschränkt bleiben, die auf die Konstitutionstherapie allein nicht zufriedenstellend ansprechen. Aber auch in diesem Fall muss zusätzlich begleitend konstitutionell therapiert werden.

Behandlungsempfehlungen:
Als Basistherapie sind die Empfehlungen, die im Kapitel »Lymphatismus« aufgeführt sind, sehr hilfreich (siehe Seite 95 ff.).

Nun noch einige empfehlenswerte Heilmittel:
Ein homöopathisches Mittel, das den zähen Schleim in Ohrtube, Mittelohr, Nase und Nasennebenhöhlen verflüssigt und gleichzeitig die Abschwellung der Schleimhäute fördert ist:
- *Kalium chloratum D6* Tabletten (Schüßler-Salz Nr. 4): Alle zwei Stunden eine Tablette lutschen.

Eine konstitutionelle Rezeptur, die sich für die Behandlung der hier beschriebenen Krankheitssituation bestens bewährt hat:

Agnus castus Urtinktur (Mönchspfeffer) 20.0[46]
Agraphis nutans D3 Tropfen (Sternhyazinthe, Gem. Hasenglöckchen) 20.0

45 Aus diesem Grund werden die Operationen auch meist unter Antibiotikaschutz durchgeführt, was die körpereigenen Abwehrsysteme zusätzlich schwächt.
46 Jeweils Grammangaben.

Scrophularia nodosa Urtinktur (Knotige Braunwurz)   20.0

Geranium robertianum Urtinktur (Stinkender Storchschnabel)   20.0

Bestandteile mischen.

3 x täglich 10–15 Tropfen (je nach Alter des Kindes)

Eine Konstitutionstherapie muss immer über mehrere Monate durchgeführt werden. Dabei kann die Dosis mit der Zeit reduziert werden. Ist es zu einer gewissen gesundheitlichen Stabilisierung gekommen, reicht die tägliche einmalige Gabe des Konstitutionsmittels zur Unterstützung aus. Es kann unter Umständen sinnvoll sein, nach einigen Monaten auf ein anderes Mittel mit ähnlicher Wirkung zu wechseln:

Apis D4 Tropfen (Honigbiene)   20.0

Clematis D4 Tropfen (Waldrebe)   20.0

Euphrasia Urtinktur (Augentrost)   20.0

Abrotanum Urtinktur (Eberraute)   20.0

Bestandteile mischen.

3 x täglich 10–15 Tropfen (je nach Alter des Kindes)

Mittelohrentzündung (Otitis media)

Mittelohrentzündungen entstehen bei Kindern meist im Rahmen einer Erkältung, deren Symptome und Behandlung weiter oben bereits beschrieben wurden (siehe Seite 131ff.). Da nicht jeder Ohrenschmerz durch eine ausgewachsene Mittelohrentzündung entsteht, werden die erkältungsbedingten Ohrenschmerzen und die Mittelohrentzündung hier getrennt beschrieben – obwohl sie natürlich unterschiedliche Ausprägungen des gleichen Krankheitsprozesses sein können.

Fast jedes Kind macht in den ersten Lebensjahren ein- oder mehrmals eine Mittelohrentzündung durch, und wohl keine Krankheit raubt den Kindern wie auch den Eltern so oft und gründlich die Nachtruhe wie diese Krankheit. Denn die Schmerzen sind extrem, und oft ist auch hohes Fieber vorhanden.

Mittelohrentzündungen treten meistens als Komplikation eines Schnupfens oder eines Erkältungsinfektes bei den Kindern auf, die von der zuvor beschriebenen Situation der lymphatischen Hyperplasie betroffen sind.

Der Schleim im Mittelohr, der bei einer akuten Entzündung der Schleimhäute von Nase und Rachen noch reichlicher produziert wird, bietet ein ideales Milieu zur Vermehrung von Keimen, die vom Rachenraum hochsteigen. Als Abwehrreaktion entwickelt sich eine akute Entzündung hinter dem Trommelfell. Wenn man in das Ohr hineinschaut, sieht man ein stark gerötetes Trommelfell, das durch die dahinter angesammelte Flüssigkeit meistens nach außen vorgewölbt ist.

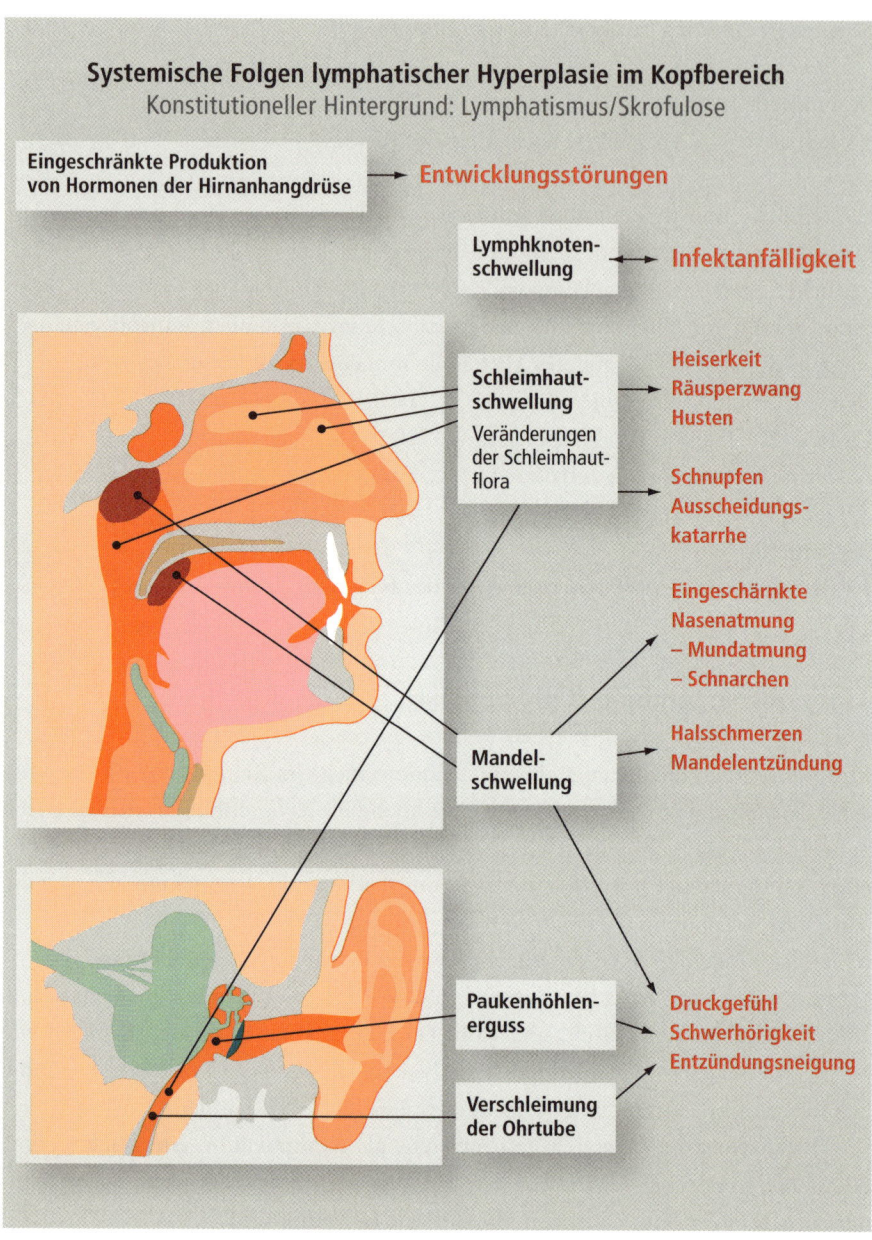

Systemische Folgen lymphatischer Hyperplasie im Kopfbereich
Konstitutioneller Hintergrund: Lymphatismus/Skrofulose

Eingeschränkte Produktion
von Hormonen der Hirnanhangdrüse → **Entwicklungsstörungen**

Lymphknoten-
schwellung → **Infektanfälligkeit**

Schleimhaut-
schwellung

Veränderungen
der Schleimhaut-
flora

**Heiserkeit
Räusperzwang
Husten**

**Schnupfen
Ausscheidungs-
katarrhe**

**Eingeschärnkte
Nasenatmung
– Mundatmung
– Schnarchen**

Mandel-
schwellung

**Halsschmerzen
Mandelentzündung**

Paukenhöhlen-
erguss

**Druckgefühl
Schwerhörigkeit
Entzündungsneigung**

Verschleimung
der Ohrtube

Häufig ist auch die Ohrmuschel so empfindlich, dass man sie gar nicht anfassen oder bewegen darf. Typisch ist auch ein starker Schmerz, den das Kind angibt, wenn man sanft auf die kleine Vorwölbung vor der Öffnung des Gehörgangs (Tragus) drückt. Dieses Zeichen reicht oft schon aus, um eine Mittelohrentzündung zu diagnostizieren.

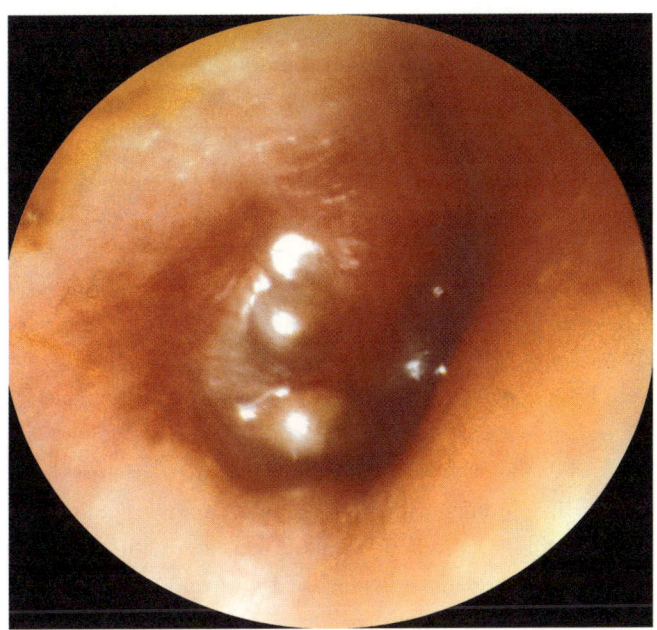

Bei Säuglingen ist die Diagnose nicht so einfach, denn sie empfinden Schmerzen oft nur im Bauch, auch wenn die Schmerzen ihren Ursprung an einer anderen Stelle des Organismus haben. Aus diesem Grund sollte bei unklaren Bauchbeschwerden eines Säuglings unbedingt auch eine Untersuchung der Ohren durchgeführt werden!

Komplikationen:
Grundsätzlich ist es möglich, dass die Entzündung auf das Innenohr oder den knöchernen Warzenfortsatz hinter dem Ohr und von dort auf die Hirnhäute übergreift. Diese Komplikationen sind zwar selten, können dann aber lebensbedrohlich sein. Deshalb werden sie von vielen Kinderärzten auch als Druckmittel eingesetzt, damit auch kritische Eltern einer Antibiotikabehandlung zustimmen – wobei aber meist nicht gesagt wird, dass ein Antibiotikum diese Komplikationen nicht sicher verhindern kann. Selbst in ärztlichen Fachzeitschriften wird inzwischen die Auffassung vertreten, dass der Einsatz von Antibiotika bei Mittelohrentzündung nur in Ausnahmefällen gerechtfertigt ist.

Als weitere Folge kann es zum spontanen Durchbruch des Trommelfells kommen, wodurch das Sekret nach außen abfließen kann. Dies ist aber streng genommen keine Komplikation, sondern eine natürliche Heilungsreaktion (siehe Seite 147).

Obwohl die Otitis media eine sehr schmerzhaft verlaufende Krankheit ist, kann sie in der Regel gut mit naturheilkundlichen Mitteln behandelt werden, wobei die Gefahr von Komplikationen nicht höher ist als unter antibiotischer Behandlung. Zu diesem Ergebnis kommen auch jüngere wissenschaftliche Studien, die festgestellt haben, dass Mittelohrentzündungen mit und ohne Antibiotika gleich gut und schnell abklingen.

Behandlung:
Bei der Behandlung einer Mittelohrentzündung müssen folgende zwei Aspekte beachtet werden:

- *Therapie der akuten Situation:* Die Behandlung hat zum Ziel, die aktuellen Symptome rasch zu lindern.
  Vorgehen wie unter Ohrenschmerzen beschrieben, siehe Seite 131.
  Die Behandlung einer Mittelohrentzündung sollte aber in Zusammenarbeit mit einem erfahrenen Heilpraktiker oder naturheilkundlichen Arzt erfolgen.
- *Konstitutionstherapie:* Diese wird notwendig, wenn eine Mittelohrentzündung mehrfach hintereinander auftritt oder im Wechsel mit anderen Schleimhautentzündungen.
  Gehen Sie dabei so vor, wie es in den Therapiehinweisen zu Lymphatismus und Skrofulose beschrieben ist, siehe Seite 95ff..

Hinweis für Therapeuten

Eine rasch wirksame Behandlungsmethode bei Mittelohrentzündungen ist das *Cantharidenpflaster.* Dabei wird die stark hautreizende Cantharidensalbe mit Hilfe eines kleinen, kreisförmig zugeschnittenen Mulltupfers auf das Mastoid hinter dem betroffenen Ohr aufgebracht. Befestigt wird das Ganze mit einem entsprechend zugeschnittenen Klebeverbandsstreifen. Nach einer Einwirkzeit von 8 bis 12 Stunden hat sich eine mit Lymphflüssigkeit gefüllte Hautblase gebildet. Vor dem Öffnen der Blase wird das Verbandsmaterial bereit gelegt, damit die Wunde später zügig versorgt werden kann. Dazu wieder einen kleinen Mulltupfer mit einer Wund- und Heilsalbe (sehr bewährt hat sich Hamamelissalbe) bestreichen sowie einen entsprechend größeren Klebestreifen zuschneiden. Nun das Pflaster entfernen und mit einer sterilen Pinzette die Haut über der Blase abtragen (dies geht meist problemlos, schmerzarm und an einem Stück), dabei etwas Mull zum Auffangen des Blaseninhalts bereithalten. Nun rasch den vorbereiteten Verband anbringen. Da die Wunde noch etwas nachsezernieren kann, den Eltern weiteres Verbandsmaterial zum Wechseln mitgeben. Die vollständige Abheilung erfolgt innerhalb weniger Tage.

In vielen Fällen nimmt ein solches Cantharidenpflaster in kürzester Zeit den Schmerz und lässt die Entzündung schnell abklingen.

Die Beschreibung dieses Verfahrens hört sich vielleicht etwas martialisch an, ist aber selbst bei kleinen Kindern problemlos durchzuführen.

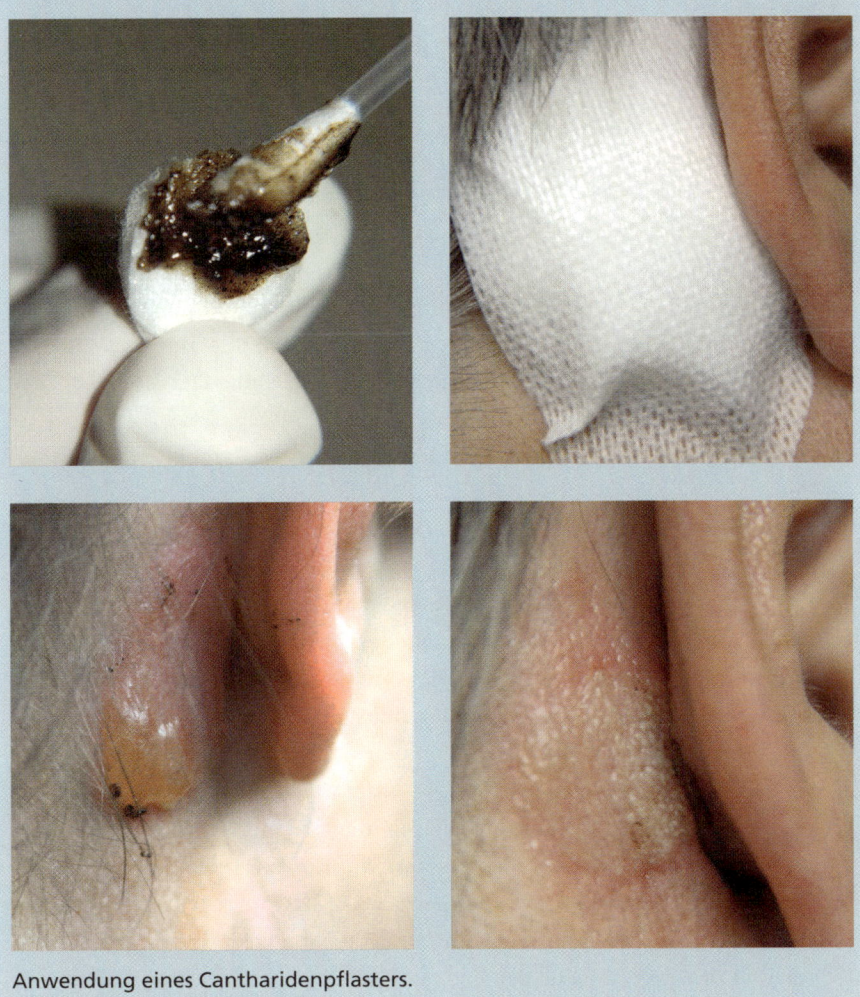

Anwendung eines Cantharidenpflasters.

Noch eine grundsätzliche Anmerkung: Wenn Ihr Kind während einer Konstitutionstherapie eine akute Krankheit bekommt, unterbrechen Sie die Einnahme der Konstitutionsmittel so lange, bis die akuten Symptome wieder abgeklungen sind. Während einer akuten Krankheit ist die Akuttherapie wichtiger!

Hinweis für Therapeuten

Den Ohrenschmerzen liegen folgende pathophysiologische Mechanismen zugrunde:

1. Lymphatische Hyperplasie mit lymphogenen Schleimhautschwellungen (Tubenkatarrh)
Otoskopie: Trommelfell eingezogen oder leicht vorgewölbt, auch matte (nichtglänzende) Oberfläche.
Es besteht Druckgefühl mit deutlich eingeschränktem Hörvermögen, was aber sehr wechselhaft sein kann, weil der Druckausgleich über die Tube phasenweise funktionieren kann. Typisch: knackende oder krachende Geräusche im betroffenen Ohr beim Schneuzen der Nase.
In diesem Stadium ist das Mittelohr nicht direkt am Krankheitsgeschehen beteiligt.
Therapie: den Lymphabfluss fördernde Mittel

2. Wie 1., plus zäher Schleim in der Ohrtube und der Paukenhöhle
Otoskopie: Bläschen hinter dem Trommelfell, eventuell leichte randständige Rötung, permanent eingeschränktes Hörvermögen und Druckgefühl.
Therapie: abschwellende und schleimlösende Mittel

3. Wie 2., plus Entzündungsprozesse
Otoskopie: vorgewölbtes Trommelfell mit matter (nicht-glänzender) Oberfläche. Trommelfell besonders an den Rändern, aber auch komplett stark gerötet. Heftige Schmerzen und stark eingeschränktes Hörvermögen.
Dieser Zustand markiert den Übergang von einem nicht-entzündlichen Mucothympanon zu einer Otitis media.

Trommelfelldurchbruch (»Laufohr«)

Im Verlauf einer akuten Mittelohrentzündung kommt es häufig vor, dass das Trommelfell an einer Stelle durchbricht und das im Mittelohr angesammelte Sekret durch den Gehörgang nach außen abfließt. Das zeigt sich durch einen eitrig-blutigen Fleck auf dem Kopfkissen des Kindes, und man sieht das aus dem Gehörgang laufende Sekret.

Eine solche Trommelfellperforation ist in den meisten Fällen nichts Tragisches. Im Gegenteil: Sobald das Sekret abfließen kann, ist der Schmerz sofort weg und die Gefahr von Komplikationen und sich ausbreitenden Entzündungen ist praktisch gebannt. In manchen Fällen macht der Arzt sogar extra einen kleinen Schnitt ins Trommelfell (Parazentese), um den Sekretabfluss zu ermöglichen. Nach einigen Tagen ist das Trommelfell wieder verheilt und die Sache ist erledigt.

Es gibt aber auch Kinder, bei denen sich ein *chronisches Laufohr* entwickelt. Hier schließt sich das Trommelfell über längere Zeit nicht und kann nicht abheilen. Dann läuft das Ohr über mehrere Wochen oder Monate und sondert ein manchmal recht übel riechendes Sekret ab. Eine solche Situation ist völlig anders zu bewerten als die oben beschriebene akute Trommelfellperforation: Ein chronisches Laufohr ist fast immer das Ergebnis einer skrofulösen Veranlagung, bei der der Organismus das Ohr als Ausscheidungsventil für Schleim und diverse Krankheitsstoffe benutzt, die er auf anderen Wegen nicht loswerden kann. Diese Krankheit zeigt sich zwar an einem bestimmten Ort, am Ohr, sie ist aber trotzdem kein rein lokales Ereignis. Vielmehr offenbart sich hier ein komplexes konstitutionelles Problem des Gesamtorganismus, bei dem das laufende Ohr als geringeres Übel in Kauf genommen wird, um Schlimmeres zu verhindern. Deshalb muss bei der Therapie mit viel Fingerspitzengefühl vorgegangen werden, denn es gilt abzuwägen: Wird der Abfluss zu schnell verschlossen, besteht einerseits die Gefahr, dass der Organismus sich ein anderes Ventil sucht (das heißt, es wird eine ausscheidende Krankheit an einem anderen Ort entstehen). Andererseits besteht die Gefahr, dass die kleinen Gehörknöchelchen im Mittelohr zerstört werden und das Ohr taub wird, wenn man das Problem nicht in den Griff bekommt.

Antibiotikabehandlungen bringen in diesem Fall erfahrungsgemäß nicht einmal kurzfristigen Erfolg, sie chronifizieren das Problem nur noch mehr und erschweren die Konstitutionstherapie.

Sie als Eltern können Ihrem Kind in einem solchen Fall helfen, indem Sie die Behandlungsempfehlungen für Lymphatismus konsequent durchführen (siehe Seite 95 ff.). Außerdem sollten Sie sich für die spezifische Konstitutionsbehandlung an einen erfahrenen naturheilkundlichen Behandler wenden.

Sehr hilfreich kann auch die (bei Bedarf mehrfache) Anwendung eines Cantharidenpflasters sein, wie es bei der Mittelohrentzündung beschrieben wurde.

Mandelentzündung (Tonsillitis, Angina tonsillaris)

Das Thema Mandelentzündung knüpft direkt an das an, was Sie im Kapitel Halsschmerzen gelesen haben.

Das sehr abwehraktive Mandelgewebe ist ein wichtiges Verbindungsglied zwischen der Schleimhaut und dem Lymphsystem. Die Tonsillen sind an der strategisch sinnvollen Stelle angelegt, an der alle Speisen, Getränke und auch die Atemluft vorbei müssen. Ihre Aufgabe ist es, schädliche Stoffe rechtzeitig zu erkennen, bevor sie in den Körper gelangen und gegebenenfalls die notwendigen Abwehrmaßnahmen einzuleiten. Man kann die Mandeln also als Torwächter betrachten, die sich als erste Instanz zur Wehr setzen, wenn ungebetene Gäste (meist in Form von diversen Viren oder Bakterien) versuchen, sich Einlass in den Körper zu verschaffen. Von den meisten Angriffen spüren wir nichts, weil sie ohne für uns fühlbare Reaktionen abgewehrt werden können. Versuchen aber sehr viele und besonders aggressive Keime in den Körper einzudringen oder es liegt eine kurzfristige oder dauerhafte (konstitutionelle) Schwächesituation des körperlichen Abwehrsystems (Lymphatismus) vor, ist die sofortige (und einzig effektive) Abwehrmaßnahme, die das betroffene Mandelgewebe in Gang setzen kann, die akute Entzündung. Die Mandelentzündung ist also nicht die Krankheit selbst, sondern eine sehr sinnvolle, naturgemäße Abwehrmaßnahme gegen schädliche Einflüsse, die man unterstützend und lindernd behandeln sollte, aber nicht unterdrücken darf. Antibiotika sollten – wie immer – nur in besonders schweren Fällen eingesetzt werden. Denn die einfache Formel »Erreger = Ursache der Krankheit« ist nur ein Teilaspekt bei der Entstehung einer Infektionskrankheit; viel entscheidender ist der Zustand und die Leistungsfähigkeit der Abwehrorgane (das Milieu). Davon hängt in erster Linie ab, ob der Organismus die Ansiedlung und Vermehrung eines Erregers zulässt – oder nicht. Und Antibiotika verschlechtern ein ohnehin gestörtes Milieu gravierend. Damit ist das wiederholte Aufflackern der Mandelentzündung drei bis fünf Wochen nach Antibiotikagabe vorprogrammiert (Erklärungen im Kapitel »Entzündung«, Seite 37).

Akute Mandelentzündung

Eine akute Mandelentzündung beginnt meistens mit einem Kratzen im Hals und zunehmenden Schmerzen beim Schlucken; später können drückende oder stechende Dauerschmerzen dazukommen, die sogar das Trinken zur Qual machen. Diese Entwicklung spielt sich meistens innerhalb von ein, zwei Tagen ab, kann aber in heftigen Fällen auch in wenigen Stunden passieren. Im Rachen bildet sich viel Schleim, der nur unter Schmerzen geschluckt oder ausgespuckt werden kann. Die Kinder haben hohes Fieber (Kleinkinder manchmal über 40 °C) und fühlen

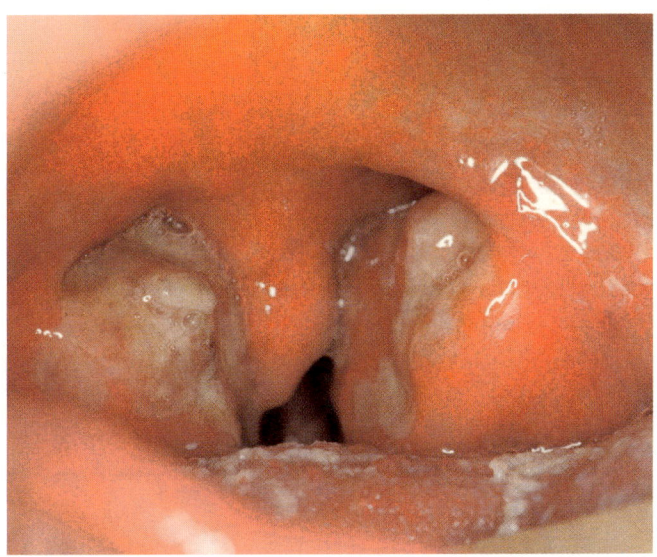

sich sehr krank. Manchmal klagen sie auch über Kopf- und Bauchschmerzen. Die Lymphknoten im Kieferwinkel sind vergrößert und tun weh, wenn man sie abtastet. Typisch während einer Mandelentzündung ist auch die kloßige Sprache.

Hinweise für Therapeuten

Mundinspektion:
Bei der katarrhalischen Form der Tonsillitis sind die Gaumenmandeln vergrößert und stark gerötet. Auch die Schleimhaut im Rachen und der vordere Gaumenbogen sind kräftig gerötet. Da eine Tonsillitis so gut wie immer mit einer Pharyngitis kombiniert ist, sieht man auf der Hinterwand des Rachens Lymphfollikel (kleine runde oder längliche rote oder glasige Polster auf der Schleimhaut).

Bei der follikulären Form der Tonsillitis kommen zu den oben genannten Symptomen kleine, inselförmige, weiß-gelbliche Stippchen aus Detritus aus den Krypten.

Bei der lakunären Form verschmelzen die Stippchen zu größeren Flecken, manchmal sogar zu flächigen, fibrinösen Belägen, die auch eitrig sein können.

Typisch ist bei allen Formen der Tonsillitis starke Schleimbildung. Je stärker das Krankheitsbild, umso mehr Schleim wird produziert, wobei der Schleim auch eitrig sein kann.

Die Zunge ist häufig stark weiß oder gelb belegt, und es besteht starker Mundgeruch.

Therapiehinweise:
Zusätzlich zu den Mitteln, die in den Kapiteln »Lymphatismus«, »Erkältungskrankheiten« und »Halsschmerzen« aufgeführt sind (siehe Seite 87ff., 126ff., 130f.), bewährt sich bei allen Formen der Tonsillitis (akut und chronisch) die Eigenbluttherapie. Bei Kleinkindern in potenzierter Form (z. B. Eigenblut C6), bei älteren, mutigeren Kindern auch als Injektionsserie, wenn notwendig täglich eine Spritze. Dies wird so lange durchgeführt, bis die akute Phase überstanden ist, maximal aber 10 Injektionen.

Dabei wird jedes Mal nach folgendem Schema etwas Blut aus einer Armvene abgenommen:

1. Injektion:	0,5 ml
2. Injektion:	1,0 ml
3. Injektion:	1,5 ml
4. bis 10. Injektion:	2,0 ml (Mehr ist nicht nötig!)

Das Blut wird mit einem abwehrsteigernden Mittel gemischt (z. B. Infi-Eupatorium-Injektion, Infirmarius, Cefasept Amp. oder Schwörotox Amp.) und anschließend in den Gesäßmuskel zurückgespritzt.

Nach der operativen Entfernung der Gaumenmandeln laufen die beschriebenen entzündlichen Prozesse oft auf den lymphatischen Seitensträngen ab. Man spricht dann von einer Seitenstrang-Angina. In diesen Fällen sieht man im Rachen nur die stark gerötete Schleimhaut und den Schleim. Der Kranke klagt aber über heftige Schluckbeschwerden im Hals, die Richtung Kehlkopf ziehen.

Nach schulmedizinischer Auffassung werden Mandelentzündungen durch Viren oder Bakterien hervorgerufen. Aus diesem Grund wird der Arzt bei Kindern mit Halsschmerzen häufig einen Abstrich von den Mandeln und der Rachenschleimhaut nehmen und diesen auf Erreger untersuchen. Eine genaue Analyse muss im Labor erfolgen, was einige Tage dauert und selten gemacht wird. Für einen Bakterienstamm gibt es aber einen Schnelltest, dessen Ergebnis nach wenigen Minuten vorliegt. Dieser Test weist eine bestimmte Form von Streptokokken nach (ß-hämolysierende Streptokokken der Gruppe A), die sowohl eine normale Mandelentzündung als auch Scharlach hervorrufen können. Diese Bakterienart ist jedoch bei vielen Menschen nachweisbar, ohne akute Krankheitssymptome zu verursachen[47]. Es setzt also eine besondere Krankheitsbereitschaft voraus, damit diese Bakterien sich vermehren können und so zu Krankheitserregern werden. Der alleinige Nachweis der Streptokokken sagt nichts über deren Bedeutung für die Krankheit aus! Trotzdem bekommen Eltern, bei deren Kind der Streptokokken-Schnelltest positiv ausfällt, häufig zu hören: »Ihr Kind hat Scharlach und muss Penicillin nehmen.« Um einen echten Scharlach handelt es sich aber nur dann, wenn auch die typischen Symptome des Scharlach (hohes Fieber, Ausschlag, Himbeerzunge usw.) vorhanden sind. Eine Mandelentzündung ohne die übrigen typischen Scharlach-Symptome ist *kein* Scharlach!

Bei Krankheiten mit Streptokokken-Beteiligung besteht die Gefahr, dass als Spätfolge Krankheiten des Herzens (Herzinnenhautentzündung = Endokarditis), der Nieren (Glomerulonephritis) oder der Gelenke (Gelenkrheuma = rheumatoide Arthritis) auftreten. Diese Komplikationen sind zwar relativ selten, aber – wenn sie entstehen – immer schwerwiegend. Man darf sie deshalb nicht verharmlosen und sollte sinnvolle Maßnahmen ergreifen, um sie zu verhindern – was aber nicht zwangsläufig durch ein Antibiotikum geschehen muss. Denn damit kann der Behandlungserfolg genauso wenig garantiert werden wie mit jeder anderen Therapie. Im Gegenteil: Wie sinnvoll kann es sein, wenn der sogenannte Scharlach nach antibiotischer Unterdrückung wieder und wieder aufflackert[48] – zunächst als wiederkehrende Mandelentzündung, dann in Form anderer Krankheitsbilder (siehe Thema »Vikarisation«, Seite 37). Bei jeder Wiederholung einer Streptokokken-Erkrankung besteht von Neuem das Risiko für die oben beschriebenen Komplikationen. Zudem fördert jede Behandlung mit Antibiotika die Entstehung von Resistenzen, die Krankheitserreger werden gegen immer mehr antibiotische Substanzen unempfindlich, was in den letzten Jahren weltweit zu einem großen Problem der Schulmedizin geworden ist.

Darüber hinaus schwächt jede unterdrückende Behandlung zunehmend die Konstitution eines Kindes und fördert Lymphatismus und Skrofulose. Irgendwann stehen Kind, Eltern und Behandler vor der Situation, dass ein alternativer Weg gegangen werden muss – und der kann nur naturheilkundlich sein, da die Schulmedizin nicht mehr weiterhelfen kann.

47 Mikroorganismen, die auf Schleimhäuten heimisch sind, aber durch Milieuveränderungen zu Krankheitserregern werden können, bezeichnet man als Saprophyten.
48 In der Praxis erlebt man immer wieder Kinder, die mehr als zehnmal hintereinander einen Streptokokken-Infekt hatten – wegen und nicht trotz Antibiotikabehandlung!

Chronische Mandelentzündung

Die chronische Form der Mandelentzündung ist bei jüngeren Kindern nicht so häufig. Sie tritt meist erst während oder nach der Pubertät in Erscheinung, aber ihre Wurzeln reichen oft bis in die frühe Kindheit zurück. Sie entsteht dadurch, dass die Entzündungsmechanismen nicht aktiv genug ablaufen, um den Krankheitsprozess auszuheilen. Die Krankheit nimmt dann einen langwierigen, schleppenden Verlauf, der manchmal sogar zum Dauerzustand werden kann. Zwar lassen die akuten Halsschmerzen nach, dafür bestehen aber über lange Zeit Schluckbeschwerden, manchmal auch als stechende und brennende Schmerzen. In unregelmäßigen Abständen flackert die akute Entzündung wieder auf, und die Beschwerden werden für einige Tage stärker, um dann wieder nachzulassen. Ganz verschwinden sie jedoch nicht. Bei einer chronischen Mandelentzündung besteht selten Fieber. Die betroffenen Kinder sind dauernd müde und quengelig, haben wenig Unternehmungsdrang, keine Lust zu spielen und können sich nur schwer auf ihre Aufgaben konzentrieren. Auch der Appetit ist schlecht, sie klagen über Bauchschmerzen um den Nabel herum und haben Blähungen sowie diverse Störungen beim Stuhlgang. Auffällig ist des Weiteren, dass diese Kinder viel schwitzen, auch wenn es nicht warm ist und sie sich nicht anstrengen. Besonders nachts kann der Schlafanzug klatschnass geschwitzt sein, so dass er gewechselt werden muss.

Eine chronische Mandelentzündung triff oft gemeinsam mit Katarrhen auf anderen Schleimhäuten auf: Nasenschleimhautentzündungen, Bronchitis eventuell auch Bronchialasthma.

Wenn man in den Mund schaut, sind die Gaumenmandeln bei einer chronischen Entzündung meist zerklüftet; das heißt, auf ihrer Oberfläche sind viele tiefe Krater, die mit einem weiß-gelblichen Material gefüllt sein können (sogenannte Stippchen). Die Größe der Mandeln ist dabei wenig aussagekräftig, sie können bei einer chronischen Entzündung vergrößert, aber auch sehr klein sein. Ein charakteristisches Zeichen ist es, wenn die Schleimhautfalte vor den Mandeln nicht die übliche frische rosa Farbe der übrigen Mundschleimhaut aufweist, sondern blaurot verfärbt ist.

Durch die chronische Entzündung wird im Laufe der Zeit immer mehr von dem abwehraktiven Lymphgewebe der Mandeln zerstört und durch Narbengewebe ersetzt. Je weiter dieser Prozess fortschreitet, umso geringer wird die Leistungsfähigkeit der Mandeln als Abwehrorgan. Das kann so weit gehen, dass sie keine sinnvollen Abwehraufgaben mehr erfüllen können, sondern selbst zur Belastung für den Gesamtorganismus werden: Sie werden zu einem Störfeld, das völlig andere Krankheiten in ganz anderen Körperregionen auslösen kann. Man spricht in diesem Fall von einem Herd oder – im Fachjargon – Focus. Viele rheumatische Krankheiten und Rückenschmerzen entstehen durch einen solchen Focus. Dabei stehen die Beschwerden der Mandeln selbst in keinem Verhältnis zu den Schmerzzuständen, die durch sie augelöst werden. Es kommt sogar vor, dass ein Focus selbst keine Beschwerden verursacht, seine Fernwirkungen dafür umso mehr.

Ähnliche Herdwirkungen kennt man auch von vereiterten Zahnwurzeln oder von wurzelbehandelten Zähnen.

Die Einschätzung der Krankheitssituation und ihre Behandlung hängen von folgenden Fragen ab:

* Können die Mandeln noch Abwehraufgaben erfüllen?
* Haben sie bereits Störwirkungen auf andere Körperbereiche?
* Besteht eine realistische Chance, sie dauerhaft zu »sanieren« (das heißt, die chronische Entzündung auszuheilen und die Leistungsfähigkeit als Abwehrorgan – zumindest weitgehend – wiederherzustellen)?

Diese Fragen lassen sich allerdings vor Behandlungsbeginn nicht immer klären, denn jeder Mensch bringt andere Voraussetzungen mit bzw. reagiert unterschiedlich. Es hat sich daher in der Praxis bewährt, eine intensive Behandlung der chronischen Entzündung und ihrer konstitutionellen Hintergründe durchzuführen. Hat dies aber nach spätestens drei Monaten keinen deutlichen Erfolg gebracht, sollten die Mandeln operativ entfernt werden. Denn in diesem Fall kann man davon ausgehen, dass sie mehr schaden als nützen. Die Operation ist dann das kleinere Übel und kann die gesundheitliche Gesamtsituation des betreffenden Menschen deutlich verbessern.

Es ist aber – gerade bei Kindern – immer wieder erstaunlich, wie gut und schnell eine naturheilkundliche Konstitutionstherapie auch bei sehr chronischen Krankheitsprozessen helfen kann. Es ist durchaus sinnvoll, es über ein Vierteljahr auf diesem Wege zu versuchen, bevor man sich für oder gegen eine Operation entscheidet. Diese Zeit steht in den allermeisten Fällen auch zur Verfügung, da sollten Sie sich als Eltern nicht unter Druck setzen lassen!

Behandlungsmöglichkeiten:
Auch bei der chronischen Mandelentzündung sind die beschriebenen Maßnahmen zur Lymphtherapie die Basis der Behandlung (siehe Seite 95ff.).

Hinweise für Therapeuten

Eine Methode, die bei der Behandlung chronischer Tonsillen-Erkrankungen eine hervorragende Wirkung hat, ist das *Absaugverfahren nach Dr. Röder*, kurz auch Mandelrödern genannt. Hierbei wird ein spezieller Absaugtrichter aus Glas auf die Gaumenmandeln aufgesetzt und mit einem Gummiball ein Vakuum erzeugt, das den Inhalt der Mandelkrypten absaugt. Dieser Reinigungseffekt (bei dem auch Mandelsteine, sogenannte Tonsillolithen, entfernt werden) führt in Kombination mit der mechanischen Reizung der Mandel zu einer deutlichen Aktivierung der Selbstheilung.

Bei diesem Therapieverfahren muss der Behandler sehr zügig arbeiten, da bei Berührung der Mandeln sofort ein Würgereflex einsetzt. Da diese Prozedur zugegebenermaßen nicht ganz angenehm ist, ist sie bei Kindern verständlicherweise nicht sehr beliebt. Es lohnt sich aber, das Kind zu motivieren, es trotzdem insgesamt zwei- bis dreimal in wöchentlichem Abstand über sich ergehen zu lassen – häufiger ist meist nicht notwendig!

Zu beachten ist, dass an 1 bis 2 Tagen nach dem Mandelrödern in den meisten Fällen verstärkt Halsschmerzen auftreten. Dies ist aber eine sinnvolle Reaktion, bei der die chronische Entzündung in die akute Phase geführt wird, was bekanntlich die Voraussetzung zur Heilung einer chronischen Entzündung ist. Das Mandelrödern kann mit allen anderen Therapiemaßnahmen kombiniert werden.

Gegenanzeige: Das Absaugverfahren der Mandeln darf nicht bei einer akuten Mandelentzündung angewendet werden!

Sehr hilfreich bei der Behandlung aller chronischen Entzündungsprozesse (also auch in diesem Fall) ist bei kleinen Kindern die Eigenbluttherapie mit potenziertem Eigenblut. Bei älteren Kindern (und Erwachsenen) ist die Injektionstherapie mit Eigenblut, wie sie bei der akuten Tonsillitis beschrieben ist (siehe Seite 152), oft noch wirksamer. Allerdings ist in chronischen Fällen eine Injektionsserie von insgesamt zehn Spritzen, einmal wöchentlich, ausreichend.

Als Zusatz zum Eigenblut hat sich in unserer Praxis bei allen chronischen Manifestationen des lymphatisch-skrofulösen Formenkreises die Infi-Myosotis-Injektion (Infirmarius), kombiniert mit Folliculi lymphatici aggregati D6[49] (Wala), sehr bewährt.

---

49 Hintergrund ist die zentrale Bedeutung der Peyer'schen Plaques bei der Programmierung und Steuerung des gesamten Lymphsystems.

Aschner-Methoden

Cantharidenpflaster auf die Tonsillenpunkte am Trapeziusrand hinten setzen, die bei chronischen Lymphproblemen im Kopfbereich meist sehr druckschmerzhaft sind.

Die Anwendung der Cantharidenpflaster kann im Abstand von circa vier Wochen mehrmals wiederholt werden.

Blutiges Schröpfen, ebenfalls auf den Tonsillenpunkten am Trapeziusrand. Diese Methode ist nur bei mutigen Kindern, frühestens ab dem Schulalter, angezeigt. Dabei ist aber zu beachten, dass in diesem Bereich eine humorale Fülle- bzw. Stauungssituation bestehen muss (Tastbefund!). Bei einer Leeresituation, aber auch bei konstitutionell asthenischen bzw. anämischen Kindern ist das blutige Schröpfen kontraindiziert.

Eventuell kann man in solchen Fällen trocken schröpfen, was aber keine Ausleitung bewirkt, sondern eine Stimulation der Wärmeprinzipien.

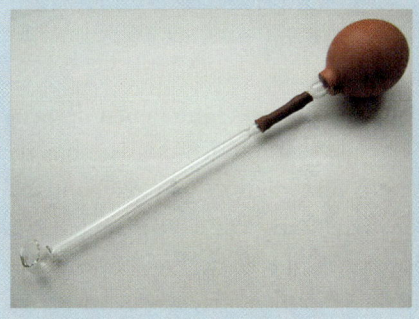

Mandelabsauggerät.

Grundsätzliches zur operativen Entfernung der Gaumenmandeln (Tonsillektomie)

Während man noch vor zwanzig Jahren wegen geringsten Anlässen die Gaumenmandeln herausoperierte, sind die Mediziner damit heute glücklicherweise deutlich zurückhaltender. Man hat nämlich erkannt, dass diese Organe für die Entwicklung des Immunsystems sehr wichtige Bedeutung haben; auch ist die Operation selbst nicht risikoarm.

Eine der wenigen Situationen, bei der die operative Entfernung sinnvoll ist, ist dann gegeben, wenn die entzündeten Mandeln dem Körper mehr schaden als nützen und andere Krankheitsherde hervorrufen (siehe Seite 152).

Vergrößerte Gaumenmandeln, die ansonsten gesund sind, müssen nicht entfernt werden. Auch lassen sich häufig wiederkehrende akute Mandelentzündungen in den meisten Fällen gut mit natürlichen Mitteln behandeln.

Natürlich kann ein Mensch ohne Mandeln leben, aber sie haben – wie bereits im Kapitel »Lymphsystem« beschrieben – ihre speziellen Aufgaben für den Gesamtorganismus zu erfüllen. Diese Aufgaben müssen nach der Entfernung der Mandeln von den übrigen Lymphorganen übernommen werden. Ob diese das schaffen, ist eine Frage der konstitutionellen Stabilität. Auch ist es wichtig zu betonen, dass nach der Entfernung der kranken Mandeln lediglich der aktuelle Krankheitsherd beseitigt wurde. Die geschwächte konstitutionelle Situation, die schließlich zu der Krankheit der Mandeln geführt hat, wird durch die OP sicher nicht verbessert.

Damit wird ein weiteres Mal deutlich, dass auch ein chirurgisches Vorgehen bei der Behandlung von Mandelerkrankungen eine Konstitutionstherapie nicht überflüssig macht!

Entzündung der Nasennebenhöhlen (Sinusitis)

Als Nasennebenhöhlen bezeichnet man eine Gruppe von Hohlräumen im Schädelknochen, deren Ausgänge an verschiedenen Stellen mit dem Nasenraum verbunden sind. Die Nasenschleimhaut dehnt sich über diese Öffnungen nahtlos in die Nebenhöhlen aus und kleidet sie wie eine Tapete aus. Für die Behandlung von kleinen Kindern ist es aber wichtig zu wissen, dass die Kiefer- und Stirnhöhlen nicht von Geburt an vorhanden sind, sondern erst in den ersten Lebensjahren in die Schädelknochen hineinwachsen. (Ausnahme: die Siebbeinzellen, die zwar schon beim Neugeborenen vorhanden sind, aber bei Krankheiten keine große Rolle spielen.) Erst etwa mit dem zehnten Lebensjahr ist die Bildung der Nasennebenhöhlen komplett abgeschlossen.

Das bedeutet, dass Säuglinge und Kleinkinder keine Nebenhöhlenentzündungen haben können!

Trotzdem kommt es immer wieder vor, dass – sogar von Kinderärzten! – auch bei kleinen Kindern die Fehldiagnose Stirn- oder Kieferhöhlenentzündung gestellt wird. Dabei handelt es sich bei entsprechenden Beschwerden meist um eine Entzündung der Nasenschleimhaut mit Schwellung und starker Schleimbildung. Die nun folgenden Ausführungen zu Nebenhöhlenentzündungen gelten daher erst für Kinder ab etwa acht bis zehn Jahren.

156

Man unterscheidet drei Arten von Nebenhöhlen:

- *Kieferhöhlen:* Sie liegen rechts und links von der Nase, oberhalb der oberen Schneidezähne.
- *Stirnhöhlen:* Sie befinden sich hinter den Augenbrauen.
- *Keilbeinhöhlen und Siebbeinzellen:* Sie liegen tief im Schädelinneren oberhalb des knöchernen Daches des inneren Nasenraums. Diese Nebenhöhlen spielen aber bei Erkrankungen meist eine untergeordnete Rolle.

Die Nebenhöhlen bilden Resonanzräume, die den Klang der Stimme mitprägen. Die sie auskleidenden Schleimhäute stellen weitere Abwehrflächen zur Verfügung, die dann in Aktion treten, wenn die Abwehrfähigkeit der Nasenschleimhaut überfordert ist. Deshalb sind bei einem Schnupfen (= Entzündung der Nasenschleimhaut) meistens die Nebenhöhlen mehr oder weniger stark beteiligt, was aber kein großes Problem darstellt, solange der Schleim aus Nase und Nebenhöhlen abfließen kann. Genau hier liegt jedoch der Grund, weshalb Nebenhöhlenentzündungen so schmerzhaft und hartnäckig sein können: Die Ausgänge der Nebenhöhlen sind von Natur aus sehr eng. Wenn nun im Verlauf einer Entzündung die Nasenschleimhaut anschwillt, werden die Ausgänge noch enger und verschließen manchmal ganz. Hinzu kommt, dass der gebildete Schleim sehr zäh werden kann und nicht abfließt, sondern sich in den Nebenhöhlen staut, was sehr unangenehmen Druck erzeugen kann.

Bei der Kieferhöhle kommt erschwerend hinzu, dass ihre Öffnung oberhalb ihres »Bodens« liegt. Die Schleimhautsekrete müssen also ständig – gegen die Schwerkraft – durch feine Flimmerhärchen auf der Schleimhautoberfläche wie auf einem Fließband Richtung Ausgang transportiert werden. Dieses Flimmerepithel wird bei chronischen Kieferhöhlenentzündungen zerstört, weshalb der Schleim dann nur noch schwer ausgeschieden werden kann – ein Grund, warum diese Krankheit oft so hartnäckig und therapieresistent ist.

Akute Nebenhöhlenentzündungen treten meist als Komplikationen eines heftigen Schnupfens auf, der sich auf die Nebenhöhlen ausdehnt. Sie können aber auch auf allergischer Basis entstehen, etwa bei Heuschnupfen, bei Unverträglichkeit von bestimmten Tierhaaren oder aber auch als Zeichen einer Lebensmittelunverträglichkeit. Bei entsprechender Veranlagung können diese Entzündungen chronisch werden.

Die typischen Symptome einer akuten Kieferhöhlenentzündung (Sinusitis maxillaris) ist heftiger Druckschmerz ein- oder beidseitig neben und in der Nase; dabei können sogar die vorderen Zähne des Oberkiefers weh tun. Besonders beim Bücken verstärken sich diese Schmerzen.

Beim Schneuzen kommt nur wenig Schleim, der extrem zäh und klebrig sein kann. In fortgeschrittenen Stadien der Entzündung wird der Schleim flüssiger, er bekommt eine gelbe, manchmal auch grüne Farbe und lässt sich dann besser ausschneuzen.

Die Symptome bei Stirnhöhlenentzündung (Sinusitis frontalis) sind ähnlich, wobei in diesem Fall der Druckschmerz über den Augen liegt; manchmal wird er auch hinter den Augen wahrgenommen – einseitig oder beidseitig. Dabei bestehen häufig Kopfschmerzen. Typisch ist auch, dass der Bereich am inneren Ende der Augenbrauen sehr empfindlich auf Druck reagiert.

Der Schleim ist wie bei der Kieferhöhlenentzündung beschaffen. Personen, bei denen eine Nebenhöhlenentzündung chronisch geworden ist, produzieren teilweise ungeheure Mengen an gelb-grünem Schleim, manchmal mehrere Taschentücher voll pro Schneuzen. Dieser Zustand kann sich über lange Zeit hinziehen.

Für die Entzündungen der Nebenhöhlen gilt, was grundsätzlich bereits zur Trias Schleimhaut-Lymphsystem-Flora gesagt wurde: Sie dienen der ersatzweisen Ausscheidung von überschüssigem und verunreinigtem Phlegma. Dies ist sehr wichtig, wenn man verstehen möchte, was bei einem Kind schief läuft, das immer wieder Probleme mit seinen Nebenhöhlen hat.

Der Lymphatismus führt dazu, dass die Schleimhäute grundsätzlich zu Schwellungen neigen. Im Bereich der Nebenhöhlen bedeutet dies, dass die Abflussöffnungen enger werden. Des Weiteren neigt der Lymphatiker sowieso zu vermehrter Schleimproduktion. Diese Punkte zusammengenommen zeichnen dafür verantwortlich, dass die Nasennebenhöhlen zu einem Schwachpunkt werden können, der immer wieder oder manchmal auch dauernd von Entzündungen betroffen ist.

Behandlungshinweise:
Für die Behandlung ist es unerheblich, in welcher Nebenhöhle die Entzündung lokalisiert ist. Wichtiger ist, ob das Geschehen akut oder chronisch ist und vor allem, wie der Schleim beschaffen ist und ob er ausgeschieden werden kann.

Eine akute Nebenhöhlenentzündung, die sich nicht immer wiederholt, ist gut mit den im Folgenden genannten, schleimlösenden Mitteln und Anwendungen sowie einem abwehrsteigernden pflanzlichen Mittel (z. B. Umckaloabo oder einem Echinacea-Präparat) zu behandeln.

Antibiotika sind in den meisten Fällen nicht notwendig, sie tragen – aus bereits genannten Gründen – sogar maßgeblich zur Chronifizierung einer Sinusitis bei.

Abschwellende Nasensprays mit den Wirkstoffen Xylometazolin, Oxymetazolin, Tramazolin (Handelsnamen: Vividrin, Otriven, Nasivin, Olynth, Rhinospray) haben zwar eine angenehm lindernde Sofortwirkung, sie unterdrücken aber die Entzündung und damit den natürlichen Heilungsprozess und ebnen damit den

Weg in ein chronisches Stadium. Ihre Anwendung sollte sich – sofern überhaupt notwendig – auf wenige Tage beschränken.

Milde Nasentropfen:
- *Euphorbium comp.* Nasenspray (Heel): Homöopathisches Komplexmittel.
- *Arum Nasentropfen* (Nestmann): Homöopathisches Komplexmittel.

Weitere äußerliche Anwendungen:
- *Kopfdampfbad mit Holunderblütentee* (siehe Seite 58): Löst zähen Schleim und regt den Lymphfluss an.
- *Senfmehlfußbad* (siehe Seite 61): Aktiviert die Abwehrkräfte und regt den Lymphfluss in den Kopfschleimhäuten an.
- *Ansteigendes Fußbad* (siehe Seite 54): Hat etwas mildere Wirkung als die Senfmehlfußbäder.

Hier noch einige homöopathische Mittel, die bei zähem Schleim angezeigt sind:
- *Kalium chloratum D6* Tabletten (Schüßler-Salz Nr. 4): Alle 2 Stunden 1 Tablette lutschen, in akuten Fällen auch alle 10 Minuten 1 Tablette. (Das Mittel ist völlig ungiftig!) Diese Tabletten können auch gut in einem Hustentee aufgelöst getrunken werden: Pro Tasse Tee 3 Tabletten auflösen.
- *Kalium bichromicum D6* Tabletten: Dieses Mittel verwendet man, wenn der Schleim so zäh und klebrig ist, dass er Fäden zieht. Der Kranke möchte dauernd die Nase putzen, es kommt aber kein Sekret. 3 x täglich 1 Tablette lutschen.
- *Hydrastis D4* Tabletten, Globuli oder Tropfen: Zähes Sekret, das Brennen und Rohheitsgefühl in und an der Nase erzeugt. Viel zäher gelber Schleim hinten in der Nase und im Rachenraum. Jeweilige Dosierung siehe Tabelle »Dosierung homöopatischer Mittel« im Anhang, Seite 326.

Behandlung einer chronischen Nebenhöhlenentzündung

Die notwendige konstitutionelle Basistherapie wurde bereits bei der »Dreierkombination Schleimhaut-Lymphsystem-Flora« beschrieben (siehe Seite 70ff.). Wenn allergische Reaktionen bei der Krankheit eine Rolle spielen, beachten Sie bitte alles, was in den entsprechenden Kapiteln zu diesem Thema beschrieben ist.

Bei einer chronischen Nasen- und Nebenhöhlenentzündung kann der Aufbau einer gesunden Schleimhautflora im Nasenbereich zusätzlich unterstützt werden, indem man die *Symbioflor 1* Tropfen nicht nur einnimmt, sondern zusätzlich mit einer Pipette in die Nase tropft[50].

50 Diese Anwendungsform ist nur bei Symbioflor 1 möglich. Symbioflor 2 darf weder in die Nase eingebracht noch inhaliert werden!

Dazu liegt das Kind auf dem Rücken, und man lässt morgens und abends jeweils drei Tropfen Symbioflor 1 unverdünnt in jedes Nasenloch laufen. Danach soll das Kind circa fünf Minuten liegen bleiben und in dieser Zeit möglichst nicht schneuzen.

Falls Sie ein Inhalationsgerät besitzen, das Flüssigkeiten kalt zerstäubt (z. B. Pari-Boy), können Sie diese Form des Floraaufbaus noch perfektionieren, indem Sie Ihr Kind zweimal täglich circa 5 Minuten mit unverdünntem Symbioflor 1 inhalieren lassen. Auf diese Weise kommen die hilfreichen Bakterien in fast jeden Winkel des Nasenraums.

Hinweis für Therapeuten

Gute Behandlungserfolge erzielt man auch bei chronischer Sinusitis mit der *Eigenbluttherapie*. Sie kann mit potenziertem Eigenblut durchgeführt werden, wie bei der Behandlung der Neurodermitis (siehe Seite 120).

Bei älteren Kindern, die keine Angst vor Spritzen haben, kommt auch die Injektionstherapie mit Eigenblut in Frage, wie bei der Behandlung der chronischen Mandelentzündung (siehe Seite 150). Als Präparat, mit dem das Blut vermischt wird, haben sich die *Schwörosin Ampullen* der Firma Schwörer bei akuter und chronischer Nebenhöhlenentzündung sehr bewährt.

Heilpflanzen:

* *Schwarzer Holunder* (Sambucus nigra)
  Für die Zubereitung von Tee verwendet man die Holunderblüten. Dieser Tee wirkt schleimlösend, und er fördert die Schweißbildung, wodurch die Krankheitsgifte über die Haut ausgeschieden werden. Holunderblütentee sollte am besten in einem sehr warmen Schwitzbad getrunken werden. Danach entstehen heftige Schweißausbrüche, die für die Heilung sehr förderlich sind.

* *Echte Schlüsselblume* (Primula veris)
  Von dieser Pflanze verwendet man zur Teezubereitung nur die Blüten. Sie sollten aber nicht alleine, sondern in Teemischungen verwendet werden (siehe unten). (Bitte sammeln Sie diese Pflanze nicht selbst – sie steht unter Naturschutz!)

- *Spitzwegerich* (Plantago lanceolata)

  Zur Teezubereitung verwendet man das Spitzwegerichkraut.

  Es sind verschiedene Hustensäfte mit Spitzwegerich im Handel, die auch den Schleim in den Nasennebenhöhlen lösen (die Wirkung eines eingenommenen Arzneimittels ist ja nicht lokal begrenzt, sondern immer im ganzen Körper zu spüren).

- *Augentrost* (Euphrasia officinalis)

  Vielleicht werden Sie sich wundern, den Augentrost hier zu finden, da Sie bisher dachten, diese Pflanze werde nur bei Augenerkrankungen eingesetzt. Der Augentrost ist aber eine Heilpflanze, die eine ausgeprägte, konstitutionell stabilisierende Wirkung auf das Lymph- und Schleimhautsystem des gesamten Kopfes entfaltet. Und dazu gehören sowohl die Augen- als auch die Nasenschleimhäute. Den Tee bereitet man aus dem Augentrostkraut zu. Er sollte vor allem bei chronischen Nasennebenhöhlenentzündungen über mindestens sechs Wochen regelmäßig angewendet werden.

  Alternativ steht die Euphrasia Urtinktur zur Verfügung, 3 x täglich 10 Tropfen.

Vorschlag einer Teemischung, in der die vier beschriebenen Pflanzen enthalten sind:

Augentrostkraut	20.0
Spitzwegerichkraut	40.0
Schlüsselblumenblüten	10.0
Holunderblüten	30.0

Bestandteile mischen. Zubereitung wie bei den allgemeinen Behandlungshinweisen (siehe Seite 323f.).

Die äußerliche Anwendung von Kopfdampfbädern, Senfmehl- und ansteigenden Fußbädern ist hier besonders wertvoll. Bei chronischer Sinusitis sollten diese Anwendungen kurmäßig durchgeführt werden. Bis zum Eintritt einer Wirkung in 1- bis 2-tägigem Abstand, danach können die Pausen etwas länger werden.

Entzündung der Kehlkopfschleimhaut (Laryngitis)

Auch diese Krankheit kann akut oder chronisch auftreten. Sie ist häufig Folge eines Schnupfens, der sich auf die unteren Atemwege ausgebreitet hat, kann aber auch eine allergische Reaktion oder Folge einer Überanstrengung der Stimme (durch zu viel sprechen oder singen) sein.

Das Hauptsymptom einer Entzündung der Kehlkopf-Schleimhaut ist Heiserkeit, die im Akutfall dazu führen kann, dass die betroffene Person nur noch krächzen kann. Bei einigen Kindern besteht aber dauernd eine mehr oder weniger starke Heiserkeit oder Belegtheit der Stimme. Dazu kommt häufiges Räuspern oder Husten, um den Schleim zu beseitigen.

Die chronische Heiserkeit eines Kindes ist ein weiteres Zeichen für Lymphatismus. Durch die Abflussstörung der Lymphe in der Kehlkopf-Schleimhaut schwillt diese dauerhaft an. Dadurch können die Stimmritzen bei der Tonbildung nicht mehr frei schwingen, was dann der Stimme anzuhören ist.

Eine besondere Form der akuten Kehlkopfentzündung ist der Pseudokrupp, dazu mehr im folgenden Kapitel.

Behandlung:

Die Behandlung einer *akuten Laryngitis* wird mit einem immunstimulierenden Mittel und schleimlösenden Pflanzen, wie sie bei der Bronchitis beschrieben sind (als Tee oder Hustensaft, siehe Seite 165ff.), recht schnell erfolgreich sein. Wie bei den meisten Erkältungskrankheiten sind auch hier Viren beteiligt, gegen die Antibiotika unwirksam sind. Lindernd sind auch feucht-warme Halswickel und Kopfdampfbäder mit Holunderblüten.

Basis für die Behandlung einer *chronischen Kehlkopf-Entzündung* mit dauernder Heiserkeit ist die beschriebene Therapie für »Schleimhaut-Lymphsystem-Schleimhautflora« (siehe Seite 95ff.). Hinzu kommt als spezifische Heilpflanze die Kleine Bibernelle (Pimpinella saxifraga). Diese Pflanze hat neben ihrer allgemein schleimlösenden Wirkung in den Atemwegen eine deutliche Schwerpunktwirkung auf den Kehlkopf. Als Teedroge verwendet man Bibernellenwurzel. Von den Mitteln der Homöopathie kommt hier Causticum D6 in Frage.

Pseudokrupp

Unter Pseudokrupp versteht man eine sich rasch entwickelnde Schwellung der Schleimhaut des Kehldeckels und der Stimmritzen, die anfallsweise auftritt und die unangenehme Eigenschaft hat, sich bei Kindern mit entsprechender Neigung häufig zu wiederholen. Dies geschieht im Verlauf von Infekten, kann aber auch eine allergische Reaktion sein, wobei seelische Belastungen als Verstärker eine Rolle spielen können. Betroffen sind ausschließlich Kleinkinder vom Säuglingsalter bis etwa zum vierten Lebensjahr. Danach tritt Pseudokrupp nur noch selten auf.

Ein Pseudokrupp-Anfall beginnt meistens abends oder nachts mit rasch zunehmender Heiserkeit und dem typischen Stridor: ein pfeifendes, keuchendes Geräusch beim Atmen mit zunehmender Atemnot, wobei die Lippen aufgrund des Sauerstoffmangels blau werden. Dabei entwickelt sich ein heftiger bellender Reizhusten. Ein solcher Zustand darf nicht auf die leichte Schulter genommen werden, denn das Kind kann dabei ersticken. Deshalb bekommen Kinder, die bereits einen Pseudokrupp-Anfall hatten, von ihrem Kinderarzt schnell wirkende Kortisonzäpfchen verschrieben. Sie sollten in der Hausapotheke vorrätig sein, damit sie bei Bedarf sofort angewendet werden können, um den Anfall rasch zum Abklingen zu bringen. Als Sofortmaßnahme bei einem Pseudokrupp-Anfall können die Zäpfchen in vielen Fällen sinnvoll und notwendig sein. Es darf aber nicht bei dieser einzigen Behandlung des Pseudokrupp bleiben, denn auch diese Krankheit entsteht auf der Basis des Lymphatismus und muss mit einer Konstitutionstherapie behandelt werden, wie sie im Kapitel »Lymphatismus« beschrieben ist (siehe Seite 95 ff.). Mit einer solchen Konstitutionstherapie kann man die Neigung zu Pseudokrupp deutlich reduzieren, bei vielen Kindern sogar ausheilen.

Aber auch für die Behandlung eines akuten Pseudokrupp-Anfalls gibt es einige homöopathische Mittel, die den Anfall zum Abklingen bringen können – vorausgesetzt man wendet sie rechtzeitig an; das heißt, man sollte dem Kind sofort eines der folgenden Mittel geben, wenn die ersten Anzeichen eines Pseudokrupp-Anfalls auftauchen. (Eltern, die einen solchen Anfall bereits erlebt haben, erkennen die Frühsymptome bei ihrem Kind meist sofort.)

- *Spongia D12* Globuli
  Hauptmittel, wenn der Pseudokrupp-Anfall vor Mitternacht auftritt. Trockenes, brennendes, eingeschnürtes Gefühl im Kehlkopf mit Heiserkeit und trockenem, bellendem Husten. Husten wird durch Essen und Trinken besser. Spongia ist auch dann geeignet, wenn das Kind mit Erstickungsgefühl aus dem Schlaf aufschreckt.

- *Arsenicum album D6* Globuli
  Das Kind ist sehr schwach, ängstlich und unruhig und kann wegen Atemnot nicht liegen. Der Pseudokrupp-Anfall tritt nach Mitternacht auf. Die Atemwege fühlen sich wie zusammengeschnürt an. Großer, unstillbarer Durst. Dosierung für diese Mittel: alle 10 Minuten 3 Kügelchen, bis die Atemnot nachlässt. Die Wirkung dieser Mittel ist in vielen Fällen erstaunlich – und vor allem schnell.
  Wichtig ist dabei, dass Sie mit der Mittelgabe so früh wie möglich beginnen, wenn die ersten Symptome auftreten. Sollte es aber nicht innerhalb einer halben Stunde zu einer Verbesserung des Zustandes kommen, scheuen Sie sich nicht, die erwähnten Kortisonzäpfchen anzuwenden – sie sind in diesem Fall sinnvoll. Wenn Ihr Kind zum ersten Mal einen Pseudokrupp-Anfall hatte, sollten Sie mit Ihrem Kinderarzt oder Heilpraktiker genau besprechen, wie Sie

sich bei einem erneuten Anfall verhalten sollen. Im Zweifelsfall ist es sicher eine gute Entscheidung, eventuell auch den Notarzt zu rufen, denn bei kleinen Kindern kann sich sehr schnell eine bedrohliche Situation entwickeln.

Noch ein Tipp: Man liest und hört immer wieder die Empfehlung, bei einem Pseudokrupp-Anfall die Fenster im Kinderzimmer zu öffnen oder mit dem Kind an die frische Luft zu gehen. Dies wird aber von vielen Kindern nicht gut vertragen. Wenn die Luft kalt ist, kann es sogar dazu führen, dass die sowieso schon gereizten Atemwege zusätzlich verkrampfen und sich so die Atemnot noch weiter verstärkt. Besser ist es in diesem Fall, wenn die Mutter (oder natürlich der Vater) mit dem Kind ins Badezimmer geht und heißes Wasser laufen lässt, damit die ganze Raumluft durch den Dampf schön warm und feucht wird. Das beruhigt die gereizten Schleimhäute und hilft, den Lymphstau in den Schleimhäuten (der Voraussetzung für die Schleimhautschwellung ist) zu beseitigen und den Schleim zu lösen. Dabei kann man vielleicht ein schönes Buch vorlesen oder mit dem Kind spielen, denn beruhigende Ablenkung und liebevolle Zuwendung können sehr wirkungsvoll dazu beitragen, die Stresssituation gemeinsam rascher zu überwinden. Und noch etwas: Ruhe bewahren! Damit helfen Sie Ihrem Kind mehr als durch hektischen Aktionismus. Denken Sie daran: Ein Kind mit Atemnot hat Angst! Verstärken Sie diese Angst nicht noch zusätzlich, indem Sie das Kind Ihre Ängste und Unsicherheiten spüren lassen.

Erkrankungen der unteren Atemwege

Entzündung der Luftröhrenschleimhaut (Tracheitis) oder der Bronchialschleimhaut (Bronchitis)

Diese Krankheiten entstehen, wenn eine Erkältung vom Abwehrsystem nicht auf den Schleimhäuten des Kopfes überwunden werden kann und sich deshalb nach unten ausbreitet. Bei Kindern mit einem einigermaßen stabil arbeitenden Lymphsystem laufen diese Krankheiten meist akut ab und heilen gut wieder aus. Bei einer geschwächten konstitutionellen Situation aber kann sich eine Bronchitis zu einer spastischen Bronchitis (siehe Seite 168f.) oder zu einem Bronchialasthma entwickeln. Eine reine chronische Bronchitis ist bei Kindern zwar eher selten, in der Kindheit werden aber häufig die Grundlagen dazu gelegt.

Für die Behandlung ist es unerheblich, ob die Entzündung auf der Luftröhrenschleimhaut abläuft oder bereits die Bronchien erreicht hat, zumal eine strenge Trennung dieser Krankheiten diagnostisch kaum möglich ist. Sie werden deshalb hier gemeinsam besprochen.

Die Kinder haben meist Fieber zwischen 39 °C und 40 °C, manchmal sogar darüber. Das Hauptsymptom ist ein Husten, der je nach Krankheitsphase unterschiedlich ist: Zu Krankheitsbeginn besteht ein Reizhusten ohne Auswurf, der Schmerzen hinter dem Brustbein verursacht. Nach ein bis zwei Tagen setzt die Produktion von Schleim ein, der zunächst noch glasig und zäh ist und sich nur schwer abhusten lässt. Später wird er dann gelblich und/oder grünlich und löst sich leichter. Wenn man den Brustkorb mit einem Stethoskop abhört, sind in den frühen Phasen noch keine krankhaften Atemgeräusche wahrzunehmen. Aber sobald sich Schleim bildet, wird ein Brodeln (beim Befall größerer Atemwege) und/oder Knistern (beim Befall kleiner Bronchialäste) hörbar. Ist der Schleim sehr zäh, kann man auch ein Pfeifen (Giemen) hören, was dann bereits ein Hinweis auf krampfhaftes Zusammenziehen der kleinen Bronchien ist (spastische Bronchitis oder Asthma).

Behandlung einer akuten Bronchitis:
Bei Fieber sollte das Kind im Bett bleiben. (Bei hohem Fieber mit weiteren Beschwerden: siehe Behandlungsempfehlungen Seite 52ff.)

Äußerliche Anwendungen:
- *Brustwickel:* Anwendung und Beschreibung der Wickelzusätze, siehe Seite 54ff.
- *Plantago Bronchialbalsam* (Wala): Abends auf dem Rücken zwischen den Schulterblättern einreiben, beruhigt bei übersteigertem Hustenreiz.
- *Engelwurz-Balsam*[51]: besonders günstig für Säuglinge und Kleinkinder
- *Kopfdampfbad mit Holunderblüten* (siehe Seite 58f.)

Zur innerlichen Behandlung sollte als Basis ein immunstimulierendes Mittel gegeben werden (siehe Seite 128).

Bei der Auswahl von Heilpflanzen muss man das Stadium, in dem die Entzündung ist, berücksichtigen:

Bei hartem, trockenem Reizhusten ohne Auswurf müssen sogenannte Schleimmittel gegeben werden, die eine reizlindernde Schleimschicht auf der Schleimhautoberfläche bilden. Dazu kommen in Frage:
- *Eibisch* (Althaea officinalis)
  Für die Teezubereitung werden Eibischwurzeln oder Eibischblätter verwendet. In Apotheken erhältlich ist auch Eibischsirup.

---

51 Bahnhof-Apotheke, Kempten, Adresse siehe Anhang.

Wenn die Schleimproduktion eingesetzt hat, muss man Pflanzen verwenden, die den zähen Schleim lösen und den Auswurf fördern:

- *Thymian* (Thymus vulgaris)
  Der Thymian ist eine Allroundpflanze, er wirkt schleimlösend, auswurffördernd, und dämpft zu starken Hustenreiz. Zur Teezubereitung verwendet man das Thymiankraut. Diese Pflanze ist – allein oder in Kombination mit anderen Pflanzen – in vielen Hustensäften und sonstigen Präparaten zur Behandlung der Atemwege enthalten. Erhältlich ist auch das ätherische Thymianöl, das aber bei Kindern unter zwei Jahren nicht eingesetzt werden sollte.

- *Echte Schlüsselblume* (Primula veris)
  Von dieser Pflanze verwendet man zur Teezubereitung am besten nur die Blüten. Sie sollten aber nicht allein, sondern in Teemischungen verwendet werden. (Bitte sammeln Sie diese Pflanze nicht selbst – sie steht unter Naturschutz!)

- *Spitzwegerich* (Plantago lanceolata)
  Zur Teebereitung verwendet man das Spitzwegerichkraut. Es sind auch verschiedene Hustensäfte mit Spitzwegerich im Handel erhältlich.

Zur Dämpfung eines zu starken Hustenreizes und bei reinem Reizhusten ohne Auswurf kommen als Hustendämpfer folgende Heilpflanzen in Frage:

- *Thymian* (siehe oben)

- *Sonnentau* (Drosera rotundifolia)
  Von dieser in der freien Natur nur sehr selten wachsenden Heilpflanze verwendet man das Sonnentaukraut zur Teezubereitung. Zudem ist sie in vielen Hustensäften und sonstigen Präparaten zur Behandlung der Atemwege enthalten. Gerne verwendet wird sie auch als homöopathisches Mittel: *Drosera D4* (Tropfen, Tabletten oder Globuli). Sie hemmt wirksam den Hustenreiz und wird deshalb auch zur Behandlung des Keuchhustens eingesetzt.

- *Huflattich* (Tussilago farfara)
  Von dieser Pflanze wurden in der Naturheilkunde seit Jahrhunderten die Blätter und Blüten zur Teezubereitung verwendet. Heute sind in Apotheken nur noch Huflattichblätter (Folia Farfarae) erhältlich.
  Achtung: Es wird immer wieder davor gewarnt, der Huflattich sei aufgrund eines seiner Inhaltsstoffe (Pyrrolizidin-Alkaloide) leberschädlich. Solche Schä-

den sind jedoch nur bei Langzeitanwendung mit Dosierungen möglich, die weit über dem liegen, was man üblicherweise zur Behandlung eines akuten Hustens verwendet. Tees oder selbst hergestellte Tinkturen können Sie in üblicher Dosierung unbedenklich verwenden, wobei man (wie bei jeder Akutbehandlung) eine Anwendungsdauer von vier Wochen nicht überschreiten sollte.

- *Efeu* (Hedera helix)
Efeu wird nicht als Teedroge verwendet, sondern ausschließlich in Form der Urtinktur (*Hedera helix* Urtinktur) oder als homöopathisches Mittel (z.B. Hedera helix D4 Tropfen, Tabletten oder Globuli).
Aus Efeu wird auch ein Fertigpräparat hergestellt, das von Kinderärzten häufig verschrieben wird: *Prospan Saft*, Tropfen oder Zäpfchen (Engelhard). Zu diesem Präparat scheinen (auch bei Ärzten) einige Missverständnisse zu kursieren: Prospan ist kein schleimlösendes Mittel, sondern hat ausschließlich beruhigende (sedierende) Wirkung auf den Hustenreiz! (Das Gleiche gilt natürlich für alle anderen Efeu-Zubereitungen und Efeu-Präparate.) Trotzdem wird Efeu immer wieder mit dem Anspruch, ein Schleimlöser zu sein, verschrieben – ohne dass Heilungserfolge zu verzeichnen wären.

Einige grundsätzliche Gedanken zum Thema Husten
Husten ist (bis auf wenige Sonderfälle) nie eine eigenständige Krankheit, sondern immer nur ein Symptom einer zugrundeliegenden Krankheit. Husten wird durch Nervenbefehle aus dem Hustenzentrum im Stammhirn ausgelöst und dient dem Zweck, Fremdkörper umgehend aus den unteren Atemwegen zu beseitigen. Damit ist der Hustenreflex eine sehr wichtige, manchmal sogar elementar lebenserhaltende Körperfunktion. Jeder hat wohl schon einmal erlebt, wie schnell und heftig der Hustenreiz einsetzt, wenn Essen oder auch nur Speichel in die falsche Röhre gekommen sind. Bei entzündlichen Erkrankungen der Atemwege hat der Husten die Aufgabe, den Schleim mit den darin enthaltenen Krankheitserregern und den abgestorbenen Schleimhaut- und Abwehrzellen auszuwerfen. Ohne die Beseitigung dieses Schleims kann eine Entzündung der unteren Atemwege (gilt auch für Lungenentzündung) nicht ausheilen. Daher gehört Husten zu den wichtigsten Heilungsmechanismen, und man sollte sich gut überlegen, ob es wirklich sinnvoll ist, den Hustenreiz zu bremsen! Das ist sicher notwendig bei Keuchhusten (siehe Seite 250ff.) und kann auch bei einem trockenen Reizhusten, der sich verselbstständigt hat, für kurze Zeit sinnvoll sein. Aber solange Schleim in den Atemwegen vorhanden ist, *darf der Hustenreiz nicht blockiert werden!* Und dies unabhängig davon, ob natürliche oder chemische Arzneimittel verwendet werden.

Glücklicherweise wird es mit einem pflanzlichen oder homöopathischen Mittel nicht gelingen, den Hustenreiz so weit zu unterdrücken, dass der Schleim liegen bleibt. Aber trotzdem kann durch zu massive Hustendämpfung der Heilungsprozess auch mit diesen Mitteln negativ beeinträchtigt werden.

Der wohl am stärksten hustenblockierende, chemische Wirkstoff ist das *Codein*, das immer noch recht kritiklos und pauschal verordnet wird.

Einzig abends darf für ein paar Tage (länger ist es bei akuten Krankheiten meist nicht nötig) der Husten etwas gedämpft werden, damit der Kranke gut ein- und durchschlafen kann. Denn ein erholsamer Schlaf ist eines der wichtigsten Heilmittel! Aber da reichen in den meisten Fällen die pflanzlichen Arzneien aus.

Hier noch einige bewährte Fertigpräparate:

- *Huluna Pastillen* (Nestmann)
- *Bronchiselect* (Dreluso)
- *Atustro Tropfen* (Pekana)
- *Drosinula Sirup* (Bioforce)
- *Cefabronchin Tropfen* (Cefak)
- *Apulo Saft* (Pekana)

Spastische Bronchitis

Vor allem bei kleinen Kindern bis etwa zum fünften Lebensjahr kommt häufig zu der beschriebenen Entzündung der Bronchialschleimhaut noch eine Verkrampfung der kleinen Bronchialäste hinzu. Man bezeichnet dies dann als spastische Bronchitis. Durch die Verengung der kleinen Bronchialröhrchen ist die Luftströmung und damit die Ein- und Ausatmung deutlich erschwert. Das Kind bekommt Atemnot – manchmal auch schon ohne jede körperliche Anstrengung. Hinzu kommt, dass der Schleim bei dieser Krankheit sehr zäh ist. Die Kombination Verkrampfung und zäher Schleim erschwert den Auswurf des Schleims stark.

Die Krankheitsmechanismen sind denen des Bronchialasthmas sehr ähnlich, und manchmal ist der Übergang von einer spastischen Bronchitis zum Asthma bronchiale fließend. Auch bei der spastischen Bronchitis sind oft allergische Mechanismen mit im Spiel. Eine akute, spastische Bronchitis ist aber im Allgemeinen nach der Heilung für immer auskuriert, während der Asthmatiker ständig und auf Dauer mit seinen Atemproblemen zu kämpfen hat.

Das mehrmalige Auftreten einer spastischen Bronchitis ist ein Warnsignal dafür, dass das betroffene Kind stark vom Lymphatismus mit zusätzlicher allergischer Grundveranlagung (allergischer Diathese) betroffen ist. Deshalb sollte unbedingt eine entsprechende Konstitutionstherapie erfolgen, um ein Abrutschen in die asthmatische Richtung zu verhindern.

Typisch bei der spastischen Bronchitis sind die pfeifenden, quietschenden Atemgeräusche, die manchmal sogar ohne Stethoskop zu hören sind. Damit einher geht ein sehr quälender Husten, der aber nicht viel Schleim hervorbringt. Ansonsten besteht die gleiche Symptomatik wie bei der Bronchitis (siehe Seite 165).

Behandlung:
Zur Behandlung einer akuten spastischen Bronchitis kommen zu den Mitteln, die bei der Bronchitis aufgeführt wurden, zwei Heilpflanzen hinzu, die die Verkrampfung der Bronchien lösen:

- *Gänsefingerkraut* (Potentilla anserina): Zur Teezubereitung wird Gänsefingerkraut verwendet, das sehr gut auch mit allen anderen erwähnten Heilpflanzen kombiniert werden kann.
- *Meerträubel* (Ephedra sinica): Diese Pflanze wird üblicherweise nicht zur Teezubereitung verwendet. Man benutzt vorzugsweise die homöopathische Zubereitung in niedrigen Potenzstufen: *Ephedra D2 oder D3* (Tropfen, Tabletten oder Globuli).

Auch der schon oben erwähnte *Sonnentau* hat eine krampflösende Wirkung auf die Bronchien.

Von den homöopathischen Mitteln hat bei dieser Erkrankung das *Spongia D12* besondere Bedeutung. Es wurde beim Pseudokrupp bereits erwähnt.

In der Praxis bewährt haben sich des Weiteren folgende Präparate:

- *Yerba santa Komplex* (Nestmann) Tropfen: Im Akutfall 2-stündlich 5 Tropfen. Bei chronischen Krankheiten 3 x täglich 10 Tropfen. Jeweils in den Tee geben.
- *Deas* Tropfen (Pekana): Im Akutfall 2-stündlich 5 Tropfen. Bei chronischen Krankheiten 3 x täglich 10 Tropfen. Jeweils in den Tee geben.

Wichtig ist auch, die Raumluft im Kinderzimmer gut feucht zu halten, zum Beispiel mit feuchten Handtüchern auf der Heizung.

Bei einer Neigung zu spastischer Bronchitis sollte eine Konstitutionstherapie, wie sie beim Lymphatismus beschrieben ist, durchgeführt werden (siehe Seite 87).

Lungenentzündung (Pneumonie)
Eine Lungenentzündung entsteht häufig als Komplikation einer Erkältungskrankheit, die bis ins Lungengewebe vorgedrungen ist. Es gibt aber auch Infektionen durch Viren oder Bakterien, die direkt die Lunge befallen. In den letzten Jahren sind bei Kindern zunehmend Lungenentzündungen aufgetreten, die sehr untypisch verlaufen und bei denen erst eine Röntgenuntersuchung zur Diagnose führte.

Eine Lungenentzündung ist meist ein schweres Krankheitsbild mit hohem Fieber, starkem Krankheitsgefühl und Schwäche und heftigem Husten mit starken Schmerzen im Brustkorb, dabei Atemnot. Es handelt sich um eine lebensbedrohliche Krankheit, an der in früheren Zeiten viele Menschen gestorben sind.

Trotz aller bisher gegenüber Antibiotika geäußerten Kritik: In diesem Fall ist die Gabe von Antibiotika gerechtfertigt und notwendig! Bei einer Lungenentzündung sind die körpereigenen Heilungskräfte (und auf ihnen basiert jede natürliche Heilung) so weit überfordert, dass die naturheilkundlichen Therapiemöglichkeiten nicht ausreichen werden. Sie werden aber nach Überwindung des lebensbedrohlichen Zustandes notwendig, wenn es darum geht, den Organismus wieder aufzubauen und die schädlichen Wirkungen der Medikamente auszugleichen (Floraaufbau usw., siehe Seite 96ff.).

Bindehautentzündung (Konjunktivitis)

Eine Bindehautentzündung des Auges zeigt sich durch deutliche Rötung der Schleimhaut über dem Augenweiß, was durch Vermehrung und stärkere Durchblutung der Adern in diesem Gebiet zustande kommt. Bei schwerwiegenden Formen schwellen die Augen fast zu, und die Bindehaut kann sogar unter den Lidern hervorquellen. Dabei tränen die Augen stark, und es bildet sich Schleim, der glasig, aber auch eitrig-gelb sein kann. Dieser Schleim verklebt die Wimpern, und morgens kann das betroffene Auge sogar so zugeklebt sein, dass es sich kaum öffnen lässt. Der Kranke hat das Gefühl, als seien Sand oder andere Fremdkörper im Auge. Manchmal kann sich das Fremdkörpergefühl im Auge bis zu stechenden Schmerzen steigern.

Juckreiz im Auge weist darauf hin, dass es sich um eine allergische Reaktion handelt; zum Beispiel als Symptom eines Heuschnupfens, bei dem fast immer begleitend eine Bindehautentzündung auftritt.

Neben allergischen Auslösemechanismen werden Bindehautentzündungen aus schulmedizinischer Sicht durch Viren, Bakterien und (in seltenen Fällen) durch Pilze und weitere Mikroorganismen hervorgerufen. Aber auch in diesem Fall darf man die Tatsache nicht übersehen, dass die Mikroben nur bei den Personen in die Schleimhaut eindringen und sich vermehren können, die eine Bereitschaft dazu aufweisen. Damit gelangen wir wieder zum Thema Konstitution mit den dazugehörigen Krankheitsmechanismen, die in den Kapiteln »Entzündung« und »Lymphatismus« beschrieben sind.

Wiederkehrende Entzündungen der Bindehaut sind häufige und ausgesprochen typische Symptome für einen bestehenden Lymphatismus. Das gilt auch für andere entzündliche Erkrankungen des Auges: zum Beispiel Lidrandentzündung (Blepharitis), Gerstenkörner (Hordeolum, Entzündung einer Drüse im Ober- oder Unterlid) und die – bei Kindern glücklicherweise nur seltene – Regenbogenhautentzündung (Iritis). Hartnäckige und immer wieder aufflackernde Entzündungen am Auge sind charakteristisch für eine konstitutionelle Schwäche des Lymphsystems, sie gelten quasi als Beweis dafür. Das bedeutet, dass zur langfristig erfolgreichen Behandlung dieser Krankheiten eine Lymphtherapie (siehe Seite 99ff.) dazu gehört. Ich bin sicher, dass nicht wenige Leser und Leserinnen dieses Buches die Erfahrung bereits gemacht haben, dass eine ausschließlich lokale Behandlung von Augenkrankheiten mit Augentropfen und/oder Salben – wenn überhaupt – nur kurzzeitigen Erfolg bringt.

Behandlungsvorschläge:
Für die Behandlung von Bindehautentzündungen und anderen entzündlichen Erkrankungen des Auges stellt uns die Natur eine Pflanze zur Verfügung, die sowohl die aktuellen Beschwerden lindern, als auch die lymphatische Grundsituation stabilisieren kann:
- *Augentrost* (Euphrasia rostkoviana)
  Aufgrund seiner sehr tiefgreifenden konstitutionellen Wirkung kommt dem Augentrost eine Schlüsselrolle bei der Behandlung lymphatisch-skrofulöser Augenerkrankungen zu[52].
  Zur Zubereitung eines Tees verwendet man das Augentrostkraut – in frischer oder getrockneter Form. Der Tee kann getrunken werden, man kann ihn aber auch äußerlich anwenden, um Schleim oder Krusten am Auge abzuwaschen. Dazu tränkt man einen Wattebausch oder ein Papiertaschentuch in Augentrosttee und reinigt damit vorsichtig die Augenlider. Dabei streicht man vorzugsweise vom äußeren zum inneren Augenwinkel. Um die Augenreizung zu lindern, aber auch um zähe Krusten zu lösen, kann man das getränkte Tuch für einige Minuten auf das Auge legen.
  Für die äußerliche Anwendung gibt es ein Fertigpräparat, das neben Augentrost weitere pflanzliche Bestandteile in sinnvoller Kombination enthält: *Augenpflege* (Salus).

---

52 Die Heilwirkung des Augentrosts ist nicht nur auf die Augen beschränkt. Er wirkt stabilisierend auf das gesamte Lymphsystem des Kopfes und ist deshalb bei allen Schleimhauterkrankungen im Kopfbereich hilfreich. Bei den Behandlungsvorschlägen zu Nebenhöhlenentzündungen wurde er deshalb bereits erwähnt.

In der Apotheke bekommt man verschiedene Augentropfen, die Augentrost allein enthalten oder in Kombination mit anderen pflanzlichen oder homöopathischen Mitteln verarbeitet sind. Bewährt haben sich:

- *Euphrasia D3 Augentopfen* (Weleda)
- *Euphrasia Augentopfen* (Wala), verpackt in Einzeldosis-Behältern
- *JSO Augentropfen* (ISO), Kombinationspräparat

Wichtiger als die äußerliche Anwendung ist die Einnahme von Arzneizubereitungen aus Augentrost. Neben dem schon erwähnten Augentrosttee sind folgende Zubereitungen erhältlich:

- *Augentrost-Tinktur* (Tinctura Euphrasiae): Dosierung: 3 x täglich 5–10 Tropfen, gut verdünnt.
- *Euphrasia* Urtinktur (Ceres): Dosierung: Bei dieser speziellen Zubereitungsform genügt die Gabe von 2 x täglich 3 Tropfen.
- *Euphrasia D3* Globuli (optimal für Kinder): Dosierung: 3 x täglich 5 Kügelchen.

Um eine optimale Stabilisierung der Konstitution zu erreichen, sollte die innerliche Anwendung zwei bis drei Monate länger erfolgen, als die akuten Beschwerden bestehen.

Noch ein Tipp: Augentrost eignet sich auch hervorragend zur Behandlung von Augenverletzungen. Sehr gut in Kombination mit Arnica D4 (wichtigstes allgemeines Verletzungsmittel und Hypericum D4 bei Schmerzen nach Verletzungen).

Sie können diese Mittel auch als Zusatzbehandlung neben jeder sonstigen Behandlung durch einen Augenarzt anwenden. (Augenverletzungen müssen unbedingt fachärztlich untersucht werden!)

- *Fenchel* (Foeniculum vulgare)
  Fencheltee ist neben Augenrosttee bestens für äußerliche Anwendungen am Auge geeignet, besonders zum Auswaschen von Schleim, Eiter und Verkrustungen.
  Verwendet werden die Fenchelsamen (Fenchelfrüchte), die man auch in Teebeuteln bekommt, was die Handhabung einfacher macht. Nachdem man den Teebeutel etwa 5 Minuten in heißem Wasser hat ziehen lassen, kann man ihn (wenn er entsprechend abgekühlt ist!) direkt auf das Auge legen, um die Reizung zu lindern.

Achtung: Kamillentee ist *nicht* für Augenanwendungen geeignet. Die ätherischen Öle der Kamille können empfindliche Augen zusätzlich reizen.

Bei infektiösen Bindehautentzündungen sollte zusätzlich ein abwehrsteigerndes Mittel (z. B. Umckaloabo, Echinacea-Präparat) gegeben werden.

Sind die Bindehaut oder die Augenlider stark geschwollen, sollten tagsüber Apis D6 Globuli alle 2 Stunden zusätzlich gegeben werden, bis die Schwellung zurückgegangen ist.

Entsteht die Bindehautentzündung auf allergischer Basis (z. B. bei Heuschnupfen), ist die Behandlung der allergischen Grundbereitschaft der wichtigste Therapieansatz, sollte aber – soweit möglich – in einer allergen-armen Zeit erfolgen. Weitere konkrete Hinweise finden sich im »Allergie«-Kapitel, siehe Seite 104.

»Triefauge«

Bei Säuglingen kommt es nicht selten vor, dass der von der Natur vorgesehene Abfluss der Tränenflüssigkeit über den sogenannten Tränen-Nasen-Gang nicht ausreichend funktioniert.

In diesem Fall läuft die Tränenflüssigkeit in den Augenwinkeln über das Unterlid und dann über die Wange hinab. Manchmal bildet sich auch glasiger oder gelblicher Schleim in den Augenwinkeln.

Ein solches Triefauge kommt entweder durch Fehlbildungen (eher selten) oder durch eine verzögerte Ausreifung dieses Abflusskanals (häufig) zustande. Es kann aber auch sein, dass die Schleimhaut, die den Gang auskleidet, durch Entzündungen geschwollen und/oder verklebt ist, und es dadurch zur Verstopfung des Tränen-Nasengangs kommt.

Die in solchen Fällen viel zu häufig praktizierte Sondierung, bei der durch Einführen einer Sonde der Tränenkanal mechanisch erweitert wird[53], sollte nur dann durchgeführt werden, wenn eine Konstitutionsbehandlung das Problem nicht lösen konnte. In den meisten Fällen kann man sich aber getrost Zeit für einen solchen Eingriff nehmen, bis das Kind 1½ bis 2 Jahre alt ist. Anders sieht es aus, wenn angeborene Fehlbildungen vorhanden sind und der Tränenkanal nicht oder nur teilweise vorhanden ist. In diesen Fällen wird man um eine frühzeitige chirurgische Korrektur nicht herumkommen.

Konstitutioneller Hintergrund für ein Triefauge ist in den meisten Fällen – wieder einmal – der Lymphatismus; vor allem, wenn Schleimhautschwellung und Entzündungen zur Verstopfung des Tränenkanals führen. Dann sollte die

---

53 Die mechanische Erweiterung des Tränenkanals schafft zwar vorübergehend einen Durchgang, ändert aber nichts an der zugrundeliegenden konstitutionellen Situation. So gesehen, macht eine Sondierung nur in Kombination mit einer Konstitutionstherapie Sinn – ansonsten ist häufig danach alles schnell wieder beim Alten.

Konstitutionsbehandlung des Lymphsystems zentrale Bedeutung erhalten (siehe Seite 95ff.).

Ein Mittel aus der Homöopathie wäre noch besonders zu erwähnen:

- *Kalium chloratum D6* (Globuli, Tabletten oder Tropfen): Dieses Mittel hilft, die Schwellungen der Schleimhäute abzubauen und verflüssigt die Sekrete, die dann leichter abfließen können.

- *Augentrost* (Euphrasia) ist auch beim Triefauge das wichtigste pflanzliche Mittel, das neben seiner direkten Wirkung auf das Auge gleichzeitig die lymphatische Situation stabilisiert. Es sollte innerlich und in Form von Augentropfen angewendet werden (nähere Hinweise zur Anwendung siehe Kapitel »Bindehautentzündung«, Seite 171f.). Die dort aufgeführten Behandlungsempfehlungen zur Reinigung und Beruhigung des Auges sind beim Triefauge ebenfalls sehr hilfreich.

Bauchschmerzen

Schmerzen im Bauchraum treten bei Kindern häufig auf und können vielfältige Ursachen haben. Dabei ist nicht auf den ersten Blick zu erkennen, ob ein Kummer dem Kind auf den Magen geschlagen hat oder eine Entzündung des Blinddarm-Wurmfortsatzes (Appendizitis, Blinddarmentzündung) vorliegt – um nur zwei mögliche Beispiele zu nennen. Besonders dann, wenn plötzlich sehr heftige Schmerzen auftreten, sollte man keine Zeit versäumen, die Sache abklären zu lassen. Ein »unschuldig« entfernter Wurmfortsatz ist schließlich immer noch besser als ein Durchbruch, bei dem Eiter und Darminhalt in die Bauchhöhle gelangen – ein Vorfall, der auch in unserem Antibiotika-Zeitalter immer noch eine lebensbedrohliche Situation darstellt.

Aber auch wenn ein Kind wiederholt über Bauchschmerzen klagt, die nach einigen Stunden wieder verschwinden, sollte nach den Hintergründen geforscht werden. Irgendetwas steckt immer dahinter – sei es ein seelisches oder körperliches Problem. Manchmal sind die Schmerzen ein Hilfeschrei, mit dem das Kind zeigt, dass es mit einer seelischen Belastung (die es meist selbst nicht kennt oder benennen kann) nicht allein fertig wird. Bauchschmerzen können aber auch Hinweis darauf sein, dass eine organische Funktionsstörung nicht ohne Hilfe ausheilen kann.

Die seelischen Hintergründe von Bauchschmerzen
Man weiß heute, dass das Nervensystem im Bauchraum so umfassende und eigenständige Aufgaben für den Gesamtorganismus zu erfüllen hat, dass man sogar

von einem »Bauchhirn« spricht, das in ständigem Informationsaustausch mit dem Kopfhirn steht. Das Bauchhirn steuert nicht nur die Funktionen der Bauchorgane, sondern spielt auch eine große Rolle im Gefühlsleben des Menschen. Nicht zu Unrecht benutzt man die Redewendung »etwas aus dem Bauch entscheiden«, wenn es um Entscheidungen geht, die nicht (nur) vom Verstand beurteilt werden können, sondern wo die emotionalen Aspekte ausschlaggebend sind. Kinder leben viel stärker in ihrer Gefühlswelt als Erwachsene. Daher zeigen sich Gefühlsspannungen häufig als Verkrampfungen der Bauchorgane. Eltern sollten solche Zeichen ernst nehmen, denn die Bauchschmerzen können als Stellvertreter für seelische Probleme stehen, die das Kind weder formulieren, geschweige denn selbst lösen kann. Die Probleme, die ein Kind belasten, sind so vielfältig und individuell wie jedes Kind selbst – und auch abhängig vom Alter. Es kann daher keine allgemein gültigen Tipps zur Erkennung und Behandlung seelisch ausgelöster Krankheiten geben. Hier haben Eltern, Lehrer, Erzieherinnen und andere Personen, die das Kind betreuen, die wichtige Aufgabe, durch aufmerksame Beobachtung des Kindes herauszufinden, wo die Probleme liegen könnten, um dann nach Möglichkeiten zu suchen, diese zu beseitigen oder zumindest zu verringern.

Im Zusammenhang mit psychosomatischen Beschwerden[54] muss noch ein weit verbreitetes Missverständnis geklärt werden: Auch wenn diese Beschwerden ihren Ursprung auf der seelischen Ebene haben, sind die Schmerzen auf der körperlichen Ebene absolut real! Es ist sicher nicht so, dass die betroffenen Menschen sich diese Symptome einbilden (was ihnen oft eingeredet bzw. direkt und indirekt vermittelt wird). Die Schmerzen sind tatsächlich vorhanden und müssen genauso ernst genommen werden wie Schmerzen mit organischem Befund. Sie müssen mit der gleichen Ernsthaftigkeit behandelt werden.

Viele seelische Belastungen bei Kindern lassen sich mit dem vielzitierten gesunden Menschenverstand erkennen und vielleicht sogar aus der Welt schaffen. Gelingt dies aber nicht, sollten Sie sich nicht scheuen, mit Ihrem Kind professionelle Hilfe bei einer psychologischen Beratungsstelle oder einem Psychotherapeuten zu suchen. Sehr hilfreich kann in solchen Fällen die systemische Familientherapie[55] sein, die auch unter der Bezeichnung Familienstellen bekannt ist. Die Grundidee zu dieser Therapieform sind sehr alt. Sie wurden in den letzten Jahrzehnten von der wissenschaftlichen Psychologie aufgegriffen, von einigem fragwürdigen, moralisch-ideologischen Ballast befreit und zu modernen Therapiekon-

---

54 Von griech. *psyche* (= Seele) und *soma* (= Körper). Psychosomatische Beschwerden sind seelisch ausgelöst, zeigen sich aber durch körperliche Beschwerden.

55 Nähere Informationen zur systemischen Familientherapie finden Sie in den Literaturempfehlungen im Anhang sowie im Internet: www.dgsf.org. Dort sind unter dem Menüpunkt »Systemische Adressen« auch Adressen von Therapeuten in Ihrer Nähe aufgeführt.

zepten weiterentwickelt, die wertvolle Hilfen für viele Bereiche des Lebens geben können.

Auch eine Behandlung mit homöopathischen und/oder pflanzlichen Mitteln hilft dem Kind, seine innere Stabilität aufzubauen bzw. wieder herzustellen. Weil jedes Kind aber in seiner individuellen Situation lebt, muss die Auswahl der Arzneimittel durch einen erfahrenen naturheilkundigen Therapeuten erfolgen. Von Experimenten, bei denen mal einige Mittel durchprobiert werden, muss dringend abgeraten werden, weil das noch mehr Unruhe und Instabilität in das Seelenleben des Kindes bringen kann.

Völlig indiskutabel bei der Behandlung psychosomatischer Beschwerden sind chemische Psychopharmaka! Hinter diesen Mitteln steht der in der Schulmedizin übliche Herrschaftsanspruch, dass man die Reaktionen des Organismus, in diesem Fall sogar das Gefühlsleben, beherrschen möchte. Aber das funktioniert nicht – jedenfalls nicht, ohne gravierende Folgeprobleme in Kauf nehmen zu müssen. Die durch diese Mittel ausgelöste Gefühlsblockade dämpft sowohl die unangenehmen als auch die schönen Gefühle. Das Ergebnis ist, dass die mit Psychopharmaka behandelten Menschen seelisch stumpf werden und nur noch als Maske ihrer Selbst durch das Leben gehen. Die Probleme, die die psychosomatischen Beschwerden ausgelöst haben, bleiben aber unbearbeitet weiter bestehen, verschlimmern sich häufig sogar. Der Mensch nimmt lediglich ihre Brisanz nicht mehr wahr. Psychopharmaka können vielleicht für kurze Zeit zur Linderung der Beschwerden führen. Die Natur hat aber die grundsätzliche Tendenz, einer Unterdrückung ihrer Symptome entgegenzusteuern (hier bestehen deutliche Analogien zu den Aussagen in Kapitel »Entzündung«, vgl. Seite 27). Folglich flackern die Beschwerden früher oder später wieder auf, häufig schlimmer oder in anderer Form als vorher. Daraufhin werden noch stärkere Mittel gegeben – und recht rasch hängt die betroffene Person in dem Teufelskreis einer Psychopharmaka-Abhängigkeit. Dieser Mechanismus ist dafür verantwortlich, dass so viele Kinder heute regelmäßig und dauerhaft Psychopharmaka einnehmen. Eine Heilung allerdings ist auf diesem Wege nicht zu erreichen!

Die körperlichen Aspekte von Bauchschmerzen

Die Muskulatur der Hohlorgane des Bauchraums reagiert auf seelische Spannungen und organische Funktionsstörungen schnell mit übermäßiger Aktivität bis hin zu Verkrampfungen. Dabei können die Schmerzen von einem leichten Druckgefühl bis zu heftigen Krampfschmerzen (Kolik) in allen Schweregraden auftreten.

Bei Kindern sind es im Bauchraum vor allem der Magen, der Darm und die Harnblase, die durch die genannten Schmerzen auf sich aufmerksam machen.

Magenschmerzen

Sie zeigen sich vorwiegend in der Mitte des Oberbauches, im Rippenwinkel, direkt unter der Brustbeinspitze. Oft sind die Schmerzen mit Appetitlosigkeit und Übelkeit verbunden. Manchmal kommt häufiges Aufstoßen von Luft oder saurem Mageninhalt hinzu.

Magenschleimhautentzündungen oder sogar Magengeschwüre sind bei Kindern ausgesprochen selten.

Schmerzen, die vom Darm ausgehen

Sie können praktisch im ganzen Bauch auftreten, besonders häufig rechts und links unter dem Rippenbogen (dort liegen die sogenannten Wetterwinkel des Dickdarms, in denen sich gerne Luft festsetzt) oder um den Nabel herum – was auf Verdauungsstörungen im Dünndarm hinweist.

Die mit Abstand häufigste Ursache für Krampfschmerzen im Dünn- oder Dickdarm ist vermehrte Gasbildung (Blähungen, Meteorismus). Es handelt sich dabei um Gase (meist Methangas), die von den Bakterien des Darms erzeugt werden, wenn die enzymatische Aufspaltung der Nahrungsmittel nicht optimal abläuft. Eine geringe Gasbildung ist völlig normal. Wichtig ist dabei aber, dass die Darmgase ausgeschieden werden können (Fachausdruck: Flatulenz). Dies geschieht folgendermaßen: Die Gase dehnen die Darmwand, die sich daraufhin ringförmig zusammenzieht und die Einschnürung Richtung Darmausgang wandern lässt (Peristaltik). Auf diese Weise werden Darminhalt und -gase zur Ausscheidung gebracht.

Entsteht aber zu viel Gas und das Kind neigt allgemein zu Verkrampfungen, dann zieht sich der Darm krampfartig zusammen, eventuell auch an mehreren Stellen gleichzeitig, und es kommt keine Peristaltik Richtung Ausgang zustande. Solche Zustände sind oft kombiniert mit zu häufigen Entleerungen von weichen Stühlen oder aber mit schmerzhafter Verstopfung; manchmal auch wechselweise Durchfall und Verstopfung. Einen solchen Zustand bezeichnet man als Reizdarmsyndrom.

Für die Behandlung ist es wichtig, die Ernährung auf eine vielseitige, gesunde Vollwerternährung umzustellen (siehe Kapitel »Ernährung«, Seite 298). Zu viel Rohkost und Vollkorngetreide gilt es aber zu meiden, da dies sowohl die Gasbildung als auch die allgemeine Krampftendenz des Verdauungstraktes fördern kann.

Zur Anregung der Produktion der Verdauungssäfte (mit den darin enthaltenen Enzymen) setzt man die Bitterstoffpflanzen Kalmus, Erzengelwurz oder Eberraute ein (siehe Seite 96). Diese Pflanzen wirken zusätzlich auf das Lymphsystem des Bauchraums, was sich als sinnvoll erweist, wie im folgenden Abschnitt zu sehen sein wird.

Die bei der Trias Schleimhaut-Lymphsystem-Flora beschriebenen Präparate zum Aufbau der Darmflora (siehe Seite 99) sind auch hier angezeigt. Denn man kann bei blähungsbedingten Bauchschmerzen und Reizdarm davon ausgehen, dass die Darmflora gestört ist. Eine teure Stuhluntersuchung ist nur in den Fällen notwendig, in denen eine entsprechende Behandlung nicht den gewünschten Erfolg bringt.

Feststellen lassen sich Gasansammlungen im Darm relativ einfach durch Abklopfen (Perkussion) des Bauchraums: Dazu legt man den linken Mittelfinger gestreckt mit sanftem Druck auf die Bauchdecke und klopft mit dem rechten Zeige- und Mittelfinger darauf. Das wiederholt man über dem gesamten Bauch. Über Darmbereichen, in denen Gasansammlungen vorhanden sind, klingt das Klopfgeräusch hohl wie eine Trommel, ansonsten ist der Ton dumpf und ohne Resonanz.

Für die Behandlung nun einige Mittel, die krampflösend wirken und die allgemeine, konstitutionelle Krampfneigung abbauen:

- *Gänsefingerkraut* (Potentilla anserina)
  Diese Pflanze entfaltet eine allgemein krampflösende Wirkung auf alle Hohlorgane des Körpers.
  In Apotheken bekommt man das getrocknete Kraut (Hb. Anserinae) zur Teezubereitung. Am wirksamsten ist aber das frische Kraut, das man in der Natur relativ häufig findet. Man verwendet es zur Teezubereitung wie das getrocknete Kraut. Alternativ ist auch die Tinktur (Tct. Anserinae) erhältlich.

- *Schafgarbe* (Achillea millefolium)
  Die Schafgarbe hat eine ausgeprägt harmonisierende Wirkung auf die Spannung der Hohlorgane. Sie steigert die Spannkraft, wo diese zu gering ist, und verringert die Spannung, wo sie zu hoch ist. Diese Fähigkeit, einen Ausgleich zu schaffen, wo Körperfunktionen aus dem Gleichgewicht geraten sind, prägt das gesamte Wirkprofil dieser Pflanze und erklärt, wieso sie eine der am häufigsten verwendeten Heilpflanzen überhaupt ist. Hinzu kommt, dass sie in geringer Menge Bitterstoffe enthält und damit sanft die Produktion der Verdauungssäfte anregt.
  Verwendet wird das blühende Kraut (Hb. Millefolii), frisch oder getrocknet. Alternativ ist auch Schafgarbentinktur erhältlich.

- *Johanniskraut* (Hypericum perforatum)
  Das Johanniskraut reguliert gestörte nervliche Steuerungsmechanismen, besonders dann, wenn sie durch seelische Belastungen entstanden sind. Dabei kann die Pflanze die seelischen Störfaktoren freilich nicht aus der Welt schaf-

fen, aber sie kann die Kräfte des betroffenen Menschen stärken, die er braucht, um mit den seelischen Belastungen fertig zu werden bzw. sich aktiv um eine Lösung zu bemühen. Sie ist damit eine ideale Heilpflanze bei seelisch bedingten Störungen und Schmerzen.

Verwendet wird das Kraut (Hb. Hyperici), das optimalerweise kurz vor der Blüte geerntet wird. Man kann es frisch oder getrocknet verwenden. Alternativ ist Johanniskrauttinktur (Tct. Hyperici) erhältlich. Außerdem sind viele Fertigpräparate im Handel, die Johanniskrautextrakte enthalten. In der Praxis haben sich die Hyperforat Vita hom Tropfen (Dr. Klein) gut bewährt. Verfügbar ist auch das homöopathisch zubereitete Johanniskraut: Hypericum D4 Globuli. Die Kügelchen werden von allen Kindern gerne genommen. Bekannt ist auch das Johanniskrautöl (Rotöl). Es eignet sich hervorragend zum sanften Massieren des Bauches bei Schmerzen; eventuell auch als Johanniskraut-Ölwickel mit einer körperwarmen Wärmflasche dazu.

- *Zitronenmelisse* (Melissa officinalis)
Auch die Zitronenmelisse wirkt krampflösend und hilft bei seelischen Belastungen. »Melisse macht fröhlich«, laut Hildegard von Bingen. Außerdem schmeckt sie gut und kann so manch unattraktiv schmeckenden Teegeschmacklich aufpeppen.

Man verwendet frische oder getrocknete Melissenblätter (Fol. Melissae) zur Teezubereitung. Im Abschnitt »Spastische Verstopfung« finden Sie eine Anleitung für einen Melissenwickel, der auch hier hilfreich ist (siehe Seite 192).

Teemischungen für Kinder mit blähungsbedingten Bauchschmerzen:
Schafgarbenkraut
Gänsefingerkraut
Melissenblätter
Zu gleichen Teilen mischen.

Oder der sogenannte Vier-Winde-Tee:
Fenchelfrüchte
Anisfrüchte
Kümmelfrüchte
Korianderfrüchte
Zu gleichen Teilen mischen.
Zubereitung und Dosierung siehe Seite 323f.

- *Magnesium phosphoricum D6* Tabletten (Schüßler-Salz Nr. 7)
  Dies ist eines der bekanntesten Krampfmittel der Homöopathie und Schüßler-schen Biochemie. Man kann es bei allen *akuten* Krampfschmerzen einsetzen – unabhängig vom Ort ihres Auftretens.
  Dazu löst man 10 Tabletten in heißem Wasser oder – noch besser – Melissen-oder Gänsefingerkrauttee auf und lässt das Kind schluckweise davon trinken. Auf diese Weise kann man die Wirkung der Pflanzen mit der Wirkung des Magnesium phosphoricum sinnvoll kombinieren.

  Bitte beachten Sie: Auch wenn Ihnen diese Dosierung sehr hoch erscheint, brauchen Sie keine Angst zu haben, Ihr Kind zu vergiften! Alle Bestandteile der Schüßler-Salze sind wegen ihrer Zubereitung als homöopathische Potenzen völlig ungiftig und können auch in extrem hoher Dosierung keinen Schaden anrichten.

- *Kalium phosphoricum D6* Tabletten (Schüßler-Salz Nr. 5)
  Dies ist ein wichtiges Mittel der Homöopathie und Schüßlerschen Biochemie, um vegetative Fehlregulationen zu korrigieren – unabhängig vom Ort ihres Auftretens. Während Magnesium phosphoricum für die akuten Schmerzen zu-ständig ist, führt Kalium phosphoricum langfristig zu einer Verbesserung des Gesamtzustandes.
  Von Kalium phosphoricum D6 werden 3 x täglich 2 Tabletten gelutscht. Natürlich kann man Kalium phosphoricum und Magnesium phosphoricum bei Bedarf miteinander kombinieren.
  Ein Fertigpräparat bei allen Krampf- und Kolikschmerzen (nicht nur bei Kin-dern) ist das *Spascupreel* der Firma Heel. Dieses Mittel ist als Lutschtabletten und Zäpfchen erhältlich. Anwendung wie auf dem Beipackzettel beschrieben.
  Ein Fertigpräparat, das sich bei blähungsbedingten Bauchschmerzen in der Praxis sehr bewährt hat, ist der *Momordica Komplex* der Firma Nestmann. Man kann ihn mit der gleichen Menge Eberrauten-Urtinktur (Abrotanum Ø) mischen. 3 x täglich 5–15 Tropfen (je nach Alter) circa 15 Minuten vor dem Essen einnehmen lassen.

Äußerliche Anwendungen:
- *Baby-Bäuchleinöl* (Weleda): Das leicht angewärmte Öl im Uhrzeigersinn ein-massieren.
- *Kräuterkissen mit Gänsefingerkraut und/oder Melisse*: Kann mit einem Body oder der Schlafanzughose fixiert werden oder auch ganz professionell mit einem Bauchwickeltuch (siehe auch Seite 59).

Lymphbedingte Bauchschmerzen

Obwohl diese Bauchschmerzform bei Kindern ausgesprochen häufig auftritt, ist sie in der Schulmedizin praktisch in Vergessenheit geraten. Deshalb wird sie in den meisten Fällen nicht erkannt und wird folglich nicht entsprechend behandelt werden. Die Diagnose dieses Krankheitshintergrundes ist nicht einfach. Hinweise auf die Störungen im Lymphsystem des Bauchraums bekommt man in vielen Fällen nur über die Irisdiagnose. Aber folgender Tipp kann weiterhelfen: Wenn weder eine Ernährungsumstellung noch die oben genannten verdauungsverbessernden, blähungsreduzierenden und krampflösenden Mittel dauerhaften Erfolg bringen, sollte man pflanzliche und homöopathische Lymphmittel einsetzen!

Zum Hintergrund: Wie bereits im Kapitel »Das Lymphsystem« erwähnt wurde (siehe Seite 68), ist im Bauchraum ein bedeutender und äußerst aktiver Bereich des Lymphsystems angesiedelt. Aus diesem Grund entstehen lymphbedingte Bauchschmerzen meist auf der konstitutionellen Basis eines Lymphatismus bzw. einer Skrofulose. In der traditionellen Naturheilkunde bezeichnete man diese Situation treffend als Bauchskrofulose.

Genauso wie die Lymphknoten von Kopf und Hals bei lymphatischen Kindern immer wieder anschwellen, verhält es sich auch mit den Lymphknoten im Bauchraum – dort kann man sie aber nicht direkt sehen oder tasten. Der Lymphatismus bzw. die Skrofulose ist dafür verantwortlich, dass der Lymphfluss stockt und die daraus entstehenden Stauungen zu Reizungen der Darmschleimhaut und der Lymphorgane des Bauchraums führen, unter anderem der Milz. Nicht selten kommt es zusätzlich zu katarrhalischen Ersatzausscheidungen über die Darmschleimhaut, was sich in Form schleimiger Durchfälle und/oder sauer riechender Blähungen äußert.

Für die Behandlung lymphbedingter Bauchschmerzen werden die Mittel verwendet, die bei der Therapie des Lymphatismus beschrieben sind. Insbesondere ist in diesen Fällen zu denken an: Abrotanum, Scrophularia und Juglans. Bei Kindern, die häufig über Bauchschmerzen klagen, ist eine Anpassung der Ernährung unumgänglich.

Von den homöopathischen Mitteln kommt für diese Fälle häufig *Lycopodium* in Frage; besonders dann, wenn Verdauungsstörungen mit starker Gasbildung und schleimigen Durchfällen vorhanden sind und das Kind die beschriebenen Merkmale des Lymphatismus aufweist.

Behandlungsvorschlag:
* *Lycopodium D4* Globuli: 3 x täglich 5 Kügelchen

Bauchschmerzen bei Säuglingen

Fast jede junge Mutter wird einige schlaflose Nächte erleben, weil der Säugling an blähungsbedingten Bauchschmerzen leidet und deshalb nur schwer einschläft bzw. immer wieder aufwacht. Das Kleine windet sich schreiend und beruhigt sich erst, wenn es sich durch Luft ablassen Erleichterung verschafft hat.

Diese Beschwerden hängen damit zusammen, dass die Verdauungsorgane eines Neugeborenen sich erst an die Arbeit gewöhnen und die verschiedenen Verdauungsdrüsen aktiv werden müssen. Zudem muss der Darm lernen, den Inhalt Richtung Ausgang zu transportieren, und auf der Darmschleimhaut muss sich eine natürliche Bakterienflora ansiedeln. All diese Tätigkeiten wollen trainiert werden. So wie Muskeltraining Muskelkater verursacht, kann es im Verdauungstrakt zu allerhand Störungen kommen, bis sich alles eingespielt hat.

Dabei sind die voll gestillten Kinder deutlich im Vorteil. Die Muttermilch entspricht exakt den Bedürfnissen des Säuglings und stellt sich automatisch entsprechend dem wechselnden Nährstoffbedarf des wachsenden Kindes um. Das läuft bei den meisten Frauen phasenweise ab:

- Die erste Umstellung erfolgt zwischen der 2. und 3. Woche.
- Die zweite Umstellung zwischen der 6. und 8. Woche.
- Die dritte große Umstellung erfolgt zwischen der 12. und 16. Woche.

Dies bedeutet aber auch, dass der Verdauungstrakt des Babys sich jeweils der veränderten Nahrung anpassen muss – was ein paar Tage dauert und oft mit schmerzhaften Blähungen verbunden ist. Deshalb treten die Blähungsphasen bei voll gestillten Kindern meistens nach dem oben genannten Muster auf.

Natürlich hat auch die Ernährung der Mutter großen Einfluss auf die Qualität ihrer Milch. Jede stillende Mutter merkt schnell, welche Nahrungsmittel sie meiden sollte, weil das Kind mit Blähungen darauf reagiert. Als Faustregel kann man davon ausgehen, dass alle Nahrungsmittel, die von der Mutter selbst schlecht verdaut werden können, auch beim gestillten Säugling zu Blähungen führen werden.

Bei Kindern, die mit Fläschchen ernährt werden, treten die Blähungen nicht phasenweise auf, sondern unregelmäßig; manchmal aber auch dauerhaft, was darauf hinweist, dass das Kind die Nahrung grundsätzlich nicht verträgt. Oft hilft es, eine andere Säuglingsnahrung zu verwenden. Die Blähungen bei Flaschenkindern beruhen in vielen Fällen darauf, dass das Eiweiß aus der Kuhmilch nicht verdaut werden kann. Dabei ist zu beachten, dass auch sogenannte hypoallergene Säuglingsnahrung aus Kuhmilch hergestellt wird. Und Kuhmilch hat die Natur nun einmal nur für Kälber vorgesehen ... (Nähere Informationen hierzu siehe Kapitel »Ernährung«, Seite 298.)

Noch ein weiterer Punkt ist bei Bauchschmerzen von Säuglingen und Kleinkindern zu beachten: Der Teil des Nervensystems, der uns erkennen lässt, wo der Ausgangspunkt von Schmerzen liegt, ist bei kleinen Kindern noch nicht vollständig ausgereift. Das führt dazu, dass sie noch nicht genau spüren können, von wo ein Schmerz kommt. Sie fühlen daher Schmerzen häufig im Bauchraum – auch wenn sie woanders entstehen. So kann es vorkommen, dass ein Kleinkind bei einer Mittelohr- oder Mandelentzündung über Bauchschmerzen klagt, und nicht auf das Ohr bzw. den Hals zeigt. Gleiches gilt für Zahnungsschmerzen. Bei akuten Bauchschmerzen sollte also immer daran gedacht werden, einen Blick in den Mund zu werfen und beide Ohren mit einem Ohrspiegel (Otoskop) zu untersuchen. Auch sollte der Urin – zumindest mit einem Teststäbchen – untersucht werden, um eine Blasenentzündung oder Erkrankungen der Nieren auszuschließen.

Wurmfortsatz–Entzündung (Appendizitis)

Im Volksmund wird diese Erkrankung auch Blinddarmentzündung genannt, was aber nicht korrekt ist. Denn der Blinddarm ist der Teil des Dickdarms im rechten Unterbauch, an dem der Wurmfortsatz (Appendix vermiformis) als Anhängsel dranhängt. Lediglich der Wurmfortsatz ist es, der sich bei dieser Krankheit entzündet – nicht der gesamte Blinddarm.

Der Wurmfortsatz ist ein Lymphorgan und wird auch als Mandel des Darmes bezeichnet. So wie sich die Mandeln im Kopf bei einer besonderen Belastung des Lymphsystems entzünden können, geschieht dies auch beim Wurmfortsatz. Dabei sind alle Schweregrade möglich: von einer vorübergehenden Reizung bis hin zu heftigen Entzündungen, bei denen die Gefahr besteht, dass die Wand des innen hohlen Wurmfortsatzes durchbricht und sich der stark bakterienhaltige und eitrige Darminhalt in die ansonsten keimfreie Bauchhöhle entleert. Diese lebensgefährliche Komplikation sollte unbedingt vermieden werden. Daher wird in unklaren Fällen lieber einmal zu viel operiert, als dieses Risiko einzugehen. Wenn also ein Verdacht auf Appendizitis besteht, sollte man die Notwendigkeit einer operativen Entfernung des Wurmforsatzes akzeptieren! Sie ist das kleinere Übel, auch wenn der Wurmfortsatz natürlich nicht überflüssig ist. Aber die natürlichen Abwehraufgaben können nur von einem gesunden Wurmfortsatz geleistet werden. Wenn er entzündet ist, wird er sogar zur Belastung für den Organismus und sollte auch deshalb entfernt werden. Seine biologischen Aufgaben können in diesem Fall problemlos von den anderen Lymphorganen des Darmes übernommen werden.

Ein grundsätzlicher Verdacht auf Appendizitis besteht immer dann, wenn starke Schmerzen im unteren Bauchraum vorhanden sind – besonders auf der rechten Seite. Es kann aber auch sein, dass die Schmerzen im ganzen Bauch sind oder in die Leiste, den Oberbauch oder den Rücken ausstrahlen. Die unterschiedliche Schmerzlokalisation beruht darauf, dass der Wurmfortsatz an sehr unterschiedlichen Stellen liegen kann: Bei dem einen erstreckt er sich Richtung Leiste nach unten, bei einem anderen zieht er auf der Rückseite des Blinddarms nach oben. Weitere Variationen sind durchaus möglich und üblich. Deshalb sind die bei einer Wurmfortsatz-Entzündung entstehenden Symptome sehr individuell. Meist werden die Bauchschmerzen von Übelkeit, mit oder ohne Erbrechen, Fieber und starkem Krankheitsgefühl begleitet.

Durch die Unklarheit und Unzuverlässigkeit der Beschwerden, aber auch von Laborbefunden entsteht das Problem, dass eine Appendizitis sehr schwer sicher zu diagnostizieren ist. In medizinischen Lehrbüchern sind zwar einige typische Symptome und Untersuchungstests aufgeführt, aber die sind (nach Aussage von Chirurgen, die täglich mit diesem Problem zu tun haben), auch nicht zuverlässig – und so bekommt der Chirurg die endgültige Gewissheit, ob es sich um eine Appendizitis oder ein anderes Krankheitsgeschehen handelt, in vielen Fällen erst während der Operation.

Bitte halten Sie sich an folgende Richtlinie: Sollte Ihr Kind plötzlich heftige Schmerzen im Bauch bekommen, die durch die oben beschriebenen Behandlungsmaßnahmen (siehe Seite 178ff.) nicht innerhalb von zwei Stunden nachlassen, vielleicht sogar noch zunehmen, sollten Sie keine Zeit verlieren und sich umgehend an Ihren Haus- oder Kinderarzt wenden oder direkt das nächste Krankenhaus aufsuchen.

Anders sieht es bei den oben erwähnten Wurmfortsatz-Reizungen aus, die bei einigen Kindern immer wieder auftreten. Diese Reizungen sind Symptom eines Lymphatismus, bei dem die Überforderung des lymphatischen Abwehrsystems zu Reizungen der Mandel des Darms führt. Dabei entstehen immer wieder Schmerzen im rechten Unterbauch, die aber meist nicht sehr heftig sind und nach einigen Stunden wieder abklingen. Häufig treten dabei gleichzeitig Durchfälle und Blähungen auf.

Diese Wurmfortsatz-Reizungen lassen sich in den meisten Fällen mit den beschriebenen Behandlungsvorschlägen für das Darmlymphsystem gut behandeln – womit sich die operative Entfernung des Wurmfortsatzes in vielen Fällen erübrigt. Aber auch hier ist Vorsicht geboten: Ob es sich um eine relativ harmlose Wurmfortsatz-Reizung oder eine akute Appendizitis handelt, kann in unklaren Fällen nur ein Arzt entscheiden, der über die notwendigen Untersuchungsmöglichkeiten (u. a. Ultraschall) verfügt.

Durchfall (Diarrhoe)

Durchfall ist keine Krankheit, sondern das Symptom einer Störung im Gesamtorganismus. Diese Störung zeigt sich in Form verstärkter Ausscheidungen über den

Darm, was sowohl akut als auch chronisch ablaufen kann. Das Hauptmerkmal von Durchfällen ist der stark vermehrte Feuchtigkeitsgehalt des Stuhls, der mehr als dreimal pro Tag ausgeschieden wird. Die hohe Feuchtigkeit des Stuhlgangs beruht auf zwei Mechanismen:

- Die Transportgeschwindigkeit des Darms ist so groß, dass nicht genügend Zeit zur Verfügung steht, die Feuchtigkeit aus dem Nahrungsbrei herauszuziehen.
- Die Darmschleimhaut gibt übermäßige, mit Schärfen verunreinigte Feuchtigkeit aus Lymphe und Blut in das Darminnere ab. Damit stellt diese Fähigkeit der Darmschleimhaut dem Gesamtorganismus einen höchst leistungsfähigen Reinigungs- und Entgiftungsmechanismus zur Verfügung.

Meist sind beide Mechanismen an der Entstehung eines Durchfalls beteiligt.

Der griechische Begriff *Diarrhoe* heißt übersetzt hindurchfließen; in der alten medizinischen Literatur wird auch der Ausdruck Bauchflüsse verwendet. In diesen Begriffen kommt die Erkenntnis zum Ausdruck, dass auch die Darmschleimhaut zur ersatzweisen Ausscheidung von Phlegma und aggressiven Schärfen in der Lage ist. Diese Fähigkeit ist bei keiner anderen Schleimhautfläche so ausgeprägt wie bei der Darmschleimhaut. Sie ist damit ein Ausscheidungsorgan, das in hohem Maße Schwächen anderer Ausscheidungsorgane kompensieren kann. Dieser Prozess läuft jedoch mit den Symptomen des Durchfalls ab. Damit wird klar, dass Durchfall für den Gesamtorganismus eine sehr sinnvolle, gesundheitserhaltende bzw. heilungsfördernde Funktion haben kann, wobei akute und chronische Durchfälle unterschiedlich interpretiert werden müssen.

Akuter Durchfall

Ein akuter Durchfall dient der raschen Ausscheidung von schädlichen Stoffen wie verdorbenen Nahrungsmitteln, aber auch zur Überwindung von Darminfekten, die durch Mikroorganismen (Viren, seltener Bakterien) ausgelöst werden. Fast jedes Jahr gehen in Kindergärten, Schulen und anderen Einrichtungen Durchfälle oder auch Brechdurchfälle (Magen-Darm-Grippe genannt) herum. Bei solchen Krankheiten ist der Durchfall (wie auch das Erbrechen) ein biologisch sinnvoller Schutzmechanismus, mit dem der Körper sich schnell und effizient von den auslösenden Stoffen im Magen-Darm-Trakt befreien kann, noch bevor diese von der Darmschleimhaut in den Körper aufgenommen werden.

Bei Darminfektionen sorgt die rasche Ausscheidung dafür, dass die schädlichen Mikroorganismen weniger Zeit haben, sich anzusiedeln, in die Zellen einzudringen und sich zu vermehren. Es kann daher in solchen Fällen nicht sinnvoll sein, den Durchfall möglichst schnell zu stoppen, denn damit blockiert man den Selbstheilungsprozess und fördert die Chronifizierung.

Akute Durchfälle beruhigen sich bei Kindern meist innerhalb weniger Tage von selbst wieder, wenn der auslösende Schadstoff ausgeschieden ist. Wichtig dabei ist, dass das Kind viel trinkt. Denn es verliert mit dem Durchfall viel Wasser und Elektrolyte (v. a. Natrium und Kalium), was besonders bei Kleinkindern schnell zur Austrocknung führen kann.

Ein akuter Durchfall kann aber auch seelische Hintergründe haben, wenn das Kind Kummer hat, aufgeregt ist oder Angst vor etwas hat – etwa Klassenarbeiten.

Behandlungshinweise:
Wenn das Kind nicht von sich aus Essen ablehnt, sollte es leichte vegetarische Schonkost bekommen, vorzugsweise in Form von Suppen. Weitere Möglichkeiten sind:

- Karottenbrei oder -suppe mit Gemüsebrühe
- Kartoffelbrei (statt mit Milch mit etwas Gemüsebrühe zubereitet)
- Geriebener Apfel, den man stehen lassen sollte, bis er braun geworden (fermentiert) ist
- Reisschleim
- Zwieback
- Salzstangen

Wenn das Kind vorübergehend etwas abnimmt, ist das normal. Ein ansonsten gesundes Kind holt den Gewichstverlust schnell wieder auf, wenn der Stuhlgang sich normalisiert hat.

Wichtigste Maßnahme ist, dass das Kind viel trinkt, um den Flüssigkeits- und Elektrolytverlust auszugleichen. Gemieden werden sollten süße Limonaden, unverdünnte Fruchtsäfte und auch Cola[56]!

Hilfreich sind Tees aus folgenden Heilpflanzen:
- *Schafgarbe* (Achillea millefolium)
- *Fenchel* (Foeniculum vulgare)
- *Kamille* (Matricaria chamomilla)
- *Melisse* (Melissa officinalis): besonders bei Bauchkrämpfen und seelisch bedingtem Durchfall
- *Gänsefingerkraut* (Potentilla anserina): bei Bauchkrämpfen

---

56 Man hört oder liest zwar immer wieder die Empfehlung, bei akutem Durchfall Cola zu trinken, um den Durchfall zu bremsen. Aber diese Unterdrückung des natürlichen Entgiftungsprozesses ist, wie oben ausgeführt, ausgesprochen unsinnig.

Vorschlag einer Teemischung:
Schafgarbenkraut
Gänsefingerkraut
Fenchelfrüchte
Zu gleichen Teilen mischen.
Als Aufguss nach der Standardzubereitung (siehe Anhang Seite 323) trinken.

Erhältlich sind auch diverse fertige Elektrolyttees als Pulver bzw. Granulat zum Auflösen, zum Beispiel *Oralpädon 240* (Stada) mit den Geschmacksrichtungen Neutral, Apfel-Banane und Erdbeere. Verwenden Sie vorzugsweise die geschmacksneutrale Version, denn der durch Aromastoffe erzeugte Fruchtgeschmack der anderen Produkte gaukelt dem Körper Früchte vor. Das Verdauungssystem versucht dann sich auf die Verarbeitung von Früchten einzustellen, obwohl keine vorhanden sind. Diese zusätzliche, belastende Irritation ist bei einem Kind mit Durchfall nicht angebracht.

Hilfreich sind auch Pflanzenkohle-Tabletten, die von diversen Herstellern angeboten werden. Pflanzenkohle hat die Fähigkeit, schädliche Substanzen im Darm zu binden und so deren Resorption durch die Schleimhaut zu verhindern.

Dazu einige Beispiele:
- *Birkenkohle comp.* (Weleda) Kapseln: Gutes Komplexpräparat, das außer Birkenkohle Kamille und einen homöopathischen Bestandteil (Antimonit D2) enthält. Falls Ihr Kind die Kapseln noch nicht schlucken kann, können Sie sie auch öffnen und den Inhalt in Tee oder die oben genannten Breizubereitungen geben.
- *Kohle Hevert* Tabletten
- *Bonus alba comp. Pulver* (Wala)

Jedes Kohlepräparat kann mit viel Tee oder in Brei gegeben werden.
Bei akuten Durchfällen helfen Präparate aus Hefekeimen sehr gut und schnell.
Einige Beispiele dazu:
- *Perenterol* 50 mg Kapseln: Dosierung: Kinder ab 2 bis 5 Jahre: 3 x täglich 1 Kapsel. Kinder ab 5 Jahre: 3 x täglich 2 Kapseln. Dieses Präparat gehört in jede Reiseapotheke!
- *Oberbachium* Tabletten (Nestmann): Dosierung: Kinder ab 2 bis 5 Jahre: 3 x täglich 1 Tablette. Kinder ab 5 Jahre: 3 x täglich 2 Tabletten.

Einige Mittel aus der Homöopathie:
- *Natrium sulfuricum D6* (Globuli oder Schüßler-Salz Nr. 10): Stündlich 5 Kügelchen bzw. 1 Tablette lutschen oder in Tee auflösen.

- *Magnesium phosphoricum D6* (Globuli oder Schüßler-Salz Nr. 7): Bei Krampf-schmerzen im Bauch, auch bei Erbrechen. Stündlich 5 Kügelchen bzw. 1 Tablette lutschen oder in Tee auflösen.

- *Natrium chloratum D6* (Globuli oder Schüßler-Salz Nr. 8): Bei Durchfall wie Wasser. Stündlich 5 Kügelchen bzw. 1 Tablette lutschen oder in Tee auflösen.

Ein bewährtes Komplexpräparat:
- *Arsenicum album Komplex* Tropfen (Nestmann): Bei akuten Durchfällen mit Schwächegefühl, auch Sommerdiarrhoe. Stündlich 5 Tropfen in Tee auflösen.

Bitte beachten Sie: Besonders bei Kindern ist jede Behandlung, die die Symptome des Durchfalls blockiert, aus naturheilkundlicher Sicht kontra-produktiv für den Heilungsprozess. Dazu gehören bestimmte chemische Wirkstoffe, die die Muskelaktivität (Motorik) des Darms lähmen, zum Beispiel Loperamid (bekannter Handelsname Immodium, Immodium akut) genau so wie Wirkstoffe, die durch Gerbung der Schleimhaut für Ruhe sorgen. Dazu gehören auch gerbstoffhaltige Pflanzen wie Blutwurz (Poten-tilla tormentilla), Eichenrinde (Quercus robur), Myrrhe (Harz des Baumes Commiphora myrrha) oder Ratanhia (Krameria lappacea). Das häufig verschriebene Präparat Tanncomp Tabletten gehört als Gerbstoffmittel ebenfalls in diese Kategorie.
Sie sehen daran: Für die Differenzierung, ob ein Wirkstoff mit den Heilungs-prinzipien der Natur wirkt oder gegen sie, hängt nicht nur davon ab, ob er natürlichen oder chemischen Ursprungs ist, sondern von seinem grundsätz-lichen Wirkprinzip.

Chronischer Durchfall
Darunter versteht man Durchfälle, die mehr als vier Wochen dauern. Dazu gehören aber auch Krankheiten, bei denen über längere Zeit wiederholt Durch-fallsymptome auftreten, was bei Kindern nicht selten vorkommt. Daran lässt sich erkennen, dass das Kind aufgrund seiner konstitutionellen Situation diese Ersatz-ausscheidungen über die Darmschleimhaut braucht. Chronische Durchfälle stel-len also eine weitere typische Erscheinungsform des Lymphatismus und der Skro-fulose dar. Man spricht auch von Darmskrofulose.

Wie wir in den Kapiteln »Lymphatismus« und »Skrofulose« gesehen haben, ist ein Grundproblem dieser Zustände der unzureichende Verdauungs- bzw. Assi-milationsprozess der Nahrung (naturheilkundlich: mangelnde Wärme für die Ko-chung [Coctio]).

Nahrungsstoffe, die nicht optimal enzymatisch zerlegt werden können, führen zu Gährungs- bzw. Fäulnisprozessen, wobei Stoffe entstehen, die rasch ausgeschieden werden müssen.

Ein solcher dyspeptischer Durchfall ist meistens mit starker Gasbildung (Meteorismus) verbunden, was zu lautstarker Entleerung führen kann, aber manchmal auch nicht abgeht und dann den Bauch schmerzhaft aufbläht.

Wichtigster Therapieansatz bei chronischen und wiederkehrenden Durchfällen ist die Anregung der Produktion der Verdauungssäfte mit den entsprechenden Bitterstoffpflanzen und die Sanierung der Darmflora (siehe Seite 96ff.).

Zöliakie

Eine spezifische Erkrankung bei Kindern ist die Zöliakie (einheimische Sprue), bei der es sowohl zu Durchfällen als auch zu Verstopfung kommen kann.

Bei dieser Krankheit liegt eine genetisch veranlagte Unfähigkeit zur Verdauung des Klebereiweißes Gluten vor, das in vielen Getreidesorten enthalten ist. Dies führt zu chronischer Entzündung und in Folge zur Degeneration der Oberflächenzellen (Epithel) der Darmschleimhaut, bei der die feine Fältelung der Oberfläche zerstört wird. Deswegen verkleinert sich die Fläche, auf der Nährstoffe resorbiert werden können. Folgen sind vielfältige Mangelerscheinungen, die sich durch Gewichtsverlust, Blutarmut, Appetitlosigkeit, Müdigkeit und allgemeine Gedeihstörung (Wachstumsverzögerungen, Rachitis, späte Pubertät) zeigen.

Die Zöliakie ist nicht selten mit einem Juvenilen Diabetes Typ 1 (Kinder- und Jugenddiabetes) kombiniert.

Kinder mit Zöliakie dürfen nur glutenfreie Nahrungsmittel essen: Hirse, Mais, Reis, Amarant, Tapioka, Buchweizen, Quinoa, Sojabohnen, Kastanie, Kochbanane. Ebenfalls erlaubt sind Gemüse einschließlich Kartoffeln, Salate, Früchte, Fleisch und Fisch, Eier, Milch und Milchprodukte.

Das Meiden glutenhaltiger Nahrungsmittel beseitigt zwar die Symptome der Zöliakie, ändert aber nichts an den konstitutionellen Grundlagen. Deshalb ist eine gezielte Konstitutionstherapie bei einem naturheilkundlichen Behandler, die immer individuell konzipiert werden muss, dringend anzuraten.

Bei Zöliakie sollte ausgetestet werden, ob nicht auch Impfungen zu deren Entstehung beigetragen haben.

Laktose-Intoleranz

In den letzten Jahren wird bei chronischen Durchfällen häufig eine Untersuchung auf Unverträglichkeit von Milchzucker (Laktose) durchgeführt. Wenn dieser Test positiv ausfällt, wird laktosefreie Nahrung verordnet, für die es inzwischen viele industriell modifizierte Produkte im Handel gibt.

Die Erfahrung in vielen naturheilkundlichen Praxen zeigt aber, dass das größere Problem die weit verbreitete Unverträglichkeit von Milcheiweiß ist. Darüber aber sagt der Laktose-Test nichts aus. Über die Bedeutung der Milchunverträglichkeit wurde bereits in mehreren anderen Kapiteln berichtet.

Für die Laktose-Intoleranz gelten die gleichen Therapiemaßnahmen, wie unter »Lymphatismus« und »chronischem Durchfall« beschrieben. Sie lässt sich in vielen Fällen durch eine konsequente Konstitutionstherapie ausheilen.

Verstopfung (Obstipation)

Idealerweise hat ein Mensch einmal pro Tag Stuhlgang. Dabei gibt es aber große individuelle Abweichungen: Von dreimal täglich bis hin zu einmal alle drei Tage ist alles normal. Ausschlaggebend ist, ob sich der betreffende Mensch wohl fühlt, insbesondere im Bauch.

Wenn der Stuhlgang seltener ist als alle drei Tage, wenn ein unangenehmes Völlegefühl oder sogar Krampfschmerzen im Bauch bestehen, spricht das für Verstopfung. Manche Betroffenen haben aber auch nur subjektiv das Gefühl, sich nicht optimal entleeren zu können. Auch dieser Zustand wird naturheilkundlich bereits als Verstopfung angesehen.

Die Darmtätigkeit wird von mehreren Faktoren maßgeblich beeinflusst:
- Nahrungsqualität
- Trinkmenge
- Körperliche Bewegung

Durch Verbesserung dieser drei Faktoren lassen sich die meisten Fälle von Verstopfung bei Kindern beseitigen – ohne jegliche weitere Therapie. Zur kindgemäßen Ernährung (siehe Seite 298f.).

Die Konsistenz des Stuhlgangs hängt maßgeblich von der Trinkmenge ab – ganz besonders bei Kindern. Trinkt ein Kind zu wenig, zieht die Darmschleimhaut alles verfügbare Wasser aus dem Speisebrei, wodurch der Stuhl hart wird und sich schwer ausscheiden lässt.

Das Muskelsystem des Darms ist darauf angewiesen, durch die Bewegungen der übrigen Muskulatur stimuliert zu werden. Bewegt sich ein Kind dauerhaft zu wenig, ist Verstopfung eine logische Konsequenz.

Lässt sich die Verstopfung nicht mit diesen drei Mitteln beseitigen, muss man für die gezielte Behandlung wissen, dass es zwei Grundformen der Verstopfung gibt, deren Therapie völlig gegensätzlich ist:
- Träge (atonische) Verstopfung: meist keine oder wenig Schmerzen
- Krampfartige (spastische) Verstopfung: oft starke Krampfschmerzen im Bauch

Bei der *trägen Verstopfung* sind alle Behandlungsmaßnahmen sinnvoll, die die Säfteproduktion und die Dynamik des Magen-Darm-Traktes anregen.

Grundlage ist hierbei meist ein träger (torpider) Lymphatismus bzw. Skrofulose. Deshalb sollten die im Kapitel »Lymphatismus« aufgeführten Heilpflanzen verwendet werden (siehe Seite 96f.). Abführmittel (auch pflanzliche!) sind nicht zu empfehlen, weil der Darm sich sehr schnell daran gewöhnt und die Behandlung damit immer komplizierter wird.

Hilfreich bei Kindern ab dem Schulalter ist in hartnäckigen Fällen, zusätzlich zu balaststoffreicher Kost, die Einnahme eines Flohsamen-Präparates (Plantago psyllium); es gibt sie von verschiedenen Herstellern in jeder Apotheke. Wichtig: Zu jedem Teelöffel Flohsamen mindestens ein Glas Wasser trinken, damit die Samen quellen können.

Bei Säuglingen und Kleinkindern mit Verstopfung hat in vielen Fällen die Einnahme von *Calcium carbonicum D6* Globuli, 3 x täglich 5 Kügelchen, selbst hartnäckige Verstopfung dauerhaft und völlig nebenwirkungsfrei beseitigt.
Ein bewährtes Fertigpräparat ist: *Momordica Komplex* (Nestmann), 3 x täglich 5 Tropfen in Tee.

Bei der *spastischen Verstopfung* liegt keine Trägkeit der Darmmuskulatur vor, sondern sie ist – im Gegenteil – so überaktiv, dass sie sich verkrampft und deshalb den Stuhl nicht Richtung Darmausgang befördern kann. Diese Situation findet man vorwiegend bei Kindern, die zum Konstitutionstyp des erethischen Lymphatismus gehören. Oft ist diese Form der Verstopfung auch ein Zeichen dafür, dass das Kind seelisch sehr angespannt ist.

Bei spastischer Verstopfung würden alle anregenden Maßnahmen die Situation noch verschlimmern. Man muss daher entspannende und beruhigende Therapiemaßnahmen anwenden:

Bauchwickel mit Schafgarbentee
1 Esslöffel Schafgarbenkraut auf ½ Liter Wasser, 10 Minuten als Aufguss ziehen lassen. Ein Baumwolltuch (Küchenhandtuch, Windel) darin tränken und kräftig auswringen. Wenn es auf verträgliche Temperatur abgekühlt ist, auf den Bauch legen, ein Wolltuch darüber und eine Wärmflasche darauf. Das Kind soll ½ Stunde ruhig liegen.

Bauchwickel mit Melissenöl
10 Tropfen ätherisches Melissenöl mit 100 ml gutem Olivenöl in einer Flasche mischen. Dann erwärmt man die Flasche im Wasserbad auf Körpertemperatur und reibt den Bauch des Kindes mit reichlich Öl ein. Darüber legt man ein feucht-war-

mes Baumwolltuch, ein Wolltuch und eine Wärmflasche, wie oben beschrieben. Eine halbe Stunde ruhen lassen.

Diese Wickel können bei Bedarf mehrmals täglich wiederholt werden.

Einige Mittel bei spastischer Obstipation:
- *Schafgarbenkraut* (Achillea millefolium): Aufguss nach Standardzubereitung (siehe Anhang Seite 323). 3 x täglich eine kleine Tasse vor dem Essen.
- *Gänsefingekraut* (Potentilla anserina): Aufguss nach Standardzubereitung (siehe Anhang Seite 323). 3 x täglich eine kleine Tasse vor dem Essen.
- *Melissenkraut* (Melissa officinalis): Aufguss nach Standardzubereitung (siehe Anhang Seite 323). 3 x täglich eine kleine Tasse vor dem Essen.
- *Abrotanum D2* Globuli oder Tropfen: 3 x täglich 5 Kügelchen. 3 x täglich 10 Tropfen in Tee.
- *Magnesium phosphoricum D6* (Globuli oder Schüßler-Salz Nr. 7): Bei Krampfschmerzen im Bauch, auch bei Erbrechen. 3 x täglich 5 Kügelchen bzw. 1 Tablette lutschen oder in Tee auflösen.
- *Kalium phosphoricum D6* (Globuli oder Schüßler-Salz Nr. 5): Zur allgemeinen nervlichen Stabilisierung bei ängstlichen, unruhigen Kindern. 3 x täglich 5 Kügelchen bzw. 1 Tablette lutschen oder in Tee auflösen.
- *Colocynthis D4* (Globuli oder Tabletten): Bei starken Krampfschmerzen. Kind krümmt sich vor Schmerzen zusammen. 3 x täglich 5 Kügelchen bzw. 1 Tablette lutschen, auch in Tee.

Ein bewährtes Fertigpräparat:
- *Calamus Komplex* (Nestmann): 3 x täglich 5 Tropfen in Tee.

Grundsätzlich sollte bei Verstopfung (wie auch bei Durchfall) eine Aufbautherapie der Darmflora erfolgen. Bewährt haben sich dazu folgende Präparate:
- *Symbiolact comp.*: 1 x täglich ein Beutel in Tee.
- *Lactobiogen* Kapseln (Laves): 2 x täglich 1 Kapsel. Bei kleinen Kindern, die noch keine Kapseln schlucken können, kann man diese öffnen und das Pulver ins Essen rühren.
- *Lactobact Baby Pulver* (HLH Bio Pharma): 0–6 Monate. 6 x täglich 1 Messerspitze.

Sollten Sie mit diesen Hinweisen Ihrem an Verstopfung leidenden Kind nicht helfen können, muss eine gezielte Konstitutionstherapie bei einem Heilpraktiker oder naturheilkundlichen Arzt erfolgen. Diese muss immer individuell konzipiert werden.

Blasenerkrankungen

Blasenerkrankungen kommen bereits im Kindesalter oft vor, wobei Mädchen häufiger davon betroffen sind als Jungen. Die Neigung zu Blasenerkrankungen ist auf eine konstitutionelle lymphatische Schwäche zurückzuführen und sollte als solche behandelt werden. Denn auch die Blasenschleimhaut unterliegt den Gesetzen des Lymphatismus und der Skrofulose. Auch sie kann als Ersatzausscheidungsorgan für übermäßiges Phlegma und Schärfen fungieren. Eventuell im Urin nachweisbare Bakterien sind so gesehen immer nur Folgen eines gestörten Schleimhautmilieus, nicht aber die Ursache der Entzündung!

Hinzu kommt, dass ein sehr enger Zusammenhang zwischen dem Lymphsystem des Urogenitaltraktes und des Darms besteht. Es existieren direkte Lymphverbindungen zwischen dem Enddarm und den Schleimhäuten von Blase und Scheide, über die Mikroorganismen vom Darm direkt in die Harn- und Geschlechtsorgane wandern können. Das bedeutet, dass Bakterien im Urin nicht zwangsläufig von außen, sondern aus dem Darm kommen können. Konsequenterweise ist bei der Behandlung von chronischen und sich häufig wiederholenden Blasenentzündungen eine Mitbehandlung der Dreierkombination Schleimhaut-Lymphsystem-Flora des Darmes unbedingt notwendig.

In der Schulmedizin unterscheidet man zwischen der Zystitis, an deren Entstehung Bakterien beteiligt sind, und der sogenannten Reizblase, bei der sich keine Bakterien im Urin finden lassen. Die Krankheiten können in akuter, aber auch in chronischer Form auftreten. Sie werden nun im Einzelnen besprochen.

Akute Blasenentzündung (Zystitis)

Sie entwickelt sehr schnell die typischen Symptome: heftiger Harndrang, der bereits wenige Minuten nach dem Wasserlassen wieder auftreten kann. Dabei bestehen Krampfschmerzen im Unterleib und heftiger Brennschmerz vor, bei oder nach dem Wasserlassen – das ist individuell unterschiedlich. Beim Wasserlassen werden nur kleine Mengen Urin abgegeben. In schweren Fällen kann der Urin durch Blut rot gefärbt sein. Fieber tritt bei einer reinen Blasenentzündung üblicherweise nicht auf. Da aber das Abwehrsystem von kleinen Kindern bekanntlich recht heftig reagiert, kann es bei ihnen auch zu Temperaturerhöhungen kommen. Das Allgemeinbefinden ist durch die Schmerzen und den dauernden Harndrang stark beeinträchtigt.

Wenn man den Urin mit einem Teststäbchen (z. B. Urostick) untersucht, finden sich Bakterien (indirekt nachgewiesen durch das Testfeld Nitrit), Leukozyten (weiße Blutkörperchen) und eventuell Blut bzw. Erythrozyten (rote Blutkörperchen).

Bei den Bakterien handelt es sich in vielen Fällen um Keime der Darmflora. Sie können entweder durch Schmierinfektionen vom After durch die Harnröhre in die Blase gelangen oder (wie schon erwähnt) durch innere Lymphgefäßverbindungen zum Darm und in die Blase gelangen und sich dort auf der Schleimhaut vermehren. Der genaue Nachweis, welche Keime bei der Entzündung beteiligt sind, kann nur über eine Laboruntersuchung des Urins geführt werden.

Die weißen Blutkörperchen im Urin zeigen, dass das Abwehrsystem aktiv damit beschäftigt ist, durch den Entzündungsprozess die Selbstheilung zu erreichen.

Das Blut im Urin rührt daher, dass die Blasenschleimhaut durch die Entzündung verletzt ist und deshalb mehr oder weniger viel Blut in den Urin gelangt.

Als Komplikation kann die Entzündung über den Harnleiter ins Nierenbecken aufsteigen. Hier könnte eine Nierenbeckenentzündung entstehen, durch die die Niere geschädigt werden kann. Das Aufsteigen einer Blasenentzündung macht sich durch Rückenschmerzen und Temperaturanstieg bemerkbar. In diesem Fall sollte unbedingt ein Heilpraktiker oder Arzt kontaktiert werden.

Die schulmedizinische Behandlung von Blasenentzündungen erfolgt üblicherweise mit Antibiotika. Bei der Gabe von Antibiotika gilt es all die Aspekte zu beachten, die im Kapitel »Entzündung« zum Thema Erreger und Unterdrückung genannt wurden.

Die akute Blasenentzündung bestätigt eindrucksvoll das Naturgesetz, dass durch antibiotische Behandlung die akute Krankheit nicht nur nicht ausgeheilt wird, sondern sich rasch zu einer chronisch-rezidivierenden Form entwickelt, bei der die akuten Beschwerden in immer kürzer werdenden Abständen immer wieder aufflackern. Um es deutlich zu sagen: Blasenentzündungen heilen nicht trotz ntibiotikagaben, sondern wegen der Antibiotika nicht aus bzw. wiederholen sich laufend!

In den meisten Fällen ist eine Antibiotika-Behandlung nicht nötig, denn die Naturheilkunde bietet sehr gute und zuverlässige Behandlungsmöglichkeiten.

Behandlungsvorschläge:
Eine der wichtigsten Therapiemaßnahmen bei Blasenentzündung ist viel zu trinken. Die Angabe »viel« ist allerdings relativ, denn sie hängt vom Alter des betroffenen Kindes ab. Das geht von circa 1 Liter bei Kleinkindern bis zu circa 3 Litern bei großen Kindern.

Das vermehrte Trinken hat den Sinn, dass die Harnwege durchgespült werden und die dort vorhandenen Bakterien am Vermehren gehindert und mit ausgeschwemmt werden.

Zu diesem Zweck eignet sich am besten Tee. Mit Tee lässt sich elegant die Flüssigkeitsmenge mit den notwendigen pflanzlichen Wirkstoffen kombinieren. Eventuell kann man in den Tee zusätzlich Medikamente in Tropfenform dazumischen.

Folgende Heilpflanzen eignen sich zur Behandlung einer Blasenentzündung:
- *Schachtelhalm* (Equisetum arvense)
  Man verwendet das Schachtelhalmkraut (Herba Equiseti), das für 10 Minuten sanft gekocht werden muss, damit die Wirkstoffe (hauptsächlich Kieselsäure) optimal ausgezogen werden: 1 gehäufter Teelöffel auf ¼ l Wasser. Beim Kochen sollte der Topf mit einem Deckel abgedeckt sein, damit die wertvollen Wirkstoffe nicht verdampfen können.
  Schachtelhalmtee wirkt wassertreibend sowie reizlindernd und abwehrsteigernd auf die Blasenschleimhaut.
  Da man den Schachtelhalm als Abkochung zubereiten sollte, während bei anderen Heilpflanzen die Wirkstoffe teilweise durch Kochen zerstört werden, sollte man Schachtelhalm als Einzelpflanze – also nicht in Mischungen mit anderen Pflanzen – verwenden.
- *Echte Goldrute* (Solidago virgaurea)
  Die Goldrute kann man getrost als wichtigste Heilpflanze bei fast allen Nieren- und Blasenkrankheiten bezeichnen. Dabei hat sie die Fähigkeit, die Funktions- und Abwehrkräfte dieser Organe zu kräftigen. Diese Pflanze sollte daher bei der Therapie akuter und chronischer Blasenerkrankungen auf keinen Fall fehlen.
  Für Teezubereitungen wird das Goldrutenkraut[57] (Hb. Viragaureae) verwendet. Die optimale Zubereitungsmethode ist der Kaltauszug über Nacht: Abends wird 1 Teelöffel Goldrutenkraut pro ¼ l Wasser kalt angesetzt und über Nacht ziehen gelassen. Morgens wird das Kraut abgeseiht und auf Trinktemperatur erwärmt getrunken.
  Wenn die Zubereitung als Kaltauszug etwas zu umständlich ist, kann man auch einen Aufguss nach der Standardmethode zubereiten. Das ist sinnvoll, wenn man die Goldrute als Bestandteil einer Mischung mit anderen pflanzlichen

---

57 Bei der Goldrute gibt es noch Folgendes zu beachten: In den letzten Jahren ist es in Apotheken üblich geworden, statt des Krauts der Echten Goldrute das Kraut der Kanadischen oder der Riesengoldrute (Solidago canadensis/gigantea) abzugeben. Leider ist deren (konstitutionell) stabilisierende Wirkung auf die Nieren- und Blasenfunktionen nicht mit der Echten Goldrute vergleichbar. Achten Sie also darauf, dass Sie das Kraut der Echten Goldrute bekommen. Falls Ihr Apotheker oder Heilkräuterhändler Probleme hat, diese Heilpflanze zu besorgen, finden Sie die Adresse einer Firma, die diese Droge in apothekenspezifischer Qualität (mit Zertifizierung) vertreibt, im Anhang unter Adressen.

Drogen verwenden möchte. Allerdings ist die Wirkung von Goldrutenkraut als Aufguss nicht so intensiv wie als Kaltauszug.

Weitere Anwendungsformen:

- *Solidago Urtinktur* kann man zum Beispiel gut in Schachtelhalmtee mischen: in jede Tasse 5 Tropfen.
- *Solidago D2* Globuli: Gut bei sehr kleinen Kindern anzuwenden.

Außerdem gibt es eine große Zahl von Fertigpräparaten, in denen die Goldrute Bestandteil ist. Einige Beispiele dafür folgen weiter unten.

- *Preiselbeere* Blätter (Fol. Vitis-idaeae): Als Aufguss in der Standardzubereitung (siehe Anhang Seite 323).

Hier ein Beispiel für eine Heilpflanzenmischung bei Blasenentzündung:

Echtes Goldrutenkraut	40,0
Preiselbeerblätter	30,0
Gänsefingerkraut	20,0
Hagebuttenfrüchte	30,0

Zutaten mischen.

Davon die Standarddosierung von 1 Teelöffel pro ¼ l Wasser als Aufguss über 10 Minuten ziehen lassen. Mehrere Tassen täglich trinken.

Zur Abwehrsteigerung:

Neben den Pflanzen, die bereits zur Steigerung der Abwehrfähigkeit bei den Behandlungsvorschlägen aufgeführt wurden (siehe Seite 128), ist bei Blasenentzündungen die *Kapuzinerkresse* (Tropaeolum majus) sehr hilfreich. Sie wird manchmal sogar als pflanzliches Antibiotikum bezeichnet. Kapuzinerkresse eignet sich nicht als Teedroge, sie wird als *Tropaeolum Urtinktur* verwendet: 3 x täglich 5–15 Tropfen (je nach Alter), nach dem Essen.

Außerdem gibt es ein sehr bewährtes Fertigpräparat, in dem die Kapuzinerkresse enthalten ist:

- *Angocin Antiinfect N Dragees* (Repha): Dieses Präparat kann aber erst bei Kindern angewendet werden, die schon Tabletten schlucken können. Dosierung wie auf dem Beipackzettel angegeben. Geben Sie die Tabletten nach dem Essen, denn Kapuzinerkresse belastet etwas den Magen.

Einige homöopathische Mittel bei akuter Blasenentzündung:

- *Cantharis D6* Globuli
  Hauptsymptom dafür ist der unerträgliche, brennende Harndrang, der für akute Blasenentzündungen typisch ist. Tropfenweiser Urinabgang, wobei der

Harn blutig sein kann. Schneidende Schmerzen vor, während und nach dem Wasserlassen.

- *Clematis D4* Globuli
  Die homöopathische Zubereitung der Aufrechte Waldrebe (Clematis recta) gehört zu den wichtigsten Lymphmitteln. Seine Wirkung entfaltet sich vor allem am Lymphsystem und den Schleimhäuten des Organsystems Niere-Blase-Geschlechtsorgane. In der TEN bezeichnet man die Aufrechte Waldrebe deshalb als Skrofulosemittel für den Urogenitaltrakt. Sie hilft bei Kribbeln in der Harnröhre, wenn der Harnfluss immer wieder aufhört und die Blase nicht vollständig entleert werden kann.
- *Berberis D4* Globuli
  Die Früchte der *Berberitze* (Sauerdorn) sind ein altbewährtes Mittel bei brennenden Schmerzen in Blase und Harnröhre, vor allem wenn die Schmerzen erst nach dem Wasserlassen richtig stark werden.

Einige Fertigpräparate:
- *Solidago Spezial* Tropfen (Nestmann)
  Komplexhomöopathisches Allround-Mittel bei akuter Blasenentzündung und den akuten Phasen einer chronischen Blasenentzündung. Dosierung wie im Beipackzettel angegeben.
- *Nephroselect* Tropfen (Dreluso)
  Rein pflanzliches Mittel bei bakteriellen Blasenentzündungen (akut und chronisch). Eines der wenigen Fertigpräparate, die (u. a.) Kapuzinerkresse enthalten.
  Dosierung wie im Beipackzettel angegeben.
- *Solidagoren N* Tropfen (Dr. Klein)
  Rein pflanzliches Mittel bei allen entzündlichen Erkrankungen von Niere und Blase. Enthält Goldrute und Schachtelhalm.
  Dosierung wie im Beipackzettel angegeben.

Wichtig bei kleinen Kindern: Um die Einnahme zu erleichtern, kann man sämtliche Tropfen-Präparate auch in Tee mischen. Einfach die notwendige Tropfenzahl in die Teetasse geben, wenn der Tee auf Trinktemperatur abgekühlt ist. Dabei verflüchtigt sich der in allen Tropfen enthaltene Alkohol auch sehr schnell.

Chronische oder chronisch-rezidivierende Blasenentzündung
Eine chronische Blasenentzündung entsteht meist aus einer akuten Zystitis, die mit Antibiotika behandelt wurde oder aus anderen Gründen nicht naturgemäß aushei-

len konnte. Dabei zeigt die praktische Erfahrung: Je häufiger die Akutphasen antibiotisch unterdrückt werden, umso hartnäckiger wird die Krankheit, und umso schwieriger wird es, sie wirklich auszuheilen; Gleiches gilt für eine Dauertherapie mit Antibiotika.

Das Hauptmerkmal einer chronischen Blasenentzündung besteht darin, dass die Beschwerden, wie sie bei einer akuten Zystitis bestehen, in unregelmäßigen Abständen immer wieder aufflackern.

Wie ist dieses Phänomen zu erklären? Im Kapitel »Entzündung« haben wir bereits gesehen, dass die Natur ihre Abwehr- und Heilungsfähigkeit nur optimal entfalten kann, wenn sie dazu das Feuer der akuten Entzündung entfachen kann. Genau dies versucht das Abwehrsystem in den Akutphasen zu erreichen. Wenn diese Reaktion aber sofort wieder unterdrückt wird, oder wenn eine sinnvolle therapeutische Hilfestellung zur Überwindung fehlt, gelingt die Ausheilung der chronischen Blasenentzündung nicht. Sie fällt dann in die symptomarme Latenzphase zurück, kann aber jederzeit wieder akut werden. Dieser Mechanismus kann sich über Jahre regelmäßig wiederholen. Für die Aktivierung einer Akutphase reicht es manchmal, wenn das Kind auf einem kalten Stein gesessen, kalte Füße bekommen oder vielleicht im Sommer die nasse Badehose nicht sofort ausgezogen hat. Kälte und Nässe sind starke Reizfaktoren für Blase und Niere. Deshalb treten Nieren- und Blasenerkrankungen vermehrt im Herbst oder Winter auf, wenn das Klima feucht-kalt ist.

Neben den typischen Erscheinungsformen von akuten und chronischen Blasenerkrankungen sind bei nicht wenigen Kindern wiederholt oder auch dauerhaft Bakterien im Urin nachweisbar, ohne dass die typischen Symptome einer Blasenentzündung vorhanden sind. In diesen Fällen tritt phasenweise wieder Bettnässen auf (wenn das Kind sonst bereits nachts trocken ist), oder den Eltern fällt auf, dass das Kind sehr häufig zum Wasserlassen auf die Toilette geht. In solchen Fällen werden von ärztlicher Seite häufig dauerhaft Antibiotika verordnet, was aber nicht zur Heilung führt und sich auf die konstitutionelle Situation des betroffenen Kindes desolat auswirkt.

Behandlungsvorschläge:
Bei der Behandlung einer chronischen Blasenentzündung ist es sehr wichtig, nicht nur in den Akutphasen zu behandeln, sondern gerade in den beschwerdearmen oder -freien Zeiten eine intensive Konstitutionstherapie durchzuführen, die manchmal mehrere Monate dauern kann. Wie oben bereits beschrieben wurde, ist die Ausheilung einer chronischen Blasenentzündung nur möglich, wenn man die Entzündung in einer Akutphase so unterstützt, dass die Krankheit erfolgreich überwunden werden kann. Das bedeutet aber auch, dass durch die Konstituti-

onstherapie die chronische Entzündung erst wieder zu einer akuten Entzündung reaktiviert werden muss. Die dann einsetzende Erstverschlimmerung der Krankheit ist eine typische und oft auch notwendige Erscheinung jeder naturheilkundlichen Therapie, die von einem erfahrenen naturheilkundlichen Behandler begleitet werden muss.

In den Akutphasen kommen die Mittel zum Einsatz, die bei der akuten Zystitis beschrieben wurden (siehe Seite 195ff.).

Für die Konstitutionstherapie sind die Mittel und Maßnahmen notwendig, wie sie in Kapitel »Lymphatismus« beschrieben sind (siehe Seite 96ff.). Dabei ist besonderer Wert auf den Aufbau der Darmflora zu legen, die bei chronischer Blasenentzündung fast immer geschwächt ist.

Hier ein Rezeptvorschlag für eine Tropfenmischung zur Langzeittherapie:

Clematis D4 Tropfen	20,0
Scrophularia Urtinktur	20,0
Solidago Urtinktur	20,0
Geranium robertianum Urtinktur	20,0

Zutaten mischen.
3 x täglich 5–10 Tropfen (je nach Alter) in Tee geben.

Ein weiterer Vorschlag für eine Teemischung:
Frauenmantelkraut
Schafgarbenkraut
Berberitzenfrüchte
Zu gleichen Teilen mischen.
3–4 Tassen täglich als Aufguss trinken.

Hinweis für Therapeuten

Eine weitere sehr hilfreiche Therapiemöglichkeit für die chronische Zystitis ist die Behandlung mit *Eigenblut* oder *Eigenurin* (sogenannte Autonosodentherapie).

Bei kleinen Kindern wird dies vorzugsweise durch Einnahme von *potenziertem Eigenblut* oder Eigenharn erfolgen, wie es bei der Behandlung der Neurodermitis beschrieben wurde (siehe Seite 120).

Eigenurin kann man in gleicher Weise homöopathisch potenzieren. Bewährt hat sich die Behandlung mit *Eigenurin C6*, morgens 5 Tropfen.

Die Herstellung von potenziertem Eigenurin erfolgt nach der gleichen Technik wie beim Eigenblut.

Bei größeren Kindern (und Erwachsenen) mit sehr hartnäckigem Krankheitsgeschehen kommt auch eine Kur mit *injiziertem Eigenblut* in Frage, wie es bei den Behandlungsempfehlungen der akuten Mandelentzündung beschrieben ist (siehe Seite 150).

Als Zusatzpräparat bewähren sich: *Infi-Cantharis*-Injektion (Infirmarius) oder *Metasolidago* Amp. (Fackler), jeweils 1 Ampulle pro Injektion.

Bei korrekter Anwendung sind – außer der gewünschten Erstverschlimmerung – keine Komplikationen bei der Autonosodentherapie zu erwarten.

Als weitere Behandlungsmöglichkeit kann auch das *Schröpfverfahren* eingesetzt werden. Bei Blasenentzündung werden mehrmals wöchentlich 1 bis 2 trockene Schröpfgläser (= ohne Blutentzug) über das Kreuzbein gesetzt (das ist die wichtigste Reflexzone der Blase). Zusätzlich kann man auch in der Nierenzone auf dem Rücken schröpfen (direkt über den Nieren).

Wenn das Vakuum in den Gläsern nicht zu stark ist, tut trockenes Schröpfen auch nicht weh. Es entstehen dabei üblicherweise kreisrunde blaue Flecken auf der Haut, die man nicht spürt, die aber bis zu einer Woche sichtbar bleiben können.

Auch die *Akupunktur* oder verwandte Therapieverfahren, die auf die energetisch-informativen Regelmechanismen des Körpers Einfluss nehmen (z. B. *Meridianmassage* oder *Akupressur* bzw. *Akupunktmassage*), können bei chronischer Blasenentzündung sehr hilfreich sein. Bei der Akupunktur, bei der Nadeln in die Haut gesetzt werden, können die Kinder wie bei den Eigenblut-Injektionen Angst vor der Therapie bekommen. Für kleine oder ängstliche Kinder sind deshalb die Massage-Techniken besser geeignet, weil sie nicht weh tun.

Die folgenden allgemeinen Maßnahmen sind für die Behandlung sehr wichtig und können Erfolg oder Misserfolg entscheidend beeinflussen:

- Darauf achten, dass Füße, Unterleib und Rücken – besonders über der Niere – warm sind (das sind Reflexzonen für die Blase).
- Ansteigende Fußbäder (siehe Seite 54)
- Warme Sitzbäder mit Lavendel- oder Rosmarinzusätzen (z. B. Bademilch der Firma Weleda)
- Kupfersalbe rot (Wala) abends auf die unverhornten Stellen der Fußsohlen und über der Blase einreiben.

Reizblase

Von einer Reizblase spricht man, wenn zwar die typischen Beschwerden einer Blasenentzündung vorhanden, aber keine Bakterien im Urin nachweisbar sind.

Die Medizin zählt die Reizblase zu den seelisch ausgelösten (psychosomatischen) Krankheiten und versucht deshalb, sie mit Psychotherapie und Medikamenten zu behandeln, die die seelische Stimmung beeinflussen (Psychopharmaka) – leider meist ziemlich erfolglos. Naturheilkundliche Therapeuten wissen, dass seelische Aspekte bei dieser Krankheit nur ein Ursachenfaktor unter vielen sind. Die Irisdiagnose gibt bei Kindern mit Reizblase regelmäßig Hinweise sowohl auf eine Schwäche des Lymphsystems (lymphatische Konstitution) als auch auf Leistungs- und Abwehrschwächen im Organsystem Niere-Blase-Geschlechtsorgane (Urogenitaltrakt). Hinzu kommt, dass bei der Urinuntersuchung sehr oft weiße und rote Blutkörperchen in geringen Mengen nachweisbar sind, was eindeutig auf eine Entzündung hinweist. Nur die Bakterien fehlen eben. Verknüpft man diese Informationen miteinander, stellt sich die Reizblase als *nicht-bakterielle Blasenentzündung* auf der Basis einer Lymphschwäche dar. Das bedeutet, dass bei diesen Kindern die Blasen- und Harnröhrenschleimhaut der Ort sind, auf dem die katarrhalischen Ersatzausscheidungen ablaufen. Dabei reizen die ausgeschiedenen Schärfen die Schleimhaut und die darin enthaltenen Nervenzellen. Die Traditionelle Europäische Naturheilkunde (TEN) kennt hierfür den Begriff Blasenskrofulose. Mit einer Lymph-Konstitutionstherapie lassen sich auch in vielen hartnäckigen Fällen gute Behandlungserfolge erzielen.

Dazu einige Behandlungsvorschläge:
Grundsätzlich sind die Rezeptvorschläge, die bei der chronischen Zystitis aufgeführt sind, auch hier anwendbar. Es ist aber sinnvoll, ein Mittel dazuzunehmen, das die seelisch-nervliche Situation stabilisiert. Dazu eignet sich das *Johanniskraut* (Hypericum perforatum) oder die *Melisse* (Melissa officinalis), die man dem Tee zum Beispiel in folgender Kombination beimischen kann:

Goldrutenkraut
Johanniskraut
Schafgarbenkraut
Melissenblätter
Zu gleichen Teilen mischen.
Als Aufguss in der Standarddosierung trinken.

Oder Sie verwenden eine Tropfenmischung:

Clematis D4 Tropfen	20,0
Thuja D4 Tropfen	20,0
Solidago Urtinktur	20,0
Hypericum Urtinktur	20,0

Zutaten mischen.
3 x täglich 5–10 Tropfen (je nach Alter) in Tee trinken.

- *Hyperforat Vita hom* (Dr. Klein) ist ein Fertigpräparat, das ausschließlich aus Johanniskraut-Urtinktur besteht. Es hat sich in Krankheitssituationen gut bewährt, wenn die nervlichen Steuerungs- und Wahrnehmungsvorgänge gestört sind und eine Tendenz zu Schwermütigkeit vorhanden sein kann (aber nicht muss!). Johanniskraut hilft dem Menschen, seine Sonnenkräfte zu mobilisieren und zu Lebensfreude und Aktivität zurückzufinden – das gilt auch, wenn nur einzelne Organe (wie hier die Blase) von solchen Krankheitsprozessen betroffen sind. (Im folgenden Abschnitt »Bettnässen« werden noch einige weitere Wirkungsaspekte des Johanniskrauts beschrieben.)
  Bei Kleinkindern kann man das Johanniskraut auch in der homöopathischen Zubereitung *Hypericum D3* Globuli anwenden.

Bei Reizblase sind auch Heilpflanzen wirksam, die üblicherweise bei Prostatabeschwerden von Männern eingesetzt werden. Besonders zu nennen sind dabei:
- *Serenoa repens D4* Globuli oder Tropfen (Sägepalme) sowie
- *Kürbiskerne*, von denen ein blasenschwaches Kind täglich eine Handvoll knabbern sollte.

Noch ein bewährtes Fertigpräparat:
- *Acidum benzoicum Komplex* (Nestmann): Dosierung: 3 x täglich 5–15 Tropfen, je nach Alter des Kindes.
  Bitte verwenden Sie bei allen Mitteln die hier angegebenen Dosierungshinweise, auch wenn sie eventuell höher sind als auf dem Beipackzettel angegeben. Die übrigen Therapievorschläge, die bei der chronischen Blasenentzündung

aufgeführt sind, sind auch hier sinnvoll – insbesondere Akupunktur und Schröpfen. Gleiches gilt für die allgemeinen Maßnahmen.

Bettnässen (Enuresis nocturna)

Die Kontrolle über die Ausscheidungsfunktionen von Blase und Darm entwickelt sich in den ersten Lebensjahren erst nach und nach. Voraussetzungen für diese zeitgerechte Entwicklung sind die entsprechende Ausreifung von Nervensystem und Schleimhautflora. Sowohl die nervliche Steuerung als auch der Funktionszustand der Blase selbst sind Voraussetzung für ein kontrolliertes Wasserlassen.

Das Alter, in dem Kinder trocken werden, ist sehr unterschiedlich. Einige Kinder sind es bereits mit zweieinhalb Jahren, andere erst mit fünf. Dazwischen ist alles als normal zu bewerten. Es kann sogar bei Geschwistern große Unterschiede geben, was manchen Eltern nicht bekannt ist und sie deshalb unnötig beunruhigt. Erst wenn ein Kind im Alter von fünf Jahren noch keine sichere Kontrolle über Harn- und Stuhlentleerung hat, sind therapeutische Maßnahmen nötig.

Organische Gründe, etwa Fehlbildungen, sind selten, sollten jedoch ausgeschlossen werden.

Zu den organischen Ursachen des Bettnässens:
Hier sind an erster Stelle Entzündungen von Blase und Harnröhre zu nennen. Gerade bei chronischen Entzündungen kann es vorkommen, dass Kinder, die bereits vollkommen trocken waren, nachts wieder anfangen einzunässen. In diesen Fällen muss natürlich vor allem die Blasenentzündung mit ihren konstitutionellen Hintergründen behandelt werden.

Selten kommen Kinder mit Fehlbildungen der Unterleibsorgane auf die Welt, die es dem Kind unmöglich machen, die Kontrolle über seine Blasenfunktionen zu erlangen. In diesen Fällen sind meist operative Korrekturen notwendig.

In den meisten Fällen liegen bei Bettnässer-Kindern *Ausreifungsstörungen des Nervensystems* zugrunde, die durch konstitutionelle Schwächen begünstigt werden.

Im Kapitel »Vergrößerung des Mandelgewebes« wurden die Zusammenhänge ausführlich beschrieben, die sich aus einer Vergrößerung der Lymphorgane im Kopf und der fast immer damit verbundenen Schwellung der Nasenschleimhaut ergeben (siehe Seite 137). Diese typischen Erscheinungen von Lymphatismus und Skrofulose sind in vielen Fällen die Ursache für die Ausreifungsstörungen des Nervensystems, die zum Bettnässen führen. In der Irisdiagnostik kennt man den Konstitutionstyp des Nerven-Lymphatikers (Fachausdruck Neurolymphatismus), für den die genannten Ausreifungsstörungen typisch sind und dem bettnässende Kinder sehr häufig angehören. Es muss an dieser Stelle betont werden, dass für solche Entwicklungsblockaden des Nervensystems auch *Impfungen* verantwortlich sein können. Es lohnt sich bei bettnässenden Kindern also in vielen Fällen, eine Lymphatismus-Konstitutionsbehandlung durchzuführen (S. 96ff.).

Seelische Belastungen können ein weiterer Faktor sein. Meist ist dies nicht die Hauptursache, aber seelische Belastungen können die konstitutionelle Situation zusätzlich schwächen.

Zum Thema Bettnässen gibt es eine Vielzahl wohlgemeinter Ratschläge und Hilfsmittel, die manchmal hilfreich, aber auch wirkungslos, eventuell sogar störend sein können. So ist es sicher sinnvoll, wenn die Eltern das Kind nochmals wecken und zur Toilette schicken, bevor sie selbst schlafen gehen. Dabei sollten Sie aber darauf achten, dass das Kind wirklich wach wird. Denn Kinder können so fest schlafen, dass sie den Toilettengang gar nicht mitbekommen; dann kann sich aber kein Trainingseffekt einstellen. Nicht sinnvoll ist es, das Kind alle zwei Stunden zu wecken. Ein derart gestörter Schlafrhythmus führt nicht nur zu tagsüber genervtem Kind und Eltern, sondern auf Dauer zu weit größeren gesundheitlichen Problemen.

Trinkrhythmus: Ein bettnässendes Kind sollte daran gewöhnt werden, 1½ bis 2 Stunden vor dem Schlafengehen nichts mehr zu trinken; es sei denn, es hat sich bei Hitze heftig angestrengt und deshalb großen Durst.[58]

Es gibt verschiedene elektronische Geräte, die beim Nasswerden der Windel oder Hose Alarm schlagen und das Kind wecken. Diese Geräte können aber nur reagieren, wenn es bereits passiert ist, und alarmieren deshalb zu spät. Trotzdem gibt es immer wieder (ältere) Kinder, die solche Geräte als Hilfe empfunden haben. Denn häufig kommt zunächst nur eine kleine Menge Urin, und das Kind kann nach dem Alarm den Rest auf dem WC erledigen. So wird es im Laufe der Zeit aufs Trockenbleiben konditioniert. Von vornherein ist schwer abzuschätzen, ob ein solches Hilfsgerät Erfolg bringt oder nicht. Die Eltern müssen ausprobieren, ob ihr Kind (und auch sie selbst) damit zurechtkommen.

Zu den Faktoren, die das Trockenwerden erschweren, gehören auch die mit der modernen Lebensmittelindustrie aufgetauchten chemischen Reize: Farbstoffe, Aromastoffe, Geschmacksverstärker und die vielen anderen Zusatzstoffe, siehe Kapitel »Ernährung«, Seite 311. Denn diese Stoffe können die nervliche Ausreifung behindern.

Bei vielen bettnässenden Kindern zeigen sich bereits erstaunliche Fortschritte, wenn die *Reizüberflutung* durch Fernsehen, PC-Spiele und andere Unterhaltungselektronik mindestens zwei Stunden vor dem Schlafengehen konsequent gemieden wird.

---

58 Grundsätzlich ist es für unsere Nieren optimal, die größte Menge an Flüssigkeit im Laufe des Vormittags zu trinken, denn dies ist für die Nieren die beste Zeit zur Ausscheidung von Stoffwechselendprodukten. Das gilt sowohl für Kinder als auch für Erwachsene!

Zusätzlich sollten sich die Eltern darum bemühen, das Schlafengehen mit einem kleinen, täglich wiederkehrenden *Ritual* zu verbinden. Dafür eignet sich das abendliche Vorlesen durch ein Elternteil natürlich besser als eine sterile Kassette. Kinder lieben es, wenn man ihnen nach dem Waschen und Zähneputzen noch für 15 bis 20 Minuten eine Geschichte vorliest. Es gibt viele wichtige Kinderbücher, die für die Entwicklung eines Kindes nahezu unentbehrlich sind. Einige Beispiele für solche Kinderklassiker finden Sie im Anhang unter Literaturempfehlungen.

»Jungenprobleme«

Die folgenden beiden Kapitel beschäftigen sich mit gesundheitlichen Problemen, die speziell bei kleinen Jungen vorkommen und für die es in vielen Fällen auch nicht-operative Lösungen gibt.

Vorhautverengung

Bei den meisten kleinen Jungen ist die Vorhaut zunächst so eng, dass sie nicht über die Eichel des Penis zurückgezogen werden kann. Das stört zwar beim Wasserlassen nicht, verhindert aber die Reinigung von dem Smegma, einer schlecht riechenden Ablagerung, die sich unter der Vorhaut bildet und immer ein Zeichen mangelnder Hygiene ist. Dieses Smegma ist ein idealer Nährboden für diverse Mikroorganismen. Deshalb können durch eine Vorhautverengung Entzündungen der Vorhaut entstehen, die sehr schmerzhaft sind und zur Verwachsung der Vorhaut mit der Eichel führen können, was später dauerhafte Probleme mit sich bringen kann.

Spätestens wenn mit der Selbstbefriedigung (Masturbation, Onanie) die erste Beschäftigung mit der eigenen Sexualität beginnt, wird die Vorhautverengung zu einem Problem, das die sexuelle Entwicklung des Kindes nachhaltig stören kann. Auch ist Geschlechtsverkehr mit einer nicht zurückstreifbaren Vorhaut nicht möglich. (Diese Gedanken sollte man nicht in die ferne Zukunft schieben, auch wenn bei einem Neugeborenen die Vorstellung, dass dies einmal ein sexuell aktiver Mensch werden wird, schwer fällt. Die Zeit vergeht schneller, als man denkt!)

Bei den meisten Jungen lässt sich die Vorhaut im ersten Lebensjahr recht gut dehnen. Beim Windelwechseln sollte regelmäßig versucht werden, die Vorhaut zurückzuschieben. Das muss nicht zu zaghaft geschehen, aber natürlich nie so gewaltsam, dass dabei Verletzungen entstehen. Wichtig ist: Ihr Kind darf keine Schmerzen dabei haben! Sie werden bereits nach wenigen Wochen feststellen, dass sich die Vorhaut zunehmend weiter zurückstreifen lässt. Und nach wenigen Monaten lässt sich die Eichel völlig freilegen.

Das Zurückstreifen der Vorhaut ist besonders gut beim Baden möglich, weil durch die Wärme des Wassers alles entspannt ist.

In schwierigen Fällen kann man die Dehnung der Haut mit der *Calcium fluoratum D6* Salbe (nach Dr. Schüßler) unterstützen. Dazu massiert man morgens und abends die Vorhaut sanft mit dieser Salbe ein und macht anschließend die oben genannten Dehnungsübungen. Innerlich können Sie die Wirkung auch mit *Calcium fluoratum D12* Tabletten (Schüßler-Salz Nr. 1) und *Calcium phosphoricum D6* Tabletten (Schüßler-Salz Nr. 2) unterstützen. Diese Tabletten kann man zwischen zwei Teelöffeln zu einem Pulver zerdrücken, das auch von Säuglingen problemlos genommen werden kann (und gut schmeckt).

Die beiden Mittel sollten im täglichen Wechsel gegeben werden, jeweils morgens und abends eine Tablette. Diese Kombination ist zudem noch eine sinnvolle und unschädliche Vorbeugung gegen Knochenerweichung (Rachitis) und kann die üblichen Fluor-Tabletten vollständig ersetzen.

Alternativ kann man zum Einreiben auch Johanniskrautöl (Oleum Hyperici) verwenden.

Wenn sich die Vorhaut mit diesen Maßnahmen nicht spätestens bis zur Vollendung des sechsten Lebensjahres vollständig zurückstreifen lässt, sollten Sie sich an einen naturheilkundlich arbeitenden Heilpraktiker oder Arzt wenden, der Ihr Kind mit einer Konstitutionsbehandlung unterstützen wird. Nur in den wenigen Fällen, bei denen auch dies keinen Erfolg bringt oder aber bei wiederkehrender Entzündung der Vorhaut, muss die Vorhaut operativ entfernt werden (Zircumzision) – ein kleiner Eingriff, der schmerzfrei in Vollnarkose erfolgt.

Hodenhochstand (Maldeszensus testis oder Kryptorchismus)

Während seiner Entwicklung im Mutterleib werden die Hoden eines Jungen zunächst in seiner Bauchhöhle angelegt und wandern ab dem siebten Schwangerschaftsmonat durch den Leistenkanal in ihre endgültige Position im Hodensack (Skrotum). Diese Verlagerung ist bei den meisten Jungen bei ihrer Geburt abgeschlossen. Ist dies nicht der Fall, verlagern sich die Hoden bei drei Viertel der betroffenen Kinder im ersten Lebensjahr ohne Therapie in den Hodensack. Nur wenn dies nicht geschieht, wird eine Behandlung notwendig – was aber nicht zwingend mit Hormonpräparaten geschehen muss!

Die Verlagerung der Hoden in den Hodensack ist notwendig, weil bei der Körpertemperatur im Bauchraum (sogenannte Kerntemperatur) die Spermienzellen nicht ausreifen können und unbeweglich bleiben. Außerdem ist unter diesen Bedingungen die Produktion des wichtigsten männlichen Geschlechtshormons (Testosteron) reduziert. Folgen wären Entwicklungs-, Fruchtbarkeits- und Potenzstörungen. Die Natur hat daher die Hoden an einem kühleren Ort außerhalb des Bauchraums platziert, an dem optimale Bedingungen für die Spermien- und Testosteronproduktion herrschen. Die Bildung von Spermien beginnt zwar erst mit der Pubertät, aber das Testosteron spielt bereits in der vorpubertären Zeit eine wichtige Rolle als Impulsgeber bei der Entwicklung des männlichen Organismus. Daher sollte innerhalb der ersten vier bis fünf Lebensjahre zumindest ein Hoden im Hodensack angekommen sein, sonst kann dies zu Enwicklungsverzögerungen führen.

Es werden vier verschiedene Formen von Hodenhochstand unterschieden:
- *Bauchhoden:* Hierbei liegen die Hoden noch im Bauchraum und sind noch nicht in den Leistenkanal eingetreten. Daher sind sie auch nicht zu tasten und nur durch Ultraschalluntersuchung oder Kernspintomografie darzustellen.
- *Leistenhoden:* Der Hoden ist im Leistenkanal tastbar, kann aber nicht manuell in den Hodensack geschoben werden.
- *Gleithoden:* Der Hoden sitzt am Ausgang des Leistenkanals und lässt sich nur unter Spannung in den Hodensack verlagern, gleitet aber sofort wieder zurück.
- *Pendelhoden:* Die Hoden sind im Hodensack, werden aber durch die Spannung der Muskulatur des Hodensacks (die sich v. a. bei Kälte zusammenzieht) in den Ausgang des Leistenkanals gedrückt und sind so nicht tastbar. Diese Situation ist normal und hat keinen Krankheitswert.

Festgestellt wird ein Hodenhochstand in den meisten Fällen durch Abtasten des Hodensacks und des Leistenbereichs bei angezogenen Beinen. Dabei darf das Kind nicht frieren, da sich sonst die Muskulatur des Hodensacks zusammenzieht, die Situation eines Pendelhodens entsteht und die Hoden – wie oben beschrieben – nicht tastbar sind. Diese Untersuchung können die Eltern leicht selbst durchführen, am besten beim Baden des Kindes. Im warmen Wasser ist der Hodensack entspannt und ein normal abgesenkter Hoden wird so leicht tastbar. Wenn Sie auf diese Weise nicht beide Hoden ertasten können, sollten Sie sich an einen naturheilkundlich arbeitenden Heilpraktiker oder Arzt wenden, der Ihr Kind mit einer Konstitutionsbehandlung unterstützen wird.

Auch die Aufregung einer Untersuchung durch eine fremde Person kann zur Anspannung der Hodensackmuskulatur führen. Sollte daher Ihr Behandler bei einer Untersuchung einen Hoden nicht tasten können, den Sie als Eltern beim Baden aber gefühlt haben, weisen Sie ihn darauf hin!

Die Zustände des Leisten-, Gleit- und Pendelhodens stellen normale Stationen auf dem Weg des Hodens in seine endgültige Position dar; sie laufen während der Entwicklung im Mutterleib ab. Es handelt sich also um Momentaufnahmen, die sich schnell wieder verändern können. Wenn also eine einmalige Untersuchung eines dieser Ergebnisse hervorbringt, ist dies – zumindest bei Jungen unter zwei Jahren – noch kein Grund, sofort eine Hormontherapie oder Operation durchzuführen. Erst Wiederholungsuntersuchungen in dreimonatigen Abständen klären, ob eine natürliche Weiterentwicklung stattfindet oder eine Behandlung notwendig wird, die über eine naturheilkundliche Konstitutionstherapie hinausgeht. Eine solche Konstitutionstherapie ist hingegen bei jedem Jungen sinnvoll, bei dem die Hoden mit einem halben Jahr noch nicht vollständig im Hodensack angelangt sind.

In der Literatur oder im Internet liest man gelegentlich, dass nach Vollendung des ersten Lebensjahres die spontane Wanderung des Hodens in den Hodensack ohne Hormontherapie oder/und Operation nicht mehr möglich sei. Das stimmt so sicher nicht! In den meisten Fällen bringt eine naturheilkundliche Konstitutionstherapie, die sich an der individuellen Situation des Kindes orientiert, innerhalb eines halben Jahres den gewünschten Erfolg. Nur wenn sich dieser Erfolg nicht bis zum zweiten Lebensjahr eingestellt hat, werden massivere Maßnahmen notwendig. Dabei muss man unterscheiden, ob beide oder nur ein Hoden nicht abgesenkt sind. Sollte ein Hoden bereits im Hodensack tastbar sein, ist die Hormonproduktion bereits gesichert. In dieser Situation kann man sich mit der Behandlung länger Zeit lassen, etwa bis zum Erreichen des dritten Lebensjahrs.

Schulmedizinische Behandlung: Einem betroffenen Jungen werden die *Hormone* verabreicht, die die Absenkung der Hoden fördern: Entweder das HCG (Humanes Chorion-Gonadotopin) als Injektion oder GnRH (Gonadotropin Releasing Hormon) als Nasenspray oder eine Kombination von beiden. Diese Vorgehensweise erscheint auf den ersten Blick recht logisch und sinnvoll, es müssen aber zwei Aspekte beachtet werden, die die Hormongabe in einem anderen Licht erscheinen lassen:

- Es sind auch heute noch nur sehr unzureichende Kenntnisse darüber vorhanden, wie vielschichtig das Zusammenspiel der verschiedenen Elemente des Hormonsystems ist. Es gibt kein Hormon, das nur eine einzige direkte Wirkung erzielt, sondern es bestehen immer direkte und indirekte (vernetzte) Wechselwirkungen zwischen unterschiedlichen Hormonen, die teilweise noch völlig unbekannt sind. Wenn man also ein Hormon therapeutisch künstlich zuführt, um eine gewünschte Wirkung zu erzielen, ergeben sich immer auch unerwünschte Wirkungen in anderen Bereichen, deren Tragweite unter Umständen nicht absehbar ist – was besonders beim kindlichen Organismus, der sich in schneller Entwicklung befindet, zu massiven Folgeproblemen führen kann.

- Wenn ein Hormon künstlich zugeführt wird, vermindert sich durch entsprechende Regelvorgänge die körpereigene Produktion dieses Hormons oder wird ganz eingestellt. Längerfristig kommt es sogar zum Abbau der entsprechenden Hormondrüse. So gesehen, bedeutet jede medizinische Hormongabe einen massiven Eingriff in den körpereigenen Hormonhaushalt, der nicht etwa zu dessen Stabilisierung, geschweige denn Korrektur beiträgt, sondern vielmehr zur Destabilisierung wichtiger körpereigener Regelsysteme – mit unabsehbaren Folgen!

Diese beiden Aspekte sollten Anlass genug sein, den Einsatz von Hormonpräparaten sehr kritisch abzuwägen und zunächst (bis zum vollendeten zweiten Lebensjahr) einer unschädlichen naturheilkundlichen Therapie den Vorzug zu geben.

Bringt aber auch eine Hormontherapie keinen Erfolg, gibt es die Möglichkeit einer Operation, bei der einer oder beide Hoden mit dem Samenleiter unten im Hodensack fixiert werden. Eine solche OP sollte aber nur als letzte Option durchgeführt werden, wenn alle anderen Behandlungsversuche keinen Erfolg gebracht haben.

Naturheilkundliche Therapie

Da ein Hodenhochstand keine Erkrankung eines einzelnen Organs ist, sondern Folge einer allgemeinen Entwicklungsverzögerung bzw. -blockade, muss die Behandlung die natürliche Entwicklung des ganzen Kindes unterstützen und fördern und nicht nur einen speziellen Teilbereich! Es ist daher nicht möglich, im Rahmen dieses Buches konkrete Empfehlungen für bestimmte homöopathische oder pflanzliche Mittel bei Hodenhochstand zu geben, da jedes Kind seine individuelle Therapie braucht.

Die Behandlung muss in Form einer Konstitutionstherapie erfolgen, wie bereits mehrfach erwähnt wurde. Auch bei Hodenhochstand spielen die Krankheitsvorgänge, die zum Thema Skrofulose beschrieben wurden, häufig eine zentrale Rolle. Deshalb kann alles, was dort an Behandlungsvorschlägen aufgeführt ist, auch bei Hodenhochstand hilfreich sein. Eine gezielte Konstitutionstherapie, die genau auf die Situation Ihres Kindes abgestimmt ist, muss jedoch durch einen erfahrenen Heilpraktiker oder naturheilkundlich denkenden und arbeitenden Arzt erfolgen, der die notwendigen Untersuchungen zur Kontrolle des Therapieerfolges durchführen kann.

Entwicklungsprobleme in der Pubertät

Die Phase des verstärkten Längenwachstums, der hormonellen Umstellung und der Persönlichkeitsreifung zieht sich über einige Jahre hinweg. Die allgemeine

Tendenz geht zu vermehrter frühreifer Entwicklung, die oft schon zum Ende der Grundschulzeit beginnt. Es gibt jedoch auch Spätentwickler, die erst mit 16 Jahren oder später in die Pubertät kommen. In gewissem Rahmen ist dies weder krankhaft noch behandlungsbedürftig.

Kommt es in dieser jugendlichen Reifungsphase zu gesundheitlichen Problemen, so entstehen sie (ähnlich der frühkindlichen Ausreifungsphase) meist auf dem Boden eines Lymphatismus oder gehören sogar in den Formenkreis der Skrofulose (ausführliche Informationen und Behandlungsempfehlungen siehe Seite 96ff.).

Darüber hinaus noch einige Behandlungstipps für in dieser Zeit häufig vorkommende Krankheitsbilder:

Pubertätsakne

Wie andere Hauterscheinungen auch kommen Hautunreinheiten von innen. Die naturheilkundliche Behandlung zielt daher auf eine Verbesserung der inneren Verhältnisse und betrachtet jede äußerliche therapeutische Anwendung höchstens als unterstützende Begleitmaßnahme. Die in der Pubertät vermehrt auftretenden Pickel sind als Zeichen einer Ersatzausscheidung zu sehen. Nötig wird dies, da bei vielen Jugendlichen vermehrt ausscheidungspflichtige Stoffe produziert werden[59] und weitere belastende Faktoren wie ungeeignete Nahrungsmittel und Bewegungsmangel die eigentlichen Ausscheidungsorgane überlasten.

Einige der häufig angewendeten kosmetischen Aknemittel sind aus naturheilkundlicher Sicht abzulehnen. So verschlechtern stark alkoholhaltige, austrocknende Hautwässerchen langfristig die Funktion der Haut, weil sie durch die starke Entfettung die Talgproduktion der Haut reflektorisch sogar anregen und damit langfristig das Gegenteil dessen erreichen, was man anstrebt.

Die zur Aknebehandlung häufig verschriebene Pille verbessert symptomatisch zwar rasch das Hautbild, hat aber für den Gesamtorganismus tiefgreifende Folgen. Die Einnahme synthetischer Hormone stört die Ausreifung des körpereigenen Hormonsystems, was bei entsprechender konstitutioneller Situation zu einer manifesten Hormonschwäche führen kann. Dies kann bei späterem Kinderwunsch zu Problemen führen.

Behandlungsempfehlungen

Ernährung: Es hat sich bewährt, den Körper vier Wochen lang konsequent zu entlasten. Vermeiden sollte man:
• stark fetthaltige Nahrung, billige Öle und Fette (Frittiertes, Paniertes, Chips)

---

59 Bedingt durch die hormonelle Umstellung, emotionalen Stress etc.

- stark gewürzte Nahrungsmittel (Wurstwaren wie Salami, Chips und andere salzige, gewürzte Knabbereien)
- Zusatzstoffe der Lebensmittelindustrie (Farbstoffe, Aromastoffe, Geschmacksverstärker)
- stark Zuckerhaltiges (Mixgetränke, Süßigkeiten, Schokolade)
- Milch und Milchmixgetränke (Kakao)

Die zeitliche Begrenzung auf vier Wochen ist für die betroffenen Jugendlichen überschaubar und meist ohne Probleme durchzuhalten. Die in dieser Zeit gemachten Erfahrungen führen oft zu einem besseren Verständnis für den Zusammenhang zwischen Ernährung und eigenem Befinden. Weitere Informationen im Ernährungskapitel.

Die folgenden *pflanzlichen Hauptmittel* haben sich in der Praxis bewährt:
- *Mönchspfeffer* (Agnus castus) Urtinktur: 2–3 x täglich 10 Tropfen. Wirkt stabilisierend auf das Hormonsystem und anregend auf die Lymphentgiftung.
- *Eberraute* (Abrotanum) Urtinktur: 2–3 x täglich 10 Tropfen. Verbessert über Bitterstoffe die Verdauungsleistung, wirkt anregend aufs Darmlymphsystem.
- *Walnuss* (Juglans) Urtinktur: 2–3 x täglich 10 Tropfen. Tinktur: 2–3 x täglich 20 Tropfen. Verbessert das Hautbild durch Anregung der Lymphreinigung.
- *Schachtelhalm* (Equisetum) Urtinktur: 2–3 x täglich 10 Tropfen. Tinktur: 2–3 x täglich 20 Tropfen. Wirkt günstig bei allen eitrigen Hautprozessen.
- *Löwenzahn* (Taraxacum) Urtinktur: 2–3 x täglich 10 Tropfen. Tinktur: 2–3 x täglich 20 Tropfen. Wirkt blut- und lymphreinigend. Besonders günstig für die etwas hitzigeren Kinder.

Äußerliche Anwendungen:
- Salzwasser-Abwaschungen: Morgens und abends anwenden (siehe Kapitel »Äußerliche Anwendungen«, Seite 52).
- *Akne-Wasser* (Wala): Morgens und abends unverdünnt auf Hautunreinheiten auftupfen.

Übergewicht

An dieser Stelle geht es nicht um übergewichtige Kinder allgemein, sondern ausdrücklich um die Gewichtszunahme von zuvor normalgewichtigen Jugendlichen in der Pubertät. Das heißt auch, dass hier nicht die üblichen Ursachen für Übergewicht wie Fehlernährung und Bewegungsmangel im Vordergrund stehen, sondern höchstens Begleitfaktoren sind, die die Situation noch weiter verschlechtern. Das Hauptproblem ist in diesem Fall ein zugrundeliegender Lymphatismus mit einer hormonellen Ausreifungsschwäche (Hypophysenschwäche, evtl. auch Schilddrüsenschwäche). Wie schon im Kapitel »Lymphatismus« erwähnt, wird die Hypophyse als übergeordnete Hormonzentrale bei jeder Einatmung durch die Nase stimuliert. Tiefe Atemzüge von kalter Luft wirken dabei besonders anregend auf das ganze Hormonsystem. Aus diesem Grund lautet die Hauptempfehlung: Regelmäßige Bewegung an der frischen Luft, auch wenn das Wetter mal nicht so schön ist.

Behandlungsempfehlungen

Ernährung:
Möglichst frisch zubereitete, regelmäßige Mahlzeiten einnehmen.
Die unter Ernährungstipps bei Akne aufgeführten Nahrungsmittel sind auch klassische Dickmacher.
Weitere Informationen finden sich im Kapitel »Ernährung«, siehe Seite 303.

Homöopathische und pflanzliche Hauptmittel:
- *Mönchspfeffer* (Agnus castus) Urtinktur: morgens 20 Tropfen. Regt die träge Hypophyse an und wirkt damit stimulierend auf den ganzen Stoffwechsel.
- *Graphites D6* Tabletten: 3 x täglich 1 Tablette. Allgemeines Mittel bei Übergewicht durch Bewegungsfaulheit und übermäßigen Appetit.
- *Beifuß* (Artemisia vulgaris) Tinktur: 3 x täglich 20 Tropfen. Kraut als Tee in der Standardzubereitung (siehe Anhang Seite 324), 3 Tassen täglich. Regt den gesamten Stoffwechsel an.

Sinnvollerweise werden diese Mittel mit anderen Lymphmitteln kombiniert, siehe dazu besonders die Behandlungstipps zur torpiden Skrofulose Seite 96ff.

Knochenskrofulose
Dieses Krankheitsbild der traditionellen Heilkunde ist heute völlig in Vergessenheit geraten, obwohl die Erscheinungsformen der Knochenskrofulose nach wie vor häufig auftreten. Dazu zählen die harmloseren Wachstumsschmerzen ebenso wie schwerwiegendere Wirbelsäulen- und Gelenkveränderungen (Skoliose, Morbus Scheuermann, Morbus Perthes, Morbus Schlatter, Chondropathien[60]). Je ausgeprägter und tiefgehender die Beschwerden sind, umso konsequenter und längerfristiger sollte die Behandlung sein.

---

60 Eine weitere skrofulöse Erkrankung der Knochen ist die Rachitis, die in den ersten Lebensjahren von Bedeutung ist. Die oben aufgeführten Behandlungshinweise gelten auch hier.

Bei Wachstumsschmerzen und immer wieder auftretenden Überlastungsreizungen (z. B. die Knieschmerzen fußballspielender Jugendlicher) reicht meist ein gutes Calciumpräparat wie

- *Aufbaukalk 1* (Weleda): morgens 1 Messerspitze
- *Aufbaukalk 2* (Weleda): abends 1 Messerspitze

oder das nur noch in der Schweiz erhältliche

- *Urticalcin* (Bioforce): 3 x täglich 2 Tabletten lutschen.

Ist es bereits zu Veränderungen am Bewegungsapparat gekommen, sollte unbedingt eine konstitutionelle Skrofulosebehandlung durchgeführt werden, um bleibende Schädigungen möglichst zu vermeiden, bzw. gering zu halten. Ergänzend dazu einige weitere Behandlungsempfehlungen.

Ernährung:
Im Labor gemessen, enthält Kuhmilch zwar viel Calcium, sie führt jedoch wegen der schweren Verdaubarkeit der Milcheiweiße zu einer starken Belastung des Lymphsystems und sollte deshalb hier strikt gemieden werden. Auch der Konsum der übrigen Milchprodukte sollte mengenmäßig eingeschränkt werden. Bei einer ausgewogenen Ernährung entsteht auch ohne Milch kein Mangel an Calcium. Allenfalls sollten die Calcium-Räuber Zucker, zuckerhaltige Getränke und sonstige Süßigkeiten stark eingeschränkt werden. (Mehr dazu im Ernährungskapitel).

Bei Wirbelsäulenverkrümmungen, Mineralisationsstörungen, Gelenkschmerzen bei Belastung:

- *Calcium fluoratum D12* (Schüßler-Salz Nr. 1): morgens 6 Tabletten in Wasser aufgelöst trinken.
  Sollte kombiniert werden mit:
- *Silicea D12* (Schüßler-Salz Nr. 11): morgens und abends je 6 Tabletten in Wasser aufgelöst trinken.

Sinnvoll ist es, den Knochenstoffwechsel insgesamt anzuregen und damit den Einbau der Mineralien in die Knochen zu fördern. Dabei hilft:

- *Brennnessel* (Urticae urens/U. dioica): Kraut als Tee in der Standardzubereitung (siehe Anhang Seite 324), immer frisch aufgebrüht trinken. 3 Tassen täglich. Urtinktur: 3 x täglich 10 Tropfen.

Hormonelle Ausreifungsschwäche bei Mädchen
Es dauert unterschiedlich lang, bis sich ein regelmäßiger Menstruationszyklus einpendelt. Gerade bei einer allgemeinen Drüsenschwäche kann jahrelang ein unre-

gelmäßiger Zyklus bestehen. Es ist ausgesprochen unsinnig und kontraproduktiv für die hormonelle Stabilisierung, in dieser Situation die Pille einzunehmen. Das Hormonsystem wird dadurch keinesfalls aktiver, im Gegenteil blockiert die Hormonsubstitution die Ausreifung. Gerade im Hinblick auf einen späteren Kinderwunsch sollte man die Finger von dieser massiv eingreifenden Methode lassen.

Behandlungsempfehlungen

Lymphatisch-hormonelle Schwäche, Spätentwickler:
- *Mönchspfeffer* (Agnus castus) Urtinktur: morgens 15 Tropfen. *Mönchspfeffer D4* Globuli: morgens und abends je 10 Kügelchen. Fertigpräparat *Cefanorm* (Cefak): morgens 1 Tablette. *Agnolyt* (Madaus): morgens 30 Tropfen oder 1 Kapsel.
- *Calcium carbonicum D12*: morgens 1 Tablette im Mund zergehen lassen.

Bei langen unregelmäßigen Zyklen hilft:
- *Pulsatilla D6:* morgens und abends je 1 Tablette im Mund zergehen lassen.

Ergänzendes Teerezept:
Frauenmantelkraut (Hb. Alchemillae)
Beifußkraut (Hb. Artemisiae)
Schafgarbenkraut (Hb. Millifolii)
Rosmarinblätter (Fol. Rosmarini)
Melissenblätter (Fol. Melissae)
Zu gleichen Teilen, je 20 g, mischen.
Zubereitung in der Standardzubereitung (siehe Anhang Seite 324). 2 bis 3 Tassen täglich trinken.

Hautausschläge (Ekzeme)

Die grundsätzliche Bedeutung von Hautausschlägen und deren Hintergründe wurden in den Kapiteln »Lymphatismus« und »Skrofulose« bereits ausführlich beschrieben. Auch vieles, was zur Neurodermitis gesagt wurde (siehe Seite 112), gilt im Wesentlichen auch für die meisten anderen Krankheiten mit Hautsymptomatik. Nach dem Verständnis der Naturheilkunde sind Hautausschläge grundsätzlich keine lokalen Erkrankungen des Hautorgans selbst, sondern immer Störungen des Gesamtorganismus, die sich durch Symptome auf der Haut zeigen bzw. zu erkennen geben. In der Bezeichnung Ausschlag steckt bereits die Hauptbedeutung: Hier »schlägt etwas nach außen«, das über die normalen Ausscheidungsorgane des Körpers aus unterschiedlichen Gründen nicht eliminiert werden kann. Die Haut übernimmt damit Ausscheidungsaufgaben, für die sie eigentlich nicht zuständig ist. Und da die mit dem Ausschlag ausgeschiedenen Stoffwechselendprodukte recht aggressiv sein können, entstehen entzündliche Reaktionen auf der Haut wie Rötung, Juckreiz, Brennen, Stechen usw. Hautausschläge sind somit als Ersatz-Auscheidungsventile zu sehen, die der Körper aktiviert, um den Gesamtorganismus vor größerem Schaden zu bewahren – auch wenn dies mit sehr belastenden Symptomen verbunden ist. Krankheiten, die durch diese Mechanismen entstehen, werden in der Naturheilkunde mit dem Sammelbegriff Ekzem bezeichnet, wobei sie aber entsprechend ihrer Erscheinungsform (trocken, nässend, schuppend, eitrig, rissig) unterschieden werden.

In der Schulmedizin werden – je nach Symptomatik und Entstehung – sehr viele unterschiedliche Krankheiten der Haut definiert, die mit kompliziert klingenden Fachausdrücken benannt werden. Aber bei nahezu all diesen Dermatosen (ganz besonders bei Kindern!) liegt der oben beschriebene Mechanismus zugrunde – auch bei den Erkrankungen, die nach schulmedizinischer Lehrmeinung durch Mikroorganismen wie Pilze (z. B. Hautsoor), Bakterien (Impetigo, Akne) oder Viren (Lippenherpes oder Gürtelrose) hervorgerufen werden. Hier kommt wieder das Thema Milieu zum Tragen: Durch den ekzematischen Ausscheidungsprozess der Haut verändern sich die Lebensbedingungen für die Mikroorganismen auf der Haut, so dass ideale Voraussetzungen für die Ansiedlung und Vermehrung von Krankheitserregern entstehen. So gesehen sind die Erreger nicht die Ursache einer Krankheit, sondern eher eine Begleiterscheinung, die aber die Symptomatik in typischer Weise prägen können.

Diese Tatsache – und der Vorgang der Ersatzausscheidung – erklärt auch, weshalb Krankheiten auf der Haut, deren Symptome mit diversen Salben (Kortikoide und ähnlich wirkende Substanzen [Elidel oder Douglan!], Antibiotika, Gerbstoffe) unterdrückt werden, spätestens nach Absetzen der Salbenbehandlung wieder aufflackern oder aber sich an eine andere Stelle verlagern. Eine echte Heilung ist durch eine rein lokale Behandlung auf der Haut nicht zu erreichen.

Zur Behandlung:
Ein Grundelement der naturheilkundlichen Therapie von Ekzemen liegt darin, durch Anregung und Stabilisierung der normalen Ausscheidungs- und Entgiftungsfunktionen des Organismus die Ersatzausscheidung über die Haut überflüssig zu machen. Konkret bedeutet dies, dass das Lymphsystem, der Darm, das Leber- und Gallensystem sowie die Nieren in ihrer Leistungsfähigkeit angeregt und unterstützt werden müssen.

Eine solche Konstitutionstherapie hat aber in der Regel keine Sofortwirkung, sondern entfaltet meist erst nach einiger Zeit eine erkennbare Wirkung. Dabei kann der Zeitrahmen individuell sehr unterschiedlich sein: Bei manchen Kindern zeigt sich bereits nach vier Wochen eine Wirkung, bei anderen hingegen dauert es sechs Monate. Das ist nicht vorhersehbar – zu unterschiedlich ist die Grundsituation jedes Kindes, und zu vielfältig sind die Faktoren, die das Krankheitsgeschehen auslösen bzw. beeinflussen.

Da aber gerade bei heftig juckenden Hautausschlägen der Leidensdruck für das Kind (wie auch für die anderen Familienmitglieder!) sehr groß ist, müssen – parallel zur Konstitutionstherapie – Maßnahmen ergriffen werden, die die quälenden Beschwerden rasch lindern. Es kann aber nicht oft genug wiederholt werden, dass hierbei mit Fingerspitzengefühl vorgegangen werden muss. Denn jede direkt symptomlindernde Therapiemaßnahme birgt grundsätzlich die Gefahr, den Ausscheidungsprozess zu unterdrücken, was die konstitutionelle Grundsituation weiter verschlechtern würde.

Weitere Informationen und Behandlungstipps, die Sie in jedem Fall anwenden können, sind im Kapitel »Neurodermitis« beschrieben (siehe Seite 112).

Auch bei Hautproblemen kann eine seelisch-emotionale Belastungssituation das Beschwerdebild zusätzlich verschlechtern. Der Gefühlsbereich muss bei der Behandlung Beachtung finden, indem nach Lösungen für eventuell vorliegende Probleme gesucht wird.

Bei vielen ekzematischen Erkrankungen auf der Haut besteht ein enger Zusammenhang mit der Ernährung. Dies gilt auch für die Krankheiten auf der Haut, die üblicherweise nicht zu den Allergien gezählt werden!

Dabei kann es sein, dass bestimmte Nahrungsmittel als solche nicht vertragen werden und deshalb direkt zu einer Verschlechterung der Hautsymptomatik beitragen. Es kann aber auch sein, dass bestimmte Nährstoffe durch eine Funktionsschwäche der Verdauungsorgane nicht optimal verdaut werden können und sich dadurch krankhafte Veränderungen im Ökosystem des Darms entwickeln, die dann indirekt Einfluss auf den Zustand der Haut haben. Diese Situation entsteht vorzugsweise durch tierische und pflanzliche Eiweiße (insbesondere Milcheiweiß und Weizen).

(Ausführliche Details hierzu finden Sie im Kapitel »Die Dreierkombination Schleimhaut-Lymphsystem-Flora«, siehe Seite 70.)

Grundsätzlich besteht eine ausgesprochen enge Verbindung zwischen der Haut und den Verdauungsorganen. Das bedeutet, dass man bei Erkrankungen, die sich auf der Haut manifestieren, immer auf eventuell vorliegende Störungen im Verdauungstrakt achten sollte – und umgekehrt!

Interessant ist in diesem Zusammenhang, dass die Traditionelle Chinesische Medizin (TCM) die Haut direkt dem Funktionskreis Dickdarm (mit seinem Partnerorgan Lunge) zuordnet. Die beschriebenen Zusammenhänge sind demnach auch Heilkundigen in anderen Kulturkreisen bekannt.

Der Zappelphilipp und das Träumerchen – ADHS und ADS

Wie die allergischen Krankheiten treten auch Verhaltensauffälligkeiten in den letzten Jahren immer häufiger auf. Im Vordergrund stehen dabei Störungen der Konzentrations- und Merkfähigkeit, die oft zusätzlich mit Überaktivität gekoppelt sind. So gibt es heute kaum noch eine Familie mit mehreren Kindern und erst recht keine Schulklasse mehr, deren soziales Zusammenspiel nicht durch Kinder mit solchen Verhaltensauffälligkeiten geprägt wird – meist in sehr problematischer Weise und mit weitreichenden Folgen für die Kinder selbst und für alle Beteiligten.

Da diese Störungen in sehr unterschiedlichen Formen, Symptomen und Schweregraden auftreten, ist es kaum möglich, sie als wissenschaftlich klar definierte Krankheit zu bezeichnen. Dennoch werden die genannten Störungen von vielen Ärzten so interpretiert und behandelt, als ob es sich um eine Krankheit handeln würde, was allerdings von nicht wenigen Wissenschaftlern aus der ganzen Welt heftig dementiert wird.[61] Diese kritischen Forscher belegen in ihren Veröffentlichungen, dass Begriffe wie AD(H)S nicht aufgrund unabhängiger wissenschaftlicher Erkenntnisse geprägt und verbreitet wurden, sondern das Ergebnis wirtschaftlicher und wirtschaftspolitischer Interessen sind, die mit Medizin nicht viel zu tun haben, sondern eher den Umsatzinteressen entsprechender Arzneimittelhersteller dienen. Für die kritischen Wissenschaftler handelt es sich bei ADS und ADHS um Verhaltensmuster, die, obwohl sie stark vom üblichen Verhalten anderer Kinder abweichen, dennoch als individuell abweichende Form normaler Verhaltensmuster interpretiert werden müssen.

Da aber die betroffenen Kinder und alle anderen Beteiligten unter den Verhaltensauffälligkeiten sehr leiden können, führen solche Haarspaltereien um die wissenschaftliche Einordnung der Symptomatik in Hinblick auf eine effiziente Hilfestellung nicht weiter. Deshalb wird auf den folgenden Seiten die Problematik von ADHS und ADS aus verschiedenen Blickwinkeln beleuchtet, um kindgerechte Behandlungsmöglichkeiten aufzuzeigen, die den betroffenen Kindern helfen, ohne sie durch fragwürdige Medikamente pflegeleicht zu machen.

---

61 Weitere Informationen: www.adhs-schweiz.ch

Dazu zunächst die häufigsten Bezeichnungen, die in diesem Zusammenhang verwendet werden:

ADS: Aufmerksamkeitsdefizit-Syndrom: Hierbei steht die Unfähigkeit, sich auf spezielle Aufgaben zu konzentrieren, im Vordergrund, während die Überaktivität nicht stark ist.

ADHS: Aufmerksamkeitsdefizit-Hyperkinesie-Syndrom. Hierbei ist die Symptomatik zusätzlich von einer nahezu unzähmbaren körperlichen Überaktivität geprägt, die nicht nur für die betroffenen Kinder selbst, sondern für alle Menschen, die mit ihm/ihr zu tun haben, eine echte Herausforderung darstellt.

POS: Psycho-Organisches-Syndrom: Dieser Begriff, der vor allem in der Schweiz verwendet wird, bringt zum Ausdruck, dass man hinter der Verhaltensauffälligkeit eine organische Veränderung des Gehirns vermutet.

Hyperkinetisches Psycho-Syndrom: Synonym für ADHS.

In der heutigen Literatur und Medizin werden vorwiegend die Begriffe ADS und ADHS verwendet.

Typisch sind die folgenden Merkmale und Symptome:[62]

Aufmerksamkeitsschwäche

– Das Kind hat Schwierigkeiten, eine Aufgabe, die Aufmerksamkeit verlangt, überhaupt zu beginnen. Es sucht sich die abstrusesten Ausreden oder Ablenkungen, um ja nicht mit der zu erledigenden Aufgabe anfangen zu müssen.

– Mangelnde Aufmerksamkeitsspanne: Die Zeit, in der das Kind sich konzentrieren kann, ist zu kurz, um die zu lernenden Inhalte zu verstehen. Die Gedanken driften immer wieder ab. So muss es etwa auch einfache Texte mehrmals lesen, um sie zu verstehen.

– Das Kind kann die Aufmerksamkeit bei uninteressanten Dingen nicht aufrecht erhalten. Es driftet immer wieder in Tagträume ab und beendet angefangene Aufgaben nicht.

– Das Kind kann mit seinen eigenen Stimmungsschwankungen und denen seiner Mitmenschen schlecht umgehen. Es ist sehr empfindlich gegenüber Kritik, reagiert genervt oder flippt sogar völlig aus und wird aggressiv. Dabei ist es oft und dauerhaft entmutigt, weil es sich selbst nicht zutraut, die gestellten Aufgaben zu bewältigen – was ihm durch seine Verhaltens- und Lernstörungen ja auch immer wieder bestätigt wird.

– Die Kapazität des Gedächtnisses ist eingeschränkt. Das Kind weiß nach kurzer Zeit (oder durch Ablenkung) nicht mehr, was es gerade tun wollte oder was es gerade gedacht hat.

62 Überarbeitet und ergänzt nach: www.ads-hyperaktivitaet.de/Neuhaus/neuhaus.html

- Häufig besteht eine Lese- oder Schreibschwäche oder eine deutlich verringerte Leistungsfähigkeit in bestimmten Einzelgebieten oder -fächern (sogenannte Teilleistungsschwäche).
- Die Folge aus diesen Punkten ist eine ausgeprägte Lernstörung, obwohl die Intelligenz vorhanden und bei vielen ADHS-Kindern sogar überdurchschnittlich hoch ist. Durch die häufigen Misserfolge entwickelt das Kind eine resignative Haltung, die zunehmend jegliche Motivation dämpft und sein gesamtes Selbstbewusstsein schmälert.

Gesteigerte Impulsivität
- Das Kind kann sein Verhalten nicht oder nur schwer kontrollieren. Es reagiert gereizt oder sogar aggressiv und hält sich nicht an Regeln des Zusammenlebens.
- Das Kind lässt sich sehr schnell frustrieren, wenn etwas nicht sofort so klappt, wie es sich das vorstellt. Weil es aber mit dieser Frustration nicht umgehen kann, reagiert es darauf oft heftig und aggressiv (niedrige Frustrationstoleranz).
- Das Kind neigt dazu, zu reden und zu handeln, bevor es ausreichend nachgedacht hat und sich über die Konsequenzen im Klaren geworden ist.
- Das Kind kann nicht abwarten, bis ein geeigneter Zeitpunkt zum Handeln gekommen ist, ihm fehlt jegliche Geduld. Handlungen erfolgen nicht planmäßig, sondern nach dem Lustprinzip. Angefangene Beschäftigungen werden nicht zu Ende geführt, sondern sehr schnell gewechselt. Bei kleinen Kindern äußert sich das oft dadurch, dass es ein Spielzeug bereits nach sehr kurzer Zeit wegwirft und sich etwas anderes sucht, mit dem dann rasch das Gleiche passiert. Es wirkt dadurch ständig unzufrieden, quengelt und scheint von Eltern, Geschwistern oder sonstigen Mitmenschen zu erwarten, dass diese als ständig präsente Animateure zur Verfügung stehen.

Überaktivität
- Das Kind hat einen völlig übertriebenen Bewegungsdrang. Es ist ständig in hektischer Betriebsamkeit, kann nicht sitzen bleiben und schon gar nicht still sitzen (Zappelphilipp-Syndrom). Es fällt diesen Kindern schwer, im 90°-Winkel auf einem Stuhl zu sitzen, ständig wird die Sitzposition gewechselt.
- Die Bewegungen sind oft zu heftig und erfolgen mit unangemessen großem Kraftaufwand. Dadurch wirken diese Kinder ungeschickt, machen viel kaputt und tun sich schwer bei Dingen, die Geschicklichkeit und Feinmotorik verlangen.
- Auch die Sprache ist oft heftig: Die Kinder reden sehr viel und sehr laut. Jede Tätigkeit ist mit einer unüberhörbaren Geräuschemission verbunden.

Weitere wichtige Merkmale

– Die Schrift eines Kindes mit ADHS wird bei schnellem Schreiben deutlich schlechter, manchmal bis hin zu unleserlichem Gekrakel. Dasselbe Phänomen tritt auf, wenn das Kind unter Druck steht oder müde ist.

– Offensichtlich spielt auch die Ernährung eine wichtige Rolle: Einige Untersuchungen haben eindrucksvoll gezeigt, dass sich nach dem Essen eines für das Kind unverträglichen Nahrungsmittels sofort die Schrift stark verschlechtern kann. Auf die grundlegende Bedeutung der Ernährung beim ADHS-Kind wird weiter unten noch eingegangen.

– Bei Aufgaben, die das Kind selbst als schwierig einstuft, tritt eine rasche und starke seelische Ermüdung ein.

– Kinder mit ADHS haben einen ausgeprägten Gerechtigkeitssinn. Wenn es das Gefühl hat, ein anderer Mensch (z. B. Klassenkamerad) wird ungerecht behandelt, setzt sich das Kind, ohne Rücksicht auf eigene Nachteile oder Konsequenzen, für den Benachteiligten ein.

– Ähnlich reagiert es, wenn es erkennt, dass ein anderer Mensch Hilfe benötigt. Das Kind wird sich spontan und kompromisslos für diesen Menschen einsetzen.

– Kinder mit ADHS neigen zu stark gesteigerter Sensibilität bei der Wahrnehmung ihrer Umwelt. Zudem reagieren sie übermäßig heftig auf plötzliche, unvorhersehbare Veränderungen und in hektischen Situationen.

– Ein Kind mit ADHS kann sich selbst und seine eigenen Leistungen nicht real einschätzen. So wird es auch wenig Verständnis dafür haben, wenn eine andere Person Kritik an seinen Leistungen übt – und in seiner typischen, heftigen Impulsivität darauf reagieren.

– Ein Kind mit ADHS kann über Erlebnisse und Sachverhalte nicht oder nicht korrekt berichten. Entweder kann es sich wichtige Details nicht merken oder sie fallen ihm nicht ein, oder es kann sie nicht in einer für Unbeteiligte nachvollziehbaren Weise formulieren.

– Kinder mit ADHS sind durch andere leicht beeinflussbar – sowohl in Tätigkeiten als auch in Meinungen.

Hintergründe des ADHS und ADS

ADHS und ADS sind unterschiedliche Manifestationen des gleichen Grundproblems: Sie entstehen in Folge einer Ausreifungsstörung oder -verlangsamung, die in erster Linie in der seelischen Entwicklung erkennbar wird. Aber auch das Nervensystem, das für die Koordination der Bewegungen (Motorik) und die Steuerung unbewusst ablaufender Körperfunktionen, wie etwa die Kontrolle der Blasenfunktionen zuständig ist, spielt eine Rolle.

Beim ADHS dominiert die Überaktivität die Symptomatik, während die Konzentrations- und Aufmerksamkeitsprobleme beim ADS trägen Charakter haben.

Das körperliche Wachstum und die intellektuelle Entwicklung verlaufen meist normal, können manchmal sogar beschleunigt sein.

Ein Kind mit ADS oder ADHS zeigt Entwicklungsverzögerungen oder auch ein Ungleichgewicht in der Ausbildung der großen Vielfalt der Fähigkeiten und Körperfunktionen, die ein Mensch in seiner Kindheit und Jugend erlernen und ausreifen muss. Dabei entwickeln sich manche Fähigkeiten schneller als andere, und manchmal finden sogar derart überstürzte Entwicklungsschritte statt, dass dabei einiges schief geht.

Man wird der Individualität eines Menschen nicht gerecht, wenn man ihn nach starren Kriterien für richtig oder falsch, zu langsam oder zu schnell, zu früh oder zu spät beurteilt. Gerade im Zusammenhang von ADS oder ADHS ist es dringend notwendig, sich grundsätzlich mit den Begriffen Norm, Normierung und Standard auseinanderzusetzen und ihnen den für uns und unser Kind passenden Stellenwert zuzuweisen. Als Menschen des Industriezeitalters haben wir (unbewusst) verinnerlicht, dass das Erfüllen einer Norm oder eines Standards ein Garant für Qualität, Passgenauigkeit, Reproduzierbarkeit und Kompatibilität ist. Im technischen Bereich mag dies seine Berechtigung haben, aber kann und will man das wirklich auf einen Menschen übertragen? Sind das Eigenschaften, die für einen eigenständig denkenden und handelnden Menschen erstrebenswert sind? Oder verleihen nicht gerade die ungewöhnlichen Merkmale – also gerade die, die nicht jeder Mensch besitzt – einem Menschen seine persönliche Note? Prägen nicht gerade seine individuellen Stärken und Schwächen seine Persönlichkeit und seinen Charakter – sowohl im positiven als auch im negativen Sinne? Ist es nicht gerade ein Anders-Sein, ein Anders-Denken und Anders-Fühlen, das einen Menschen dazu befähigt, bekannte Grenzen und Horizonte zu überwinden und wirklich Neues zu entwickeln und zu gestalten?

Menschen, die wenig individuelle Merkmale haben, die unauffällig und angepasst sind, werden von ihren Mitmenschen oft als ausgesprochen farblos wahrgenommen und gehen in der Masse unter.

Davon zu sprechen, dass ein Kind ein Aufmerksamkeitsdefizit hat oder dass es hyperkinetisch agiert, setzt eine genaue Definition voraus, welche Fähigkeiten und welches Verhalten in welchem Alter normal sind. Diese Normalwerte mögen für die meisten Kinder einigermaßen zutreffen, aber nicht wenige fallen durch dieses Raster, weil sie individuelle Wege und andere Geschwindigkeiten in ihrer Entwicklung einschlagen. Und damit werden sie nach dem Verständnis der Schulmedizin behandlungsbedürftig. Die entsprechende Behandlung zielt dann darauf ab, den betroffenen Kindern zu einem normalen Verhalten und einer normalen Entwicklung zu verhelfen – unabhängig davon, ob dies die Entwicklung zu einem eigenständigen Wesen mit seinen ureigenen individuellen Eigenschaften blockiert und zudem die konstitutionelle Situation des Kindes in anderen Bereichen erheblich verschlechtern kann.

Dennoch steht außer Frage, dass das Verhalten mancher ADS- und ADHS-Kinder so aus dem Rahmen fällt, dass sie für ihr soziales Umfeld – und schließlich auch für sich selbst – zu einer starken Belastung werden, weswegen sie zweifellos Hilfe brauchen. Aber diese Hilfe darf sich keinesfalls darauf beschränken, durch die Gabe fragwürdiger Medikamente die gestörten Hirnfunktionen zu normalisieren. Die Hilfe muss sich wie bei allen anderen Erkrankungen auch an den Besonderheiten des betroffenen Kindes orientieren. Und sie muss die vielfältigen Ursachenfaktoren berücksichtigen, die diese Krankheitsbilder auslösen bzw. verstärken. Zudem darf sie sich nicht auf das Kind selbst beschränken, sondern muss die betroffene Familie in die Therapie mit einbeziehen.

Es wird hier bewusst der Begriff Ursachenfaktoren (im Plural) verwendet, um zum Ausdruck zu bringen, dass es auch für die hier behandelten Krankheiten nicht *einzelne* Ursachen gibt und schon gar keine, die allgemein gültig für alle betroffenen Kinder zutreffen. Auch hier ist es so, dass eine spezielle (individuelle) konstitutionelle Situation den unabdingbaren Boden dafür bildet, auf dem verschiedene Störfaktoren die Krankheit auslösen können. Für die Behandlung heißt dies konkret, dass einerseits eine Konstitutionstherapie notwendig ist und andererseits die existierenden Störfaktoren verringert, abgeschwächt bzw. (soweit möglich) ausgeschaltet werden müssen, damit sich ein Therapieerfolg einstellen kann.

Im Folgenden werden einige wichtige Ursachenfaktoren beschrieben, die bei vielen Kindern mit ADS und ADHS von Bedeutung sind:

Nahrungsmittelunverträglichkeit
Wie oben bereits erwähnt, spielt die Ernährung bei Kindern mit ADS und ADHS eine nicht zu unterschätzende Rolle. Unverträglichkeit von bestimmten Nahrungsmitteln, aber auch Nahrungsmittelallergien, können das Krankheitsbild unter Umständen innerhalb von wenigen Minuten so verschlechtern, dass das Kind mit unmotivierten Wutausbrüchen und willkürlichem aggressiven Verhalten reagiert. Älteren Kindern wird diese Verhaltensänderung zwar bewusst, sie bekommen sich aber willentlich nicht in den Griff und haben sogar manchmal das Gefühl fremdgesteuert zu sein.

In solchen Fällen ist es äußerst schwierig herauszubekommen, durch welche Nahrungsmittel diese Reaktionen ausgelöst werden. Das können einzelne, natürliche Nahrungsbestandteile selbst sein; häufig sind es aber Zusatzstoffe in industriell hergestellten Produkten, von denen einige in der Auflistung der Inhaltsstoffe gar nicht aufgeführt werden müssen. Von daher tappt man bei der Suche nach dem Auslöser oftmals völlig im Dunkeln.

Folgende Nahrungsbestandteile sind erfahrungsgemäß verdächtig, hyperkinetische Reaktionen auszulösen:

- *Zucker:* Neben den bekannten zuckerhaltigen Nahrungsmitteln (Süßigkeiten!) und Getränken ist Zucker in vielen Fertigprodukten ein versteckter Bestandteil – auch in solchen, bei denen man eigentlich keinen Zucker vermutet.
- *Phosphate:* Phosphate sind enthalten in Süßigkeiten, Wurstwaren, Milchprodukten, Cola-Getränken (Phosphorsäure!). Zugelassen sind Phosphate für über 40 Lebensmittel.
- *Geschmacksverstärker* (Synonyme: Monoglutamat, Natriumglutamat, Natriummonoglutamat usw., Aroma, Streuwürze, Hefeextrakt, E 620–625) sind in fast allen Gewürzmischungen, Suppen, Soßenpulvern, Wurstwaren, Halbfertig- und Fertigprodukten, Chips enthalten.

Im Umgang mit ADS-/ADHS-Kindern kommt man nicht umhin, sich ausführlich mit dem Thema Ernährung auseinanderzusetzen (siehe Kapitel »Ernährung«, Seite 298).

Impfungen

Bei Kindern, die ADS oder ADHS, aber auch andere Verhaltensauffälligkeiten entwickeln, sollte in jedem Fall daran gedacht werden, dass Impfungen als auslösender Faktor verantwortlich sein können. Dieser Zusammenhang wird zwar von schulmedizinischer Seite immer wieder bestritten, ist aber für den aufmerksam beobachtenden Behandler in der täglichen Praxis unübersehbar. Dabei scheinen die Impfungen gegen Krankheiten, die besonderen Bezug zum zentralen Nervensystem haben, besonders problematisch zu sein: Kinderlähmung (Poliomyelitis), Keuchhusten (Pertussis), FSME, aber auch Masern (Morbilli). Häufig treten die ersten Verhaltensauffälligkeiten bereits in den ersten Tagen oder Wochen nach einer Impfung auf. Das bedeutet aber nicht, dass Verhaltensauffälligkeiten, die sich erst mehrere Monate nach einer Impfung entwickeln, nicht doch mit einer Impfung in Zusammenhang stehen können.

Es ist daher bei jedem ADHS-Kind empfehlenswert, dem Verdacht auf eine Impfschädigung nachzugehen, indem man die entsprechenden diagnostischen Abklärungen durchführen lässt (siehe Seite 280).

ADS und ADHS können also durchaus eine Impfschädigung sein, an deren Folgen das Kind für den Rest seines Lebens zu tragen hat. Ein Ereignis, das nicht nur seine Lebensführung und Ernährung beeinflusst, sondern meist auch langfristige und kostspielige Therapien notwendig macht.

Da aber niemand vorhersehen kann, ob und in welcher Weise eine Impfung unerwünschte Folgen nach sich zieht, wird an dieser Krankheitssituation besonders deutlich, wie wichtig es für Sie als verantwortliche Eltern ist, sich intensiv und kritisch mit dem Thema Impfen auseinanderzusetzen, bevor Sie einer Impfung zustimmen – hinterher ist es nicht mehr möglich, eine Impfung zu neutralisieren. Sind durch eine Impfung Schäden entstanden, kann man nur noch versuchen, ihre negativen Folgen zu minimieren.

Reizüberflutung

Ein großes Problem unserer Zeit ist die Reizüberflutung. Unser Gehirn wäre hoffnungslos damit überfordert, alle Reize, die auf uns einwirken, gleichzeitig und mit gleicher Priorität zu verarbeiten. Daher werden sie nach den Kriterien gefiltert, wie wichtig sie für uns in der aktuellen Situation sind. In diesem Filter bleiben 90 bis 95 Prozent aller Reize hängen, das heißt, wir nehmen sie nicht bewusst wahr. Nur die aktuell wichtigen 5 bis 10 Prozent aller Reize registrieren wir überhaupt und reagieren darauf. Dies ist die Situation bei einem gesunden Erwachsenen. Bei Kindern kommen weitere Aspekte hinzu:

- Ein Kind muss erst lernen zu unterscheiden, was wichtig und was unwichtig ist.
- Ein Kind muss erst lernen, welche Reaktionen sinnvoll und welche sinnlos bzw. unsinnig sind. Für viele Bereiche existieren zwar angeborene Reaktionsmuster, diese sind aber meist recht undifferenziert und müssen erst ausreifen. Hier spielt die individuelle Lebenssituation des Kindes eine bedeutende Rolle.
- Ein Kind muss in manchen Bereichen anders reagieren als ein Erwachsener. So verlangt beispielsweise die geringere Körpergröße eine andere Kreislauf- und Temperaturregulation. Auch andere Organfunktionen wie die des Hormonsystems, der Verdauung und des Nervensystems unterscheiden sich von denen eines Erwachsenen und verändern sich zudem ständig, weil sie sich in einer Entwicklung befinden.

Man kann sich leicht vorstellen, dass hierbei Fehlentwicklungen auftreten können. Genau dies ist bei ADS/ADHS der Fall. Insbesondere die Filterfunktionen des Gehirns für Umweltreize sind zu durchlässig, das heißt, das Gehirn muss sich mit zu vielen Informationen gleichzeitig auseinandersetzen, womit es überfordert ist. Man könnte diese Situation als innere Reizüberflutung bezeichnen. Wenn zusätzlich übermäßig viele Reize von außen auf das Kind einwirken, kann es gar nicht mehr adäquat reagieren.

Aus diesen Gründen sind bei Kindern mit ADS/ADHS Fernsehen, Computerspiele und andere elektronische Unterhaltungsgeräte ein ganz besonderes Problem. Speziell spannende Filme und Spiele erzeugen einen Zustand in unserem

Organismus, den man als Stress bezeichnet: Das Kind ist von der Handlung so fasziniert, als ob es selbst daran teilnehmen würde. Dabei werden Hormone (Adrenalin und Noradrenalin) freigesetzt.[63] Durch körperliche Aktivität werden die Stresshormone wieder abgebaut.

Erlebt nun ein Kind Abenteuer, während es passiv vor dem Fernseher oder PC sitzt, wird der Körper zwar in einen hormonellen Stresszustand versetzt, die Hormone werden aber mangels fehlender körperlicher Aktivität nur langsam abgebaut. (Mausklicks, Tastatureingaben und Joystickaktionen sind dabei nicht als Aktivität zu werten.) Folge ist ein länger andauernder Stresszustand, der das Kind innerlich unter gewaltigen Druck setzt. Damit kommen manche Kinder – je nach konstitutioneller Situation – besser oder schlechter zurecht. Kindgerecht ist das aber in keinem Fall. Um den Druck abzubauen, entwickeln manche Kinder unbewusst heftige und scheinbar sinnlose Überaktivität – das Hauptsymptom des ADHS. So gesehen, muss übermäßiger TV- und Computerspielkonsum als wichtiger Faktor bei der Entstehung und Verstärkung der Symptomatik bei ADS/ADHS gesehen werden. Das Gleiche gilt für andere blinkende und piepsende elektronische Spielzeuge wie Gameboy und Handy. Gerade die Mobiltelefone bieten ständig neue Funktionen, deren Bedeutung für Kinder mit ADHS und ADS sicher nicht unproblematisch ist. Zumal die technische Entwicklung dahin tendiert, Handys zu Universalgeräten aufzurüsten, die den PC weitgehend ersetzen.

Bei Kindern mit ADHS und ADS ist eine strikte Kontrolle der Benutzung elektronischer Unterhaltungsgeräte unbedingt erforderlich, wobei es sicher nicht sinnvoll ist, den Umgang damit völlig zu verbieten, weil es die Kinder gegenüber ihren Altersgenossen zusätzlich in eine Sonderrolle drängt. Sie haben es in ihrem sozialen Umfeld schon schwer genug. Die Eltern sollten mit dem Kind klare Absprachen treffen, welche Sendungen im Fernsehen angeschaut werden dürfen bzw. welche Spiele es auf dem PC spielen darf – und wie lange. Dabei sollten sich die Dauer und die Auswahl nach dem Alter des Kindes richten.

Für Kinder mit ADHS ist es sehr hilfreich, mindestens eine Stunde vor dem Schlafengehen nicht mehr fernzusehen oder mit dem Computer zu spielen. In dieser Zeit sollte das Kind die Möglichkeit haben, zur Ruhe zu kommen, was Mutter oder Vater mit täglich wiederkehrenden kleinen Ritualen unterstützen können, wie etwa dem Vorlesen einer Gute-Nacht-Geschichte.[64]

---

63 Die Freisetzung der Stresshormone stammt aus einer Zeit der menschlichen Evolution, in der das eigene Überleben in viel größerem Maß als heute davon abhing, ob man im entscheidenden Moment genügend Kraftreserven hatte, einen Kampf zu gewinnen oder schnell genug das Weite zu suchen. Die Lebensrisiken und Muster, darauf zu reagieren, haben sich in unserer Zeit geändert, aber der alte Stressmechanismus ist uns erhalten geblieben.
64 Hierzu finden Sie im Kapitel »Bettnässen« konkrete Empfehlungen, siehe Seite 203.

Wichtig ist, dass Vereinbarungen und Vorgaben, die den Umgang mit den genannten Medien regeln, auch konsequent eingehalten werden. Schwierig wird es dann, wenn mehrere Kinder in einer Familie sind, von denen nicht alle hyperkinetisch sind und für die der Medienkonsum daher kein so großes Problem darstellt. In solchen Fällen sollten sich die Regelungen innerhalb der Familie an dem ADHS-/ADS-Kind orientieren. Denn ein bewusster und eingeschränkter Umgang mit dem Medienkonsum hat noch niemandem geschadet – wohl aber TV-Dauerberieselung und unkontrolliertes Zocken am PC.

Als elektronische Babysitter sind TV, PC und Co. in Familien mit ADHS-Kindern jedenfalls völlig ungeeignet!

Noch einige Bemerkungen zum Thema Handy und elektromagnetische Strahlungen:

Bisher wurde nur auf die reizüberflutende Bedeutung der *Inhalte* der Unterhaltungselektronik eingegangen. Dabei darf aber nicht übersehen werden, dass speziell bei Handys und anderen Funktechnologien auch die Technik selbst nicht unproblematisch ist. Es wird zwar seit geraumer Zeit darüber gestritten, ob gepulste elektromagnetische Strahlung (mit der die Übertragung bei Handys und schnurlosen Telefonen mit dem DECT-Standard erfolgt) gesundheitliche Risiken birgt. Die Ergebnisse der entsprechenden wissenschaftlichen Studien sind widersprüchlich und entsprechen weitgehend den Wunschergebnissen der Auftrag- bzw. Geldgeber der jeweiligen Studie. Sobald eine Studie veröffentlicht wird, die eine schädliche Wirkung der Strahlung belegt, folgt kurz darauf eine andere Studie, die das Gegenteil beweist. Da dieses Phänomen in vielen Bereichen der Medizin auftritt, sollte man den Wert von Studien als Lieferanten objektiver wissenschaftlicher Erkenntnisse grundsätzlich kritisch hinterfragen. Zudem ist es charakteristisch für Studienergebnisse, dass sie nur allgemeine statistische Aussagen machen, die aber für den einzelnen Menschen wenig Aussagekraft haben.

Auch sollte man in diesem Zusammenhang beachten: Je stärker die Forschung finanziell von Industrie und Wirtschaft abhängt, umso weniger werden unerwünschte Studienergebnisse veröffentlicht. Im Bereich der Mobilfunktechnologie existiert eine sehr einflussreiche Lobby. Es ist nicht zu erwarten, dass die Öffentlichkeit über die tatsächlichen Langzeit-Risiken der Mobilfunktechnologie aufgeklärt wird – zumindest so lange nicht, wie ihre Bedeutung bei der Entstehung schwerer Krankheiten nicht allzu offensichtlich ist.

Unbestrittene Tatsache ist jedenfalls, dass es schon bei kurzen Handytelefonaten zu relativ lang anhaltenden, messbaren Veränderungen der Durchblutung in den Blutgefäßen des Gehirns und des Innenohrs kommt. Und Kinder reagieren besonders sensibel auf Strahlungseinflüsse. Umstritten ist aber derzeit noch, ob dies zur Entstehung von Krankheiten führt (siehe oben).

Das heute bereits bekannte Wissen um die irritierenden Einflüsse gepulster elektromagnetischer Strahlung auf vegetative Steuerungsfunktionen sollte aber Grund genug sein, Menschen, bei denen genau dieses System bereits Störungen aufweist (was bei ADHS und ADS der Fall ist), vor den Einflüssen dieser Strahlung zu schützen bzw. diese auf ein Minimum zu reduzieren.

Der Elektrosmog, der uns nicht nur umgibt, sondern immer auch in unseren Körper hineinwirkt, nimmt in besorgniserregender Weise zu. Aber wir spüren das nicht, da wir über kein Sinnesorgan dafür verfügen. In der bisherigen Entwicklungsgeschichte des Menschen bestand keine Notwendigkeit, eine solches zu entwickeln. Schließlich kommt elektromagnetische Strahlung, zumindest in der Feldstärke, wie sie zur technischen Übertragung von Informationen nötig ist, in der Natur nicht vor. Aber davon auszugehen, die Strahlung sei harmlos, weil wir sie nicht spüren, ist ein fataler Fehler. Das hat man nach der Entdeckung der Röntgenstrahlung auch gedacht – bis die ersten Forscher an durch die Strahlung ausgelösten Krebserkrankungen starben. Seitdem wird die Schädlichkeit von Röntgen- und radioaktiver Strahlung von niemandem mehr ernsthaft in Frage gestellt. Bei all diesen Formen der Strahlung handelt es sich um elektromagnetische Strahlungen, die sich nur in ihrem Frequenzspektrum unterscheiden. Deswegen fällt es schwer, an die Unschädlichkeit des Mobilfunks zu glauben.

Häufig hört man das Argument: Da wir sowieso schon so viel Strahlung ausgesetzt sind, kommt es auf das bisschen von Handy und Co. auch nicht mehr an. Statt dieser fatalistischen Haltung, die schulterzuckend akzeptiert, was wir nicht ändern können, sollten wir wenigstens in den Bereichen, in denen wir die Sache in der Hand haben, dazu beitragen, unnötige zusätzliche Strahlenbelastungen zu vermeiden. Für Kinder mit ADHS/ADS ist jeder vermiedene Störfaktor ein Gewinn – und nicht nur für sie.

Natürlich wäre es in unserer Zeit weltfremd, den völligen Verzicht von Handys zu fordern, aber im Interesse eines ADHS-Kindes sollte die Nutzung in seinem Umfeld auf ein absolutes Minimum (Notfälle) reduziert werden. Ein Kind oder Jugendlicher mit ADHS sollte selbst kein Handy besitzen und benutzen.

Auch in anderen Bereichen sollten keine Kompromisse gemacht werden: Das schnurlose Telefon kann durch ein kabelgebundenes ersetzt werden, und die Anbindung des PC an Internet und lokales Netz sollte über Kabel und nicht über Funkübertragung (WLAN) erfolgen. Überflüssig zu erwähnen, was das für Funkmäuse und -tastaturen sowie anderen überflüssigen Schnickschnack bedeutet.

Der damit verbundene, meist relativ geringe Komfortverlust ist ein kleiner Preis für die Entlastung Ihres ADHS-Kindes von überflüssigen Reizen!

Druck schafft Blockaden

Das ADHS/ADS-Kind geht einen individuellen, meist ziemlich chaotischen Entwicklungsweg, der nicht nur für seine Mitmenschen schwer zu akzeptieren und nachzuvollziehen ist. Er kollidiert in vielen Bereichen auch mit dem sozialen Umfeld und den Bildungs- und Berufssystemen.

Die Leistungen, die in der Schule gefordert werden, sind meist theoretischer Natur und verlangen die Fähigkeit, Lerninhalte abzuspeichern, um sie bei Bedarf wieder abzurufen und zu reproduzieren. Diese geistige Arbeit, die körperlich weitgehend passiv abläuft, steht aber in deutlichem Widerspruch zu den Lebensprinzipien eines ADHS-Kindes, die durch die (meist ausufernde) körperliche Dynamik geprägt sind. Deshalb sind die Noten in vielen Fächern entsprechend schlecht. Das setzt diese Kinder unter gewaltigen Druck, denn sie sind ständiger Kritik von ihren Lehrern und oft auch von ihren Eltern ausgesetzt, die ihrerseits von der Situation überfordert sind. Das Ergebnis ist, dass das Kind irgendwann davon überzeugt ist, dumm und unfähig zu sein. Diese Überzeugung und der ständige Druck von außen verstärken das Bild des ADHS/ADS zusätzlich – es bildet sich ein Teufelskreis, in dem alle Beteiligten so lange gefangen sind, bis sie Hilfe bekommen. Die Möglichkeiten der Berufsausbildung sind meist an die schulischen Leistungen geknüpft, schlechte Zeugnisse verschlechtern die Chance auf einen Ausbildungsplatz. So kann ein ADHS/ADS den gesamten Lebensweg eines Kindes beeinflussen.

Diese Kinder sollten die Chance bekommen, einen Lebensweg zu beschreiten, der ihrem Wesen entspricht. Er wird aber wahrscheinlich selten den konventionellen Vorstellungen der Leistungsgesellschaft entsprechen. Wie in der Auflistung der typischen Symptome des ADHS erwähnt, haben diese Kinder sehr wohl ihre Stärken: Ihre ausgeprägten sozialen Fähigkeiten und ihre Hilfsbereitschaft befähigen sie unter anderem für Aufgaben im medizinischen, pflegerischen oder sozialen Bereich. Ihr starkes Mitteilungsbedürfnis ist dort von Vorteil, wo Kommunikation und das verbindende Element im Team gefragt ist.

Man sollte aber unbedingt beachten, dass Kinder mit ADHS/ADS in ihrer geistigen Entwicklung oft stark verzögert (aber nicht eingeschränkt!) sind und daher deutlich mehr Zeit für ihre geistige Ausreifung brauchen. Dieser Prozess kann therapeutisch sehr effizient unterstützt werden.

Die Tatsache, dass ADHS und ADS schulmedizinisch als Krankheiten gewertet werden, führt nicht selten dazu, dass betroffene Kinder in ihrer Krankheitsdiagnose eine Legitimation sehen, sich gar nicht erst zu bemühen, Aufgaben zu erfüllen bzw. sich sozial zu integrieren. Auch neigen betroffene Eltern dazu, ihrem ADHS-Kind zu viel durchgehen zu lassen, ohne Regeln und Grenzen zu setzen. Das führt rasch dazu, dass das Kind ein recht komfortables Leben führen kann – frei von allen Anforderungen und Reglementierungen.

Konstitutionelle Hintergründe

Die modernen Bezeichnungen ADHS und ADS lassen den Eindruck aufkommen, es handle sich hierbei um neue, erst in den letzten Jahrzehnten entstandene Erscheinungen im Kindesalter. Das ist aber nicht der Fall. Seit Jahrhunderten sind die typischen Merkmale dieser Syndrome bei Kindern aufgetreten, in der Literatur beschrieben und von Heilkundigen behandelt worden. Nur verwendete man eine andere Bezeichnung: erethischer Lymphatismus oder erethische Skrofulose.

Erethisch bedeutet erregbar, gereizt, über das normale Maß hinaus aktiv. Die erethische Skrofulose ist eine Sonderform der Skrofulose, bei der die Funktionen der betroffenen Organsysteme nicht verzögert und träge, sondern – im Gegenteil – stark beschleunigt und überstürzt ablaufen. Es würde über den Rahmen dieses Buches hinausgehen, die Hintergründe, Zusammenhänge und krankhaften Funktionsabläufe der erethischen Skrofulose ausführlich darzustellen. Nur so viel: Durch überstürzt und unvollständig ablaufende Prozesse bei der Nahrungsverwertung erhält vor allem das Gehirn nicht genügend Energiereserven. Dadurch wird die Leistungsfähigkeit des Gehirns eingeschränkt, und seine Entwicklung läuft verzögert ab. Gleichzeitig entstehen im Organismus vermehrt aggressive Substanzen (Schärfen), die das Nervensystem stark reizen, was zu stark erhöhter Sensibilität auf alle Reize aus der Umwelt und eine Tendenz zu überschießenden Nerven- und Gehirnfunktionen führt. In Kombination mit der mangelhaften Energieversorgung des Gehirns entwickeln sich auf dieser Basis die Symptome, wie wir sie heute bei ADHS und ADS kennen.

Nur waren die Symptome dieser Zustände in früheren Zeiten nicht so stark ausgeprägt wie bei heutigen Kindern. Das liegt zweifellos daran, dass die Kinder in unserer Zeit Umweltreizen ausgesetzt sind, die es vor einigen Jahrzehnten noch nicht gab – und das in Kombinationen und Reizstärken, die ein Kind mit entsprechender konstitutioneller Veranlagung nicht mehr symptomlos verkraftet.

Auch hierbei erkennt man, dass ADS und ADHS verschiedene Ausprägungen der gleichen konstitutionellen Grundlage, der Skrofulose, sind. ADS entsteht bei träger (torpider) Skrofulose, ADHS bei erethischer Skrofulose.

Für das Verständnis und als Basis für die Behandlung ist es wichtig, folgende Punkte nochmals festzuhalten:

• Die Entstehung von ADHS und ADS setzt eine entsprechende konstitutionelle Veranlagung voraus.

• Es sind niemals einzelne Faktoren, die die Symptomatik auslösen, sondern immer Kombinationen von Umweltreizen mit hohem Störpotenzial.

• Daher ist es sinnlos, nach der einzelnen Ursache zu suchen. ADHS/ADS ist immer ein multifaktorielles Geschehen!

Bei der Arbeit in unserer Praxis ist uns immer wieder aufgefallen, das ADHS-Kinder häufig ein Elternteil haben, das in ihrer/seiner Kindheit ebenfalls Symptome des ADHS hatte und vielleicht sogar aktuell noch hat. Der betroffene Elternteil kennt also die Zustände des Kindes aus eigener Erfahrung.

Die Veranlagung zu ADHS/ADS wird demnach vererbt, was die traditionelle Naturheilkunde bestätigt: Diesen Syndromen liegt eine konstitutionelle Basis zugrunde.

Einige Tipps:

Kinder mit ADHS sollten über den Tag verteilt und nach klaren Absprachen immer wieder die Möglichkeit bekommen, ihren enormen Bewegungsdrang auszuleben. Danach fällt es ihnen wieder leichter, die Regeln des Zusammenlebens einzuhalten und sich gegebenenfalls auf die Hausaufgaben zu konzentrieren. Da diese Kinder bekanntlich großes, oft sogar übersteigertes Interesse an allem Neuen und Spektakulären haben, sollten sie die Möglichkeit haben, durch Spielen, Basteln und Abenteuern in der freien Natur diese Bedürfnisse auszuleben.

Sehr empfehlenswert für ADS-/ADHS-Kinder im entsprechenden Alter sind Waldkindergärten, die in den letzten Jahren zunehmend als begehrte Alternative zu den Regelkindergärten entstehen. Dort haben die Kinder Bewegung, und sie entdecken jeden Tag neue interessante Dinge. Sie lernen auf der anderen Seite aber auch, dass sich manche Aufgabe nur im Team bewältigen lässt, oder sie erfahren, dass man etwa ein Tier nur dann beobachten kann, wenn man sich still verhält – um nur einige Beispiele zu nennen. In unserer Praxis haben wir einige Kinder erlebt, die in einem normalen Kindergarten große Probleme hatten, sich nach dem Wechsel in den Waldkindergarten aber gut entwickelten. Das ist im Hinblick auf die Schulzeit von enormer Bedeutung, denn spätestens dort sollte das Kind in der Lage sein, einigermaßen still zu sitzen, sich zu konzentrieren und sich in die sozialen Strukturen der Klasse einzufügen.

Behandlungshinweise:

Für die Behandlung ist es notwendig, dem ADHS-Kind so viele der oben beschriebenen Störfaktoren zu ersparen wie irgend möglich. Sie als Eltern können dies in folgenden Punkten unterstützen:

- Umstellung der Ernährung, wie oben beschrieben.
- Jede weitere Impfung meiden und akute Krankheiten möglichst nicht mit unterdrückenden Medikamenten behandeln.
- Die Reizüberflutung abbauen.
- Den Leistungsdruck in einem für das Kind erträglichen Rahmen halten.

Die *in jedem Fall notwendige Konstitutionstherapie* muss durch einen erfahrenen Heilpraktiker oder naturheilkundlich arbeitenden Arzt erfolgen. Es gibt dabei kein allgemein gültiges Therapieschema, denn die Behandlung muss auf die individuelle Situation des Kindes abgestimmt sein.

Optimalerweise sollte eine naturheilkundliche Therapie nicht erst dann erfolgen, wenn das Kind bereits Ritalin oder ein ähnliches Präparat einnimmt oder eingenommen hat. Das würde die naturheilkundliche Behandlung erschweren. Aber es ist trotzdem möglich, eine naturgemäße Therapie parallel zur Ritalin-Behandlung zu beginnen. Wenn sich die Gesamtsituation und -symptomatik des Kindes verbessert, kann man das Ritalin langsam reduzieren. Ein verantwortungsbewusster Therapeut wird ein solches Präparat niemals sofort absetzen.

Ergotherapie
Diese Therapieform, die auf ärztliche Verordnung von diplomierten Ergotherapeuten und -therapeutinnen angewendet wird, kann für ADHS-/ADS-Kinder eine große Hilfe sein. Die Behandlungsziele der Ergotherapie sind unter anderem:
- Verbesserung der Bewegungsabläufe, der Tonusregulation und Koordination
- Verbesserung der Sinneswahrnehmung und Wahrnehmungsverarbeitung
- Verbesserung der Konzentration und Ausdauer und kognitiver Leistungen
- Stärkung der Motivation und Neugierde
- Integration in Familie und Umwelt inkl. der intensiven Auseinandersetzung mit der Umwelt und der Kompensation bleibender Defizite
- Größtmögliche Selbstständigkeit im Alltag, in der Schule und im weiteren Umfeld

Wichtig dabei ist die Einbeziehung des sozialen Umfeldes des Kindes in die Therapie, also die Zusammenarbeit mit Erziehern, Lehrern, anderen Therapeuten, vor allem aber mit den Eltern.

Häufig wird die Ergotherapie erst dann verordnet, wenn die medikamentöse Behandlung mit Psychopharmaka nicht die gewünschte Wirkung erzielt. Dann sind die Kinder aber bereits im Schulalter und deutlich schwieriger zu therapieren. Erfahrene Ergotherapeuten empfehlen deshalb, bereits im Alter von zwei bis drei Jahren mit einer Ergotherapie zu beginnen.

Zur schulmedizinischen Behandlung mit Ritalin und anderen Stimulanzien
Vonseiten der Schulmedizin ist die Verordnung von Medikamenten mit dem Wirkstoff Methylphenidat[65] zum Standard bei der Behandlung von ADHS-Kin-

65 Handelsnamen von Medikamenten mit dem Wirkstoff Methylphenidat: Concerta, Equasym, Medikinet, Ritalin.·

dern geworden; für viele betroffene Kinder ist dies sogar die einzig mögliche Behandlung. Der Einsatz dieser Medikamente beschränkt sich aber in zunehmendem Maß nicht nur auf schwere, sonst nicht beeinflussbare Krankheitsbilder (bei denen es noch akzeptiert werden kann), sondern wird mit erschreckender Kritiklosigkeit auch immer öfter bei Kindern verordnet, die einfach nur sehr lebhaft sind oder aufgrund individueller Verhaltensmuster von ihrem sozialen Umfeld als schwierig oder unangepasst empfunden werden und von ihren Eltern, Kindergärtnerinnen und Lehrern einen größeren Betreuungsaufwand einfordern. Inzwischen wird zunehmend sogar bei unspezifischer Aufmerksamkeits- und Konzentrationsschwäche Ritalin verschrieben.

Dabei erhalten immer jüngere Kinder diese Medikamente – ungeachtet der Tatsache, dass Medikamente mit dem Wirkstoff Methylphenidat in Deutschland vom Gesetzgeber erst ab einem Alter von sechs Jahren für die Behandlung zugelassen sind. Die Verordnung an jüngere Kinder (Off-label-Verordnung) stellt einen Verstoß gegen das Arzneimittelgesetz dar, für den der verordnende Arzt zur Verantwortung gezogen werden kann.

In den USA geht die Pharmakologisierung der Kinder inzwischen so weit, dass in manchen Schulklassen bis zu einem Drittel der Kinder Psychopharmaka bekommen und die Medikamentenausgabe durch den Lehrer zum sich täglich mehrmals wiederholenden Ritual im Schulalltag geworden ist. Es ist nur eine Frage der Zeit, bis diese Entwicklung auch in Europa ankommen wird: Seit 1990 ist die in Deutschland verordnete Methylphenidat-Menge um das 80-fache gestiegen.[66]

Methylphenidat gehört zu der Stoffgruppe der Amphetamine, die eine aufputschende, stimulierende Wirkung auf den Menschen haben. Es unterscheidet sich chemisch nur wenig von den Amphetaminen, die unter den Namen Ecstasy oder Speed als illegale Drogen im Umlauf sind. Ritalin und andere Methylphenidat-haltigen Medikamente werden daher auf dem Schwarzmarkt auch als Ersatzdrogen gehandelt.

Wieso diese stimulierenden Drogen bei hyperkinetischen Kindern beruhigend wirken, ist bisher wissenschaftlich nicht geklärt.

Die ärztliche Verordnung von Methylphenidat unterliegt dem Betäubungsmittelgesetz und darf nur auf Betäubungsmittel-Rezept in Apotheken abgegeben werden. Auch bei Reisen ins Ausland kann das Mitführen von Methylphenidat zu Konflikten mit den jeweiligen Drogengesetzen führen und bedarf besonderer behördlicher und ärztlicher Bescheinigungen.[67]

Es ist zugegebenermaßen sehr beeindruckend, wie schnell und durchgreifend sich die chaotische *Symptomatik* eines Kindes verbessert, wenn es Methylphenidat

---

66 Quelle: Fachzeitschrift Dr. med. Mabuse, Nr. 166, S. 48
67 Detailinformationen unter www.adsev.de

einnimmt. Wie gesagt: Die Symptomatik verbessert sich – und auch das nur so lange, wie die Medikamenteneinnahme in regelmäßigen Abständen (meist alle drei bis vier Stunden) erfolgt. Wird das Medikament nur etwas zu spät eingenommen, verschlechtert sich die Situation nicht nur rasch wieder, sondern die Kinder fallen in völlig chaotische Zustände, in denen sie nicht selten sogar gewalttätig werden (Rebound-Effekt). Sie nehmen diese Zustände zwar wahr und leiden auch sehr darunter, können sie aber nicht kontrollieren. Die betroffenen Kinder lernen durch diese Erfahrungen schnell, dass ihr Wohlbefinden und ihre Sozialverträglichkeit von der regelmäßigen Einnahme des Medikaments abhängen. Es wird zwar von ärztlicher Seite immer wieder dementiert, dass Stimulanzien zur Sucht führen, aber die beschriebene Abhängigkeit des Befindens von den Medikamenten zeigt deutlich, dass dies sehr wohl der Fall ist.

Methylphenidat wirkt ausschließlich symptomlindernd, das heißt, es verbessert nicht die zugrundeliegenden ursächlichen Faktoren. Im Gegenteil: Die künstliche Unterdrückung der unerwünschten Symptome verhindert eine aktive, konstruktive Auseinandersetzung mit den Hintergründen der Krankheit und verschlechtert die konstitutionelle Situation zusätzlich.

Zahnungsbeschwerden

Der Durchbruch der ersten Zähnchen (Dentition) ist für das Baby oft mit Schmerzen verbunden. Denn die Zähne dehnen den Kieferknochen und müssen sich schließlich durch die bisher geschlossene Schleimhaut der Kiefer hindurchschieben. Das bedeutet oft auch für die Eltern so manche schlafgestörte Nacht, bis schließlich alle 20 Milchzähne ihren Platz eingenommen haben.

Die Reihenfolge und der zeitliche Ablauf der Zahnung sind unterschiedlich. Meist kommen zwischen dem 3. und 6. Monat die ersten Schneidezähne im Unterkiefer; aber es kann auch mit den Backenzähnen losgehen, und manchmal kommt ein Baby sogar schon mit einem Zahn auf die Welt. Hier ist also eine große Bandbreite an Variationen möglich und auch völlig normal.

Die heftigsten Beschwerden entstehen im Allgemeinen beim Durchbruch der Backen- und Eckzähne. Dabei beschränken sich die Schmerzen nicht auf den Zahnbereich selbst, sondern es treten auch Allgemeinsymptome auf, die den ganzen Organismus betreffen. Das typischste Symptom ist das Sabbern, das durch eine verstärkte Tätigkeit der Speicheldrüsen entsteht. Das Kind beißt dauernd auf seinen Fingern oder Fäustchen herum. Das Kauen fördert den Zahndurchbruch. Diesen kann man unterstützen, indem Mutter oder Vater das Baby auf ihrem (frisch gewaschenen) kleinen Finger herumkauen lässt und dabei das Zahnfleisch massiert. Zu diesem Zweck gibt es im Handel spezielle Beißringe aus weichem Kunststoff, bei denen man aber unbedingt darauf achten sollte, dass sie keine giftigen Weichmacher und Farbstoffe enthalten. Eine natürliche Alternative dazu ist die Veilchenwurzel, deren Name etwas irreführend ist, denn es handelt sich dabei um den getrockneten Wurzelstock verschiedener Iris-Arten. Ihren Namen verdankt die *Veilchenwurzel* dem intensiven Veilchengeruch der frischen Iriswurzeln. Diese Beißwurzel hat den Vorteil, dass sie neben der mechanischen Zahnfleischmassage zusätzlich pflanzliche Stoffe abgibt, die schmerzlindernd und beruhigend wirken. Es wird zwar immer wieder darauf hingewiesen, dass sich an den Veilchenwurzeln Bakterien ansiedeln können, aber das kann man verhindern, indem man die Wurzel täglich in warmem Wasser abwäscht und mit einer Bürste schrubbt. Außerdem setzt sich immer mehr die Erkenntnis durch, dass Bakterien aus dem natürlichen Umfeld nicht nur nicht schädlich, sondern sogar sehr wichtig sind für den Aufbau des Immunsystems und der Entstehung von Allergien entgegenwirken. So gesehen sind bei der Benutzung von Veilchenwurzeln keine besonderen hygienischen Maßnahmen nötig. Bitte verwenden Sie keine Reinigungs- oder gar Desinfektionsmittel – warmes Wasser ist vollkommen ausreichend! Veilchenwurzeln erhalten Sie in Apotheken, Drogerien, Kräuterhäusern und bei diversen Internethändlern.

Neben den lokalen Symptomen tritt in der Zahnungsphase auch eine Neigung zu Infekten auf, die darauf hinweisen, dass das Lymphsystem durch die Zahnung zusätzlich belastet ist. Daher sollte man die Leistungsfähigkeit des Lymphsystems therapeutisch unterstützen und stabilisieren.

Während der Zahnung tritt manchmal auch Fieber auf. Es steigt zwar selten über 39 °C, zeigt aber an, dass das Immunsystem sich in einem Zustand erhöhter Aktivität befindet. In den meisten Fällen ist es völlig harmlos. Es sollte daher (wie bei jedem anderen fieberhaften Zustand) nur dann medikamentös gesenkt werden, wenn das Kind Fieberkrämpfe hat.

Weitere Symptome, die während der Zahnung auftreten können, sind Unruhe, Schlafstörungen und Störungen der Verdauungsorgane: Appetitlosigkeit, Blähungen, Durchfall oder Verstopfung.

Nicht wenige Kinder haben während der Zahnung auch Husten (Zahnungshusten). Es handelt sich dabei um einen harten Reizhusten mit wenig Auswurf, der auf die Hustensäfte, die man üblicherweise bei der Behandlung von Infekt-Husten einsetzt, nicht anspricht. Zur Behandlung dieses Zahnungshustens eignen sich:
* *Drosera D4* Globuli oder *Spongia D6* Globuli. Dosierung: jeweils 3 x täglich 5 Kügelchen.

Die Vielzahl der Beschwerden, die während der Zahnung auftreten kann, zeigt, dass der gesamte Organismus eines Säuglings von diesem Vorgang gefordert wird. Trotzdem sind die meisten Beschwerden harmlos und klingen wieder ab, sobald der Zahn durchgebrochen ist – bis der nächste Zahn an der Reihe ist.

Wenn ein Kind bei jedem Zahn sehr heftig reagiert, kann es für die ganze Familie zu einer großen Belastung werden, bis alle Zähne da sind. Deshalb ist es hilfreich, dass man die Zahnungsbeschwerden mit einigen homöopathischen und pflanzlichen Mitteln sehr gut lindern kann.

Einige bewährte Einzelmittel:
- *Chamomilla D6:* Das Kind ist sehr unruhig, zornig und ungehalten. Eine Wange ist rot, die andere hat normale Farbe.
  Achtung: Chamomilla ist ein reines Akutmittel bei Zahnungsbeschwerden. Man sollte es nur so lange geben, bis die Beschwerden wieder abgeklungen sind. Schmerzen beim Durchbruch der folgenden Zähne kann nicht vorgebeugt werden. Wenn man das Mittel zu lange gibt, entwickelt das Kind sogar extra die oben genannten Symptome.
  Sollte beim nächsten Zahn aber wieder ein Chamomilla-Zustand auftreten, kann man das Mittel natürlich wieder geben.
- *Pulsatilla D6:* Das Kind ist sehr weinerlich und möchte dauernd getröstet und herumgetragen werden. Dabei fließt reichlich mildes Sekret aus der Nase.
- *Magnesium phosphoricum D6:* Bei Bauchkrämpfen, Verstopfung, aber auch bei Durchfällen mit Bauchschmerzen, Unruhezuständen, Ein- und Durchschlafstörungen.
  Dosierung bei beiden Mitteln: 3 x täglich 5 Kügelchen bzw. 1 Tablette lutschen bzw. 5 Tropfen verdünnt.

Bei Unruhe mit Bauchschmerzen – mit oder ohne Verdauungsstörungen – kann man den Kindern eine ungezuckerte Teemischung aus Zitronenmelisse und Fenchelfrüchten anbieten.

Die beiden folgenden Fertigpräparate sind Mischungen aus verschiedenen homöopathischen Mitteln, die bei den meisten Zahnungsbeschwerden rasche Linderung bringen. Sie sollten aber ausprobieren, auf welches der beiden Mittel Ihr Kind besser reagiert:
- *Escatitona Zahnungstropfen* (Madaus): Anwendung wie im Beipackzettel beschrieben.
- *Osanit Kügelchen* (Zeppenfeldt-Pharma): Anwendung wie im Beipackzettel beschrieben.

Endemische Kinderkrankheiten

Von einer Endemie spricht man, wenn eine Krankheit in einer Gegend beheimatet ist und ein größerer Teil der Bevölkerung regelmäßig daran erkrankt.

Die in diesem Kapitel beschriebenen Krankheiten sind typisch für das Kindesalter. Bis vor wenigen Jahren war es völlig normal, dass ein Kind sie bis etwa zu seinem zehnten Lebensjahr durchmacht. Damit wird lebenslange Immunität gegen die abgelaufene Krankheit erworben. Die so immunisierten Mädchen können später ihren Kindern über die Muttermilch sogar einen zeitlich begrenzten Nestschutz geben, der verhindert, dass die Kinder im Säuglingsalter erkranken – denn in den ersten sechs Lebensmonaten ist die Gefahr für Komplikationen größer als bei älteren Kindern. Durch die Impfungen hat sich die Situation bei den Kinderkrankheiten völlig verändert: Die Krankheiten, die früher selbstverständlich zur Entwicklung eines Kindes gehörten, sind heute nicht nur zur Ausnahme geworden, sondern wurden von den Befürwortern der Massenimpfungen geradezu dämonisiert. So wurde eine Atmosphäre der Angst geschaffen, die in keinem Verhältnis zur tatsächlichen Gefahr für die Kinder steht. Was das im Einzelnen bedeutet, wird bei der jeweiligen Krankheit beschrieben.

Die endemischen Kinderkrankheiten nehmen insofern eine Sonderstellung ein, als ihr Verlauf durch eine bestimmte Mikrobe (Erreger) geprägt wird. Man nennt sie deshalb auch spezifische Kinderkrankheiten. Dennoch unterliegen auch Entstehung und Verlauf dieser Krankheiten den Gesetzmäßigkeiten, die wir im Zusammenhang mit Lymphatismus und Skrofulose kennengelernt haben. Alle Aspekte der endemischen Krankheit (Empfänglichkeit, Widerstandskraft, Verlaufsform, Symptomatik, aber auch eventuelle Komplikationen) sind das Ergebnis körpereigener Reaktions- und Heilungsmechanismen – und die sind bekanntlich stark von der konstitutionellen Gesamtsituation geprägt.

In diesem Sinne schauen wir uns die wichtigsten Kinderkrankheiten aus naturheilkundlicher Perspektive an.

Masern (Morbilli)

Als Auslöser der Masernerkrankung gilt das Masernvirus, das über eine Entfernung von mehreren Metern von einem Erkrankten übertragen werden kann und über die Bindehaut der Augen in den Körper gelangt.

Neun bis elf Tage nach dem Kontakt mit dem Virus treten bei empfänglichen Kindern die ersten, zunächst noch unspezifischen Symptome auf: Fieber von 38 bis 39 °C, Schnupfen mit starker Schleimabsonderung, Husten mit reichlichem Auswurf, Bindehautentzündung mit großer Lichtscheu, weswegen die Kinder im

Dunkeln liegen möchten. Typisches Merkmal bei Masern: Alles fließt – Nase, Atemwege, Augen. Zwei Tage nach Fieberbeginn entstehen als erstes maserntypisches Symptom weiße (kalkspritzerartige) Flecken auf der Mundschleimhaut der Wangen im Bereich der unteren Backenzähne (Koplіksche Flecken). Häufig sinkt daraufhin das Fieber für einige Tage, bis es, begleitet von einem starken allgemeinen Krankheitsgefühl, nicht selten wieder auf über 40 °C ansteigt. Nun entsteht der typische Masernausschlag: Hinter den Ohren bilden sich kleine rote Flecken, die sich abwärts über den ganzen Körper ausbreiten. Nach kurzer Zeit fließen die kleinen Flecken zu unregelmäßigen, flächigen Flecken zusammen, die zunächst hellrot sind und dann blau-rot, manchmal sogar blutig unterlaufen sein können. Der Ausschlag bleibt für drei bis vier Tage bestehen, dann geht er zurück, und das Fieber fällt wieder.

Die Halslymphknoten sind vergrößert und in manchen Fällen auch die Milz (dies zeigt, dass das Lymphsystem des Bauchraums ebenfalls in starker Aktivität ist). Manchmal treten Durchfälle auf, v. a. bei kleinen Kindern.

Ein Masern-Kind ist vom Erscheinen der ersten Symptome bis zum Verschwinden des Ausschlags infektiös; in dieser Zeit kann das Virus auf andere, nicht-immune Menschen übertragen werden.

Im Verlauf der Masern können folgende Komplikationen auftreten: Lungenentzündung (Pneumonie), Mittelohrentzündung (Otitis media), Kehlkopfentzündung mit Heiserkeit, bei der es durch Schwellung der Schleimhaut zu Atemnot kommt (Stenosierende Laryngitis), und Entzündungen des Gehirns (Enzephalitis) und der Hirnhaut (Meningitis). Letztere sind die am meisten gefürchteten Komplikationen bei Masern, denn sie können bei 10 bis 20 Prozent der betroffenen Fälle bleibende Gehirnschädigungen hinterlassen und im Extremfall sogar tödlich enden.

Die Masernerkrankung hinterlässt eine lebenslange, sichere Immunität. Ein Mensch, der die Masern durchgemacht hat, wird kein zweites Mal daran erkranken.

Die Masern waren war noch in den 1980er Jahren eine Krankheit, die die meisten Kinder selbstverständlich durchmachten. In einem Fachbuch über Infektionskrankheiten[68] von 1981 heißt es: »Unter natürlichen Bedingungen kommt fast jeder Mensch innerhalb der ersten zehn Lebensjahre mit dem Masernvirus in Berührung; die Durchseuchungsimmunität ist entsprechend hoch. Die endemischen Masern sind deshalb bei uns eine Kinderkrankheit mit relativer Harmlosigkeit; besonders gefährdet sind Säuglinge und Kleinstkinder (1978 = 3 Todesfälle in der Bundesrepublik Deutschland).«

68 Alexander/Raettig: Infektionskrankheiten, Thieme-Verlag 1981, S. 62.

In den letzten Jahren wird über die Massenmedien in der Öffentlichkeit ein völlig gegensätzliches Bild vermittelt: Die Masern werden als höchst gefährliche Krankheit dargestellt, die nach Vorstellungen der Weltgesundheitsorganisation (WHO) bis 2010 weltweit ausgerottet werden soll. Die einzige Methode, dieses Ziel zu erreichen, sieht man von Seiten der Schulmedizin in Impfungen. Sie werden mit großem Aufwand propagiert, um die für das Ziel notwendige Durchimpfungsrate von mindestens 95 Prozent zu erreichen. Zu diesem Zweck wird mit statistischen Zahlen argumentiert, die – je nach Quelle – erheblich voneinander abweichen und zudem völlig unterschiedlich interpretiert werden. Wir möchten daher in diesem Buch bewusst den Eiertanz mit statistischen Zahlen nicht mitmachen. Denn sie sind als Basis für Entscheidungen, die den einzelnen Menschen betreffen (und darum geht es hier), völlig ungeeignet.

Die Masern haben von allen spezifischen Kinderkrankheiten den schwersten Krankheitsverlauf. Es wäre daher falsch, so zu tun, als sei das Durchmachen dieser Krankheit ein Sonntagsspaziergang. Aber für ein Kind, das konstitutionell stabil ist und gelernt hat, mit fieberhaften Krankheiten umzugehen, stellen die Masern keine ernsthafte Bedrohung dar. Zumal es gute und bewährte Möglichkeiten gibt, dem Kind auf naturgemäße Weise bei der Überwindung der Krankheit zu helfen. Wir haben bei der konstitutionellen Betrachtung von akut fieberhaften Krankheiten und speziell beim Thema Lymphatismus einige Aspekte kennengelernt, die auch bei Masern (und den noch folgenden Kinderkrankheiten) ihre Gültigkeit haben. In diesem Sinne hat die Masernerkrankung nicht nur negative Aspekte, sondern sie kann für die Entwicklung des Kindes sowohl auf der körperlichen, als auch auf der geistig-seelischen Ebene ein kräftiger, geradezu katalytischer Impulsgeber sein. Was darunter zu verstehen ist, hängt stark von dem weltanschaulichen Hintergrund des Betrachters ab, der die verschiedenen Blickwinkel prägt.

Dazu drei Beispiele:
- In der *Homöopathie* geht man davon aus, dass jeder Mensch auf seinem Lebensweg Belastungen aus Krankheiten seiner Vorfahren mitbringt, die vererbt werden und die Fähigkeiten unserer Abwehrsysteme negativ beeinflussen.[69] Diese Dispositionen sind für die Entstehung, den Verlauf und auch für mangelhafte Überwindungsstrategien bei Krankheiten mit verantwortlich. Die aktive Überwindung, speziell der Masern, kann dazu beitragen, diesen ererbten Ballast aktiv zu verarbeiten und abzulegen, um generell effizientere Reaktionsmuster für eine stabile Gesundheit, aber auch für die Überwindung von Krankheiten entwickeln zu können.

69 Es handelt sich um die sogenannte Miasmenlehre (von Miasma = Verunreinigung).

– Die Tatsache, dass wir Erbbelastungen auf unseren Lebensweg mitbekommen, ist auch in der *Traditionellen Chinesischen Medizin* (TCM) bekannt. Dort werden sie als Hitze interpretiert, die im Inneren des Körpers gestaut ist und durch fieberhafte Infekte und Hautausschläge an die Oberfläche und so zur Ausscheidung gebracht wird. Die Erkenntnis, dass innere Krankheiten nur durch Ausleitung nach außen geheilt werden können, deckt sich vollkommen mit der Säftelehre der Europäischen Naturheilkunde.

– In der *anthroposophischen Medizin* werden die Masern als unterstützendes Werkzeug des Kindes betrachtet, um aus den von Mutter und Vater ererbten Eigenschaften seine individuellen Merkmale, Wesenszüge und Fähigkeiten in einem aktiven Prozess herauszuarbeiten.

Diese teilweise sehr alten Erkenntnisse wurden ausschließlich durch aufmerksame Beobachtung gewonnen und werden auch heute noch durch die Erfahrungen von Eltern immer wieder bestätigt. Das Problem ist nur, dass sie mit den heute wissenschaftlich anerkannten Kriterien nicht zu erfassen, geschweige denn zu erklären sind, denn es gibt dafür keine objektiv messbaren Parameter. Das führt dazu, dass diese Argumente in der Impfdiskussion immer wieder als unwissenschaftlicher Unfug bezeichnet werden – und damit die Menschen diffamiert werden, denen auch Aspekte wichtig sind, die über den eingeschränkten Horizont der rein rationalen Wissenschaft hinausgehen. Hierbei kommt ein durch nichts gerechtfertigter Alleinvertretungsanspruch der Wissenschaft zum Ausdruck, der von immer weniger Menschen akzeptiert wird.

Uns wurde von Eltern immer wieder berichtet, und wir haben es auch bei unseren eigenen Kindern beobachtet, dass Kinder nach den Masern einen deutlichen Entwicklungsschub machen; wobei die Bereiche, in denen das zum Ausdruck kommt, individuell sehr unterschiedlich sein können: Es kann die Sprachentwicklung sein oder verbesserte Schulleistungen in bisherigen Problemfächern, aber auch eine positive Entwicklung im sozialen Umgang mit anderen Kindern.

Bei den meisten Kindern tritt nach den Masern eine Stabilisierung der konstitutionellen Gesamtsituation ein: Sie werden deutlich seltener krank, und Krankheiten oder Beschwerden, die bisher immer wieder aufgetreten sind, heilen dauerhaft aus. In der Praxis haben wir einige Kinder erlebt, die vor den Masern an diversen Allergien litten und danach ihre Allergien dauerhaft überwunden hatten. Hierbei kommt deutlich zum Ausdruck, dass die Masern eine Hilfe bei der Überwindung eines Lymphatismus oder einer Skrofulose sein können. Dies ist sicher der wichtigste positive Aspekt der Masern.

Aus der Sicht der Naturheilkunde sind bei der Masernerkrankung einige Merkmale sehr deutlich erkennbar, die in den Kapiteln »Entzündung«, »Fieber« und »Lymphatismus« bereits ausführlich beschrieben wurden:

– Das *Fieber* als hoch aktives Hitzegeschehen trägt nicht nur maßgeblich zur raschen Überwindung der Krankheit bei, sondern auch zur Verbrennung der Krankheitsgifte oder – modern ausgedrückt – zur Aufarbeitung der Krankheitsinformationen. Das Fieber ist daher ein wesentlicher Faktor für die Entwicklung der lebenslangen Immunität nach abgelaufener Masernerkrankung. Jedes fiebersenkende Medikament sollte daher vermieden werden, außer es liegen besondere Gründe vor (siehe Kapitel »Fieber«, Seite 47). Das Senken des Fiebers (v. a. mit Paracetamol) kann sogar die Entstehung von Komplikationen fördern, weil es dem stärksten körpereigenen Überwindungsmechanismus sozusagen in den Rücken fällt.

– Bei der Symptomatik der Masern prägen die *Entzündungen verschiedener Schleimhautbereiche* (Katarrhe) das Krankheitsbild: Nasenschleimhautentzündung, Bindehautentzündung, Bronchitis. Diese Erscheinungen mit ihrer ausgeprägten Schleimproduktion und -ausscheidung zeigen deutlich, welche Rolle die für den Lymphatiker typischen Ersatzausscheidungen über die Schleimhäute bei dieser Krankheit spielen.

– Im typischen Masern-*Hautausschlag* (Exanthem) wird erkennbar, dass sich zusätzlich noch die Haut an diesen Ausscheidungsprozessen beteiligt. Der Organismus eines Masernkindes zieht also alle Register der Ausscheidungsmechanismen, die überhaupt möglich sind. Deutlicher kann sich ein Reinigungsprozess wohl kaum zeigen. Es versteht sich von selbst, dass sich jede Unterdrückung dieser Ausscheidungsprozesse für den Verlauf der Krankheit ausgesprochen negativ auswirken kann.

Folgende komplikationsverhütende Maßnahmen sind zu empfehlen:

• *Keine Antibiotika*
   Die ersten Symptome der Masern sind so unspezifisch, dass man in den ersten Tagen noch nicht erkennen kann, ob es sich um eine Masernerkrankung handelt. Leider verordnen viele Ärzte bei unklaren fieberhaften Infekten sehr schnell und unkritisch Antibiotika, was besonders bei Masern (auch aus schulmedizinischer Sicht) ein Kunstfehler ist. Denn die Masern sind ein Virusinfekt, und Viren lassen sich mit den gängigen Antibiotika nicht beseitigen – im Gegenteil: Antibiotika schwächen die körpereigenen Abwehrkräfte gegen Viren. Bei normalem Masernverlauf gegebene Antibiotika fördern die Entstehung von Komplikationen! Andererseits können sie bei bestehenden schweren Komplikationen auch einmal notwendig sein – aber nur in diesen Fällen.

- *Keine Fiebersenkung* mit chemischen Mitteln (Paracetamol, ASS)
  Einläufe, Wadenwickel und andere Maßnahmen, die im Kapitel »Äußerliche Anwendungen« (Seite 52) aufgeführt sind, können aber sehr hilfreich sein.
- *Förderung des Ausschlags*
  Für einen komplikationslosen Verlauf der Masern ist es sehr wichtig, dass der Ausschlag kräftig zum »Blühen« kommt. Wenn er nicht von selbst entsteht, gibt es ein probates Mittel, den Ausschlag sehr effektiv zu fördern: Abwaschungen mit Salzwasser (siehe Seite 52).

Wer auf diese Weise die aktiven Überwindungsprozesse unterstützt und die Krankheitswege nach außen öffnet bzw. offen hält, wird es kaum erleben, dass die Krankheit sich nach innen richtet und daraus Komplikationen wie Lungen- oder Hirnhautentzündung entstehen.

Es gibt auch einige homöopathische Mittel, mit denen man den Ausschlag fördern kann, aber deren Anwendung sollte einem erfahrenen Behandler überlassen bleiben.

Allgemeine Behandlungshinweise:
Bei den Masern ist Bettruhe bis drei Tage nach Abklingen des Fiebers unbedingt notwendig. Solange Lichtempfindlichkeit besteht, sollte das Kind in einem abgedunkelten, gut gelüfteten Raum liegen.

Bitten Sie Ihren Arzt um Hausbesuche, denn das Kind sollte nicht transportiert werden.

Wenn Ihr Kind nichts essen möchte, ist das für ein paar Tage in Ordnung, aber es sollte reichlich trinken (mindestens 1½ Liter pro Tag). Hierzu eignet sich Tee aus Linden- oder Holunderblüten, was zusätzlich die Ausscheidung auf Haut und Schleimhäute fördert. Bei heftigem Husten sollten einige Wollblumen- oder Malvenblüten dazu gemischt werden. Eventuell mit etwas Honig süßen – keinen Zucker verwenden!

Die spezifische Behandlung der Masern sollte einem erfahrenen naturheilkundlichen Behandler überlassen bleiben, da sie sich ganz nach dem individuellen Krankheitsbild des Kindes richten muss. Pauschale Therapiehinweise sind daher nicht möglich.

Sie können aber in jedem Fall unterstützend alle abwehrsteigernden und Lymphsystem-unterstützenden Mittel anwenden (siehe Seite 128ff.).

Zur Impfung gegen Masern
Wenn man die Masern unter den hier beschriebenen Aspekten betrachtet, ergibt sich als logische Konsequenz, dass die Vermeidung der Masern durch Impfung we-

der notwendig noch biologisch sinnvoll ist. Denn sie enthält den Kindern die geschilderten positiven Auswirkungen dieser Krankheit vor. Die Entscheidung für oder gegen eine Masernimpfung sollte daher das Ergebnis eines ausführlichen Abwägungsprozesses sein. Der in den letzten Jahren ständig zunehmende öffentliche Druck auf die Eltern, jedes Kind gegen Masern impfen zu lassen, kann und darf nicht das entscheidende Argument sein, sich dem anzuschließen, was alle machen. Auch ist es gesetzlich nicht zulässig, Impfungen als Voraussetzung für den Besuch von Kindergarten, Schule oder Ferienfreizeiten zu fordern. Es gibt keine Impfpflicht gegen Masern in Deutschland, Österreich und der Schweiz!

Bei der Entscheidung für oder gegen eine Impfung sollten Sie als Eltern selbstbewusst die Interessen Ihres Kindes in den Vordergrund stellen – und nicht die der Pharmaindustrie und Ärzteschaft.

Die Masernimpfung birgt die Gefahr, die Krankheit aus dem natürlichen Erkrankungsalter (Kindergarten/Grundschule), in dem die Krankheit am problemlosesten überwunden wird, ins Erwachsenenalter zu verschieben, in dem sie wesentlich komplikationsreicher verläuft. Dies beruht darauf, dass die Impfung (im Gegensatz zur durchgemachten Krankheit) nur eine Immunität über maximal 10 Jahre bietet.[70] Des Weiteren liegen bisher kaum Erfahrungen darüber vor, ob Auffrischungsimpfungen (selbst wenn sie flächendeckend durchgeführt würden) überhaupt in der Lage sind, die Immunität zu verlängern. Tatsache ist, dass bei den Masernepidemien der letzten 2 Jahre vorwiegend Jugendliche und junge Erwachsene zwischen 14 und 19 Jahren erkrankten – mit den entsprechend größeren Risiken. Ein weiteres Argument gegen die systematische Vermeidung der Masernerkrankung ist die Tatsache, dass Mütter, die die Masern nicht hatten (oder geimpfte Frauen), ihren Kindern nicht den bereits angesprochenen Nestschutz gegen Masern mitgeben. Dadurch erhöht sich das Risiko für Säuglinge erheblich.

Wirkung der Impfung auf die konstitutionelle Situation
Die generelle Problematik der für alle Impfungen zutreffenden Wirkmechanismen ist im Kapitel »Impfungen« umfassend beschrieben (siehe Seite 270ff.).

Spezifisch auf die Masern bezogen lässt sich festhalten, dass ein gegen Masern geimpftes Kind daran gehindert wird, seine lymphatischen und skrofulösen Schwächen aufzuarbeiten. Damit führt die Masernimpfung zu der paradoxen Situation, dass sie genau die Krankheiten begünstigt, gegen die der kindliche Organismus mit dem Durchmachen der Masern eine größere Stabilität aufbauen könnte.

---

70 Das ist die offizielle, optimistische Einschätzung der Impfbefürworter.

Die Erfahrung zeigt, dass die Masernimpfung bei folgenden Krankheiten (die alle zum lymphatisch-skrofulösen Formenkreis gehören) als entscheidender auslösender Faktor wirken kann:

- Neurodermitis: Nach Erfahrung vieler Therapeuten ist dies eine typische und häufige Impfkrankheit.
- Alle Allergien: Die Masernimpfung aktiviert eine vorhandene allergische Diathese.
- Vergrößerung der Gaumen- und Rachenmandeln (Adenoide, Polypen) und Lymphknoten sowie alle damit verbundenen Krankheitszustände
- Infektanfälligkeit
- ADHS/ADS und andere Entwicklungsstörungen
- Alle autoaggressiven oder autoallergischen Krankheiten (Krankheiten, bei denen das Immunsystem körpereigenes Gewebe als fremd attackiert und zerstört). Im Kindesalter sind aus diesem Bereich v. a. das Gelenkrheuma und einige schwerwiegende Nervenerkrankungen zu nennen.

Interessant ist die Tatsache, dass in Frankreich und Italien die höchsten Zahlen an Masernerkrankungen in der EU vorkommen – obwohl (oder vielleicht weil) dort Impfpflicht herrscht.[71]

Mumps (Parotitis epidemica)

Bevor man anfing, gegen Mumps (im Volksmund auch Ziegenpeter genannt) zu impfen, war der Mumps eine relativ harmlose Kinderkrankheit, die bis zum Alter von 15 Jahren 95 Prozent aller Kinder durchgemacht hatten. Damit erwarben sie lebenslange Immunität gegen diese Krankheit.

Der Verlauf von Mumps wird geprägt durch ein Virus, das mit kleinen Speicheltröpfchen von einem kranken auf ein dafür empfängliches gesundes Kind übertragen wird und durch die Schleimhäute von Nase, Mund und Augen in dessen Körper gelangt.

Nach einer Inkubationszeit von zwei bis drei Wochen (oft 18 Tage) entstehen die ersten, zunächst noch sehr unspezifischen Symptome: Abgeschlagenheit, Müdigkeit, Appetitlosigkeit, Kopfschmerzen und leichte Temperaturerhöhung bis circa 38 °C.

Kurz darauf bildet sich durch die Entzündung der Ohrspeicheldrüse auf einer Seite die mumpstypische Schwellung der Wange vor der unteren Hälfte des Ohres. Dabei steht das Ohrläppchen ab. Die Schwellung selbst ist nicht sehr schmerzhaft, aber das Kauen tut weh. Im Mund kann man den rot geschwollenen Aus-

---

71 Quelle: www.ihresicherheit.eu/forum/index.php?topic=3.0 (offizielle Zahlen der WHO für 2004)

führungsgang der Ohrspeicheldrüse in der Wangenschleimhaut neben den oberen vorderen Backenzähnen gut erkennen.

Zusätzlich können sich die Speicheldrüsen im Mundboden entzünden, was man an einer geröteten Schwellung unter der Zunge erkennt.

Nach ein bis zwei Tagen können die gleichen Schwellungen auch auf der anderen Seite auftreten. Nach 8 bis 10 Tagen klingen alle Krankheitssymptome wieder ab.

Mumps ist vom 6. Tag vor Entstehung der ersten Symptome bis 9 Tage danach infektiös; in diesem Zeitraum können sich andere Kinder also anstecken.

Bei relativ vielen Kindern hat der Mumps einen so leichten Verlauf, dass er gar nicht erkannt wird. Die Auseinandersetzung mit dem Virus kann sogar völlig symptomfrei ablaufen. Trotzdem werden aber Antikörper dagegen gebildet, die in einem späteren Bluttest zufällig oder bei gezielter Suche entdeckt werden. Man nennt dies eine »stille Feiung«.

Mögliche Komplikationen

Da das Mumpsvirus eine Beziehung zum Drüsensystem des Körpers hat, können auch weitere Drüsen vom Krankheitsgeschehen betroffen sein. Relativ häufig entsteht eine Reizung der Bauchspeicheldrüse, die symptomfrei sein kann, aber durch veränderte Blutwerte (Anstieg der Amylasen) nachgewiesen werden kann. Es gibt aber auch alle anderen Schweregrade einer Bauchspeicheldrüsenentzündung (Pankreatitis) – von leichten Verdauungsstörungen bis hin zu starken Schmerzen im Oberbauch mit völliger Nahrungsmittelunverträglichkeit. In seltenen Fällen kann sich eine Zuckerkrankheit (Diabetes mellitus) entwickeln.

Wenn ein Junge Mumps nach dem Einsetzen der Geschlechtsreife bekommt, ist auch eine Hoden- und Nebenhodenentzündung möglich, was zur Unfruchtbarkeit führen kann, wenn diese beidseitig ist. Dies wird häufig als wichtigstes Argument für die Impfung gegen Mumps genannt. Dazu aber später noch mehr.

In sehr seltenen Fällen kann bei konstitutionell instabilen Kindern eine Hirnhautentzündung als Komplikation auftreten, die in den meisten Fällen aber folgenlos ausheilt.

Zur Impfung gegen Mumps

Gemäß STIKO[72] wird die Impfung gegen Mumps in Kombination mit Masern und Röteln (MMR-Impfung) ab dem 11. Lebensmonat für jedes Kind empfohlen. Der Mumps verläuft, wenn er in der Kindheit (vor der Pubertät) auftritt, in den meisten Fällen jedoch so harmlos, dass ein Kind ihn durchmachen kann und sollte.

72 STIKO = Ständige Impfkommission am Robert-Koch-Institut

Der Vorteil einer Mumpserkrankung für die Entwicklung des Kindes ist zwar nicht so deutlich erkennbar wie etwa bei Masern, aber die aktive Auseinandersetzung mit der Krankheit fördert auf jeden Fall die konstitutionelle Stabilität eines lymphatischen Kindes.

Kritisch wird es erst, wenn ein Junge bis zum Eintritt seiner Geschlechtsreife den Mumps nicht hatte. In diesem Fall sollte man mit 14 oder 15 Jahren durch eine Blutuntersuchung feststellen, ob eine stille Feiung stattgefunden hat (also Antikörper gegen Mumps vorhanden sind) und das Ergebnis als Grundlage zur Entscheidung für oder gegen eine Impfung nehmen.

Allerdings gibt es keinen Einzelimpfstoff gegen Mumps mehr. Man muss daher abwägen, ob eine MMR-Kombinationsimpfung akzeptabel ist.

Behandlungshinweise:
Wenn das Kind Fieber hat, sollte es bis zwei Tage nach Abklingen des Fiebers im Bett bleiben. Aus den gleichen Gründen, die bei Masern beschrieben sind, dürfen auch bei Mumps keine fiebersenkenden Mittel und keine Antibiotika gegeben werden. In den seltenen Fällen, in denen das Fieber über 39 °C steigt, sind Einläufe und Wadenwickel sinnvoll.

Wenn das Kauen wehtut, kann das Kind leicht verdauliche, flüssige oder breiige Nahrung bekommen (z.B. Suppen, Kartoffelbrei und püriertes Gemüse). Wenn das Kind für ein paar Tage keinen Appetit hat, ist das in Ordnung. Es sollte aber unbedingt mindestens 1 bis 1½ Liter pro Tag trinken (Kleinkinder entsprechend weniger). Hier empfiehlt sich Tee aus der Gundelrebe (Hb. Glechomae), vielleicht mit etwas Honig gesüßt, aber kein Zucker.

Die Abschwellung der Ohrspeicheldrüse kann man mit Auflagen aus mehrlagigem Baumwolltuch unterstützen, das mit Tee aus Ringelblüten (Flor. Calendulae) getränkt wurde. Diese Auflage hält sich das Kind für 10–15 Minuten auf die geschwollene Backe. Die Prozedur kann mehrmals täglich wiederholt werden.

Zusätzlich sollte man die geschwollene Backe, den Kieferwinkel und den Hals seitlich mit der Itiris-Salbe (Pekana) mehrmals täglich sanft einreiben.

Als homöopathisches Mittel kommen *Apis D6* Globuli zum Einsatz: 3 x täglich 5 Kügelchen.

Als Basistherapie sollten die im Kapitel »Lymphatismus« aufgeführten Lymph- und abwehraktivierenden Mittel eingesetzt werden (siehe Seite 99ff und 128).

Bei schwerem bzw. unklarem Krankheitsverlauf sollten Sie einen erfahrenen naturheilkundlichen Therapeuten zu Rate ziehen.

Röteln (Rubeola)

Die Röteln sind eine sehr harmlos verlaufende Krankheit, die nahezu alle Kinder durchmachten, bevor begonnen wurde, dagegen zu impfen. Für nichtgeimpfte Kinder hat sich an der Harmlosigkeit der Röteln nichts geändert, bloß besteht heute eine geringere Chance, sich mit den Röteln zu infizieren. Auch bei den Röteln ist es so, dass nur die Krankheit selbst eine sichere lebenslange Immunität hinterlässt – nicht jedoch die Impfung.

Der Verlauf der Röteln wird geprägt durch ein Virus, das durch Speicheltröpfchen übertragen wird.

Die Inkubationszeit beträgt zwei bis drei Wochen. Danach treten leichte Erkältungssymptome auf, und es kommt zur Schwellung vieler Lymphknoten, die man besonders deutlich am Hinterkopf, im Nacken und hinter den Ohren tasten kann. Am nächsten Tag beginnt ein Ausschlag (Exanthem), der im Gesicht beginnt und sich nach unten über den Körper ausbreitet. Typisch sind flache, blass-rote, nicht zusammenfließende kleine Flecken mit 3 bis 5 mm Durchmesser. (Zur Unterscheidung: Bei Masern fließen die Flecken großflächig zusammen.)

Im Mund ist auch die Schleimhaut des weichen Gaumens (vor dem Gaumenzäpfchen) fleckig gerötet. Die Körpertemperatur ist meist nicht über 38 °C erhöht.

Häufig läuft die Auseinandersetzung mit dem Rötelnvirus symptomfrei ab, und die Immunität entsteht, ohne dass die Krankheit erkennbar durchgemacht wurde (stille Feiung). Komplikationen kommen bei Röteln kaum vor.

Die größte Gefahr der Röteln besteht in der Schwangerschaft: Erkrankt eine Frau in den ersten drei Monaten einer Schwangerschaft an Röteln, ist das Risiko einer Fehlgeburt oder schwerer Missbildungen beim Kind groß: Herzfehler, Gehirn-, Ohren- und Augenmissbildungen (Blindheit), Zahndefekte und weiteres können die Folge für das sich entwickelnde Kind sein (Rötelnembryopathie).

Zur Röteln-Impfung

Die oben beschriebenen Risiken in der Schwangerschaft stellen die größte Gefahr dar, die von den Röteln ausgeht. Da aber nur die natürliche Krankheit eine sichere und lebenslange Immunität erzeugt, ist es ein großer Vorteil, wenn ein Mädchen in der Kindheit diese Krankheit durchmacht, wobei aber die Chance dafür durch die Impfprogramme immer geringer wird. Sollte ein Mädchen die Röteln nicht in typischer Weise gehabt haben bzw. wenn Zweifel daran bestehen, sollte man nach der ersten Menstruation eine Blutuntersuchung durchführen, bei der die Antikörper gegen Röteln bestimmt werden. Sind diese nicht ausreichend vorhanden, sollte das Mädchen gegen Röteln geimpft werden. Es ist ein Röteln-Einzelimpfstoff erhältlich.

In den letzten Jahren sind Röteln-Reihenimpfungen in Schulen in Mode gekommen, bei denen alle Mädchen – unabhängig davon, ob sie die Röteln hatten oder nicht – geimpft werden sollen. Abgesehen davon, dass kein Mädchen zu dieser Impfung verpflichtet werden darf, ist dieses Vorgehen als unverantwortlich zu bezeichnen. Jede Impfung birgt Risiken, denen man seine Kinder nicht ohne triftigen Grund aussetzen sollte. Wir haben in der Praxis schon mehrfach Frauen erlebt, die auch nach dreifacher Rötelnimpfung keine Antikörper bildeten. Dies ist ein deutlicher Beleg dafür, wie unsicher die Wirkung der Impfung ist. Dies ist ein wichtiges Argument dafür, die Röteln in der Kindheit durchzumachen, denn nur so ist wirkliche Sicherheit für den Rest des Lebens gewährleistet.

Behandlungshinweise:
Normal verlaufende Röteln brauchen im Grunde keine Behandlung, denn sie heilen von selbst schnell wieder aus.

Man kann dem Kind aber durch Lymphmittel und mit einem abwehrsteigernden Mittel helfen (siehe Kapitel »Lymphatismus«, Seite 99 und 128), die Krankheit gut zu überstehen.

Falls der Ausschlag nicht schön »blüht«, kann man ihn mit Salzwaschungen (siehe Seite 52) unterstützen.

Windpocken (Varizellen)

Auch die Windpocken sind eine harmlose endemische Krankheit, die die meisten Kinder in den ersten Lebensjahren durchmachen. Ihr Verlauf wird geprägt durch ein Virus der Herpes-Familie, das Varizella-Zoster-Virus. Dabei besteht eine Besonderheit: Die erste Erkrankung läuft mit der Symptomatik der Windpocken ab. Danach wird dieser Mensch zwar die Windpocken nicht nochmals bekommen, es kann aber später eine Zweiterkrankung in Form der Gürtelrose (Zoster) auftreten, die sich unter Umständen sogar mehrfach wiederholen kann.[73]

Das Virus kann mit der Luft über mehrere Meter übertragen werden und gelangt über Mund, Nase und Augen in den Körper. Wenn ein Kind die Bereitschaft für die Windpocken-Erkrankung hat, treten nach der Inkubationszeit von zwei bis drei Wochen die ersten Allgemeinsymptome mit leichtem Fieber und eventuell Gliederschmerzen auf. Nach ein bis zwei Tagen entsteht der typische Ausschlag, der am Rumpf und Kopf beginnt und sich dann auf Arme und Beine ausdehnt: rote Flecken, die zu flüssigkeitsgefüllten Bläschen werden, deren Inhalt zuerst klar ist,

---

73 Da die Gürtelrose keine typische Erkrankung im Kindesalter ist, wird sie hier nicht näher beschrieben. Nur so viel: Das Auftreten einer Gürtelrose ist immer das Zeichen für eine ernst zu nehmende Abwehrschwäche des Immunsystems und sollte als Warnsignal gewertet werden. Die Suche nach den Ursachen für diese Immunschwäche sollte nicht aufgeschoben werden, um sie richtig behandeln zu können.

um dann trüb und gelb zu werden. Nach ein bis zwei Tagen trocknen die Bläschen ab und bilden einen rot-schwarzen Schorf. Dabei besteht starker Juckreiz. Die Hauterscheinungen können auch auf der behaarten Kopfhaut und den Schleimhäuten von Mund, Augen und Geschlechtsteilen auftreten. Dabei sind verschiedene Stadien der Bläschen gleichzeitig vorhanden – frisch entstehende und bereits abheilende. Die Phase, in der die Hauterscheinungen aufblühen, dauert im Allgemeinen drei bis vier Tage; bis alle Bläschen wieder abgeheilt sind, ein paar Tage mehr.

Auffällig ist, dass die Stärke des Ausschlags sehr unterschiedlich ist. Manche Kinder sind von Bläschen übersät, während andere nur wenige Bläschen aufweisen. Auch hier sieht man wieder, dass die individuelle konstitutionelle Veranlagung eines Kindes den Verlauf der Krankheit maßgeblich prägt.

Die Krankheit ist von einem Tag vor Beginn der ersten Symptome bis zum Abfallen der letzten Schorfstückchen für nicht-immune Personen ansteckend.

Für die meisten Kinder sind die Windpocken eine harmlose Krankheit, wobei sie der Juckreiz am meisten belastet. Komplikationen in Form einer Hirnhautentzündung treten nur bei Kindern auf, deren Immunsystem sehr geschwächt ist – auch durch entsprechende Medikamente (Kortisonpräparate und andere Immunsuppressiva).

Auch kann es durch Aufkratzen der Bläschen zur Verunreinigung der Wunde mit Bakterien kommen, was zu eitrigen Entzündungen führt.

Bekommen aber Erwachsene, die als Kind die Windpocken nicht durchgemacht haben, diese Krankheit, läuft sie oft als schwerer fieberhafter Infekt ab, der die Betroffenen für mehrere Wochen arbeitsunfähig macht.

Diese Tatsache ist auch ein wichtiges Argument gegen die seit Kurzem durch die STIKO empfohlene Windpocken-Impfung bei Kindern. Davon abgesehen, dass die Krankheit für Kinder so harmlos ist, dass es – abgesehen von den Geschäftsinteressen der von Impfungen profitierenden Parteien – keinen plausiblen Grund gibt, sie zu vermeiden, verhindern die Impfungen die aktive Auseinandersetzung mit der Krankheit in der von der Natur dafür vorgesehenen Lebensphase. Damit wird sich das Erkrankungsalter der Windpocken, wie wir es bei den Masern bereits erleben, ins Erwachsenenalter verlagern.

Behandlungshinweise:
Nur in ungewöhnlich schweren Fällen ist eine Behandlung der eigentlichen Krankheit überhaupt notwendig. Sinnvoll sind aber juckreizlindernde Maßnahmen. Dabei muss beachtet werden, dass der Hautausschlag ein biologisch sinnvoller Vorgang ist, bei dem der Körper belastende Stoffe über die Haut ausscheidet. Deshalb darf der Ausschlag nicht unterdrückt werden, was beispielsweise mit

Zink- und Kortisonsalben, aber auch mit der häufig verordneten Zink-Schüttelmixtur geschieht.

Juckreizlindernd, aber nicht unterdrückend sind Abwaschungen mit einem Tee aus *Echtem Labkraut* (Galium verum) oder *Klettenlabkraut* (Galium aparine). Zusätzlich sollte das Kind täglich drei kleine Tassen Tee aus *Feldstiefmütterchen* (Viola tricolor) trinken, der auch gut schmeckt.

Auch das Bestreuen mit *Wecesin*-Puder (Weleda) lindert den Juckreiz.

Wenn der Juckreiz extrem ist, kann man die entsprechenden Bläschen mit einer *Lidocain*-Salbe betupfen, die Sie von verschiedenen Herstellern in der Apotheke bekommen.

Bei schwerem bzw. unklarem Krankheitsverlauf sollten Sie einen erfahrenen naturheilkundlichen Therapeuten zu Rate ziehen.

Drei-Tage-Fieber (Exanthema subitum, Roseola infantum)

Hohes Fieber (über 40 °C), das sich rasch entwickelt und etwa drei Tage anhält, hat der Krankheit ihren Namen gegeben. Mit dem Fieberrückgang bildet sich ein Ausschlag an Bauch und Rücken, der bis zum Nacken hochsteigt. Er besteht aus kleinen roten Flecken, die auch zu größeren zusammenfließen und etwas geschwollen (erhaben) sein können. Dabei sind die Lymphknoten am Hals vergrößert, und es können rote Flecken an Gaumen und Zäpfchen entstehen. Der Ausschlag verschwindet nach wenigen Tagen wieder. Als sehr seltene Komplikationen können bei dieser Krankheit Durchfall und Erbrechen, Hirnhautreizungen und Fieberkrämpfe auftreten.

Das Drei-Tage-Fieber bekommen fast ausschließlich Säuglinge und Kleinkinder bis zum zweiten Lebensjahr.

Die Symptomatik der Krankheit wird durch ein Herpesvirus geprägt, das Ähnlichkeit mit dem Epstein-Barr-Virus hat, der für das Pfeiffersche Drüsenfieber verantwortlich gemacht wird. Die Inkubationszeit beträgt sechs bis sieben Tage.

Behandlungshinweise

Da die Krankheit in der Regel harmlos verläuft, ist eine Behandlung meist auch nicht notwendig, aber unterstützen kann man das betroffene Kind in jedem Fall. Während der Fieberphase kann man Einläufe oder kühlende Wadenwickel machen, und wenn das Kind nicht schlafen kann, hilft ein homöopathisches *Viburcol*-Zäpfchen (Heel), um Ruhe zu finden.

Außer bei Kindern, die Fieberkrämpfe entwickeln, sollten auch bei dieser Krankheit keine fiebersenkenden Medikamente (z. B. mit dem Wirkstoff Paracetamol oder ASS) gegeben werden, weil sie den effizienten körpereigenen Abwehrmechanismus unterdrücken.

Bei schwerem bzw. unklarem Krankheitsverlauf sollten Sie einen erfahrenen naturheilkundlichen Therapeuten zu Rate ziehen.

Es gibt relativ viele Kinder, die nach fast jedem fieberhaften Infekt für einige Tage einen Ausschlag bekommen, der auch jucken kann. Da ein Kind das Drei-Tage-Fieber in der Regel nur einmal bekommt, stellt sich in solchen Fällen die Frage, welche dieser Krankheitsepisoden das Drei-Tage-Fieber war oder ist. Genau klären lässt sich das nur durch Blutuntersuchungen, deren Ergebnis aber kaum Bedeutung für die Behandlung haben wird. Deshalb werden sie selten durchgeführt, und viele Eltern können später nicht genau sagen, ob ihr Kind das Drei-Tage-Fieber hatte.

In jedem Fall zeigt das Auftreten eines Ausschlags nach einem Infekt, dass der Körper verbliebene Krankheitsgifte über die Haut ausscheidet – ein unterstützenswerter Vorgang, der auf keinen Fall unterdrückt werden darf.

Keuchhusten (Pertussis)

Nach einer Inkubationszeit von 10 bis 14 Tagen beginnt der Keuchhusten mit unspezifischen Infektsymptomen: Krankheitsgefühl, die Kinder sind knatschig und haben einen uncharakteristischen Husten. Dabei kann auch leichtes Fieber um 38 °C auftreten. Weil sich die Symptome im ersten, katarrhalischen Stadium noch nicht von denen eines grippalen Infektes unterscheiden, ist die Diagnose nur über eine Laboruntersuchung des Nasen-Rachen-Sekretes möglich. Lediglich wenn bekannt ist, dass das Kind Kontakt mit einem Keuchhustenkind hatte, wird in diesem Stadium bereits Verdacht auf eine Keuchhustenerkrankung bestehen. Nach ein bis zwei Wochen entwickeln sich nach und nach die typischen Keuchhustensymptome: In unregelmäßigen Abständen treten heftige Hustenanfälle auf, bei denen die Hustenstöße so dicht aufeinander folgen, dass man von Stakkatohusten spricht. Dabei kommt das Kind kaum zum Luftholen und bekommt durch die Atemnot eine rot-blaue Gesichtsfarbe. Die Zunge ist beim Husten vorgestreckt. Ein solcher Anfall endet meist mit einer erlösenden, geräuschvoll ziehenden, heftigen Einatmung und dem Herauswürgen von zähem, glasigen Schleim, manchmal auch Erbrechen. Solche Anfälle können in Extremfällen bis zu 30 Mal am Tag auftreten, vorwiegend nachts. Allerdings sind die Häufigkeit und die Stärke dieser Anfälle von Kind zu Kind sehr verschieden. Ein schwerer Keuchhustenverlauf schwächt ein Kind sehr, nicht nur durch den Husten selbst, sondern auch durch das Erbrechen und den immer wieder unterbrochenen Schlaf.

Als Begleiterscheinung ist das Gesicht aufgedunsen, und die Halsvenen treten gut sichtbar hervor (Stauungszeichen). Außerdem kann es zu Blutungen in die Bindehaut des Auges kommen (Rotfärbung des Augenweiß), manchmal sind auch Blutspuren im Schleim.

Die Hustenanfälle lassen nach drei bis vier Wochen langsam nach, können aber noch einige Monate lang gelegentlich auftreten.

Mögliche Komplikationen
Bei konstitutionell geschwächten Kindern kann eine Bronchitis oder Lungenentzündung auftreten. In seltenen Fällen kommt es durch den Überdruck im Kopf bei den Hustenabfällen zu Schwellungen und kleinen Blutungen im Gehirn (Keuchhustenenzephalopathie), die zu Bewusstseinsstörungen, Krämpfen, Lähmungen und Gehirnleistungsstörungen führen können, in sehr seltenen Fällen sogar zum Tod. Bei Säuglingen in den ersten sechs Monaten treten statt der typischen Keuchhustenanfälle auch Atemstillstände auf. Daher ist der Keuchhusten für sehr junge Säuglinge die gefährlichste Kinderkrankheit. Für Kinder, die älter als ein halbes Jahr sind, ist die Krankheit zwar kein Zuckerschlecken, aber für ein konstitutionell stabiles Kind kein besonders großes Problem, zumal der Keuchhusten sich naturheilkundlich sehr gut behandeln lässt.

Ein durchgemachter Keuchhusten hinterlässt lebenslange Immunität.

Die Keuchhustenerkrankung wird geprägt durch ein Bakterium namens *Bordetella pertussis*, das durch kleine Tröpfchen beim Sprechen, Husten und Niesen von einem Kind auf ein anderes übertragen werden kann. Dabei ist die Ansteckungsgefahr in der ersten, unspezifischen Phase am größten.

Das Bakterium selbst ist jedoch nicht für die typischen Hustenanfälle verantwortlich, sondern ein von ihm gebildeter Giftstoff (Toxin). Dieser führt zur vorübergehenden Schädigung des Hustenzentrums im Gehirn, was die keuchhustentypischen Anfälle auslöst. Keuchhusten ist so gesehen keine Krankheit der Atemwege, sondern des Nervensystems. Deshalb bleiben übliche Hustenmittel auch wirkungslos.

Von schulmedizinischer Seite wird meist ein Antibiotikum verordnet, das zwar die Hustenanfälle nicht verhindert, aber die Ansteckungsgefahr reduziert. Allerdings muss man bei einem antibiotisch behandelten Keuchhusten damit rechnen, dass sich keine stabile Immunität entwickelt – zusätzlich zu den bereits beschriebenen grundsätzlichen Problemen der Antibiotikabehandlungen.

Bei einem Kind, das sich in kompetenter naturheilkundlicher Betreuung befindet, ist ein Antibiotikum in den meisten Fällen nicht notwendig. Allerdings darf das Kind in diesem Fall bis zum deutlichen Abklingen der Hustenanfälle keinen Kontakt mit nicht-immunen Personen haben.

Behandlungshinweise:
Gleich zu Beginn der Erkrankung sollte ein immunstimulierendes Mittel gegeben werden (siehe Seite 128).

Keuchhustenanfälle sprechen gut auf die folgenden homöopathischen Mittel an:

- *Drosera D4* Globuli (Hauptmittel)
- *Tartarus emeticus D6* Globuli
- *Cuprum metallicum D6* Globuli
  Von diesen Mitteln können in der akuten Hustenphase stündlich 5 Kügelchen gegeben werden. Wenn die Anfälle nachlassen: 3 x täglich 5 Kügelchen.

Sehr bewährt haben sich auch folgende homöopathischen Komplexmittel:

- *Viropect* Tabletten (DHU): Bis zu stündlich 1 Tablette lutschen, evtl. auch zu Pulver zerdrückt oder in Tee.
- *Pekana Nr. 20* Globuli (Pekana): Dosierung wie bei den oben genannten homöopathischen Einzelmitteln.

Diese Mittel verhindern die Hustenanfälle zwar nicht, reduzieren sie aber deutlich in ihrer Häufigkeit und Heftigkeit und verkürzen die Zeit der Hustenanfälle. Ein plötzliches Abstellen der Anfälle wäre nach den Gesetzen naturgemäßer Heilung nicht sinnvoll, denn dies würde dem langsam ablaufenden Heilungsprozess entgegenarbeiten.

Bewährt hat sich auch das *Spenglersan Kolloid T,* von dem 2 x *wöchentlich* (nicht täglich!) 3 Tropfen in die Bauch- oder Unterarmhaut des Kindes eingerieben werden.

Ein Keuchhustenkind sollte körperlich geschont werden, braucht aber nicht im Haus zu bleiben, denn viel frische Luft unterstützt den Heilungsprozess. Hilfreich sind auch Klimawechsel. Früher ist man mit Keuchhustenkindern in einen Stall mit Tieren gegangen, weil man beobachtet hat, dass die Stallluft die Anfälle lindert. Das wird bei Kindern, die in der Stadt leben, meist nicht möglich sein. Vielleicht haben Sie aber die Möglichkeit, mit Ihrem Kind ein paar Tage ans Meer zu fahren oder ins Gebirge. Vielleicht auch nur zum Spazierengehen auf einen Berg in der Nähe Ihres Wohnortes.

Zusätzlich zu diesen Mitteln sollte ein Keuchhustenkind direkt nach der Diagnosestellung Hypericum D6 Globuli, 3 x täglich 5 Kügelchen, bekommen. Das unterstützt und beschleunigt die Regeneration des Hustenzentrums im Gehirn.

Ergänzend kann man bei Keuchhusten die folgende (oder ähnliche) Teemischung geben:

Wollblumenblüten	20.0
Walnussblätter	20.0
Gänsefingerkraut	30.0
Melissenblätter	30.0

Zutaten mischen.

Davon 3 kleine Tassen täglich als Aufguss, mit etwas Honig gesüßt, trinken.

Positive Aspekte des Keuchhustens
Bei Kindern, die den Keuchhusten durchgemacht haben, erlebt man einen sehr deutlichen Entwicklungsschub in der Sprachentwicklung. So sind Eltern manchmal geradezu verblüfft darüber, dass ihr Kind bereits während des Keuchhustens innerhalb weniger Tage lernt, ganze Sätze und seine Wünsche und Bedürfnisse zu formulieren. In diesem Sinn ist der Keuchhusten eine echte Entwicklungshilfe.

Folgen der Keuchhustenimpfung
Bevor sich die Situation durch die Impfungen veränderte, gehörte der Keuchhusten zu den selbstverständlichen Krankheiten, die fast jedes Kind im Vorschulalter durchmachte. Heute erlebt man den Keuchhusten nur noch selten mit seiner typischen Symptomatik. Dafür tritt er relativ häufig als Pseudo-Keuchhusten mit hartnäckigem Reizhusten auf, der nachts besonders intensiv ist und auf übliche Hustenmittel nicht anspricht. Da aber nach gängiger Lehrmeinung ein geimpftes Kind keinen Keuchhusten bekommen kann, schließt man diese Möglichkeit häufig von vornherein aus und untersucht deshalb nicht in diese Richtung.

Die Keuchhustenimpfung zieht noch einige andere Probleme nach sich: Wirklich bedrohlich ist der Keuchhusten nur für Säuglinge, die jünger als ein halbes Jahr sind. In dieser Zeit besteht aber selbst bei Impfung nach STIKO-Plan noch kein sicherer Impfschutz. Diesen sollte (zumindest ein gestilltes Kind) der Säugling über die Muttermilch bekommen. Aber diesen Nestschutz kann nur eine Mutter geben, die durch das eigene Durchmachen des Keuchhustens in ihrer Kindheit eine lebenslange Immunität entwickeln konnte. Eine geimpfte Mutter kann daher ihrem Kind keinen Nestschutz geben. Dieser Mechanismus (der im Übrigen für Masern, Mumps, Röteln und Windpocken gleichermaßen gilt) zeigt deutlich, dass die Impfungen über lange Zeiträume große Probleme nach sich ziehen, die bei oberflächlicher Betrachtung nicht offensichtlich sind – und auch öffentlich nicht gerne diskutiert werden.

Scharlach (Scarlatina)

Nach einer Inkubationszeit von drei bis sieben Tagen beginnt der Scharlach mit einer fieberhaften Mandelentzündung, mit Kopfschmerzen, starkem allgemeinem Krankheitsgefühl und häufig Erbrechen. Dabei steigt das Fieber rasch an, wobei Schüttelfrost entsteht. Die Mandeln sind stark vergrößert und gerötet und haben eitrige Beläge. Sie sind so schmerzhaft, dass die Kinder oft nichts schlucken können, manchmal nicht einmal Wasser oder Tee. Dabei sind die Lymphknoten im Kieferwinkel stark vergrößert und schmerzen bei Berührung. Die Zunge ist zu Beginn der Krankheit weiß belegt und wird dann vom Rand her zunehmend scharlachrot; es entwickelt sich die sogenannte Himbeer- oder Erdbeerzunge.

Noch während die Mandelentzündung besteht, entwickelt sich ein Ausschlag, der aus kleinen roten Flecken besteht, die so dicht stehen können, dass die ganze Haut rötlich erscheint. Die Fleckchen sind etwas erhaben und fühlen sich rau an. Der Ausschlag beginnt am Brustkorb, breitet sich über den ganzen Rumpf und anschließend über Arme, Beine und das Gesicht aus. Charakteristisch für den Scharlach ist, dass die Haut um den Mund und das Kinn frei vom Ausschlag bleibt und, verglichen mit der Umgebung, blass wirkt. Der Ausschlag kann jucken. Wenn er abklingt, schält sich in vielen Fällen die Haut der Hand- und Fußflächen, manchmal in großen Fetzen. Dieses Symptom tritt manchmal auch nach einem untypischen Infekt auf und lässt damit erkennen, dass es sich um einen (bisher unerkannten) Streptokokken-Infekt gehandelt hat.

Der Krankheitsverlauf des Scharlachs wird geprägt durch eine bestimmte Art von Eiter bildenden Bakterien (Beta-hämolysierende Streptokokken der Gruppe A), die über Tröpfchen beim Sprechen, Husten und Niesen, direkten Kontakt von Mensch zu Mensch oder über Gegenstände übertragen werden, die mit den Bakterien verunreinigt sind.

Mögliche Komplikationen

Bei Scharlach treten nicht selten zusätzlich eine Mittelohrentzündung oder auch Entzündungen der Lymphknoten auf.

Selten gibt es schwere Scharlach-Verläufe, bei denen die Streptokokken im Blut vorhanden sind und zu eitrigen Entzündungen in verschiedenen Körperregionen führen können (u. a. Hirnhautentzündung, Darmentzündung, Entzündung des Warzenfortsatzes hinter dem Ohr [Mastoiditis]).

Nach einer symptomfreien Zeit von zwei bis vier Wochen kann es nach Scharlach zu einem zweiten Kranksein kommen. Dabei können rheumatische Gelenkentzündungen, aber auch Nierenentzündungen oder Entzündungen der Herzinnenhaut (Endokarditis) bzw. des Herzmuskels (Myokarditis) entstehen.

In den letzten 20 Jahren ist zu beobachten, dass der Scharlach in relativ milder Verlaufsform auftritt. Die Gründe dafür sind nicht bekannt.

Beim Scharlach sind für die Entstehung der Krankheit nicht die Streptokokken allein verantwortlich, sondern die konstitutionelle Situation des Kindes und insbesondere die Funktionsfähigkeit seines Lymphsystems geben den Ausschlag, ob die Krankheit überhaupt entsteht und wenn, in welcher Weise sie abläuft. So werden Kinder mit ausgeprägtem Lymphatismus eine stärkere Anfälligkeit für Scharlach und andere Streptokokken-Infekte haben. Andererseits kann das Durchmachen der Krankheit gerade diesen Kindern helfen, ihren Lymphatismus zu überwinden.

Es gibt verschiedene Stämme von Streptokokken, von denen einige sogar zu den Symbionten der Schleimhaut des Nasen-Rachen-Raumes gehören und daher wichtig für die Leistungsfähigkeit des Dreiergespanns Schleimhaut-Lymphsystem-Flora sind. Die Scharlach-Streptokokken gehören zwar nicht zu den obligatorischen Stämmen der Schleimhautflora, aber sie sind bei vielen Menschen im Mund, Rachen und auf den Mandeln vorhanden, ohne krank zu machen. Wenn eine Krankheit entsteht, an der sie beteiligt sind, muss diese nicht zwangsläufig mit der kompletten Symptomatik des Scharlachs ablaufen. Es kann auch eine normale Mandelentzündung oder ein unspezifischer Infekt entstehen. Auch in diesen Fällen sind die Entzündungsprozesse und das Fieber die wichtigsten körpereigenen Abwehrmechanismen, die mittels einer Korrektur des Milieus das gesunde Gleichgewicht zwischen menschlichem Organismus und Mikroben wiederherstellen.

Dies ist wichtig zu wissen, denn es kommt sehr häufig vor, dass beim Kinderarzt ein Schnelltest auf Scharlach-Streptokokken gemacht wird. Wenn der positiv ist (die besagten Bakterien wurden nachgewiesen), wird häufig die Diagnose Scharlach gestellt. Das stimmt aber nur, wenn tatsächlich die oben beschriebenen Scharlach-Symptome vorhanden sind. Wenn das Kind lediglich Halsschmerzen hat, hat es wahrscheinlich eine Streptokokken-Angina – aber *keinen* Scharlach. Wenn das Kind trotz Streptokokken-Nachweis keine Symptome hat, stellen die Keime kein Problem dar. Denn das Immunsystem hält es in diesem Fall offensichtlich nicht für nötig, eine Entzündung zu entfachen. Daher wäre es äußerst unklug, in einem solchen Fall ein Antibiotikum zu geben. Die dadurch ausgelöste Milieuschädigung und Schwächung des Lymphsystems wäre weitaus schlimmer als ein paar symptomfreie Streptokokken auf den Mandeln.

Die schulmedizinische Behandlung eines Streptokokken-Infektes erfolgt mit dem Antibiotikum Penicillin oder einer ähnlichen Substanz. Das ist bei einem schweren Scharlach eventuell sinnvoll, bei leichten Verläufen aber nicht unbedingt notwendig. Als wichtigstes Argument für die angeblich zwingende Gabe eines Antibiotikums werden die oben beschriebenen Komplikationen Rheuma, Nierenentzündung und Herzinnenhautentzündung genannt. Es steht außer Frage, dass solche Komplikationen verhindert werden müssen. Aber es ist eine Fehleinschätzung, dass das mit einem Antibiotikum sicher möglich ist. Damit verringert sich zwar die Gefahr von Komplikationen, aber eine Garantie bietet es auch nicht.

Auch für Scharlach – und andere Streptokokken-Krankheiten – gibt es sehr effiziente naturheilkundliche Behandlungsmöglichkeiten, die zudem das Risiko für Komplikationen reduzieren.[74]

Bei Kindern, deren Streptokokken-Erkrankungen antibiotisch behandelt werden, beobachtet man regelmäßig, dass die Krankheit nach einigen Wochen wieder aufflackert (»Mein Kind hat schon wieder Scharlach.«) und später in andere Krankheitsmuster mutiert. Die Gesetzmäßigkeiten, die zu diesen Phänomen führen, sind im Kapitel »Entzündung« ausführlich beschrieben (siehe Seite 27) und besitzen auch in diesem Fall Gültigkeit.

Bezogen auf den Scharlach bedeutet das: Um ihn endgültig auszuheilen, muss früher oder später ein therapeutischer Weg gefunden werden, der ohne Antibiotika auskommt. Warum geht man den also nicht von vorneherein?

Immunität

Ein durchgemachter Scharlach verhindert im Allgemeinen, dass die Krankheit in ihrer vollen Ausprägung nochmals auftritt. Er verhindert aber nicht, dass andere Streptokokken-Erkrankungen (z. B. Mandelentzündungen) entstehen.

Behandlungshinweise:

Die Behandlung eines Scharlachs gehört unbedingt in die Hand eines erfahrenen Therapeuten!

Zusätzlich kann Ihrem Kind aber mit folgenden Maßnahmen bei der Überwindung der Krankheit geholfen werden:
- Einläufe und Wadenwickel in der Fieberphase

74 Man kann nur darüber spekulieren, woran es liegt, dass so häufig ignoriert wird, dass zwischen Schulmedizin (als höchst effizienter Notfallmedizin) und Nichts-Tun die Naturheilkunde als adäquate Heilkunde für die meisten Krankheiten des täglichen Lebens existiert.

- Reichlich zu trinken geben. Sinnvoll wäre die folgende (oder eine ähnliche) Teemischung:

Ringelblumenblüten 30.0
Holunderblüten 30.0
Walnussblätter 10.0
Goldrutenkraut 30.0

Zutaten mischen.
Zubereitung als Aufguss: 1 Teelöffel pro Tasse, 5 Minuten ziehen lassen.
- Gurgeln mit Salbeitee
- Unterstützen des Ausschlags mit Salzwasser-Abwaschungen, wenn er nicht richtig »blüht«.
- Bei Juckreiz: Abwaschungen mit Essigwasser oder Labkrauttee (Echtes Labkraut oder Klettenlabkraut)
- Lymphmittel (siehe Seite 99ff.)
- Falls Ihr Kind ein Antibiotikum bekommen hat, müssen die Schleimhautfloren wieder aufgebaut werden. Damit sollte man aber erst beginnen, wenn die antibiotische Behandlung abgeschlossen ist.

Pfeiffersches Drüsenfieber (infektiöse Mononukleose)
Rund 95 Prozent aller Menschen machen diese Krankheit im Laufe ihres Lebens durch, wobei ihr Verlauf sehr unterschiedlich sein kann. Vor allem Kleinkinder entwickeln keine oder nur sehr schwache Symptome. Es gibt aber auch sowohl heftige akute, als auch chronische Verlaufsformen, an denen die Betroffenen monate-, in seltenen Fällen sogar jahrelang zu leiden haben.

Das Pfeiffersche Drüsenfieber gehört nicht zu den klassischen Kinderkrankheiten. Es tritt schwerpunktmäßig im Pubertätsalter auf, wenn die ersten sexuellen Kontakte stattfinden, denn das krankheitsprägende Virus (Eppstein-Barr-Virus [EBV]) wird durch Speichel übertragen. Im englischen Sprachbereich wird die Krankheit daher auch »kissing disease« genannt.

Eine Person, die das Pfeiffersche Drüsenfieber hatte, scheidet noch Wochen nach der Krankheit die Viren im Speichel aus, woran sich nicht-immune Menschen infizieren können.

Nach dem Durchmachen der Krankheit bleibt das EBV im Körper vorhanden, wird aber vom Immunsystem so weit in Schach gehalten, dass eine zweite Erkrankung nur sehr selten vorkommt.

Der Name der Krankheit leitet sich vom Kinderarzt Emil Pfeiffer (1846–1921) ab, der sie als Erster beschrieben hat.

Die akute Form des Pfeifferschen Drüsenfiebers

Bei Kindern beträgt die Inkubationszeit sieben bis dreißig Tage, bei Jugendlichen und Erwachsenen treten die ersten Symptome erst nach vier bis sieben Wochen auf.

Die Krankheit beginnt mit extremer Müdigkeit, Schwächegefühl und manchmal auch depressiven Verstimmungen. Jede kleine Anstrengung erfordert viel Kraft und Überwindung und provoziert Schweißausbrüche. Dieser Zustand ist typisch für die Krankheit und bleibt während ihrer gesamten Verlaufszeit bestehen. In den meisten Fällen steigt das Fieber nicht über 39 °C, es gibt aber auch hochakute Fälle, bei denen eine Körpertemperatur von um die 40 °C über mehrere Tage bestehen bleibt. Dabei entwickelt sich eine Mandelentzündung (Tonsillitis) mit grauen Belägen und heftigen Halsschmerzen, die jedes Schlucken zur Qual machen. Es entsteht fauliger Mundgeruch.

Da das gesamte Lymphsystem aktiv an der Überwindung der Infektion beteiligt ist, können Lymphknoten im gesamten Körper schmerzhaft vergrößert sein. Gut sicht- und tastbar sind sie im Kieferwinkel und am Hinterkopf. Bei manchen Kranken sind auch die Lymphknoten in den Achselhöhlen und der Leiste geschwollen. Bauchschmerzen weisen darauf hin, dass auch die Lymphknoten des Darmes am Abwehrprozess beteiligt sind. Nicht selten ist auch die Milz vergrößert, was sich durch Schmerzen und Seitenstechen im linken Oberbauch bemerkbar macht.

In den meisten Fällen klingen die Symptome nach sieben bis zehn Tagen wieder ab, können sich bei abwehrschwachen Personen aber deutlich länger hinziehen.

Komplikationen

Es kann zu einer zusätzlichen Infektion (Superinfektion) mit Streptokokken auf den Mandeln kommen. In seltenen Fällen können Entzündungen von Gehirn, Lunge, Nieren, Leber (Schwellung und Gelbsucht) und Herz sowie verschiedene Veränderungen im Blut auftreten.

Obwohl das Pfeiffersche Drüsenfieber eine sehr eindrucksvolle Akutphase mit starken Symptomen hat und auch in belastenden chronischen Verlaufsformen auftreten kann, ist es nur für Menschen mit extrem schwachem Immunsystem oder für Patienten, die immununterdrückende Medikamente einnehmen, bedrohlich. Es gilt daher als relativ harmlose Krankheit.

Wichtige Aspekte für die Behandlung

Alle Symptome des Pfeifferschen Drüsenfiebers sind Ausdruck sehr effizienter, hitziger Abwehrprozesse, die man nicht unterdrücken sollte. Konkret heißt das:

- Keine fiebersenkenden Medikamente
- Keine Antibiotika (außer bei schweren bakteriellen Superinfektionen)

Gerade die Verordnung von Antibiotika ist beim Pfeifferschen Drüsenfieber ein unerfreuliches Kapitel. Obwohl es auch aus schulmedizinischer Sicht ein grundsätzlicher Fehler ist, Virusinfekte antibiotisch zu behandeln, werden diese Mittel doch recht häufig mit dem Argument verordnet, bakteriellen Superinfektionen vorbeugen zu wollen. Die damit einhergehende Unterdrückung der körpereigenen Immunprozesse hat in vielen Fällen zur Folge, dass die Krankheit in eine schleppend-chronische Phase übergeht, die dann schwer therapierbar ist.

Langwierige, chronische Krankheitsverläufe wird man aber nur äußerst selten erleben, wenn ein Pfeiffersches Drüsenfieber von Anbeginn naturgemäß behandelt wird, was aber einem erfahrenen Therapeuten vorbehalten bleiben sollte.

Behandlungshinweise:
Ergänzend zum Behandlungskonzept Ihres Therapeuten/Ihrer Therapeutin, können Sie die Heilung mit folgenden Maßnahmen unterstützen:
- Einläufe und Wadenwickel in der Fieberphase
- Reichlich Flüssigkeitszufuhr. Geeignet ist auch hier die Teemischung, die unter Scharlach aufgeführt ist (siehe Seite 257).
- Gurgeln mit Salbeitee bei Mandelentzündung
- Sanftes Einreiben der Haut über vergrößerten Lymphknoten mit *Itires-Salbe* (Pekana)
- Lymphmittel (siehe Seite 99ff.)

Folgende Komplexmittel haben sich beim Pfeifferschen Drüsenfieber bewährt:
- *Agnus castus Komplex* (Nestmann)
- *Itires Tropfen* (Pekana)
- *Engystol Tabletten* (Heel)

Hinweis für Therapeuten

Bei chronisch verlaufenden Fällen von Pfeifferschem Drüsenfieber, oder wenn die Therapie unbefriedigend anspricht, bewährt sich die Gabe einer hohen Potenzstufe der homöopathischen *Nosode Pfeiffersches Drüsenfieber* (z. B. in der Potenz C200 oder D200): 3 Gaben von jeweils 3 Globuli im Abstand von jeweils 4 Wochen. Nicht häufiger!

Zur Therapie sämtlicher infektiöser Kinderkrankheiten, bei denen aufgrund ihres Verlaufes verstärkte Therapiemaßnahmen notwendig sind, bewährt sich bestens die *Eigenblutbehandlung:* Homöopathisch potenziertes Eigenblut in der Potenz C6, morgens 5 Tropfen (siehe Seite 120).

Bei älteren Kindern und Jugendlichen kann man eine Injektionskur mit Eigenblut machen, dem man eines der folgenden Präparate beimischt, bevor es intramuskulär gespritzt wird (siehe Seite 150):

- *Infi-Myosotis* Injektion (Infirmarius)
- *Engystol Amp.* (Heel)
- *Vitamin-B-Komplex*

Kopfschmerzen

Schon Kinder leiden nicht selten unter Kopfschmerzen, die nicht nur gelegentlich, sondern in regelmäßigen Abständen immer wieder auftreten. Größere Kinder (etwa ab dem Schulalter) können sagen, wenn sie Kopfschmerzen haben. Aber bei kleinen Kindern tappen Eltern und auch Therapeuten oft lange im Dunkeln, bevor erkannt wird, wo das Problem liegt. Man merkt diesen Kindern an, dass etwas nicht stimmt, aber die Symptome sind sehr unspezifisch: Das Kind ist blass und weinerlich, zieht sich inaktiv und apathisch zurück und hat keinen Appetit. Manchmal krümmt es sich auch so zusammen, dass die Eltern den Eindruck haben, ihr Kind habe Bauchschmerzen, was durchaus auch sein kann. Denn kleine Kinder projizieren Schmerzen sehr häufig in den Bauchraum, auch wenn deren Ursache in einem ganz anderen Bereich liegt. Häufig kommen noch Erbrechen und sogar Durchfall dazu, was die Situation noch unüberschaubarer macht und die Diagnose zusätzlich erschwert. Wenn Ihr Kind solche Symptome zeigt, für die Sie keine Erklärung haben, sollten Sie also daran denken, dass es sich um Kopfschmerzen oder Migräne handeln könnte; besonders dann, wenn Sie Verwandte haben, die an diesen Beschwerden leiden.

Aber auch wenn klar ist, dass ein Kind an Kopfschmerzattacken leidet, ist die Behandlung nicht einfach, da es sehr viele Arten von Kopfschmerzen mit völlig unterschiedlichen Hintergründen gibt. Diese Hintergründe muss man kennen, um dem Kind langfristig helfen zu können. Die Gabe von Schmerztabletten lindert zwar kurzfristig die aktuellen Schmerzen, kann aber die Neigung dazu nicht vermindern, sondern sie im Gegenteil sogar verstärken. Auch wenn es manchmal notwendig sein kann, einen Kopfschmerzanfall mit Schmerzmitteln wie Paracetamol, ASS oder Ibuprofen abzubrechen, kann und darf das nicht die einzige Maßnahme bleiben.

Wie fast alle Krankheiten und Symptome entstehen auch Kopfschmerzen nicht nur durch einen Faktor, sondern sind Folge einer Kombination zwischen den konstitutionellen Veranlagungen des Kindes (oft Lymphatismus) und aktuell auslösenden Faktoren. Diese Kombinationen sind bei den betroffenen Kindern jedoch sehr unterschiedlich. Aus diesem Grund ist es nicht möglich, allgemeingültige Empfehlungen für die Behandlung von Kopfschmerzen zu geben.

Im Folgenden werden einige der häufigeren Faktoren beschrieben, die für Kopfschmerzen bei Kindern verantwortlich sind. Vielleicht hilft es Ihnen als Eltern bei der Ursachenforschung, und Sie können Ihrem Therapeuten wertvolle Hinweise für die Behandlung geben.

Flüssigkeitsmangel

Wie auch der Appetit entspringt das Durstgefühl zwar einem lebenserhaltenden Grundbedürfnis, unterliegt aber sehr stark auch Gewohnheiten. So kann es vorkommen, dass ein Kind sich aus verschiedenen Gründen das Durstgefühl abgewöhnt hat und deshalb dauerhaft zu wenig trinkt, wenn man es nicht dazu animiert. In diesem Fall können die Nieren die Stoffwechselschlacken nicht optimal ausscheiden, und diese reizen die empfindlichen Nerven im Gehirn, was sich als Kopfschmerzen zeigen kann.

Achten Sie daher darauf, dass Ihr Kind jeden Tag ausreichend Wasser trinkt. Wie viel das ist, hängt vom Alter des Kindes, den klimatischen Bedingungen und von der körperlichen Bewegung und Anstrengung Ihres Kindes ab. Bei den meisten Kindern wird die benötigte Flüssigkeit zwischen einem halben und eineinhalb Liter Wasser liegen. Bitte beachten Sie bei der Auswahl der Getränke die Informationen, die im Kapitel »Ernährung« aufgeführt sind.

Achtung: Sollte Ihr Kind über längere Zeit auffällig viel Durst haben, kann dies unter Umständen auf eine kindliche Zuckerkrankheit (Diabetes mellitus Typ 1) oder auf andere hormonelle Störungen hinweisen. Das muss von Ihrem Heilpraktiker bzw. Arzt unbedingt abgeklärt werden.

Bewegungsmangel

Wie es in den Ausführungen zum Lymphsystem detailliert beschrieben wurde, ist die körperliche Bewegung eine wichtige Voraussetzung dafür, dass die Gewebsflüssigkeit mit den darin enthaltenen Stoffwechselprodukten über das Lymph- und Venensystem abtransportiert werden kann. Da bei lymphatischen Kindern die

Funktionen der Gewebereinigung konstitutionsbedingt reduziert ablaufen, ist ausreichende Bewegung für diese Kinder besonders wichtig. So kann eine Neigung zu Kopfschmerzen darauf beruhen, dass das Gehirn, seine Blutgefäße und die Hirnhäute durch Lymph- und Blutstauungen und die damit verbundene mangelnde Entschlackung der Gewebe so gereizt werden, dass Kopfschmerzen entstehen. Diese Situation kann durch regelmäßige Bewegung an der frischen Luft maßgeblich verbessert werden.

Hinzu kommt ein weiterer Aspekt, der bereits im Zusammenhang mit ADHS und ADS angespochen wurde: die Bewegungsarmut durch virtuelle Spiele und Abenteuer vor dem Fernseher oder PC (siehe Seite 224ff.). Eine solcherart aufgebaute Spannung, die aber nicht körperlich ausgelebt wird, kann durchaus zu Spannungskopfschmerzen führen.

Nahrungsmittel und Nahrungsmittelunverträglichkeiten
Das Thema Ernährung spielt im Zusammenhang mit Kopfschmerzen eine ausgesprochen wichtige Rolle, und zwar über unterschiedliche Mechanismen:

Da wäre zum einen das Problem, dass das betroffene Kind zwar gute Nahrungsmittel bekommt, diese aber aufgrund einer individuellen Verdauungsschwäche nicht richtig verarbeiten kann. So kann es sogar vorkommen, dass bei der Verdauung hochwertiger Lebensmittel, wie etwa Vollkorngetreide oder Salate bzw. Rohkost, im Magen-Darm-Trakt aggressive Substanzen entstehen, die zu Kopfschmerzen führen können. Besonderes Augenmerk ist in diesem Zusammenhang auf Kuhmilch-Produkte zu legen.

Ein immer schwerwiegenderes Problem werden die chemischen Zusatzstoffe, die industriell zubereiteten Nahrungsmitteln in immer größerer Zahl beigefügt werden und nicht in jedem Fall deklariert werden müssen. Gerade Kinder können auf solche Zusätze extrem sensibel reagieren – zum Beispiel mit Kopfschmerzen, aber auch mit vielfältigen anderen Symptomen, die in der schulmedizinischen Krankheitslehre schwer einzuordnen sind und deshalb oft fälschlich als psychosomatisch interpretiert werden.

Im Zusammenhang mit Kopfschmerzen besonders zu beachten sind: Glutamate (Geschmacksverstärker, Hefeextrakt), künstliche Süßstoffe, alle Aromastoffe (auch die sogenannten natürlichen und naturidentischen!), Farbstoffe, Konservierungsmittel.

Ein anderes Problem liegt darin, dass gegen fast jedes Nahrungsmittel individuelle Unverträglichkeiten entstehen können, die sich nicht unbedingt als typische Verdauungsstörungen zeigen müssen, sondern auch in Form von Kopfschmerzen. Wenn solche Kopfschmerzen kurz nach dem Essen auftreten, ist der Zusammenhang relativ leicht zu erkennen, aber häufig treten Unverträglichkeitsreaktionen nur dann auf, wenn bestimmte Kombinationen von Nahrungsmitteln gegessen wurden. Auch können die Reaktionen mit Verzögerung von bis zu zwei Tagen eintreten. In solchen Fällen ist es sehr schwierig, den Zusammenhang zwischen Nahrung und Kopfschmerzen herzustellen. In vielen Fällen ist das nur durch einen Lebensmittel-Allergietest aus dem Blut möglich.

Bei Säuglingen und Kleinkindern werden durch die Unreife des Verdauungssystems häufig noch nicht vollständig aufgeschlossene Nahrungsbestandteile resorbiert, was ebenfalls zu Kopfschmerzen führen kann.

Das Entstehen von Kopfschmerz wird nicht nur durch ungeeignete Nahrungsmittel begünstigt, sondern auch durch unregelmäßiges Essen. Das Hirn braucht für seine Tätigkeit optimale Nahrung, und diese muss in regelmäßigen Abständen zugeführt werden. Besonders günstig sind hierfür Nahrungsmittel, die über einen längeren Zeitraum hinweg die notwendige Energie liefern können (mehr dazu im Kapitel »Ernährung«, Seite 298).

Leider gehen Kinder recht häufig ohne Frühstück zur Schule, und dann steht ihnen nicht die benötigte Energie zur Verfügung. Kritisch wird es gegen Ende eines langen Schulvormittags vor dem dringend notwendigen Mittagessen. Zur Überbrückung eignen sich Nüsse, Trockenfrüchte oder Äpfel. Ansonsten sollte auf regelmäßige Mahlzeiten geachtet werden.

Überforderung

Ein weiterer Faktor bei Kopfschmerzen kann darin liegen, dass ein Kind sich den Anforderungen nicht gewachsen fühlt. Hierbei steht der Leistungsdruck in der Schule im Vordergrund, aber es kommt auch vor, dass Kinder sich bereits im Kindergarten von manchen Bastelarbeiten oder Gemeinschaftsaufgaben überfordert fühlen. Dabei ist weniger entscheidend, wie hoch die Anforderungen tatsächlich sind, als die Stärke des Druckes, den das Kind subjektiv für sich wahrnimmt.

Es ist unerheblich, ob der Leistungsanspruch von außen an das Kind gestellt wird oder das Kind von sich aus übermäßig ehrgeizig ist: Jede Überforderung kann die Bereitschaft zu Kopfschmerzen verstärken, und eine aktuelle Überforderungssituation kann auch eine Kopfschmerzattacke direkt auslösen. So gibt es nicht wenige Schulkinder, die nach einem langen Schultag mit Kopfschmerzen nach Hause kommen.

Wie viel Leistungsdruck ein Kind gewachsen ist, das ist individuell sehr unterschiedlich. Es hängt entscheidend von der konstitutionellen Situation des Kindes ab und kann daher durch eine Konstitutionstherapie gesteigert bzw. stabilisiert werden.

Ein Zustand, bei dem die nervliche und seelische Stabilität eines Menschen sehr gering ist, wird in der Naturheilkunde als Neurasthenie bezeichnet.

Seelische Probleme

Neben Gefühlen der Überforderung gibt es viele andere Gründe, die ein Kind seelisch belasten können. Vieles, was im Kapitel »Bauchschmerzen« zu den seelischen Hintergründen gesagt wurde, gilt auch für Kopfschmerzen.

Bei einem Kind, das häufig Kopfschmerzen bekommt, sollten Eltern, Erzieher und Lehrer besonders aufmerksam beobachten, ob das Kind seelischen Belastungen ausgesetzt ist, und ihm nach Möglichkeit dabei helfen, diese zu überwinden.

Halswirbelsäule

Die Halswirbelsäule (HWS) mit ihrem Nervensystem und der Muskulatur sowie die dort verlaufenden Blutgefäße stellen eine sehr komplexe Funktionseinheit dar. Sie ermöglicht nicht nur die große Beweglichkeit des Kopfes, sondern ist auch maßgeblich für die Regulation der Herzaktionen, der Blutverteilung und für wichtige selbstständige Steuerungsfunktionen (vegetatives Nervensystem) im gesamten Körper verantwortlich. Alle krankhaften Veränderungen der Halswirbelsäule können daher weitreichende Folgen in ganz anderen Bereichen des Gesamtorganismus haben. Kommt es hier durch mechanische Einwirkungen zu Verletzungen oder Verlagerungen der Wirbel zueinander, führt das nicht nur zu Schmerzen und Bewegungsblockaden des Halses und des Kopfes, sondern kann so unterschiedliche Symptome wie Kopfschmerzen, Schwindel, Ohrensausen (Tinnitus), Kreislaufabilität, Herzjagen, Lähmungserscheinungen, Sehstörungen und Konzentrationsschwäche verursachen.

Wirbelverlagerungen und -blockaden, besonders in den Gelenken zwischen dem Hinterkopf und den obersten beiden Halswirbeln (Atlas und Axis), sind bei Kindern nicht selten. Sie können bereits bei der Geburt entstehen, besonders bei Zangen- und Saugglockenentbindungen, wenn kräftiger Zug am Kopf ausgeübt werden muss. Aber auch später kann es bei jedem kleinen oder großen Unfall zu Verlagerungen in der HWS kommen. Speziell das Kopfspiel beim Fußball ist eine starke Belastung, die nicht selten zur Traumatisierung der HWS und des Kopfes führt.

Kopfschmerzen, die durch eine Wirbelverlagerung bzw. Blockade der HWS und der Kopfgelenke ausgelöst oder begünstigt werden, sind recht häufig. Dabei sind in der Regel gleichzeitig weitere Störungen in den unteren Wirbelsäulenbereichen und den Kreuz-Darmbein-Gelenken (Iliosacralgelenke) vorhanden. Aus diesem Grund sollte bei jedem Kind mit wiederkehrenden Kopfschmerzen die gesamte Wirbelsäule und das Becken genau untersucht und gegebenenfalls therapiert werden.

Auch wenn die Fehlstellungen in den Gelenken oft so minimal sind, dass sie im Röntgenbild nicht zu erkennen sind, kann ein guter Manual- oder Physiotherapeut sie durch Tastung und spezifische Bewegungstests diagnostizieren und behandeln. Für Kinder eignen sich hierfür die Osteopathie, die Craniosacral-Therapie und die Dorn-Methode.

Anämie (Blutarmut)

Die traditionelle Naturheilkunde versteht unter Anämie einen Mangel an Blutwärme, die aber notwendig ist, um alle Lebensfunktionen der Organe und Gewebe bis hin zur einzelnen Zelle in Gang zu setzen und in Gang zu halten. Gleichzeitig fehlen bei Anämie die Nährstoffe, die quasi als Brennstoff die substanzielle Basis der dynamischen Wärmeprozesse darstellen. Diese Nährstoffe werden in der TEN als Feuchtigkeit bezeichnet.

Da das Gehirn ein Organ mit großer Dynamik und sehr hohem Energiebedarf ist, kann eine Blutarmut zu Versorgungsstörungen führen, die sich als Kopfschmerzen manifestieren. Typisch für Anämie sind folgende Symptome: sehr blasse Gesichtsfarbe, blasse Augen-Bindehäute, dauernde Müdigkeit, kalte Hände und Füße, Kreislaufschwäche, die sich durch Schwarzwerden vor den Augen beim Aufstehen oder Aufrichten nach Bücken zeigt, oder eben häufige Kopfschmerzen.

In der heutigen Medizin wird eine Blutarmut durch eine Blutuntersuchung festgestellt, bei der unter anderem die Konzentration des roten Blutfarbstoffes (Hämoglobin) und die Anzahl der roten Blutkörperchen (Erythrozyten) gemessen wird. Ein Mangel dieser Elemente wird als Beweis für eine Anämie angesehen. Damit ist die heutige Definition für Blutarmut zwar eine sehr rudimentäre Vereinfachung des traditionellen Anämie-Begriffes, die genannten Blutwerte geben aber ausreichend Hinweise für die Notwendigkeit einer Behandlung. In der Naturheilkunde sind zusätzlich weit aussagekräftigere Methoden zur Anämie-Diagnostik bekannt. Hinweise über die tieferliegenden konstitutionellen Hintergründe einer Anämie liefert die Augendiagnostik.

Bei einem Kind mit häufig wiederkehrenden Kopfschmerzen sollte daher diagnostisch abgeklärt werden, ob eine Blutarmut besteht. Bei der Blutuntersuchung können gleichzeitig weitere Werte bestimmt werden, die Hinweise auf andere Ursachen der Kopfschmerzen geben können.

Erfahrungsgemäß entsteht bei Kindern eine Anämie durch entsprechende Veranlagung (anämische Konstitution) und/oder durch völlig unzureichende Ernährung. Für die Behandlung ist daher eine Anpassung der Ernährung unbedingt notwendig.

Bei Kindern mit anämischer Konstitution bringen die routinemäßig verordneten Eisenpräparate meist keinen oder nur kurzzeitigen Erfolg. In diesen Fällen muss eine gezielte Konstitutionstherapie durch einen naturheilkundlichen Behandler erfolgen.

Therapieempfehlungen bei Anämie:

Ausgesprochen hilfreich ist es in Fällen mit chronischer Anämie, wenn das Kind 1 bis 2 Tassen Brennnesseltee pro Tag trinkt. Die Brennnessel ist ein spezifisches Heilmittel bei chronischer Anämie.

- *Chininum arsenicosum D6* Tabletten oder Globuli: 3 x täglich 1 Tablette bzw. 3 Kügelchen. Stimuliert die Verdauungswärme des Magens. Besonders bei anämischen Schwächezuständen.
- *Ceanothus D2* Tropfen oder Tabletten: 3 x täglich 5 Tropfen bzw. 1 Tablette. Regt die Milz an, alte Erythrozyten auszusortieren; damit wird die Produktion neuer roter Blutkörperchen im Knochenmark angeregt.

Hinweis für Therapeuten

In der TEN haben zwei Organe zentrale Bedeutung bei der Blutbildung und der Erhaltung der Blutqualität: Magen und Milz.

Ein schlaffer, kalter *Magen* ist nicht in der Lage, die notwendige Wärme für die Coctio zur Verfügung zu stellen, um aus der Nahrung Sanguis zu bilden. Daher hat die Stimulation des Magens, v. a. durch Bittermittel, zentrale Bedeutung bei der Anämie-Therapie.

Wichtige Heilpflanzen hierzu: *China, Abrotanum.* Beide sind auch in der Kinderheilkunde verwendbar und kommen üblicherweise in der Urtinktur bzw. als homöopathische Niedrigpotenzen zum Einsatz.

Die *Milz* ist das physiologische Ausscheidungsorgan für die Melancholera (Schwarzgalle). Das Wirkprinzip dieses Kardinalsafts lässt sich am ehesten mit dem Bild des Bremsklotzes beschreiben: Die Melancholera bremst und blockiert alle dynamischen Lebensprozesse. Daneben ist sie für die Regeneration des Blutes verantwortlich, wie man auch in der heutigen Physiologie weiß. Die Stimulation der Milzprozesse ist bei der Behandlung chronischer/konstitutioneller Anämien unumgänglich.

Wichtige Heilpflanzen hierzu: *Ceanothus* (optimal in D2), *Scolopendrium vulgare.* Beide Pflanzen sind ebenfalls gut in der Kinderheilkunde anwendbar.

Eingeschränkte Nasenatmung

Kinder, bei denen die Nasenatmung durch Schwellung der Nasenschleimhaut und der Rachenmandel eingeschränkt ist, leiden häufig unter wiederkehrenden Kopfschmerzen. Die Hintergründe dieser Probleme sind ausführlich ab Seite 136 erklärt.

Die zugrundeliegenden Lymphstauungen können zusätzlich die *Hirnhäute* betreffen und dort zu *Schwellungen* führen, die heftige Kopfschmerzen verursachen. Dies ist der wichtigste Krankheitsmechanismus bei Migräneanfällen.

Lymphatismus und Skrofulose stellen daher auch bei häufig auftretenden Kopfschmerzen eine sehr weit verbreitete konstitutionelle Basis dar. Daher ist als Basistherapie bei den betroffenen Kindern eine Konstitutionstherapie notwendig, wie sie im Kapitel »Lymphatismus« beschrieben ist (siehe Seite 97ff.).

Allgemeine Therapieempfehlungen und häufige Mittel bei Kopfschmerzen:
- *Ansteigende Fußbäder:* Geeignet bei Patienten, bei denen sich das Blut im Kopf staut. Dies zeigt sich durch ein gerötetes Gesicht und klopfende, pulsierende Kopfschmerzen. Dabei sind die Füße meist dauerhaft kalt.
- *Calcium phosphoricum D6* Tabletten (Schüßler-Salz Nr. 2): Bei Kopfschmerzen, die durch geistige Anstrengung ausgelöst werden (Schulkopfschmerz).
- *Kalium phosporicum D6* Tabletten (Schüßler-Salz Nr. 5): Bei Kindern mit schwachen Nerven, die oft unter Kopfschmerzen leiden.
- *Magnesium phosphoricum D6* Tabletten (Schüßler-Salz Nr. 7): Hauptmittel bei allen Krampfschmerzen, egal an welchem Ort. Auch bei Verspannung der Schulter-Nacken- und Halsmuskulatur. Bei Spannungskopfschmerz.
- *Iris versicolor D4* Globuli oder Tabletten: Bei Kopfschmerzen mit Übelkeit und Erbrechen. Bei Schmerzen auf der rechten Kopfseite und über dem Auge, dabei vorübergehende Sehstörungen. Kopfschmerzen treten häufig am Wochenende oder zu Zeiten auf, wenn eine sonst bestehende geistige Anstrengung geringer ist, etwa zu Beginn der Ferien.
  Oft leiden die Kopfschmerz-Patienten auch an chronischen Verdauungsstörungen.
- *Cyclamen D4* Globuli oder Tabletten: Bei einseitigen Kopfschmerzen mit farbigem Flackern vor den Augen, besonders morgens. Kopfschmerzen bei Blutarmut.
- *Gelsemium D4* Globuli oder Tabletten: Bei Hinterkopfschmerzen mit Schwindel und Benommenheit. Gefühl, als ob ein Band fest um den Kopf gespannt sei. Gerötetes Gesicht, Druck auf den Augen: Augenlider wirken schwer. Kopfschmerzen bei Erkältungen.

Dosierung bei allen hier genannten homöopathischen Mitteln: 3 x täglich 5 Kügelchen bzw. 1 Tablette lutschen bzw. 5 Tropfen verdünnt.

- *Augentrost* (Euphrasia): Augentrostkraut als Tee: Aufguß nach der Standardmethode, 2–3 Tassen täglich. Urtinktur: 3 x täglich 5–10 Tropfen, je nach Alter. Euphrasia hilft nicht nur bei skrofulösen Entzündungen der Augen, sondern bei allen Schwellungszuständen der Kopfschleimhäute und auch der Hirnhäute. Die Pflanze ist hilfreich, wenn Kopfschmerzen dumpf drückend sind, das Denken schwer fällt und das Gefühl besteht, als ob die Augen aus den Höhlen gedrückt werden und tränen.

- *Primula veris D2*: Tropfen: 3 x täglich 5 Tropfen. Tabletten: 3 x täglich 1 Tablette lutschen. Globuli: 3 x täglich 5 Kügelchen.
  Bei dumpfen, drückenden Kopfschmerzen mit Druck über und hinter den Augen. Dabei Vermehrung des Nasenschleims. Auch bei Kopfschmerzen bei Erkältungsinfekten.

Akupunktur und verwandte Methoden sind bei Kopfschmerzen sehr wirkungsvoll. Bei vielen größeren Kindern ist es möglich, Akupunkturnadeln zu setzen. Diese Nadeln sind so dünn, dass es beim Einstechen nur einen kleinen, kaum spürbaren Stich gibt.

Für kleinere Kinder gibt es Massagemethoden, bei denen die entsprechenden Akupunkturpunkte oder die Energieleitbahnen (Meridiane), auf denen die Akupunkturpunkte liegen, mit einem Metallstift massiert werden.[75] Eventuell kommt auch *Moxibustion* in Frage, bei der auf bestimmten Akupunkturpunkten kleine Kegel aus Beifußkraut auf einer dünnen Scheibe Ingwerwurzel abgebrannt werden. Das erzeugt eine angenehme Wärme, die den Körper zur Normalisierung seines Energiehaushaltes anregt.

Die genannten Verfahren bauen alle auf der Energielehre der Traditionellen Chinesischen Medizin (TCM) auf. Die Arbeit mit diesen Methoden erfordert daher eine eigenständige Diagnostik, bei der die Puls- und Zungendiagnose im Zentrum steht. Es ist nicht möglich, auf der Basis der schulmedizinischen Krankheitsnamen eine effiziente Akupunkturbehandlung durchzuführen.

---

75 Diese Methoden werden als Akupressur bzw. Meridianmassage bezeichnet. In der Schweiz wird häufig der Begriff Akupunktmassage (APM) verwendet.

Hinweise für Therapeuten

Humoralmedizinisch gesehen, beruhen Kopfschmerzen bei Kindern meist auf einer Stagnation von übermäßigem Phlegma im Kopfbereich. Zusätzlich ist das Phlegma in vielen Fällen mit gelbgalligen (cholerischen) Schärfen verunreinigt. Je nach Grad der Verunreinigung dominieren entweder die kalt-feuchten Qualitäten des Schleims oder die überhitzten Qualitäten der Cholera die Pathophysiologie und die Symptomatik.

Symptomatik bei Phlegma-Dominanz
Dumpfer, drückender Schmerz mit ödematöser Schwellung im Gesicht, besonders um die Augen. Stauungsgefühl im gesamten Kopf und Nacken. Zusätzlich entstehen häufig exsudative Prozesse der Kopfschleimhäute: Nasenschleim und Tränenfluss. Die Sekretionen sind mild. Die betroffenen Patienten sind verlangsamt in ihrer Wahrnehmung und haben das Gefühl des zähen Gedankenflusses.

Mäßige Bewegung bessert die Beschwerden.

Hierzu notwendige Aspekte des Therapiekonzeptes: alle Maßnahmen, die den Anfall von Phlegma reduzieren (Ernährung, Bewegung), Verbesserung der Coctio durch Stimulation der Wärmeprozesse (Bitterstoffdrogen), Anregung des Säfteflusses (Drogen mit scharfer Geschmacksqualität), lymphreinigende und -tonisierende Maßnahmen (pflanzliche und potenzierte Lymphmittel, ausleitende Verfahren).

Symptomatik bei Dominanz cholerischer Schärfen
Heftiger, pulsierender Kopfschmerz, eventuell auch neuralgisch. Verspannungen im Nacken, die in den Hinterkopf und eventuell auch bis zu den Augen ziehen. Auch Krampfschmerzen. Gesicht kann gerötet oder sehr blass sein. Sekrete der Schleimhäute sind scharf und reizend. Patienten suchen die Ruhe, meiden Sinneseindrücke, sind gereizt.

Bewegung und Anstrengungen verstärken den Kopfschmerz, besonders das Pulsieren und Klopfen.

Hierzu notwendige Aspekte des Therapiekonzeptes: zusätzlich zu den oben genannten Maßnahmen pflanzliche und potenzierte Mittel, die die Ausscheidung gelbgalliger Schärfen über das Leber-Galle-System fördern (Galium verum, G. aparine, Chelidonium, Fumaria, Berberis).

Impfungen

»Einen gewissen Beitrag zur Lebensverlängerung vermag die Medizin zu leisten, wenn sie sinnvoll gebraucht wird. Zm Beispiel ist immer zu bedenken, dass jede Anwendung eines Arzneimittels an und für sich schon schädlich und nur dann zu rechtfertigen ist, wenn dadurch ein im Körper existierender krankhafter Zustand aufgehoben wird. Wenn aber das Mittel überflüssig war, wird der Patient durch diese Gabe erst richtig krank gemacht, oder wenn es nicht die passende Arznei war, erwirbt er sich durch deren Wirkung zusätzlich eine zweite Krankheit.«

(Dr. med. Christoph Wilhelm Hufeland, Berlin 1860)

Alle Eltern werden sehr bald nach der Geburt ihres Kindes mit dem Thema Impfungen konfrontiert, denn der Impfplan der STIKO[76] sieht bereits mit Vollendung des zweiten Lebensmonats die erste 7-fach-Impfung gegen Wundstarrkrampf (Tetanus), Diphtherie, Keuchhusten (Pertussis), Haemophilus influenzae Typ B (Hib), Leberentzündung Typ B (Hepatitis B), Kinderlähmung (Poliomyelitis) und Pneumokokken vor . Diese Impfungen sollen bis zum 11. bis 14. Lebensmonat dreimal wiederholt werden. Beim letzten Termin dieser Serie kommen noch die Impfungen gegen Meningokokken, Masern, Mumps, Röteln und Windpocken dazu, die bis zur Vollendung des zweiten Lebensjahres nochmals wiederholt werden. Wenn dieses Impfprogramm, das in das System der Vorsorgeuntersuchungen (U-Untersuchungen) integriert ist, vollständig durchgeführt wird, wird der kindliche Organismus innerhalb der ersten zwei Lebensjahre 38-mal mit abgeschwächten oder abgetöteten Mikroorganismen konfrontiert, auf die das Immunsystem reagieren muss (Stand: Juli 2008).

Die meisten Menschen in westlichen Ländern machen sich wenig Gedanken darüber, was das für unseren Organismus bedeutet. Denn es wird uns von klein auf vermittelt, Impfungen seien sinnvolle, zuverlässige und harmlose Maßnahmen, mit denen man sich vor gefährlichen Krankheiten sicher schützen kann. Dies ist die offizielle schulmedizinische Auffassung, die mit enormem Aufwand in allen Massenmedien verbreitet wird. Das erwünschte Ergebnis ist, dass nur wenige Menschen die offiziellen Verlautbarungen zum Thema Impfen hinterfragen und ihre Kinder dementsprechend kritiklos durchimpfen lassen. Manche Eltern sind sogar der Meinung, sie seien gesetzlich dazu verpflichtet, sich und ihre Kinder impfen zu lassen, was nicht stimmt:

---

76 STIKO = Ständige Impfkommission am Robert-Koch-Institut

Es gibt weder in Deutschland, noch in Österreich oder der Schweiz eine Impfpflicht!

Juristisch gesehen erfüllt eine Impfung, die ohne ausdrückliche Zustimmung des Betroffenen bzw. (bei Kindern) der Erziehungsberechtigten erfolgt, den Tatbestand der vorsätzlichen Körperverletzung. Es wird zwar auf gesundheitspolitischer Ebene seit Jahren darüber diskutiert, eine Impfpflicht einzuführen, aber das ist in mehreren Punkten weder mit dem Grundgesetz der BRD vereinbar, noch kann es im Interesse eines vertrauensvollen Patienten-Arzt-Verhältnisses liegen, die Kinder von impfkritischen Eltern zwangsweise per Polizei zur Impfung vorzuführen.

Zweifellos wäre es eine faszinierende und unterstützenswerte Sache, wenn man mit Impfungen tatsächlich zuverlässig und ohne Folgeprobleme Krankheiten verhindern könnte. Die Erfahrungen in der Praxis zeigen aber deutlich, dass die Realität anders aussieht: Weder ist die Schutzwirkung von Impfungen gesichert (es gibt keinen wissenschaftlichen Beweis für die Wirksamkeit von Impfungen!), noch ist ihre Anwendung so problemlos, wie es immer wieder dargestellt wird. Leider wird den betroffenen Eltern dies erst klar, wenn ihr Kind durch eine Impfung bereits in irgendeiner Weise gesundheitlich geschädigt wurde. Erst dann erkennen die betroffenen Eltern die Notwendigkeit, sich die unabhängigen Informationen zu holen, die sie eigentlich vor der Impfung gebraucht hätten, um umfassend informiert ihre bewusste und eigenständige Zustimmung zu der Impfung geben zu können. Eigentlich ist es die gesetzliche Pflicht des impfenden Arztes, die Eltern umfassend über die positiven und negativen Aspekte der vorgesehenen Impfung aufzuklären. Aber Sie werden aus eigener Erfahrung wissen, wie diese Beratungsgespräche in Wirklichkeit ablaufen.

Zumindest der Beipackzettel des Impfstoffs sollte als Informationsgrundlage dienen. Aber – und jetzt zitieren wir einen Kinderarzt: »Welche Mutter lässt ihr Kind noch impfen, wenn ich ihr den Beipackzettel zeige?« Damit ist vieles gesagt.

Dieses Buch soll Ihnen helfen, durch Verstehen der Zusammenhänge die für Sie und Ihr Kind richtigen Entscheidungen zu treffen, um sich hinterher nicht die Frage stellen zu müssen: Wieso hat mir das niemand gesagt?

Es sind viele Bücher verfasst worden, und es gibt viele Veröffentlichungen zum Thema Impfungen im Internet, die ihre Schlussfolgerungen aus den Daten wissenschaftlicher Studien ziehen, was für eine kritische Auseinandersetzung mit dem Thema zweifellos ein wichtiger Aspekt ist. Da aber die Fixierung auf Zahlen, Prozentwerte und andere Daten den Blick aufs Ganze eher verschleiert, als Klarheit zu schaffen, sehen wir als Autoren dieses Buches keinen Sinn darin, hier Statistiken und Studien zu zitieren, bei denen ein Unbeteiligter nicht beurteilen kann, wie vertrauenswürdig und realistisch die zugrundeliegenden Daten sind. Zudem ist es ein offenes Geheimnis, dass viele wissenschaftliche Studien genau die Ergebnisse liefern, die dem Interesse desjenigen entsprechen, der die Studie finanziert hat. Außerdem ist es üblich, dass die Ergebnisse einer Studie, die nicht die erwünschten Ergebnisse liefert, einfach nicht veröffentlicht werden. Gerade im Bereich der Impfungen gibt es so gut wie keine Studien, die nicht von der impfstoffherstellenden Pharmaindustrie finanziert oder selbst durchgeführt wurden. Es wäre von daher naiv, von unabhängiger Objektivität auszugehen.

Trotzdem verfestigt sich zunehmend der Eindruck, dass der Glaube an die wissenschaftliche Aussagekraft von Studien heute zu einer Art Ersatzreligion geworden ist, zum unantastbaren Dogma. Studien werden von wissenschaftsgläubigen Menschen als Weisung verstanden, eigene Beobachtungen und Erfahrungen hartnäckig zu ignorieren, wenn diese der aktuell gültigen wissenschaftlichen Meinung widersprechen. Von einem wissenschaftsgläubigen Menschen wird erwartet, dass er den eigenen Verstand und die eigene Wahrnehmung ausschaltet. Anders ist es nicht zu erklären, wenn ein Arzt nicht wahrnimmt, welche Veränderungen bei einem Kind nach einer Impfung ablaufen. Oder nimmt er sie vielleicht doch wahr, aber es interessiert ihn nicht, denn er handelt ja »lege artis«[77]? Diese Haltung wäre an Zynismus kaum noch zu überbieten.

So gesehen, ist es dringend notwendig, das Thema Impfungen aus anderen, in bisherigen Veröffentlichungen kaum berücksichtigten Blickwinkeln zu betrachten. Die Thematik wird daher hier konsequent in die konstitutionelle Gesundheits- und Krankheitslehre der TEN integriert.

Was bewirkt eine Impfung?

Zunächst lesen Sie – etwas vereinfacht – die schulmedizinische Erklärung für das Wirkprinzip von Impfungen:

Man injiziert einen toten oder abgeschwächten Krankheitserreger in den Körper. In dieser Form kann er die akute Krankheit zwar nicht auslösen, aber das Immunsystem kommt trotzdem damit in Kontakt. Die dafür zuständigen Lymphzellen lernen durch den Kontakt, Antikörper zu produzieren, die spezifisch zu diesem Mikroorganismus passen – wie ein Schlüssel in das dazu gehörende Schloss. Diese Antikörper-Information wird in sogenannten Gedächtniszellen für lange Zeit gespeichert. Gelangen nun zu einem späteren Zeitpunkt einige lebende Keime der betreffenden Sorte in den Körper, werden ohne Verzögerung die entsprechenden

---

77 Als »lege artis« bezeichnet man die Handlung einer Person nach den aktuell gültigen Regeln. Wörtlich übersetzt heißt es »nach dem Gesetz der Kunst«. Aber kann man es wirklich als Kunst bezeichnen, wenn alle immer stereotyp das Gleiche machen?

Antikörper produziert, die sich an die Erreger heften, diese blockieren und sie den Fresszellen des Immunsystems zum Fraß vorwerfen. Damit werden die Erreger vernichtet, bevor sie sich vermehren und so die entsprechende Krankheit auslösen können. Eine solche Unempfänglichkeit für eine Infektionskrankheit nennt man Immunität.

Das klingt zunächst plausibel. Aber es wird dabei außer Acht gelassen, dass sich durch die Impfmethodik einige grundsätzliche Konflikte mit biologischen Grundgesetzen ergeben.

Erstes grundsätzliches Problem von Impfungen

Wie im Kapitel »Entzündung« bereits beschrieben wurde (siehe Seite 27), ist es ein elementares Naturgesetz, dass Abwehrprozesse immer aktiv und mit großer Dynamik (Feuerprinzip) ablaufen müssen, um erfolgreich zu sein.

Diese Abwehrmechanismen werden aber nur in Gang gesetzt, wenn der auslösende Reiz dem Organismus bekannt ist, also bei Reizen, mit denen sich der Mensch in seiner langen Evolution auseinandergesetzt hat. Genau hier liegt ein prinzipielles Problem der Impfungen: Abgetötete oder abgeschwächte Mikroorganismen gibt es in der Form, wie sie in Impfstoffen vorliegen, in der Natur nicht. Und selbst wenn es sie gäbe, könnten sie auf natürlichem Wege nicht in den Organismus gelangen, denn ein toter Erreger ist gemäß der Infektionslehre nicht infektionsfähig. Unser Immunsystem hat deshalb keine entwicklungsgeschichtlichen Erfahrungswerte, wie es auf diesen künstlichen Cocktail reagieren soll. Das führt zu einem Konflikt: Einerseits sind die Erreger zu schwach, um die entsprechende akute Krankheit auszulösen, andererseits ist da doch irgendetwas, das eine Reaktion notwendig macht. Da unser Immunsystem über kein evolutionär erprobtes Programm verfügt, wie man mit »Mikroben-Zombies« umgeht, laufen die Abwehr- und Immunisierungsprozesse nur teilweise ab. Es werden zwar Antikörper gebildet, was ein Teilaspekt bei der Überwindung einer Infektion ist, aber die naturgemäße Feuer- und Aufräumphase, in der die Krankheitsgifte bzw. die krankmachenden Informationen neutralisiert werden[78], fehlen dabei.

Das bedeutet, dass der Organismus eines Kindes nach einer Impfung dauerhaft mit unverarbeiteten Krankheitsinformationen der Impfkrankheit belastet ist. Als Folge ergibt sich daraus ein weiteres Problem:

---

78 Siehe Grafik Seite 280.

Zweites grundsätzliches Problem von Impfungen

Viele Kinder vertragen diese Dauerbelastung relativ gut, denn sie entwickeln nach der Impfung keine bleibenden Symptome. Das darf aber nicht als Beleg dafür gesehen werden, dass das Kind die Impfung folgenlos weggesteckt hat. Es zeigt lediglich, dass die konstitutionelle Stabilität des Kindes so gut ist, dass es die Reize der Impfung symptomfrei kompensieren kann.

Problematisch wird es bei den Kindern, die konstitutionell nicht so stabil sind. Das betrifft vor allem die vielen lymphatischen und skrofulösen Kinder, die ohnehin zu reduzierten Wärmeprozessen neigen. Wenn diese Kinder zusätzlich mit Störfaktoren konfrontiert werden, die die Dynamik der Abwehrsysteme blockieren (und dazu gehören die Impfungen), trifft sie das ins empfindlichste Zentrum ihrer Konstitution. Das muss logischerweise dazu führen, dass ihre grundsätzliche Fähigkeit, krankmachende Reize zu kompensieren, mit jeder Impfung schlechter wird (vgl. die Grafiken im Kapitel »Grundsätzliches zu Gesundheit und Krankheit«, Seite 21f.). Mit anderen Worten: Die Kinder werden immer anfälliger, selbst auf banalste Reize. Damit erklärt sich das am weitesten verbreitete Problem nach Impfungen: starke Krankheitsanfälligkeit.

Die unerwünschten Folgen von Impfungen betreffen vorwiegend die Kinder, bei denen ein *Lymphatismus* besteht, wobei die Kombinationsimpfungen eine besonders unrühmliche Rolle spielen. Der konstitutionelle Aspekt ist für das Verständnis der Impfproblematik von zentraler Bedeutung, denn er erklärt, warum Impfungen selten direkt spezifische Krankheiten auslösen, sondern immer über den Umweg der konstitutionellen Destabilisierung arbeiten. So gesehen können alle Impfungen zum indirekten Auslöser aller Krankheiten werden, deren Basis im Lymphatismus liegt. Das ist ein großes Spektrum von Krankheiten, die in der Schulmedizin fälschlicherweise als Einzelereignisse interpretiert werden, die nichts miteinander zu tun haben. Würde man in der Forschung die Frage stellen, ob Impfungen Krankheiten des lymphatisch-skrofulösen Formenkreises begünstigen, wäre die Antwort eindeutig. Da das konstitutionelle Denken in der Schulmedizin aber weitgehend verloren gegangen ist, wird die krankheitsfördernde Bedeutung der Impfungen weiterhin hartnäckig dementiert.

Weil neue oder wiederholte Impfungen – und ganz besonders die Kombinationsimpfungen – sich in ihrer Störwirkung auf das Lymphsystem summieren, bewirkt jede Impfung eine zunehmende Destabilisierung der konstitutionellen Situation. So kann es durchaus sein, dass ein Kind nach den ersten Impfungen noch keine Folgeerscheinungen zeigt, wohl aber nach mehreren Folgeimpfungen. Dabei ist es nicht möglich, ein Zeitfenster anzugeben, innerhalb dessen eine Impfschädigung möglich, aber außerhalb dessen ein ursächlicher Zusammenhang zwischen Impfung und gesundheitlicher Schädigung nicht mehr möglich ist. Nach schulmedizinischer Auffassung kann ein Impfschaden nur innerhalb von maximal vier Wochen nach einer Impfung auftreten. Die Erfahrung zeigt aber, dass das nicht stimmt. Impfungen können noch Jahre, manchmal sogar Jahrzehnte nach ihrer Verabreichung als ein Faktor unter vielen (!) für die Entstehung von chronischen Krankheiten mitverantwortlich sein.

Die folgende Grafik fasst die beschriebenen Sachverhalte nochmals zusammen:

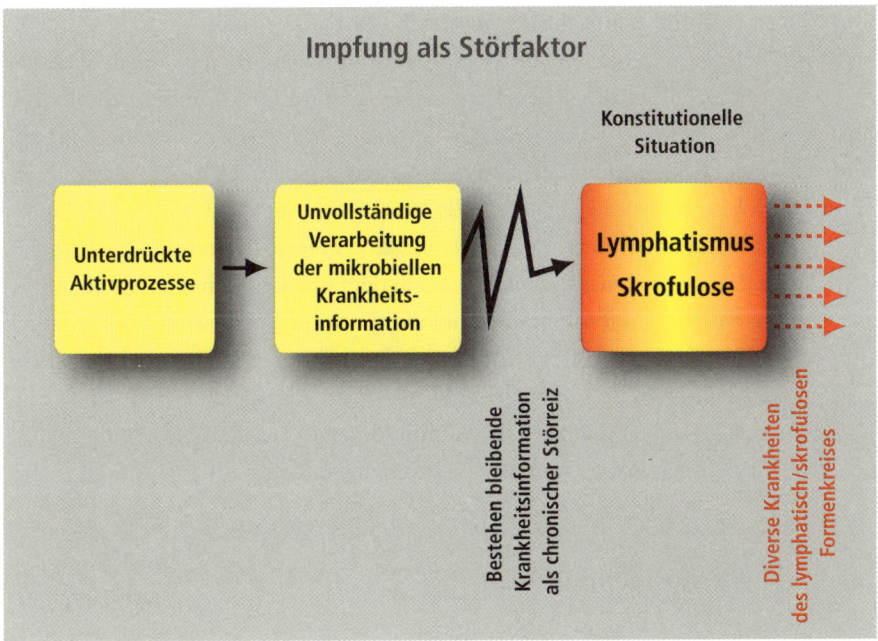

Die hier dargestellte Situation hat zur Folge, dass das Immunsystem nach Möglichkeiten sucht, diesen Zustand zu überwinden. An diesem Punkt kommen die Stategiewechsel in Gang, die im Kapitel »Entzündung« ausgeführt sind: überschießende, bzw. defizitäre Reaktionsmuster (siehe Seite 37). Sie sind die Grundelemente, die hinter den wichtigsten und häufigsten Impfschäden stecken:

- Allergische oder Autoimmunkrankheiten (das sind Krankheiten, bei denen das Immunsystem körpereigenes Gewebe als fremd betrachtet und entsprechend bekämpft)
- Chronische, häufig wiederkehrende Krankheiten, Infektanfälligkeit

Eines dieser beiden Reaktionsmuster steckt hinter jeder der Krankheiten, die durch Impfungen ausgelöst bzw. begünstigt werden kann.

Kombinationsimpfungen

Mit dem Argument, den Kindern mehrere Piekser ersparen zu wollen, werden die meisten Impfstoffe in Kombinationsimpfungen verabreicht. Zurzeit ist die bereits erwähnte 7-fach-Impfung bei Säuglingen ab dem 2. Monat üblich.

Dabei ist es wissenschaftlich bekannt, dass die Immunantwort auf Antigen-Kombinationen schwächer und unberechenbarer abläuft als bei Einzelimpfstoffen. Aus der Sicht der systemischen Heilkunde ergibt sich aber noch ein weiteres Problem: Es ist eine alte Beobachtung, dass sich der Körper eines Menschen im Allgemeinen immer nur mit einem Mikroorganismus beschäftigt – auch wenn er mehreren potenziell schädlichen Keimen ausgesetzt ist. Dies kommt dadurch zum Ausdruck, dass infektiöse Krankheiten in der Regel nacheinander und nicht gleichzeitig ablaufen. Erst nachdem die aktive Aufarbeitung eines Störfaktors erfolgt ist, kümmert sich der Körper gegebenenfalls um das nächste Problem. Die Situation, wie sie dem kindlichen Organismus durch eine 7-fach-Impfung aufgezwungen wird, kommt so in der Natur niemals vor. Zu dem oben erwähnten Problem, dass das Immunsystem keine biologisch sinnvolle Strategie kennt, auf abgeschwächte oder tote Keime umfassend bzw. abschließend zu reagieren, kommt bei Kombinationsimpfungen hinzu, dass es mehrere dieser Reize zur gleichen Zeit sind. Eine effizientere Möglichkeit, ein kindliches Immunsystem aus dem Takt seiner naturgemäßen Reaktionsweise zu bringen, ist kaum vorstellbar.

Injektion als Anwendungsform

Alle Impfungen werden heute als Injektionen (Spritzen) verabreicht. Diese Anwendungsform garantiert, dass der Impfstoff zuverlässig in den Körper gelangt. Aber mit der Injektionsnadel werden alle natürlichen Schutzbarrieren (Haut und Schleimhäute) umgangen. Wie wir gesehen haben, sind die Oberflächen aber die Orte, an denen natürlicherweise der Kontakt mit der Außenwelt stattfindet und wo auch die entscheidenden Immunfunktionen ablaufen. Je nach Abwehrkraft oder -schwäche des einzelnen Menschen entscheidet sich in Haut und Schleimhäuten, ob der Kontakt mit einem Keim zur Krankheit führt oder nicht. Durch die Injektion gelangt der Impfstoff direkt unter die Haut, wohin er sonst nie direkt käme. Dort sieht das Immunsystem aber von Natur aus keine Abwehrfunktionen vor, für die eigentlich die Oberflächenorgane zuständig sind.

Die zentrale Frage

Wenn man die bisher beschriebenen Impfprobleme miteinander verknüpft, führt eine Impfung zu folgender Situation: Der Körper wird zu einem beliebigen Zeitpunkt[79] unter Umgehung aller natürlichen Abwehrbarrieren gezwungen, sich an einem nicht-naturgemäßen Ort mit einer Kombination von mehreren abgeschwächten oder toten Erregern auseinanderzusetzen, für die er kein Abwehrprogramm kennt.

Können Sie dies für Ihr Kind akzeptieren? Die Antwort auf diese Frage ist die entscheidende Basis für eine bewusste und individuelle Impfentscheidung!

Als logische Konsequenz aus den Grundproblemen von Impfungen ergibt sich die Tatsache, dass die naturgemäße Überwindung einer Infektion mit einem krankheitsprägenden Mikroorganismus nur akut ablaufen kann, was aber bedeuten würde, dass der Mensch die entsprechende Krankheit aktiv durchmacht.

> Dabei steht außer Frage, dass das aktive Durchmachen von schweren Krankheiten wie Kinderlähmung, Diphtherie oder Hirnhautentzündung vermieden werden muss!

Trotzdem muss angesichts der unübersehbaren Probleme, die Impfungen mit sich bringen, ernsthaft hinterfragt werden, ob sie tatsächlich eine geeignete und akzeptable Methode sind und zur Gesundheit des Einzelnen beitragen. Heftig umstritten ist dies seit den Anfängen der Impfgeschichte.

Bedeutung von Antikörpern

In der Schulmedizin wird das Vorhandensein von Antikörpern nach einer Impfung als Beweis dafür gesehen, dass Immunität besteht. Jeder ernst zu nehmende Immunologe wird aber bestätigen, dass diese Schlussfolgerung nicht korrekt ist. Immunität ist das Ergebnis einer Vielzahl von Immunprozessen, die Hand in Hand arbeiten müssen. Das Wissen um die immunologischen Details ist jedoch noch recht mager. Es gibt daher bisher keine Labor-Parameter, um mittels Blutuntersuchung nachzuweisen, ob Immunität gegen eine bestimmte Krankheit besteht oder nicht. Das Vorhandensein von Antikörpern zeigt lediglich an, dass das Immunsystem mit dem dazugehörigen Mikroorganismus Kontakt hatte. Aber es sagt nichts darüber aus, ob der betroffene Mensch gegen die Krankheit immun ist.

79 Es wird also keine Rücksicht darauf genommen, ob der Organismus zum Zeitpunkt der Impfung bereit bzw. überhaupt in der Lage ist, sich mit dem geimpften Antigen-Cocktail auseinanderzusetzen.

Was ist ein Impfschaden?

Impfschaden ist ein Begriff aus dem Infektionsschutzgesetz (IfSG), der wie folgt definiert wird: »Ein Impfschaden ist die gesundheitliche und wirtschaftliche Folge einer über das übliche Ausmaß einer Impfreaktion hinausgehenden gesundheitlichen Schädigung durch die Schutzimpfung; ein Impfschaden liegt auch vor, wenn mit vermehrungsfähigen Erregern geimpft wurde und eine andere als die geimpfte Person geschädigt wurde. Als Impfschaden gilt ferner eine gesundheitliche Schädigung, die herbeigeführt worden ist durch einen sogenannten Wegeunfall. (§ 60, 5 IfSG)

Nach § 61 IfSG genügt für die Anerkennung eines Gesundheitsschadens in Folge einer Impfung die Wahrscheinlichkeit des ursächlichen Zusammenhangs. Wenn diese Wahrscheinlichkeit nur deshalb nicht gegeben ist, weil in der medizinischen Wissenschaft Ungewissheit über die Ursache des festgestellten Leidens besteht, kann mit Zustimmung der für die Kriegsopferversorgung zuständigen obersten Landesbehörde Versorgung in gleicher Weise wie für einen Impfschaden gewährt werden.«[80]

Voraussetzung für die Anerkennung eines Impfschadens und die Übernahme der Versorgung des Geschädigten ist der Antrag des Betroffenen beim zuständigen Versorgungsamt.

Dieser Antrag setzt einen oft mehrere Jahre verlaufenden Prozess in Gang, in dem Gutachten erstellt werden, die den Zusammenhang der gesundheitlichen Schädigung mit der Impfung klären sollen. Neben der großen seelischen Belastung, die mit einem Impfschaden einhergeht, kommen durch den Prozess meist noch hohe finanzielle Belastungen hinzu. Obwohl der zitierte Gesetzestext eine gewisse Toleranz und Großzügigkeit bei der Anerkennung von Impfschäden erwarten lässt, ist die Chance, die staatliche Versorgung des Geschädigten zugesprochen zu bekommen, sehr gering.

In den Jahren 1991 bis 1999 wurden von 2543 Anträgen nur 389 (15,2 %) als Impfschaden anerkannt.[81] Das sind die schweren Fälle mit bleibender Behinderung, bei denen sich der ursächliche Zusammenhang mit einer Impfung nicht weginterpretieren ließ.

Deren Zahl schwerer Impfschäden ist tatsächlich relativ klein, aber wenn man den Begriff des Impfschadens auf die subtileren Schädigungen und auf die Krankheiten des lymphatischen Formenkreises erweitert, stellt man fest, dass Impfschäden ein ausgesprochen häufiges Phänomen des täglichen Lebens sind. In welcher

---

80 Quelle: www.pei.de/cln_048/nn_159864/DE/infos/fachkreise/pharmakovigilanz/nw-pharm/nw-pharm-node.html?__nnn=true&__nnn=true#doc159900bodyText6.
81 Quelle: www.impfstoffsicherheit.de.

Weise diese Schädigungen zum Tragen kommen, ist allerdings sehr unterschiedlich. Wie bereits gezeigt, sind Impfungen ein auslösender Faktor für die heute so häufig auftretenden Krankheiten des lymphatisch-skrofulösen Formenkreises. Wir schreiben bewusst »ein auslösender Faktor«, denn es gibt keine Krankheit, die nur durch einen Faktor ausgelöst wird. Da auf jedes Lebewesen ständig eine große Zahl von Reizen einwirkt, von denen eine Impfung ein Reiz unter vielen ist, ist es nach wissenschaftlich anerkannten Kriterien ausgesprochen schwierig nachzuweisen, welche Bedeutung eine Impfung bei der Entstehung einer Krankheit hat.

Ganz spurlos scheinen Impfungen nur von wenigen Kindern verkraftet zu werden. Eine Mutter von sechs Kindern, die nach entsprechenden Erfahrungen bei jedem weiteren Kind in Sachen Impfungen zurückhaltender wurde und die letzten beiden Kinder bewusst gar nicht mehr impfen ließ, sagte einmal (sinngemäß zitiert): »Ich hatte jedes Mal den Eindruck, dass das Kind von einer Impfung in seiner Lebenskraft auf subtile Weise geschwächt wurde; dass es einen Knick in seiner Vitalität gegeben hat, von dem es sich nie ganz wieder erholte.«

Diese Wahrnehmung von sehr subtilen Veränderungen am Kind ist natürlich subjektiv, und es gibt keine wissenschaftlichen Messwerte, die sie beweisen können. Aber wer, wenn nicht eine Mutter, ist in der Lage, solche Veränderungen wahrzunehmen?

Es gibt heute eine große Zahl von Krankheiten, die teilweise dramatisch zunehmen, ohne dass die Medizin plausible Erklärungen dafür hat. Aber allein die Möglichkeit in Betracht zu ziehen, die immer weiter ausufernden Impfprogramme könnten vielleicht ursächlich daran beteiligt sein, wird als unerwünschte »Schädigung des Impfgedankens« unwissenschaftlich und emotional abgelehnt.

Meldepflicht

Das deutsche Infektionsschutzgesetz sieht in § 6 Abs. 3 eine Meldepflicht vor, wenn »der Verdacht einer über das übliche Ausmaß einer Impfreaktion hinausgehenden gesundheitlichen Schädigung« besteht.

Konkret bedeutet das, dass nicht nur nachgewiesene Probleme, die im Zusammenhang mit Impfungen auftreten, vom Arzt des geimpften Kindes beim zuständigen Gesundheitsamt gemeldet werden müssen, sondern bereits dann, wenn nur der Verdacht besteht, dass ungewöhnliche Symptome im Zusammenhang mit einer Impfung stehen könnten.

Die (mindestens drei Jahre alten) Ergebnisse dieser Meldungen können Sie im Internet unter folgender Adresse herunterladen: www.pei.de/nn_163024/DE/infos/patienten/impfstoffe-pat/impfstoffe-node.html?_nnn=true

Diagnose von Impfbelastungen

Da der Wirkmechanismus von Impfungen sehr komplex ist und sich sowohl auf der körperlichen, als auch auf der Informationsebene des Organismus abspielt, sind die diagnostischen Möglichkeiten, über Blut- und andere Laboruntersuchungen die schädliche Wirkung einer Impfung nachzuweisen, sehr begrenzt. Vor allem die konstitutionellen Störwirkungen lassen sich ausschließlich mit Methoden nachweisen, die schulmedizinisch nicht anerkannt sind. In unserer Praxis arbeiten wir zu diesem Zweck mit dem Vegatest-Verfahren. Mit dieser Methode kann man schnell und belastungsfrei feststellen, ob und welche Komponente eines Kombinationsimpfstoffes eine krankheitsrelevante Belastung für den Patienten darstellt oder ob er sie kompensiert hat.

Es gibt noch weitere bioelektronische Verfahren (Bicom Bioresonanzmethode, Mora Testverfahren), die auf ähnlicher technischer Basis arbeiten wie der Vegatest. Auch gibt es Methoden, die ohne Hightech-Geräte auskommen, zum Beispiel die angewandte Kinesiologie (applied kinesiology), Biotensor oder Wünschelrute. Mit den anderen bioelektronischen Verfahren haben wir in unserer Praxis keine Erfahrung, es ist aber bekannt, dass einige alternativmedizinisch orientierte Ärzte und Heilpraktiker sehr erfolgreich damit arbeiten. Bezüglich der sensitiven Methoden sollte man etwas skeptisch sein, denn die Zuverlässigkeit ihrer Aussagen hängt stark von den Fähigkeiten des Testers ab.

Wird einer oder mehrere Impfstoffe als entscheidender krankheitsfördernder Störfaktor ausgetestet, werden für die Behandlung häufig die entsprechenden Impfstoffe in hohen homöopathischen Potenzen eingesetzt (sogenannte Impfnosoden). Das ist die effektivste Möglichkeit, dem Organismus auf der Informationsebene den spezifischen Impuls zu geben, sich aktiv mit der chronischen Impfinformation auseinanderzusetzen. Weil dabei aber das Feuerprinzip entfacht werden muss, kommt es sehr häufig zur vorübergehenden Verstärkung bestehender Beschwerden oder aber zu Ersatzausscheidungsreaktionen auf Haut und Schleimhäuten in Form von Ausschlägen und Katarrhen.

Aber – und damit sei etwas Wichtiges aus dem Therapiebereich vorweggenommen: Es ist eine Illusion zu glauben, dass man Impfungen durch Ausleitung neutralisieren kann! Man kann dem Gesamtorganismus lediglich helfen, den Störfaktor Impfung zu kompensieren.

Die genannten Methoden zum Nachweis von Impfschädigungen werden von schulmedizinischer Seite ausnahmslos nicht anerkannt. Andererseits bietet die Schulmedizin sehr wenig an spezifischen Nachweismöglichkeiten von Impfschäden. Daraus ergibt sich ein Teufelskreis, der als Rechtfertigung dafür dient, die (wirtschaftlich sehr lukrative) Impfstrategie nicht kritisch hinterfragen zu müssen:

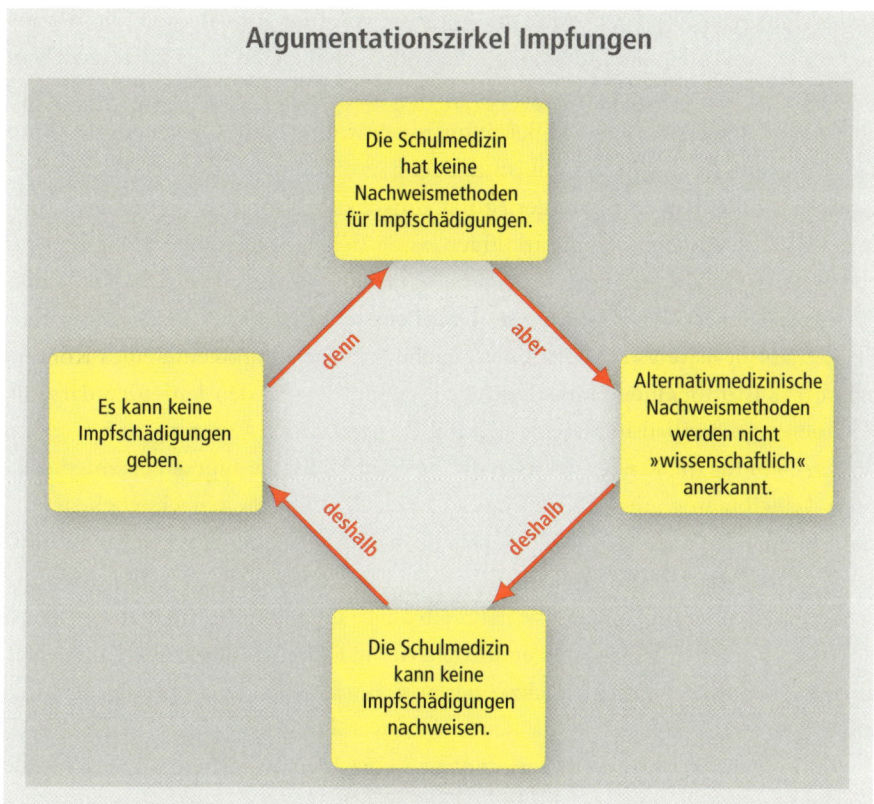

Argumentationszirkel Impfungen

Die Schulmedizin hat keine Nachweismethoden für Impfschädigungen.

aber

Alternativmedizinische Nachweismethoden werden nicht »wissenschaftlich« anerkannt.

deshalb

Die Schulmedizin kann keine Impfschädigungen nachweisen.

deshalb

Es kann keine Impfschädigungen geben.

denn

Gefahr oder Nutzen der Krankheiten

In der Medizin wird in der Regel selbstverständlich davon ausgegangen, dass Krankheit immer etwas Negatives ist, das man unbedingt vermeiden bzw. so schnell wie möglich wieder beseitigen sollte. Diese Haltung ist die Triebfeder aller Impfprogramme, und es wird von allen Eltern erwartet, dass sie diese Haltung unreflektiert übernehmen und das tun, was man üblicherweise tut, nämlich die Kinder nach STIKO-Empfehlung durchimpfen zu lassen.

Bei einigen Krankheiten ist es ohne Frage notwendig, sie zu verhindern. Aber bei der Beschreibung der einzelnen endemischen Kinderkrankheiten wurde bereits darauf eingegangen, dass sie für die Entwicklung eines Kindes auf verschiedenen Ebenen eine Entwicklungshilfe oder zumindest ein unterstützender Faktor bei der Stabilisierung konstitutioneller Schwachpunkte sein können.

Wenn man sich die Zusammensetzung des 6-fach-Impfstoffs *Infanrix Hexa* anschaut (Diphtherie, Tetanus, Keuchhusten, Kinderlähmung, Hepatitis B, Haemophilus influenzae Typ b), werden die Antigene von fünf Krankheiten, die lebensbedrohlich sind oder zumindest zu gravierenden, bleibenden Folgeschäden führen können, mit den Antigenen gegen Keuchhusten kombiniert. Keuchhusten stellt aber nur in den ersten sechs Lebensmonaten eine ernsthafte Gefahr für das Kind dar, ansonsten ist er sehr gut mit pflanzlichen und homöopathischen Mitteln therapierbar; außerdem bringt er dem Kind Entwicklungsvorteile. Seit einigen Monaten wird zusätzlich noch die Impfung gegen Windpocken empfohlen; nicht zu vergessen die MMR-Impfung. Gesamthaft gesehen, werden alle impfbaren Krankheiten über einen Kamm geschoren. Dabei entsteht der (durchaus gewollte) Eindruck, dass all diese Krankheiten das gleiche Schädigungspotenzial besitzen. Das entspricht aber nicht den Tatsachen.

Auch was die Risiken angeht, sich mit den genannten Erregern zu infizieren, dürfen nicht für alle Kinder pauschal die gleichen Maßstäbe angesetzt werden. Ziel muss deshalb sein, für jedes Kind einen individuellen Impfplan zu erstellen, der die tatsächlichen Risiken dieses Kindes, aber auch die Einstellung der Eltern individuell berücksichtigt. Diese Individualisierung des Impfverhaltens scheitert häufig schon daran, dass gegen viele Krankheiten keine Einzelimpfstoffe mehr im Handel sind. In solchen Fällen müssen die Eltern die Entscheidung treffen, ob sie die angebotenen Kombinationen akzeptieren können oder die Impfung ablehnen müssen.

Im Folgenden werden Anmerkungen zu einzelnen Krankheiten gemacht, die für die Impfentscheidung wichtig sein können.

Kinderlähmung (Poliomyelitis)

In ganz Mitteleuropa ist seit 15 Jahren kein Fall von Kinderlähmung mehr aufgetreten. Die Krankheit gilt daher bei uns als ausgerottet. Das Gleiche gilt für Nord- und Südamerika.

In folgenden Ländern ist die Kinderlähmung aber noch verbreitet, zum Teil mit schweren Verlaufsformen: Indien, Pakistan, Afghanistan, Ostafrika (inkl. Ägypten), Westafrika, Russland, Türkei.

Bei Reisen in diese Länder besteht daher ein tatsächliches Risiko, sich mit dem Poliomyelitis-Virus zu infizieren. In diesem Fall sollte eine Impfung gegen Kinderlähmung in Betracht gezogen werden.

Diphtherie

In den Jahren 2001 bis 2007 gab es in Deutschland insgesamt drei Erkrankungen an Diphtherie,[81] davon eine mit tödlichem Verlauf. Alle Krankheitsfälle wurden

81 Quelle: Robert-Koch-Institut: SurvStat, http://www3.rki.de/SurvStat, Datenstand: 12.09.07.

nach Russland-Reisen nach Deutschland eingeschleppt. Die Zahl der Erkrankten ist so gering, obwohl nach offiziellen Schätzungen über 60 Prozent der Erwachsenen in Deutschland nicht über einen Impfschutz verfügen, weil Auffrischungsimpfungen nur selten vorgenommen wurden. Das kann als Beleg dafür gewertet werden, dass dem Impfschutz nicht die Bedeutung beim Rückgang der Krankheit zukommt, wie immer wieder betont wird.

Häufig ist die Krankheit aber noch auf dem Gebiet der Russischen Föderation (GUS-Staaten) sowie in Brasilien, Nigeria, Indien, Pakistan, Indonesien und den Philippinen.

Bei Reisen in diese Länder besteht daher ein tatsächliches Risiko, sich mit dem Diphtherie-Erreger (Corynebacterium diphtheriae) zu infizieren. In diesem Fall sollte eine Impfung gegen Diphtherie in Betracht gezogen werden.

Wundstarrkrampf (Tetanus)

In Deutschland gibt es keine Meldepflicht für Tetanuserkrankungen. Daher sind keine Zahlen über die tatsächlichen Erkrankungszahlen zu bekommen. Diese Tatsache legt den Schluss nahe, dass die Zahl der an Wundstarrkrampf erkrankenden Personen so gering ist, dass sie gesundheitspolitisch ohne Bedeutung ist.

Tetanus kann nicht von einem Erkrankten auf einen anderen Menschen übertragen werden, denn der Keim, der für die Entstehung des Wundstarrkrampfs verantwortlich gemacht wird (Clostridium tetani), kommt im Erdboden und im Darm von Pferden (aber auch in geringer Zahl im Menschendarm) vor und gelangt nur über Wunden in den menschlichen Körper. Die Besonderheit dabei ist, dass die Mikrobe sich nur dort vermehren kann, wo kein Sauerstoff vorhanden ist (ein sogenannter Anaerobier). Das bedeutet, dass er auch nur dann eine Gefahr darstellt, wenn eine tiefe Wunde nach außen verschlossen ist und so den Tetanuskeim vom Sauerstoff in der Luft abschließt. In dieser Situation produziert der Keim ein sehr starkes Nervengift, das zu einer krampfhaften (spastischen) Lähmung von immer mehr Muskeln führt, was extrem schmerzhaft ist. Wenn die Lähmung die Atemmuskulatur erreicht, tritt der Erstickungstod ein.

Tetanus trat in der Geschichte vermehrt während Kriegen auf, also in Situationen, in denen zusätzlich zu den Kriegsverletzungen Überanstrengung, Todesangst, Hunger und mangelhafte hygienische Bedingungen hinzukamen. In Friedenszeiten ist Tetanus ein sehr seltenes Ereignis. Das zeigt, dass auch diese Krankheit nur dann entstehen kann, wenn mehrere Faktoren ihre Entstehung begünstigen.

Da sich der Tetanuskeim nur unter Sauerstoffabschluss vermehren kann, stellen oberflächliche Wunden (z. B. Schürfwunden), aber auch stark blutende Wunden kein Tetanusrisiko dar.

In Bezug auf die Vorbeugung von Tetanus ist noch etwas anderes zu beachten: Es gibt eine aktive Impfung (durch deren Reiz der Körper die Antikörper selbst produziert), und es gibt eine passive Impfung (bei der sofort wirkende Antikörper zugeführt werden). Wenn also ein Ereignis mit Gefahr einer Tetanusinfektion eintritt, besteht die Möglichkeit, durch Injektion des Passivimpfstoffs einen Sofortschutz zu erreichen. In der Praxis wird auch so verfahren, dass bei der Wundversorgung von Fällen, in denen der Impfstatus unbekannt ist, routinemäßig eine aktive und passive Tetanusimpfung durchgeführt wird – soweit der Betroffene dem zustimmt.

Für die Impfentscheidung ist noch folgende Information interessant: Eine durchgemachte Tetanuserkrankung erzeugt keine Immunität. Wie soll also die Impfung dies bewerkstelligen können?

Einen sehr interessanten Beitrag zum Thema Tetanus hat der österreichische Arzt Dr. med Johann Loibner verfasst, in dem weitergehende Aspekte behandelt werden. Sie können ihn im Internet unter folgender Adresse abrufen: http://wiki25.parsimony.net/cgi-bin/wiki/program/db-view.cgi?wiki63512; DrLoibnerZuTetanusimpfungen.

Hepatitis B

Das Hepatitis-Virus B (HBV), das eine infektiöse Form der Leberentzündung (Gelbsucht) prägt, kann ausschließlich über den Kontakt mit Blut bzw. Sperma oder Scheidensekret eines Infizierten auf einen anderen Menschen übertragen werden, und auch das nur, wenn eine Wunde als Eintrittspforte vorhanden ist.

Es bleibt Ihrem gesunden Menschenverstand überlassen, die Schlussfolgerung zu ziehen, wie groß das Infektionsrisiko für einen Säugling oder ein Kleinkind ist.

Eine Impfung gegen Hepatitis B kann bei Personen sinnvoll sein, die aufgrund ihrer Tätigkeit Kontakt mit HBV-Infizierten haben: medizinisches Personal, Rettungssanitäter, Sozialbetreuer, die mit Drogensüchtigen arbeiten. Für diese Personen steht die Impfentscheidung aber erst im Erwachsenenalter an, wenn mit der Tätigkeit begonnen wird.

Die Impfung gegen HBV dürfte eine der risikoreichsten Impfungen überhaupt sein. In unserer Praxis haben wir kurz hintereinander drei Patienten erlebt, die innerhalb von wenigen Wochen nach einer HBV-Impfung massive rheumatische Gelenkentzündungen entwickelten. Diese Beobachtung wird in der Literatur nicht nur bestätigt, sondern es werden als Impffolge weitere Autoimmunerkrankungen beschrieben (Multiple Sklerose, Blutgefäßentzündungen, allergische Magen-Darmentzündungen wie Mb. Crohn und Colitis ulcerosa). Die Hepatitis B-Impfung scheint demnach besonders desorganisierend auf die Arbeitsweise des Immunsystems zu wirken.

Haemophilus influenzae, Typ B (HiB)

Dieser Keim kann bei abwehrgeschwächten Kindern Hirnhautentzündung hervorrufen. Konstitutionell stabile Kinder sind dem Bakterium gegenüber relativ abwehrstark und entwickeln nur selten Krankheiten, die durch diesen Mikroorganismus geprägt werden.

Es muss deshalb in diesem Zusammenhang einmal mehr die Frage gestellt werden, ob es nicht der sinnvollere Weg ist, ein Kind generell konstitutionell zu stabilisieren, statt seine Konstitution mit der Impfung zusätzlich zu schwächen.

Pneumokokken

Diese Bakterien können bei abwehrschwachen Kindern Lungenentzündung und Hirnhautentzündung hervorbringen, während konstitutionell stabile Kinder recht resistent dagegen sind. Daher gilt in Bezug auf die Impfung das Gleiche wie bei HiB.

Seit routinemäßig gegen HiB und Pneumokokken geimpft wird, sind die Hirnhautentzündungen mit den Keimen, gegen die geimpft wird, zwar seltener geworden, dafür treten vermehrt Hirnhautentzündungen mit anderen Keimen auf. Insgesamt hat sich die Gesamtzahl der Hirnhautentzündungen bei Kindern durch die Impfungen nicht verringert.

Frühsommer-Meningo-Enzephalitis (FSME)

Das Thema Zecken-Krankheiten war in den letzten Jahren in sämtlichen Medien stark präsent, allerdings recht undifferenziert und immer mit der gleichen Konsequenz: Die Impfung sei die einzige Möglichkeit, sich vor den Folgen eines Zeckenbisses zu schützen.

Um aber das individuelle Risiko eines Kindes für diese Krankheit abzuschätzen und dann eine bewusste Entscheidung für oder gegen eine Impfung fällen zu können, sind einige Fakten wichtig, die in den offiziellen Verlautbarungen meist zu kurz kommen.

Es sind zwei unterschiedliche Krankheiten, bei denen Zecken als Überträger fungieren:
- Frühsommer-Meningo-Enzephalitis (FSME). Hierfür gibt es eine Impfung.
- Lyme-Borreliose. Hierfür gibt es keine Impfung.

Zur FSME

Das Virus, das die FSME prägt, wird von Zecken, die sich in der Haut eines Menschen festgebissen haben, mit deren Speichel in die Bisswunde übertragen. Bei Kindern läuft diese Krankheit unspektakulär ab: Sie entwickeln – wenn überhaupt – lediglich die Symptome eines normalen Erkältungsinfektes. Neurologische Erscheinungen (wie eine Hirnhautentzündung) gehören zu den sehr seltenen Ausnahmeerscheinungen. Nur wenn – aufgrund eines vorausgegangenen Zeckenbisses – eine gezielte Blutuntersuchung eine Vermehrung der FSME-Antikörper ergibt, wird die Diagnose FSME gestellt. Die FSME stellt also für Kinder keine Gefahr dar, die die konstitutionell destabilisierenden Folgen der Impfung rechtfertigen würde.

Dabei ist es relativ leicht, sein Kind ohne Impfung vor FSME zu schützen: Eine Zecke beginnt frühestens nach 6 Stunden (andere Quellen nennen 12 Stunden), ihren Speichel, in dem das Virus enthalten sein kann, in die Bisswunde abzugeben. Diese Zeit haben Sie also, die Zecke ohne Infektionsrisiko zu entfernen. Leicht zu bedienende Zeckenzangen sind in jeder Apotheke erhältlich.

Die beste und sicherste Vorbeugung gegen FSME ist also, wenn Sie Ihr Kind nach dem Aufenthalt im Freien komplett ausziehen und nach Zecken absuchen. Wenn Sie eine eventuell vorhandene Zecke sofort entfernen, kann nicht mehr viel passieren.

Zur Borreliose

Viel gefährlicher als FSME ist die *Lyme-Borreliose*, gegen die es (noch) keine Impfung gibt. Krankheitsprägender Keim ist ein Bakterium (Borrelia burgdorferi). Eine Infektion mit diesem Bakterium führt einige Tage nach dem Zeckenbiss zu einer kreisrunden Rötung um die Bissstelle, die sich immer weiter ausbreitet (Erythema migrans). Wenn Sie eine solche Erscheinung bei Ihrem Kind (oder sich selbst) entdecken, sollten Sie die Sache von einem Arzt oder Heilpraktiker durch eine Blutuntersuchung abklären lassen. Eine frühzeitige Behandlung einer Borreliose ist notwendig, weil die Krankheit in Phasen verläuft, die noch Monate, manchmal auch Jahre nach der Infektion zu schweren und äußerst schmerzhaften Erkrankungen der Gelenke und des Nervensystems führen können, die dann nur noch sehr schwer zu behandeln sind.

Wenn sich der Verdacht auf eine Borreliose bestätigt, wird in den meisten Fällen eine antibiotische Behandlung durchgeführt, die bei Kindern sehr wirksam ist. Es gibt aber Fälle, bei denen nach antibiotischer Therapie Restsymptome der Borreliose bestehen bleiben, weil die Antibiotika zwar die Borrelien beseitigen, nicht aber deren Krankheitsinformationen, die unter Umständen den Organismus noch viele Jahre beschäftigen können. Die Löschung informativer Krankheitsaspekte ist nur auf naturheilkundlichem Wege möglich, etwa mit der Karde (Dipsacus sylvestris oder fullonum),[82] einer distelähnlichen Pflanze oder der homöopathischen Borrelien-Nosode.

82 Zu diesem Thema gibt es ein aktuelles, sehr empfehlenswertes Buch von Wolf-Dieter Storl: Borreliose natürlich heilen, siehe Literaturempfehlungen im Anhang.

Eine alternative Möglichkeit, Ihr Kind gegen die Folgen eines Zeckenbisses zu schützen, bietet eine Apotheke aus Überlingen am Bodensee[83] an: Zeckenbiss-Globuli. Dieses Präparat ist eine sinnvolle Mischung aus verschiedenen homöopathischen Mitteln, unter anderem der FSME- und Borrelien-Nosode. Zur Vorbeugung sollten Sie Ihrem Kind zwischen April und September etwa alle vier Wochen drei der Zeckenbiss-Kügelchen geben (nicht mehr!). Nach einem Zeckenbiss einmal wöchentlich drei Kügelchen über vier Wochen. Achtung: Die in dem Begleitblatt der Kügelchen angegebenen Dosierungsempfehlungen sind deutlich zu hoch!

Grippe (Influenza)

Die echte Grippe (Influenza) hat nur wenig mit den fieberhaften Infekten (grippale Infekte) gemein, die man im Volksmund ebenfalls als Grippe bezeichnet. Die Influenza wird durch verschiedene Grippeviren geprägt, von denen einige Stämme jedes Jahr in mehr oder weniger großen Epidemien um die Erde ziehen. Jedes Jahr wird von der Weltgesundheitsorganisation (WHO) festgelegt, welche drei Grippeviren-Stämme jeweils aktuell sind, und danach richtet sich die Produktion der Impfstoffe. Grippeviren sind aber dafür bekannt, dass sie sich genetisch sehr schnell verändern (mutieren). Das führt dazu, dass bereits kurze Zeit nach Beginn einer Grippewelle ganz andere Viren unterwegs sind als die, gegen die der Impfstoff ursprünglich konstruiert wurde.

Fazit: Die Impfung kann in den meisten Fällen nicht schützen. Als unerwünschte Wirkung schwächt die Grippeimpfung aber die Abwehrfähigkeit gegen die üblichen banalen Virusinfekte. Dies führt zu der paradoxen Situation, dass viele Personen, die sich gegen Grippe impfen ließen, heftige und langwierige grippale Infekte bekommen mit zum Teil massiven Komplikationen in Form einer Lungenentzündung. Diese Reaktionsweise tritt insbesondere bei älteren Menschen auf, für die eine Grippeimpfung in den Medien immer wieder ausdrücklich empfohlen wird. Typisch bei diesen Infekten ist, dass ein trockener, harter Husten ohne viel Auswurf über viele Wochen hartnäckig und ziemlich therapieresistent bestehen bleibt. Dass die häufig verordneten Antibiotika nicht helfen können, ist klar – schließlich handelt es sich um Virusinfekte.

Als weiteres Problem fördert die Grippeimpfung die Auslösung von allergischen Krankheiten deutlich.

Für Kinder ist eine Impfung gegen Grippe auf keinen Fall zu empfehlen.

---

83 Münster-Apotheke, siehe Adressen im Anhang.

Impfung gegen Gebärmutterhalskarzinom

Seit September 2006 sind in der EU Impfstoffe mit den Handelsnamen Gardasil, Silgard und Cervarix zugelassen, die mit großem propagandistischen Aufwand als Impfung gegen Gebärmutterhalskarzinom vermarktet werden, wobei die Zielgruppe vorwiegend Mädchen zwischen 12 und 17 Jahren ist. Dabei wird der falsche Eindruck erweckt, die Impfung verhindere diese Krebsform. Tatsächlich richtet sich die Impfung aber nur gegen vier Arten (Typ 6, 11, 16 und 18) des Humanen Papilloma-Virus (HPV). Diese Viren werden durch Geschlechtsverkehr übertragen, wobei sich circa 70 Prozent aller Frauen im Laufe ihres Lebens damit infizieren. Bei den meisten Frauen entwickeln sich nach der Infektion keinerlei Symptome, bei einigen entstehen vorübergehend Warzen im Genitalbereich, und bei einer kleinen Anzahl von Frauen entstehen Veränderungen in der Schleimhaut des Gebärmutterhalses, die sich zu einem Krebs entwickeln können. Diese Veränderungen können jedoch in ihren Frühformen (Praekanzerosen) zuverlässig mit dem PAP-Test aus einem Schleimhautabstrich beim Frauenarzt diagnostiziert und behandelt[84] werden. Dies ist im Übrigen der einzige Krebsvorsorgetest, der diesen Namen wirklich verdient. Bei der Entstehung dieser Krankheitserscheinungen spielen Milieuveränderungen der Scheidenschleimhaut eine wichtige Rolle. Diese werden begünstigt durch hormonelle Verhütungsmittel, Rauchen, Schwangerschaft, vorausgegangene Antibiotikabehandlungen und wechselnde Geschlechtspartner. Trotzdem bekommen nur 0,02 Prozent aller Frauen in Europa tatsächlich Gebärmutterhalskrebs.

Bei Frauen mit pathologisch verändertem PAP-Test sind häufig HPV nachweisbar. Als besonders risikoreich für die Entstehung eines Gebärmutterhalskarzinoms wurden die HPV-Subtypen 16 und 18 eingestuft. Scheinbar logisches Fazit: Wenn man die Infektion mit diesen HPV-Typen mittels Impfung verhindert, kann kein Gebärmutterhalskrebs entstehen.

Nun wissen wir aber aus den Erkenntnissen der Konstitutionsmedizin, dass Viren nicht Ursache, sondern prägende Begleiterscheinung einer Krankheit sind, wobei die konstitutionelle Situation das für die Viren-Vermehrung notwendige Milieu schafft.

Bezogen auf HPV und Gebärmutterhalskarzinom bedeutet dies, dass eine betroffene Frau sich in einem konstitutionellen Zustand befindet, der sowohl die HPV-Infektion als auch die bösartigen Zellveränderungen begünstigt. Anders ausgedrückt: HPV ist nicht die Ursache von Gebärmutterhalskarzinomen, sondern eine Infektion mit HPV und ein Gebärmutterhalskarzinom können auf der glei-

---

84 Auch dafür kennt die Naturheilkunde sehr wirksame Behandlungskonzepte, mit denen die operative Entfernung der betroffenen Schleimhaut (Konisation) in vielen Fällen verhindert werden kann.

chen konstitutionellen Basis entstehen. Dies erklärt die Zusammenhänge aus einem völlig anderen Blickwinkel und unterstreicht einmal mehr die zentrale Bedeutung der Konstitutionstherapie. Auch wird deutlich, dass die Gleichung »Schutz vor HPV-Infektion = Schutz vor Gebärmutterhalskarzinom« keinen Bestand haben kann.

Das in der Impfwerbung verbreitete Versprechen eines »100-prozentigen Schutzes« beruht darauf, dass man im Beobachtungszeitraum keine ungewöhnlichen Zellveränderungen bei geimpften jungen Frauen im Alter von 16 bis maximal 26 Jahren nachweisen konnte; in der ungeimpften Kontrollgruppe übrigens auch nicht. Kurz: Es gibt keinerlei Informationen über die Langzeitaspekte der HPV-Impfung. Bekannt ist aber, dass die Impfung starke unerwünschte Nebenwirkungen hat:

- Lokalreaktionen wie Schmerzen, Schwellung, Rötung und Juckreiz sind sehr häufig. Sie treten nach Herstellerangaben bei bis zu 84 Prozent der Geimpften auf.
- Beschrieben sind nach der Impfung darüber hinaus allergische Reaktionen bis hin zum Asthmaanfall sowie Gelenkentzündungen.
- Insgesamt werden 8 Prozent der beobachteten Ereignisse laut Herstellerinformation als schwerwiegend eingestuft.
- In den USA sind Todesfälle bekannt geworden, bei denen man einen Zusammenhang mit der HPV-Impfung vermutet. Als Folge daraus sprach sich der Vorsitzende der ACIP (nationale Impfkommission der USA) öffentlich gegen eine HPV-Impfpflicht für Mädchen aus – ein bemerkenswerter Vorgang in einem Land, in dem ansonsten umfassende Impfpflicht besteht.

Bei diesem Impfstoff sind bisher (Stand: Dezember 2007) nicht einmal die Zulassungsstudien vollständig veröffentlicht. Auch liegen noch keine umfangreichen Anwendungserfahrungen vor.

Daher müssen alle Aussagen im Zusammenhang mit dieser Impfung mit sehr großer Vorsicht interpretiert werden, und dementsprechend kritisch sollten Sie bei der HPV-Impfentscheidung für Ihre Tochter sein!

Der Anspruch, dass die HPV-Impfung einen wirksamen Schutz gegen Gebärmutterhalskarzinom bietet, ist nach bisherigem Wissensstand nicht zu belegen.[85]

Im April 2009 wurde in den Medien berichtet, dass das höchste Gremium im deutschen Gesundheitswesen, der Gemeinsame Bundesausschuss der Ärzte und Krankenkassen (G-BA), fordert, die Wirksamkeit der HPV-Impfstoffe erneut zu

85 Quelle: www.impf-info.de/index.php?option=com_content&view=article&id=137:hpv-die-erkran-kungen&catid=56:impfungenhpv&ltemid=301.

überprüfen. »Spiegel Online« schreibt am 18.04.2009 dazu: »Erst vor wenigen Wochen hatten 13 angesehene Medizinprofessoren einen offenen Brief an den G-BA geschrieben und auf fehlende Daten aus den Studien des Impfstoffherstellers Sanofi Pasteur MSD aufmerksam gemacht. Ihrer Ansicht nach stehen die Studienergebnisse ›in deutlichem Widerspruch zu vielen sehr optimistischen Verlautbarungen‹«.[86]

Damit wird deutlich, dass zwar die bei jeder Impfung bestehenden prinzipiellen Probleme bestehen, ein positiver Aspekt der HPV-Impfung jedoch bisher nicht nachgewiesen wurde.

Druck auf impfkritische Eltern

Viele Ärzte setzen impfkritische Eltern meist mit dem Argument unter Druck, es sei verantwortungslos, ein Kind nicht oder nicht vollständig (also gemäß STIKO-Empfehlung) durchimpfen zu lassen. In solchen Fällen ist es meist sinnlos, sich auf Diskussionen einzulassen. Denn der Impfgedanke wird fanatisch vertreten, und bei solchen Menschen besteht üblicherweise keine Bereitschaft, sich mit abweichenden Anschauungen auch nur ansatzweise auseinanderzusetzen. Sollte Ihr Kinderarzt eine solche Haltung vertreten: Ersparen Sie sich die Diskussion, und suchen Sie sich einen anderen Behandler, für den ein mündiger Patient nicht nur Störfaktor im Praxisablauf ist. Es muss kein Facharzt für Kinderheilkunde sein, und es gibt inzwischen nicht wenige Ärzte, die die übliche Impfpraxis mit zunehmender Skepsis betrachten.

Impfkritische Eltern erfahren auch in Kindergarten und Schule häufig Unverständnis und manchmal sogar Druck von anderen Eltern. Dabei wird die Befürchtung geäußert, ein ungeimpftes Kind könne die Krankheiten in den Kindergarten oder die Schule tragen. Dieses Argument lässt erkennen, dass der Glaube an die Wirksamkeit von Impfungen nicht sehr fest ist. Denn: Wenn die Impfungen wirklich sicher schützen würden, bräuchte ein geimpftes Kind keine Angst vor den Keimen eines ungeimpften Kindes zu haben.

Zur Verantwortlichkeit: Sie sind als Eltern dafür verantwortlich, Ihr Leben und das Ihrer Kinder so zu gestalten, dass es für Sie und Ihr Kind stimmt. Sie sind nicht verantwortlich für das Wohl anderer und schon gar nicht, wenn Sie dafür eine Maßnahme in Kauf nehmen müssen, deren Folgen unkalkulierbar sind und die Ihrer Einstellung zuwiderläuft.

Stehen Sie deshalb selbstbewusst zu Ihren Überzeugungen!

---

86 www.spiegel.de/wissenschaft/mensch/0,1518,619759,00.html

Alter bei der Impfung

Wie wir in früheren Kapiteln bereits gesehen haben, befindet sich das Immunsystem eines Kindes in den ersten Jahren in sehr dynamischer Entwicklung. Diese Entwicklung kann durch Impfungen empfindlich gestört werden. Wir empfehlen daher allen Eltern, mit der ersten Impfung auf jeden Fall bis zur Vollendung des ersten Lebensjahres zu warten, besser noch bis zur Vollendung des dritten Lebensjahres. Dann hat das Lymphsystem Zeit, seine Kompetenzen auszubauen, um zu einer optimalen konstitutionellen Stabilität zu kommen – womit man dem Kind sehr effektiv hilft.

Welche Krankheiten werden durch Impfen gefördert?

Wie bereits erwähnt, verstärken Impfungen Lymphatismus und Skrofulose. Das bedeutet, dass man bei der Diagnostik und Behandlung aller Krankheiten, die im Kapitel »Lymphatismus« beschrieben und erklärt sind, daran denken sollte, dass auch Impfungen hinter der gesundheitlichen Fehlentwicklung stecken können. Das muss durch entsprechende Untersuchungen abgeklärt werden. Auch wenn Impfungen nur ein Störfaktor unter vielen sind (man sollte vermeiden, sie pauschal zum Sündenbock für alles zu machen), gibt es doch einige Krankheiten und Beschwerden, bei denen man unbedingt eine Impfbelastung vermuten und abklären muss:

* *Allergien aller Art*
  Dabei sind es weniger die Impfstoffe selbst, die allergische Reaktionen provozieren. Es ist vielmehr das grundsätzliche Wirkprinzip von Impfungen, das als Aktivator einer allergischen Grundbereitschaft (allergische Diathese) fungiert, indem es eine stumme Veranlagung zu Allergien aktuell werden lässt.
  Besonders deutlich wird dies bei der Neurodermitis, die in einem eigenen Kapitel ausführlich behandelt wurde (siehe Seite 112). Nach eigenen und Erfahrungen von Kollegen und Kolleginnen muss man die Neurodermitis durchaus als Impfkrankheit bezeichnen.
  Auch bei allergischem Asthma bzw. spastischer Bronchitis und Pseudokrupp ist ein deutlicher Bezug zu den Impfungen erkennbar.
* *Autoimmunerkrankungen*
  Immer, wenn das Immunsystem körpereigenes Gewebe angreift, kann die chaotisierende Wirkung einer Impfung dahinterstecken.
  Beispiele: Gelenkrheuma (Rheumatoide Arthritis), Fibromyalgie, Morbus Crohn, Colitis ulcerosa, Multiple Sklerose (MS), Diabetes mellitus Typ 1

(Jugendform), Schilddrüsenentzündung (Hashimoto-Thyreoiditis), Entzündung der Blutgefäße (Endarteriits obliterans), Maculadegeneration des Auges.

- *Erkrankungen des Nervensystems* (neurologische Krankheiten):
Multiple Sklerose (MS), ADHS, ADS, Lähmungserkrankungen (z. B. Guillain-Barré-Syndrom), Parkinsonsche Krankheit, unklare Verhaltensauffälligkeiten, Gleichgewichtsstörungen. (Von diesen Krankheiten spielen in der Kinderheilkunde aber nur ADHS/ADS und andere Verhaltensauffälligkeiten eine bedeutende Rolle.)
- In der Literatur werden einige Fälle von *plötzlichem Kindstod* (Sudden infant death syndrome, SIDS) beschrieben, die kurz nach einer Impfung aufgetreten sind. Ein Zusammenhang wird von schulmedizinischer Seite aber stets bestritten.

Bei einigen der oben genannten Krankheiten ist bekannt, dass die Neigung, daran zu erkranken, an die Nachkommen vererbt wird. Das bedeutet, dass bei Kindern, von denen ein Eltern- oder Großelternteil an einer der oben genannten Krankheiten leidet bzw. gelitten hat, eine Impfentscheidung sehr kritisch überdacht werden muss.

Zusatzstoffe

Bisher wurde hier nur auf die abgeschwächten oder toten Mikroorganismen bzw. Viren (Antigene) als zentrale Inhaltsstoffe der Impfpräparate eingegangen. Impfstoffe enthalten aber darüber hinaus noch einen Cocktail anderer Substanzen, von denen ein Teil als Verunreinigung aus dem Herstellungsprozess zurückbleibt und ein anderer Teil bewusst zugesetzt wird, um die Wirkung des Impfstoffs zu beeinflussen. Diese Zusatzstoffe sind teilweise bedenklich. Viele davon sind deshalb in anderen Bereichen verboten. In den letzten Jahren wurden immer mehr Informationen über diese Zusatzstoffe bekannt, die zum Teil aber nicht in der Auflistung der Inhaltsstoffe auf dem Beipackzettel auftauchen, da sie aus verschiedenen Gründen nicht unter die gesetzliche Deklarationspflicht fallen.[87] Es würde den Rahmen dieses Buches sprengen, die Zusatzstoffe hier vollständig vorzustellen. Deshalb werden im Folgenden nur die wichtigsten aufgeführt.

Wenn Sie sich umfassend zu diesem Thema informieren wollen, sind die beiden Bände von Anita Petek-Dimmer zu empfehlen (siehe Anhang Literaturempfehlungen, Seite 334).

---

87 Das ist im Übrigen ein Problem, das auch im Bereich der industriell hergestellten Lebensmittel von großer Bedeutung ist.

Tierische Fremdeiweiße

Die meisten Antigene für Impfstoffe werden auf unterschiedlichen tierischen Geweben gezüchtet. Das sind embryonisierte Hühnereier (Eier, in denen ein Hühnerembryo heranwächst), aber auch Zellgewebe verschiedener Organe von diversen Tieren. In einigen Fällen werden auch Krebszellkulturen verwendet, weil Krebszellen sich schneller teilen als normale Zellen und daher mehr »Ertrag« bringen.

Diese tierischen Substanzen werden in einem aufwendigen Reinigungsvorgang zwar weitgehend entfernt, aber es lässt sich technisch nicht verhindern, dass Reste von (für Menschen) artfremden Eiweißen im fertigen Impfstoff enthalten sind. Diese gelangen mit der Injektion direkt in den Körper und stellen so hochpotente Allergene dar.

Tierische Eiweiße (Fleisch, Milch usw.), die wir über die Nahrung zu uns nehmen, müssen bekanntlich über einen komplizierten Assimilierungsprozess erst in ihre kleinsten Bausteine (Aminosäuren) zerlegt werden. Erst dann dürfen sie ins Blut- und Lymphsystem aufgenommen werden. Ansonsten gibt es die Probleme, die im Kapitel zur Allergie bereits beschrieben wurden.

Durch eine Injektion werden die natürlichen Schutzmechanismen von Haut und Schleimhäuten »durchstochen«, und die injizierten Stoffe gelangen unverändert in den Körper. Besonders bei Kindern, die durch ihre elterlichen Gene bereits eine allergische Grundveranlagung mitbringen, kann über diesen Mechanismus der allergische Durchbruch ausgelöst werden.

Antibiotika

Fast alle Impfstoffe enthalten ein oder mehrere Antibiotika. Sehr häufig verwendet wird das Neomycin. Die damit zusammenhängenden Probleme wie ihre milieuschädigende Wirkung wurden bereits mehrfach angesprochen.

Aluminiumhydroxid, Aluminiumphosphat

Aluminiumverbindungen finden sich in den meisten Impfstoffen. Sie verstärken die Immunantwort auf die Impf-Antigene. Manche Autoren berichten, dass nur durch das Vorhandensein von Aluminium in den Impfstoffen überhaupt eine Immunreaktion erfolgt.

Aluminium steht aber im dringenden Verdacht, eine Rolle bei der Entstehung von Multipler Sklerose (MS) und der Alzheimer-Krankheit zu spielen.

Zudem stimuliert Aluminium die Bildung von Immunglobulin E (Ig E) und damit atopische Allergien.

Formaldehyd

Dieses Desinfektionsmittel wird benötigt, um die Impfantigene inaktiv zu halten und die Impfstoffe zu konservieren. Formaldehyd ist jedoch wegen seiner krebserregenden Wirkung bereits seit Jahrzehnten in fast allen Bereichen des täglichen Lebens verboten. Aber Kindern wird es mit den Impfungen direkt injiziert …

Quecksilberverbindungen (Thiomersal, Thimerfonat)

Wie spätestens in der Diskussion um das Zahnfüllmaterial Amalgam allgemein bekannt wurde, ist Quecksilber ein Schwermetall, das vor allem auf Nervengewebe hochgiftig wirkt und zu unheilbaren, chronischen Krankheiten führen kann. Besonders heimtückisch dabei ist, dass Quecksilber nur sehr schwer ausgeschieden werden kann und sich deshalb im Binde- und Nervengewebe über Jahrzehnte in immer größer werdenden Mengen ablagert und erst dann mit ganz unspezifischen Symptomen anfängt, seine Giftwirkung zu entfalten.

Quecksilberverbindungen werden als Inhaltsstoff von Impfpräparaten nur noch selten im Beipackzettel aufgeführt. Das heißt aber nicht, dass sie nicht enthalten sind! Quecksilber muss nämlich nur dann aufgelistet werden, wenn es dem Präparat nach dem Fertigungsprozess zugesetzt wurde. Wenn es während des Herstellungsprozesses verwendet wurde und deshalb im fertigen Produkt noch enthalten ist, muss es nicht deklariert werden, denn der Hersteller kann sich in diesem Fall auf sein Herstellungsgeheimnis berufen.[88]

Da Quecksilber aber bei der Herstellung von Impfstoffen eine wichtige Substanz zur Inaktivierung von Mikroorganismen darstellt, muss davon ausgegangen werden, dass es in vielen Impfstoffen enthalten ist.

Schutzwirkung von Impfungen

Die Frage an die zuständigen Stellen (z. B. Robert-Koch-Institut; www.rki.de) nach wissenschaftlichen Beweisen für die Wirksamkeit von Impfungen wird (sinngemäß) immer so beantwortet: Dies sei wissenschaftlich allgemein anerkannt, und man möge doch bitte die entsprechende Literatur dazu lesen … Dort findet sich aber immer nur die Feststellung, dass sich nach einer Impfung Antikörper nachweisen lassen. Dass dies kein Beweis für Immunität ist, wurde weiter oben bereits erwähnt (siehe Seite 277).

---

88 In der Konsequenz beutet dies, dass die für die Zulassung von Impfstoffen verantwortlichen Stellen den wirtschaftlichen Interessen der Impfstoffhersteller höheren Stellenwert einräumen als der gesundheitlichen Unversehrtheit der geimpften Kinder.

Tatsache ist aber, dass man nicht ignorieren kann, dass die typischen Kinderkrankheiten in den letzten Jahren deutlich seltener auftreten. Zumindest in der Altersstufe, in denen sie üblich sind. Stattdessen beobachtet man, dass die Erkrankungen sich ins Erwachsenenalter verlagern, in dem der Verlauf deutlich dramatischer ist. Ob sich durch Auffrischungsimpfungen (Wer lässt sie schon konsequent das ganze Leben über machen?) dieser Trend vermeiden lässt, kann heute noch niemand sagen; dafür sind die Beobachtungszeiträume noch zu kurz. Und selbst wenn dies möglich sein sollte, ist das Problem des fehlenden Nestschutzes für die Kinder geimpfter Mütter immer noch nicht gelöst.

Es ist erwiesen, dass die Zahl bedrohlicher Infektionskrankheiten in Mitteleuropa bereits seit Beginn des 20. Jahrhunderts deutlich zurückgeht; also lange bevor die Massenimpfungen begannen! Ausnahme waren jeweils die Kriegsjahre.

Dies wird allgemein dadurch erklärt, dass sich seit dieser Zeit sowohl die hygienischen Verhältnisse als auch die Ernährungssituation (Überwindung des Hungers) kontinuierlich verbesserte.

Alternativen zur Impfung

Wenn Sie nach Möglichkeiten suchen, mit alternativen Methoden spezifisch gegen bestimmte Krankheiten zu immunisieren, werden Sie leider enttäuscht. Im Internet oder in manchen Büchern findet man zwar immer wieder den Hinweis, man könne durch Gabe von homöopathischen Impfnosoden die normalen Impfungen ersetzen: Kügelchen statt Spritze.

So einfach ist es aber leider nicht. Für die Krankheiten, die man unbedingt vermeiden sollte, gibt es keine wirkliche Alternative zur Impfung, wenn man in Länder reist, wo noch eine realistische Gefahr besteht, sich damit zu infizieren.

Alle Impf-Alternativen gehen einen anderen Weg: Sie stabilisieren die konstitutionelle Gesamtsituation, um die natürlichen Abwehrfähigkeiten so zu stärken, dass eine Krankheit entweder nicht zum Ausbruch kommt oder aber einen gemäßigten und komplikationslosen Verlauf nimmt. Dies bezieht sich vor allem auf die Kinderkrankheiten, bei denen es aus den genannten Gründen weder notwendig noch sinnvoll ist, sie zu verhindern.

Wie Sie sehen, kommt auch hier die immer wieder erwähnte Konstitutionstherapie zum Zuge.

Behandlung von Impfbelastungen

Die Konstitutionstherapie, vor allem eine intensive Lymphtherapie, bildet auch das Zentrum der Behandlung von Impfbelastungen.

Wenn es gelingt, die Impfung auszutesten, von der die entscheidende, krank machende Störwirkung ausgeht, kann man diese spezifisch mit den entsprechenden Impfnosoden in hohen homöopathischen Potenzen behandeln. Dies sollte aber nur durch einen erfahrenen Behandler geschehen, denn die Reaktionen, die durch eine solche Behandlung ausgelöst werden können, sind unvorhersehbar und müssen gegebenenfalls therapeutisch aufgefangen werden können. Es wird auch immer wieder empfohlen, vor und nach einer Impfung Thuja in homöopathischer Form zu geben. Als pauschale Empfehlung ist dies jedoch alles andere als sinnvoll! Thuja ist zwar ein Mittel, das bei manchen Kindern mit Impfbelastungen Sinn macht; aber nur dann, wenn die Gesamtsituation es erfordert. So ist es einfach unglaublich, wenn man auf der Internetseite eines bayerischen Kinderarztes liest, dass in seiner Praxis vor jeder Impfung Thuja gegeben wird, damit keine negativen Impffolgen auftreten. Daraufhin wird nach STIKO-Empfehlung durchgeimpft. Auf diese Weise werden kritische Eltern für dumm verkauft und mit ihren Sorgen nicht ernst genommen.

> Man muss nochmals betonen: Es gibt weder eine Schutzmöglichkeit vor Impfschäden, noch lässt sich eine durchgeführte Impfung rückgängig machen oder neutralisieren!

Folgeerscheinungen einer Impfung lassen sich nicht völlig beseitigen. Das bedeutet aber trotzdem nicht, dass man therapeutisch nichts mehr machen kann, wenn eine Impfbelastung Hintergrund einer Krankheit ist: Eine Stabilisierung, die Impffolgen wieder zu einem kompensierbaren Störfaktor zurückführt, ist durch eine individuelle Konstitutionstherapie bei den meisten Kindern möglich.

Was Sie als Eltern in jedem Fall unterstützend machen können, ist eine Behandlung, wie sie im Kapitel »Lymphatismus« beschrieben ist (siehe Seite 96ff.).

Verhalten bei bereits geimpften Kindern

Wie viele andere Eltern sind vielleicht auch Sie in der Situation, dass Ihr Kind bereits geimpft wurde und Sie entweder durch eigene Erfahrung mit unerwünschten Impffolgen oder aber durch vertiefte Auseinandersetzung mit diesem Thema zu dem Schluss gekommen sind, dass Sie keine weiteren Impfungen mehr durch-

führen lassen möchten. Besonders im Zusammenhang mit den Wiederholungs-
impfungen wird oft die Frage gestellt, ob man die Folgeimpfungen einfach weg-
lassen kann oder ob man das Impfprogramm zu Ende bringen muss, wenn man es
mal angefangen hat. Darauf gibt es eine klare Antwort:

Das Impfprogramm kann jederzeit abgebrochen werden!

Es besteht keine zwingende Notwendigkeit, es nach dem vorgesehenen Schema
bzw. vollständig durchzuführen.

Ganz besonders, wenn ein Kind bereits eine ungewöhnliche Impfreaktion
hatte, sollte jede weitere Impfung strikt vermieden werden. Denn man muss davon
ausgehen, dass die Reaktionen nach der nächsten Impfung unkalkulierbar schlimmer werden. Dabei spielt es keine Rolle, ob die Folgeerscheinungen vorübergehend oder dauerhaft waren bzw. sind.

Auch in den Fällen, in denen ein Zusammenhang zwischen der Impfung und
den danach aufgetretenen Symptomen nicht eindeutig ist, sollte der Verdacht eines Zusammenhangs mit der Impfung ausreichen, um auf weitere Impfungen zu
verzichten. Aus den weiter oben genannten Gründen sollten Sie sich besser nicht
darauf verlassen, wenn der impfende Arzt behauptet, die Symptome hätten mit der
Impfung nichts zu tun.

Auch wenn Ihnen ein neuer, modernerer Impfstoff angeboten wird, der weniger Nebenwirkungen verursacht, sollten Sie skeptisch bleiben. Denn die Hauptprobleme von Impfungen sind prinzipieller Natur und lassen sich deshalb nur gra-
duell über die Zusammensetzung des Impfstoffes beeinflussen. Wenn ein Impfstoff
weniger Nebenwirkungen verursacht, kann man also davon ausgehen, dass er lediglich die Immunreaktionen des Organismus noch effizienter austrickst als andere
Präparate.

Auch bei den Zeitpunkten, zu denen Impfungen durchgeführt werden sollen,
handelt es sich lediglich um Empfehlungen, die sich vor allem an den Terminen
für die Vorsorgeuntersuchungen orientieren.

Deshalb ist es auch kein Muss, ein Kind genau zu den Zeitpunkten zu impfen,
die im STIKO-Kalender vorgesehen sind. So ist es für Eltern, die auf Impfungen
zwar nicht völlig verzichten, sie aber erst zu einem späteren Zeitpunkt durchführen
wollen, ohne Weiteres möglich, sie beispielsweise erst im Alter von zwei oder drei
Jahren machen zu lassen.

Ernährung

In allen traditionellen Heilkundesystemen steht die richtige Ernährung an zentraler Stelle. Sie wird nicht nur für den Erhalt der Gesundheit als wichtig erachtet, sondern ist auch bei Krankheit ein unverzichtbares Heilmittel. Besonders in den ersten Lebensjahren eines Kindes beeinflusst die Nahrung die für die spätere Gesundheit so wichtige Ausreifung des Verdauungstraktes. In dieser Zeit findet eine Geschmacksprägung statt, die auch auf späteres Essverhalten Einfluss nimmt. Untrennbar miteinander verbunden sind wie gesagt Darmmilieu und Immunsystem, deren Ausreifung in entscheidendem Maße von der Wahl einer geeigneten Ernährung abhängt.

Nachdem unsere Ernährungsgewohnheiten über Hunderte von Jahren recht konstant waren, haben sie sich in den letzten fünfzig Jahren dramatisch verändert. Die sogenannte Zivilisationskost – mit ihrem hohen Anteil industriell bearbeiteter Lebensmittel (samt den dazugehörenden Zusatzstoffen), nährwertarmen Weißmehlprodukten, minderwertigen Fetten und Ölen sowie einem enormen Zuckerkonsum – überflutet unseren Verdauungstrakt regelrecht mit neuen Reizen. Dieser neuen Nahrung fehlt es an verdaubaren Nährstoffen, und zusätzlich enthält sie eine große Zahl hoch problematischer Inhaltsstoffe. Diese veränderten Ernährungsgewohnheiten sind an der Ausbreitung von Immunstörungen und Verhaltensauffälligkeiten bei Kindern maßgeblich mitbeteiligt.

Ob ein Nahrungsmittel gesund oder ungesund ist, hängt nicht nur von seiner Art und Qualität ab, sondern maßgeblich davon, ob unser Organismus es verdauen und sich so die enthaltenen Nährwerte nutzbar machen kann (Bioverfügbarkeit).

Da die Verdauungsleistung aber nicht bei allen Menschen gleich ist, kann es folglich nicht nur eine für alle Menschen gültige Ernährungsempfehlung geben, sondern sie muss den individuellen Gegebenheiten angepasst sein.

Die Vielzahl der heute eingesetzten Lebensmittelzusatzstoffe wirkt sich gerade auf den sich noch entwickelnden kindlichen Organismus störend aus und führt nicht selten zu schwerwiegenden gesundheitlichen Problemen.

Dieses Kapitel enthält umfangreiche Informationen über die Wirkung von Nahrungsmitteln, Zubereitungsarten und moderne Lebensmittelbehandlung, um für sich und die Familie die passende Nahrung auswählen zu können.

Verschiedene Ernährungsmodelle

Westliche Ernährungslehre

In der bei uns heute üblichen Ernährungslehre werden mit viel technischem Aufwand die Inhaltsstoffe unserer Nahrungsmittel analysiert. Daraufhin wird der Nährstoffbedarf gemäß Alter, Geschlecht und Tätigkeit ermittelt und auf dieser Basis eine entsprechende Ernährungsempfehlung abgegeben. Bei dieser Vorgehensweise bleibt unberücksichtigt, wie viele der in einem Nahrungsmittel enthaltenen Nährstoffe der Organismus tatsächlich aufnehmen und verwerten kann. Dies ist jedoch – abhängig von der Verdauungskraft (Coctio) – individuell sehr unterschiedlich. Industriell bearbeitete Nahrungsmittel weisen so starke strukturelle Veränderungen gegenüber dem Ausgangsprodukt auf, dass sie nicht optimal verwertet werden können. Unser Verdauungstrakt kann nur verdauen, was er erkennt und wofür er die entsprechenden Verdauungssäfte bereitstellen kann. Da in der westlichen Ernährungslehre die tatsächliche Verdaulichkeit von Lebensmitteln nicht berücksichtigt wird, kommt es im Vergleich mit den Ernährungsmodellen der traditionellen Heilkundesysteme zu unterschiedlichen Beurteilungen über den Wert einzelner Nahrungsmittel oder deren Zubereitungsart (z. B. Milchprodukte, Rohkost, Tiefkühlkost). Einig dagegen ist man sich, dass Kinder viel frische Mischkost und möglichst selten industriell bearbeitete Lebensmittel essen sollten.

Östliche Ernährungslehre und Ernährungslehre der europäischen Naturheilkunde

Die Ernährungsmodelle der großen traditionellen Medizinsysteme[89] entwickelten sich über Tausende von Jahren durch Beobachten der Wirkung von Nahrungsmitteln und ihrer Zubereitungsarten. Dabei steht nicht das Nahrungsmittel selbst im Zentrum der Betrachtung, sondern immer seine Wirkung auf den Organismus des Menschen, der es zu sich nimmt. Das kann bei verschiedenen Menschen sehr unterschiedlich sein. Beeindruckend dabei ist, dass man in Europa und Asien dieselben Erkenntnisse gewonnen hat. Für die praktische Anwendung dieser Ernährungslehre spricht, dass sie sich über Jahrhunderte bewährt hat. Darüber hinaus ist sie ein wichtiger Bestandteil des jeweiligen traditionellen Medizinsystems und wird damit auch bei Krankheiten zum wichtigen Heilmittel, das bei der Behandlung gezielt eingesetzt wird und in einem umfassenden Therapiekonzept nie fehlen sollte.

---

89 Traditionelle Europäische Naturheilkunde/Traditionelle Abendländische Naturheilkunde, Traditionelle Chinesische Medizin, Ayurveda.

Die jeweilige Wirkung eines Nahrungsmittels erklärt sich aus:

- seiner Thermik (Wärmequalitäten): erfrischend/kühlend oder wärmend
- seinem Geschmack: süß, salzig, sauer, bitter, scharf
- seiner Zubereitungsart: roh, gekocht, gebraten, frittiert usw.

Mit diesem Modell können auch neue Nahrungsmittel, industrielle Bearbeitungs-praktiken, gentechnisch veränderte Nahrungsmittel, Konservierungs- und andere Zusatzstoffe beurteilt werden, mit denen wir heute konfrontiert sind.

Die Erkenntnisse dieser Ernährungslehre sind noch bis vor wenigen Genera-tionen in unserer Gesellschaft fest verwurzelt gewesen und finden sich noch heute in unserer instinktiven Wahl einer jahreszeitlich angepassten Ernährung wieder. Bei Kindern ist die Wirkung von Nahrungsmitteln sehr schnell zu beobachten und für aufmerksame Eltern leicht nachzuvollziehen – im positiven wie auch im nega-tiven Sinne.

Verdauungsphysiologie: Von der rohen Nahrung zum Nährsaft

Mit dem einsetzenden Hungergefühl signalisiert uns unser Körper seinen Nähr-stoffbedarf. Die nun aufgenommene Nahrung muss durch den Verdauungsvor-gang für den Organismus in eine verwertbare Form gebracht werden. Haben wir die Menge an Nahrung aufgenommen, die noch verdaut werden kann, setzt das Sättigungsgefühl ein. Im Zuge der Verdauung entstandene Nährsäfte werden an die Orte des Bedarfs transportiert, die nicht verwertbaren Stoffe werden zur Aus-scheidung gebracht. Diese Darstellung mag in der heutigen Zeit etwas vereinfacht scheinen, da leider häufig Störungen im normalen Verwertungsablauf auftreten. Vor allem die heute oft eingesetzten Geschmacksverstärker und künstlichen Aro-mastoffe stören diese natürlichen Bedarfsregelungen tiefgreifend. Die Verdauung ist, ebenso wie das Kochen auf dem Herd, auf Wärmezufuhr angewiesen. Man spricht in der Naturheilkunde deshalb auch, sehr bildlich ausgedrückt, vom soge-nannten Verdauungsfeuer, das die »Kochung« der lebensnotwendigen Nährsäfte gewährleistet. Da sich diese Verdauungskraft im Kindesalter erst nach und nach entwickelt, muss die Nahrung dem Reifegrad des Verdauungstraktes angepasst sein.[90]

90 Wie wir alle aus eigener Erfahrung wissen, verändert sich die Verdauungskraft im Laufe des Lebens. Können Jugendliche oft unglaubliche Mengen essen und offensichtlich auch problemlos verdauen, lässt diese Fähigkeit mit zunehmendem Alter meist nach, und es wird vor allem abendliches schweres Essen instinktiv gemieden.

Rohkost und gekochte Nahrung

Rohkost ist zwar nährstoffreich, jedoch schwer verdaulich. Der Körper muss deshalb viel Energie einsetzen bzw. ein gutes Verdauungsfeuer haben, um die rohe Nahrung in einen verwertbaren Nährsaft umzuwandeln. Gekochte Nahrung ist bereits auf dem Herd für eine leichtere Kochung im Verdauungstrakt vorbereitet. Dadurch ist zwar einerseits ein Teil der Nährstoffe verlorengegangen, andererseits sind die restlichen Nährstoffe gut aufgeschlossen und stehen damit dem Körper leicht verwertbar zur Verfügung. Wie schon mehrfach erwähnt, ist der Verdauungstrakt bei der Geburt noch sehr unreif und entwickelt sich erst im Laufe der Kindheit zur vollen (individuellen) Reife. Für Säuglinge ist Rohkost noch gänzlich ungeeignet, mit zunehmendem Alter kann der Rohkostanteil langsam zunehmen. Der überwiegende Teil der Nahrung sollte jedoch in jedem Lebensalter in gekochtem Zustand gegessen werden. Trotzdem ist – bei gesunden Menschen – ein gewisser Anteil an Rohkost notwendig, um die körpereigenen Wärmeprozesse für die Verdauung zu stimulieren.[91]

Fünf Geschmacksrichtungen

Der Geschmack unserer Nahrung ist nicht nur eine mehr oder weniger angenehme Begleiterscheinung, sondern löst nachweislich ein ganzes Feuerwerk an nervalen und hormonellen Reaktionen aus. Diese wirken einerseits auf körperlicher Ebene, indem sie etwa die Verdauung unterstützen; andererseits aber – wie jeder andere Sinnesreiz auch – auf der Gefühlsebene. Grundsätzlich sollten bei einem gesunden Menschen möglichst alle fünf Geschmacksrichtungen (süß, scharf, salzig, sauer, bitter) in einem ausgewogenen Verhältnis in der Nahrung vorhanden sein (worauf jeder gute Koch sowieso achtet). Auf der anderen Seite verlangt unser Organismus aber auch mal nach einem größeren Anteil eines spezifischen Geschmacks. Solche Gelüste weisen immer auf einen bestehenden Bedarf hin.

Jeder Geschmack entfaltet eine spezifische Wirkung im Organismus. Unsere mild süßen Nahrungsmittel nähren uns und liefern Energie. Saures kühlt, Scharfes durchwärmt kräftig und bringt unser Abwehrsystem in Schwung. Salziges ist reich an Mineralien und regt die Nieren an, während Bitteres die so wichtige Verdauungsarbeit unterstützt.

Da Süßgelüste sehr verbreitet sind und in der Kindheit Süßes eine besondere Bedeutung hat, schauen wir uns diesen Geschmack näher an.

Menschenkinder werden sehr unreif – in völliger Versorgungsabhängigkeit – geboren. Damit sie zu ausgeglichenen, in sich ruhenden Persönlichkeiten heran-

---

91 Rohkost ist zu Recht (gut gekaut, kleine Mengen, beschränkter Zeitraum) als Heilkost für stoffwechselgestörte Erwachsene der Überflussgesellschaften bekannt geworden, als Dauerernährung ist sie jedoch für die meisten Menschen ungeeignet.

wachsen können, müssen sie eine starke stabile Mitte entwickeln. Eine starke Mitte steht dabei für eine stabile Wärmeproduktion mit ihren körperlichen Aspekten (gesunde Darmflora, starke Verdauungskraft, intaktes Immunsystem) als auch mit seelisch-emotionalen Aspekten (ausgeglichenes Temperament, gute Belastbarkeit, Konzentrationsfähigkeit). Im Gegensatz dazu ist die labile Persönlichkeit zu sehen mit einer schwachen Mitte und der Neigung zu Extremen. Diese Schwäche kann sich in einer nicht sinnvollen Immunabwehr (Infektanfälligkeit, allergische Reaktionsweise) zeigen oder auch mit seelisch-emotionalen Abweichungen (zu wenig Energie: müde, lustlos, desinteressiert oder zu viel Energie: unruhig, gestresst, überdreht) zum Ausdruck kommen. Die meisten unserer heimischen Nahrungsmittel mit süßem Geschmack fördern den Aufbau und das stabile Funktionieren aller Aspekte eines menschlichen Organismus.

Schauen wir uns die Tabelle mit den süßen Nahrungsmitteln an, so ist erkennbar, dass gemäß der jeweiligen zusätzlichen thermischen Wirkung (kalt bis heiß) eher die Mitte oder eher das Extrem genährt wird.

kalt-süß	kühl-süß	neutral-süß	warm-süß	heiß-süß
	Getreide	Getreide	Getreide	
	Gemüse	Gemüse/Kartoffeln	Gemüse	
	Hülsenfrüchte	Hülsenfrüchte		
Obst	Obst	Obst	Obst	
		Fleisch	Fleisch	Fleisch/viele Wurstwaren
	Milchprodukte	Milchprodukte		
Öle/Fette (minderwertig)	Öle/Fette	Öle/Fette	Öle/Fette	Öle/Fette (minderwertig)
		Nüsse/Samen		
		Hühnerei		
		Süßungsmittel	Süßungsmittel	Süßungsmittel

Die Geschmacksbestimmung erfolgt mit ungewürzten Nahrungsmitteln. Dafür wird das zu beurteilende Nahrungsmittel gut gekaut und dabei an den für die Geschmackswahrnehmung zuständigen Geschmackspapillen der Zunge von einem oder mehreren Geschmacksfeldern wahrgenommen. So entsteht die Empfindung, dass ein Nahrungsmittel süß, salzig, bitter, sauer oder scharf schmeckt. Die meisten der aufgeführten Nahrungsmittelgruppen haben einen sehr milden, dezenten Süßgeschmack. So werden Getreide, Hülsenfrüchte, Fleisch, Milchprodukte, Öle/Fette, Nüsse/Samen, Ei, Süßungsmittel dem süßen Geschmack zugeordnet. Andere Lebensmittel gelten auch als süß, weisen aber weitere Geschmacksqualitäten auf: Obst kann je nach Sorte und Reifungsgrad süß und sauer sein; Gemüsesorten wie Lauch haben einen zusätzlichen scharfen Geschmack; viele Wurstwaren werden durch die zugesetzten Gewürze salzig und scharf.

Wie wir sehen, ist dem wichtigen Geschmack süß ein Großteil unserer Nahrungsmittel zugeordnet. Sie sind für uns Menschen von zentraler Bedeutung, denn sie nähren uns in hervorragendem Maße. Meidet man die extremen Rubriken kalt-süß und heiß-süß, so kann man mit seiner Ernährung eigentlich nicht mehr viel falsch machen. Für den auf Wärme angewiesenen kindlichen Organismus sind die neutral-süßen und warm-süßen Nahrungsmittel besonders wertvoll.[92]

Wird der Organismus ausreichend mit hochwertigen süßen Nahrungsmitteln versorgt, gibt es keine Süßhungerattacken. Dies gilt für Kinder und Erwachsene.

Thermik der Nahrungsmittel

Die thermischen Wirkungen von Nahrungsmitteln (Wärmequalitäten) werden in kalt, kühl, neutral, warm und heiß eingeteilt. Bei unseren heimischen Nahrungsmitteln ist die Zuteilung auch für den Laien gut nachvollziehbar, da sie zu unseren hier herrschenden klimatischen Bedingungen passen. In heißen Sommern erfrischen uns die thermisch kühl wirkenden Tomaten, Salate, Gurken, Paprika etc. Im kalten Winterhalbjahr wärmen uns die typischen Wintergemüse wie Lauchgewächse und Kohlarten. Auch die Zubereitungsart verändert die Thermik und wird meist instinktiv an die Jahreszeit angepasst. Die bei heißem Wetter bevorzugten Rohkostsalate wirken erfrischend und kühlend, die winterlichen, lang geschmorten Eintöpfe dagegen wärmen uns.

Thermische Wirkung der Zubereitungsarten

kalt	kühl	neutral	warm	heiß
Gefrorenes/ Eisgekühltes	Rohkost	kurz Gedünstetes/ Gedämpftes	lang Gekochtes/ Gebratenes	scharf Gebratenes Gegrilltes/Frittiertes

Auch hier gilt die bei den Geschmacksrichtungen bereits ausgeführte Regel: Das in den Rubriken kalt und heiß Aufgeführte sollte selten, bei Kleinkindern möglichst überhaupt nicht auf den Tisch kommen. Je jünger die Kinder sind, umso wichtiger sind neutral-warme Nahrungsmittel und Zubereitungsarten.

Näheres dazu findet sich in den Tabellen des nächsten Kapitels.

---

92 Es soll nicht der Eindruck entstehen, dass neben der richtigen Ernährung nicht auch noch andere Faktoren für die gesunde Entwicklung eines Kindes verantwortlich sind. Die Befriedigung menschlicher Bedürfnisse erfolgt letztendlich über die Gesamtheit aller sinnlichen Eindrücke und Erfahrungen.

Nahrungsmittelgruppen und ihre Wirkung

Gesunde Ernährung ist nicht kompliziert. Verwendet man einheimische Nahrungsmittel entsprechend der jeweiligen Jahreszeit und bereitet diese selbst zu, kann weitgehend auf das Nachschlagen in Tabellen verzichtet werden. Gesunde Kinder, mit ausgeglichenem Temperament und Verhalten, können eine Mischung aus kühlen, neutralen und warmen Nahrungsmitteln erhalten. Extreme Thermik (z. B. Eis, Frittiertes) oder extremer Geschmack (Zucker, Salz, Geschmacksverstärker) sind höchstens in Kleinstmengen verträglich und sollten bei verhaltensauffälligen und zu Krankheit neigenden Kindern völlig gemieden werden.

Getreide

Im Getreidekorn steckt eine geballte Portion wertvoller Nährstoffe und Vitalenergie. Alle Getreidekörner stärken die körperliche und emotionale Entwicklung von Kindern und sollten somit einen wichtigen Teil der täglichen Ernährung ausmachen. Produkte aus Auszugsmehl haben einen Großteil ihrer Nährkraft verloren und stellen damit eine Belastung für den kindlichen Organismus dar. Auch bei der industriellen Bearbeitung, zum Beispiel von Frühstücks-Cerealien, geht ein Großteil der ehemals im ganzen Korn vorhandenen Nährstoffe verloren. Das auf dem Etikett angegebene Nährstoff-, Vitamin- und Mineraliengemisch wird am Ende des Bearbeitungsprozesses zugeführt, jedoch in einer Form, die gänzlich anders wirkt als das Nährstoffgemisch im Ausgangsprodukt. Die in vielen dieser Getreideprodukte enthaltenen hohen Zucker- und Vitaminzugaben putschen kurz auf, gefolgt von einem genauso schnellen Leistungsabfall. Ein stabiles Leistungsvermögen und ausgeglichenes Wesen fördert man so sicher nicht. Wenn wir also über wertvolles Getreide sprechen, dann ist hier immer das möglichst wenig bearbeitete und veränderte Vollkorngetreide gemeint. Der Nährsaft aus Getreide ist die beste Nahrung fürs Gehirn (B-Vitamine) und damit vor allem für Schulkinder wichtig. Auch ist Getreide die beste Nahrung für Knochen (Calcium), die generell in der Wachstumsphase gut verfügbar sein muss.

Wie jede andere hochkonzentrierte Nahrung ist auch das Vollkorngetreide eher schwer verdaulich, setzt also eine gute Assimilationskraft voraus. Rohes Getreide (Frischkostbrei) ist deshalb vor allem im Kindesalter abzulehnen. Verbessert wird die Verdaulichkeit durch mechanisches Aufschließen der Körner (mahlen, schroten, quetschen) und vor allem durch Kochen. Auch die Frühstücksflocken sollte man möglichst nicht kalt und roh essen, sondern sie mit kochendem Wasser übergießen und kurz quellen lassen.[93]

93 Wird ein kaltes Müsli bevorzugt, kann man die in heißem Wasser aufgequollene Mischung vor dem Verzehr auch wieder erkalten lassen. Die höhere Energieausbeute bleibt erhalten.

Das in einigen Getreidearten enthaltene Eiweiß (Gluten) scheint zunehmend mehr Kindern Probleme zu machen. Im Alltag zeigt sich, dass vor allem die auf hohen Ertrag gezüchteten Weizensorten zu einer Allergisierung führen. Bei den alten Weizensorten Kamut und Dinkel treten diese Probleme seltener auf.[94]

Thermische Wirkung von Getreide

kalt	kühl	neutral	warm	heiß
	Weizen, Hirse, Gerste, Dinkel, Amaranth, Wildreis	Reis, Buchweizen, Mais, Roggen Quinoa	Hafer, Grünkern, Quinoa	

Gemüse

Gemüse ist nach dem Getreide die zweitwichtigste Nahrungsmittelgruppe. Obwohl die Forschung ständig neue Erkenntnisse über einzelne gesundheitlich besonders wertvolle Inhaltsstoffe veröffentlicht, möchten wir betonen, dass sich die Qualität eines Nahrungsmittels nur aus dem Zusammenspiel Dutzender von Inhaltsstoffen ergibt. Unabhängig vom momentanen Stand der Forschung ist es zu empfehlen, möglichst verschiedene, jahreszeitlich passende Gemüsesorten zuzubereiten. Wenn man sich schon die Mühe macht, Gemüse frisch zuzubereiten, dann sollte man möglichst auf geschmackvolles einheimisches Biogemüse zurückgreifen und nicht auf fade Treibhausware, die durch halb Europa gefahren bzw. aus Übersee eingeflogen wurde. Viele Kinder mögen lieber rohes als gekochtes Gemüse. In kleineren Mengen, z.B. als Zwischenmahlzeit, ist dies sicher kein Problem. Oft werden kurz gedünstetes, noch knackiges Gemüse oder pürierte Gemüsesuppen zu den Hauptmahlzeiten akzeptiert. Machen Sie sich und Ihrem Kind keinen Stress beim Essen! Kochen Sie vernünftig und lassen Sie die Kinder wählen, was sie davon essen möchten.

Thermische Wirkung von Gemüse

kalt	kühl	neutral	warm	heiß
	Auberginen, Blumenkohl, Brokkoli, Chinakohl, Gurken, Paprika, Sellerie, Spinat, Zucchini	Grüne Bohnen, grüne Erbsen, Karotte, Kartoffel, Kohlrabi, Rote Beete, Weißkohl, Wirsing	Grünkohl, Fenchel, Frühlingszwiebel, Kürbis, Lauch, Pastinake, Petersilienwurzel, Rosenkohl, Tobinambur, Schwarzwurzel, Zwiebel	Knoblauch

94 Der neuen Popularität des Dinkels stehen wir mit gemischten Gefühlen gegenüber. Einerseits ist es natürlich erfreulich, dass Dinkelmehl und Dinkelprodukte nun in jedem Supermarkt erhältlich sind, andererseits ist zu befürchten, dass es auch hier bei gesteigerter Nachfrage zu problematischen Veränderungen in der Erzeugung kommen wird.

Obst

Damit Obst gut verdaut werden kann, muss es einen optimalen Reifungsgrad erreicht haben. Das in unreifem Zustand geerntete, um die halbe Welt transportierte und dann künstlich nachgereifte Obst aus fernen Ländern ist gesundheitlich wenig wertvoll und wird, in größeren Mengen genossen, sogar zum Krankheitsrisiko. Unser heimisches Obst, bevorzugt die alten Sorten (gibt's in Hofläden, auf dem Markt oder in Bioläden), enthält alles, was wir brauchen. Obst ist thermisch meist kühl, sodass gedünstete Obstkompotte oder der früher so beliebte Apfelbrei für den auf Wärme angewiesenen kindlichen Organismus besonders günstig sind.

Noch eine Anmerkung zu Obstsäften: Aus den genannten Gründen sollten Obstsäfte bei Kleinstkindern gemieden werden. Für größere Kinder empfielt es sich, den Saft möglichst stark zu verdünnen. Zu bevorzugen sind Kirschsaft, roter Traubensaft, Birnen- und Apfelsaft – alle ohne Zuckerzusatz; der natürliche Fruchtzucker macht das Getränk süß genug.

Thermische Wirkung von Obst

kalt	kühl	neutral	warm	heiß
Banane, Grapefruit, Kiwi, Orange, Wassermelone	Ananas, Apfel, Birne, Brombeere, Erdbeere, Heidelbeere, Himbeere, Honigmelone, Johannisbeere, Pfirsich, Mandarine, Mango, Mirabelle, Quitte, Stachelbeere, Sauerkirsche	Aprikose, Dattel, Feige, Papaya, Traube	Süßkirschen	

Für alle Obstsorten gilt: Reife und damit süße Früchte werden wärmer in ihrer Wirkung.

Milchprodukte

Milch ist in seinem ursprünglichen Sinn eine hochpotente Nahrung, die bei allen Säugetieren für erstaunlich schnelles Wachstum sorgt. Jede Muttermilch ist in ihrer Zusammensetzung von Eiweiß, Zucker und Fett optimal an die Bedürfnisse des Nachwuchses der jeweiligen Art angepasst. Wird nun von Menschenkindern Kuhmilch getrunken, werden sie mit problematischen artfremden Eiweißen konfrontiert, die viele Kinder nicht verdauen können. Diese Milcheiweiße sind häufig für auftretende allergische Reaktionen verantwortlich. Man kann sogar sagen, dass tierische Eiweiße das größte Allergenpotenzial aller Grundnahrungsmittel besitzen. Erst in späteren Jahren kann noch die mangelhafte Verdauung des Milchzuckers dazukommen (Laktose-Intoleranz).[95] Die durch Milchsäurebakterien veränderten

95 Von der Natur ist es offensichtlich nicht vorgesehen, nach der Säuglingszeit größere Mengen an Milch aufzunehmen, da die Fähigkeit zur Produktion des milchzuckerabbauenden Enzyms Laktase und des Milcheiweiß-spaltenden Enzyms Lab nach dieser Zeit stark zurückgeht.

Eiweiße in Sauermilchprodukten (Joghurt, Quark) werden meist deutlich besser vertragen. Milchprodukte benötigen für ihre Verdauung sehr viel Wärme und setzen somit eine hohe Verdauungskraft voraus. Reicht die Energie zur Verdauung nicht aus (wegen Reifungsproblemen der Verdauungsorgane oder wegen einer zu großen Menge des Nahrungsmittels), führt dies zur Verschleimung der Körpersäfte und fördert den Lymphatismus.[96] Die Verfahren zur Haltbarkeitsmachung verschlechtern die Verdaulichkeit zusätzlich. Milch, die sich wochen- und monatelang hält, hat mit dem ursprünglichen Ausgangsprodukt nicht mehr viel zu tun.[97]

Thermische Wirkung von Milchprodukten

kalt	kühl	neutral	warm	heiß
UHT-Kuhmilch[98], Magerjoghurt, Magerquark, Sojamilch, Molke	Joghurt, Quark, Kuhmilch-Vorzug[99], Sauerrahm, Frischkäse	Butter, Sahne	Schafmilch, Ziegenmilch, alter/gereifter Käse	

Es gibt keine biologische Notwendigkeit für den derzeitig so hohen Pro-Kopf-Verbrauch von Milchprodukten. Es reicht völlig aus, wenn Butter, etwas Sahne und Joghurt auf dem Speiseplan stehen. Sämtliche Milchprodukte, die Zucker, künstliche Aromen, Farb- und andere Zusatzstoffe enthalten, sind für Kinder ungeeignet. Diese Kombination findet man in fast allen Fruchtjoghurt-Zubereitungen.

Fleisch

Biologisch erzeugtes Fleisch regt (in kleinen Mengen) den Aufbaustoffwechsel an. Die überwiegend warme Wirkung ist vor allem im Winterhalbjahr erwünscht. Fleisch aus Mastbetrieben und stark gewürzte Wurstwaren sind aufgrund ihrer extremen Wirkung für Kinder höchstens in Kleinstmengen zuträglich. Generell sollten Kinder frühestens dann Fleisch erhalten, wenn sie es selbst kauen können.

---

96 Dies macht man sich zunutze, wenn eine verstärkte Schleimbildung erwünscht ist. So ist heiße Milch mit Honig ein bewährtes Hausmittel bei trockenem Reizhusten.

97 Verdauen können unsere Verdauungssäfte nur, wenn sie den zu verdauenden Stoff erkennen. Chemisch und gentechnisch veränderte Nahrungsmittel sind unserem Verdauungssystem nicht bekannt und werden, wenn überhaupt, nur sehr mangelhaft verdaut. Bei dieser unsauberen Verdauungsarbeit entstehen einerseits problematische Stoffe, die der Organismus wieder loswerden muss, und andererseits resultiert daraus ein Mangel an tatsächlich verwertbaren Nährsäften. So kommt es zu der absurden Situation, dass auch die westlichen Überflussgesellschaften Mangelzustände in der Ernährung kennen.

98 Ultrahocherhitzt, homogenisiert, teilentrahmt.

99 Vorzugsmilch ist unbehandelte, nicht erhitzte Rohmilch mit natürlichem Vitamin- und Fettgehalt. Rohmilch ist ein leicht verderbliches Nahrungsmittel, das innerhalb von 96 Stunden verbraucht werden muss. Es darf nur von dafür berechtigten Produktionsbetrieben verkauft werden.

kalt	kühl	neutral	warm	heiß
Schwein (Mast)	Schwein (Bio), Kalb	Huhn, Pute	Lamm, Rind, Truthahn, Ziege	gewürzte Wurstwaren, geräucherte Fleisch- und Wurstwaren

Fleisch aus Massentierhaltung ist, von ethischen Aspekten abgesehen, so mit Fremdstoffen belastet (Antibiotika, Hormone), dass es Mühe macht, die Wirkung genau zu beurteilen. Die Menge der toxischen Stoffe, die bei der Fleischverdauung entstehen, ist bei Fleisch aus Massentierhaltung um ein Vielfaches größer. Die im Fleisch vorhandenen Medikamentenreste nimmt der menschliche Organismus mit auf.

Aus gesundheitlichen Gründen spricht nichts gegen eine vegetarische Ernährung im Kindesalter, vor allem dann nicht, wenn sie vom Kind selbst gewählt wird. Bei einer vielseitigen, qualitativ hochwertigen Ernährung sind Mangelzustände ausgeschlossen.

Hülsenfrüchte

Hülsenfrüchte sind sehr hochwertige, jedoch schwer verdauliche Eiweiß-Lieferanten. Aus diesem Grund sind sie für Säuglinge (z. B. als Sojamilch) und Kleinkinder ungeeignet. Optimal können sie erst bei voll ausgereiftem Verdauungtrakt verwertet werden, also ab der Schulzeit. Ideal sind Hülsenfrüchte in den Hauptwachstumsphasen der Pubertät. Am leichtesten verdaulich sind Kichererbsen (auch als Mehl erhältlich) und rote Linsen. Bei Sojaprodukten auf Qualität achten, sie sind häufig gentechnisch erzeugt und haben ein gewisses allergenes Potenzial.

Fette und Öle

Für die Säuglings- und Kleinkindnahrung geeignet sind Butter, Sahne, Oliven- und Weizenkeimöl in kleinen Mengen. Sehr hochwertige Öle mit mehrfach ungesättigten Fettsäuren (Distelöl) sind meist schwerverdaulich und damit ungünstig. Hoch erhitzt werden kann Butterschmalz, Erdnuss- und Rapsöl, an Salate kann Sonnenblumenöl gegeben werden oder das universell einsetzbare Olivenöl. Auf gehärtete Fette und billige Öle sollte verzichtet werden.

Zucker und andere Süßungsmittel

Im Gegensatz zu der milden Süße von Getreide, Gemüse oder Nüssen handelt es sich bei den Nahrungsmitteln dieser Rubrik um sehr konzentrierte, starke Süßungsmittel. Bei ihnen treten sehr schnell Gewöhnung und geschmackliche Abhängigkeit auf. Vor allem der »hitzige« Haushaltszucker sollte sparsam verwendet werden. Er ist nicht nur in Süßigkeiten verarbeitet, sondern auch in vermeintlich gesunden Lebensmitteln wie Fruchtjoghurts und Fertigmüslis enthalten. Süßstoffe sind übrigens keine günstige Alternative und sollten grundsätzlich gemieden werden.[100]

Bei dieser Nahrungsmittelgruppe gilt, wie bei den Milchprodukten auch, dass die konsumierte Menge entscheidend ist. Bei einer starken Abhängigkeit von Süßem kann man immer von einem vorhandenen Bedarf ausgehen, der jedoch mit den falschen Produkten genährt wird. Ein alleiniges Verbot führt in diesem Fall zu nichts, stattdessen sollte man den Bedarf an Süßem mit den Nahrungsmitteln aus der Tabelle im Kapitel »Fünf Geschmacksrichtungen« (siehe Seite 301) stillen und die destabilisierenden starken Süßungsmittel stark einschränken.

Thermische Wirkung von Zucker und Süßungsmitteln

kalt	kühl	neutral	warm	heiß
		Ahornsirup, Honig	Gerstenmalz, Melasse, unraffinierter Vollrohrzucker, Süßstoff, Stevia	weißer und brauner raffinierter Zucker

Industriell bearbeitete Lebensmittel

Die Flut von Halbfertig- und Fertigprodukten der Lebensmittelindustrie konfrontiert unseren Organismus mit einer völlig veränderten Nahrungsstruktur. Dieser Prozess der Veränderung hat sich in so kurzer Zeit vollzogen, dass der Verdauungstrakt mit der Entwicklung nicht Schritt halten konnte und mit der Verdauung dieser ihm unbekannten Nahrung hoffnungslos überfordert ist.

Vor allem die eingesetzten Zusatzstoffe, damit das Fertiggericht genug Geschmack hat (künstliche Aromen, Geschmacksverstärker), eine ansprechende Konsistenz aufweist (Emulgatoren, Bindemittel) und natürlich möglichst lange haltbar bleibt (Konservierungsmittel, -verfahren), sind für die problematischen Auswirkungen verantwortlich. Die Zunahme der Allergien, Hautekzeme und Atemwegserkrankungen, aber auch die Übergewichtsproblematik und ganz eindeutig die Verhaltensauffälligkeiten (hyperaktive Syndrome, Konzentrations-

---

100 Gerade für die übergewichtigen Kinder ist – paradoxerweise – diese Null-Kalorien-Süße ungünstig, weil sie über den folgenden Mechanismus den Appetit zusätzlich anregt: Der süße Geschmack verspricht eine Lieferung hochkalorischer Nahrung, worauf sich der Verdauungstrakt bereit macht, diese zu verdauen. Wird dann aber nichts geliefert, fordert der Organismus über Hungergefühle energisch richtige Nahrung. Aufgrund dieser Wirkung werden Süßstoffe gerne in der Tiermast eingesetzt.

störungen, Aufmerksamkeitsdefizite) hängen – neben anderen Faktoren – mit dieser völlig veränderten Nahrungskultur zusammen.

Wie immer ist neben dem Ausreifungsgrad des Verdauungtraktes die konsumierte Menge entscheidend. Niemandem schadet eine Fertigpizza, wenn sie alle paar Wochen gegessen wird, wohl aber, wenn sie zur regelmäßigen Routinekost wird. Die Durchforstung des Speiseplans unserer kleinen Patienten zeigt häufig, dass die Lebensmittelindustrie in großem Stil Einzug in die tägliche Ernährung gehalten hat.[101]

In der wichtigen Prägungszeit der ersten Lebensjahre und bei gesundheitlichen Problemen sollten ausschließlich selbstgekochte, möglichst biologisch erzeugte Nahrungsmittel auf dem Tisch stehen. Ein gesunder, voll ausgereifter Verdauungtrakt verträgt dann auch hin und wieder Produkte der Lebensmittelindustrie.

Tiefkühlkost und Mikrowelle

Tiefkühlkost ist thermisch kälter und daher schwerer verdaulich als frisch zubereitete Nahrung. Aus diesem Grund ist sie in den ersten Lebensjahren möglichst zu meiden und später auch nur sporadisch zu verwenden. In der westlichen Ernährungslehre ist Tiefkühlgemüse mit seinem angeblich hohen konservierten Vitamingehalt hoch angesehen, jedoch bleibt in diesem Denkmodell unberücksichtigt, wie viele dieser potenziellen Nährstoffe schließlich wirklich als Nährsaft zur Verfügung stehen. Der geringere Vitamingehalt, etwa einer gelagerten Karotte, wird durch eine bessere Verdaubarkeit und damit einer höheren Bioverfügbarkeit ihrer Inhaltsstoffe ausgeglichen.

In der Mikrowelle erhitzte Nahrungsmittel weisen Strukturveränderungen auf, die den Verdauungsenzymen ihre Arbeit sehr erschweren. Dies führt zu unvollständiger Verdauung mit Belastung des Darmlymphsystems (GALT) und eventuell zu Allergisierung sowie der langfristigen Gefahr der Mangelernährung. Außerdem müssen natürlich die nicht verwertbaren Verdauungsrückstände ausgeschieden werden, entweder über den Darm (Durchfälle) oder über Ersatzausscheidungen der Haut (Ekzeme) oder Schleimhaut (Katarrhe).

Diese Auswirkungen sind grundsätzlich bei jeder schwer verdaulichen, nicht angemessenen Nahrung oder Zubereitungsart möglich.

---

101 Selbst Grundnahrungsmittel wie Brot bestehen häufig nicht mehr nur aus Getreide, Salz und Hefe/Sauerteig, hergestellt in einem sehr langsamen und damit verdauungsfreundlichen Verfahren, sondern sind mit Stoffen versetzt, die eine rentablere Bearbeitung ermöglichen und dem Kundenwunsch »knusprig und lange haltbar« nachkommen. Diese Änderungen im Herstellungsverfahren gehen immer auch auf Kosten der Verträglichkeit.

Lebensmittelzusatzstoffe und Geschmacksverstärker

Konservierungsmittel, Farbstoffe, Stabilisatoren, Emulgatoren und Geschmacksverstärker sind in jedem industriell hergestellten Lebensmittel enthalten. Neben harmlosen Stoffen gibt es eine Reihe gesundheitlich höchst bedenklicher Stoffe, die Allergien auslösen können (Asthma, Ekzeme, Nesselsucht bis zum lebensbedrohlichen anaphylaktischen Schock), Hyperaktivitätssymtome fördern, Kopfschmerzen und Migräne auslösen und vermutlich auch erbgut- und nervenschädigend wirken (neurodegenerative Erkrankungen: ALS, MS, Alzheimer). Wir haben in Deutschland eine Lebensmittelkennzeichnungsverordnung, die eine Auflistung der enthaltenen Zusatzstoffe (meist verschlüsselt als E-Nummer) auf der Verpackung vorschreibt.[102] Zur Entschlüsselung der E-Nummern gibt es ellenlange Listen, die etwa von Verbraucherzentralen herausgegeben werden. Es erscheint unrealistisch, dass der Verbraucher die (heute bekannten) ca. 50 gesundheitlich kritischen Stoffe samt ihrer E-Nummern im Kopf hat; auch ist das Vergleichen von Packungsaufschrift und E-Liste beim Einkaufen höchst unpraktisch. Wir können zwar nicht auf sämtliche kritischen Stoffe einzeln eingehen (dafür gibt es bereits hervorragende Literatur,[103] jedoch möchte ich auf die Stoffe hinweisen, die in unserer Praxis am häufigsten unangenehm aufgefallen sind. Dazu gehören an erster Stelle die Geschmacksverstärker,[104] die nicht nur bei der Allergie-Austestung nahezu bei jedem Patienten positiv sind, sondern durch ihre Nerven-erregende Wirkung vor allem von hyperkinetischen, unruhigen und konzentrationsschwachen Kindern gemieden werden sollten. Das Gleiche gilt für die Phosphate und Phosphatverbindungen.[105] Konservierungsstoffe haben neben anderen negativen Eigenschaften eine destabilisierende Wirkung auf die Darmflora und sind damit ein permanenter Störfaktor für das Immunsystem. Viele Farbstoffe, vor allem die synthetisch hergestellten Azofarbstoffe, haben ebenfalls ein hohes allergieauslösendes Potenzial. Da die schädigende Wirkung dieser Zusatzstoffe bekannt ist, sind sie in Säuglingsnahrungen entweder verboten oder werden von den Herstellern freiwil-

---

102 Es gibt aber auch während der Produktion zugesetzte Stoffe, die im Endprodukt nicht mehr deklariert werden müssen oder in Mengen zugesetzt sind, die nicht mehr der Kennzeichnungspflicht unterliegen.
103 Wer sich mit diesem interessanten, aber auch deprimierenden Thema näher beschäftigen möchte,
dem seien die hervorragend recherchierten Bücher von Hans-Ulrich Grimm zu empfehlen, siehe Literaturempfehlungen. In Deutschland ist die kostenlose Broschüre *Was verbirgt sich hinter den E-Nummern*
bei den Verbraucherzentralen erhältlich. Darüber hinaus gibt es im Internet eine Vielzahl an Listen
zu Lebensmittelzusatzstoffen, z. B. die sehr verbraucherfreundlich aufgemachte Liste des Öko-Forums
Luzern (CH), siehe im Anhang unter den Internetseiten.
104 Andere Bezeichnungen: Monoglutamat, Natriumglutamat, Aroma, Streuwürze, Hefeextrakt,
E620-625.
105 In Wurstwaren, häufig gemeinsam mit Geschmacksverstärkern und Farbstoffen, was zu einer Potenzierung der neurotoxischen Wirkung führt.

lig gemieden. Ab der Zufütterungsphase werden die meisten Kinder aber mit all diesen Stoffen konfrontiert, obwohl sie nicht plötzlich unbedenklich geworden sind. Wir raten Eltern dringend, Packungsaufdrucke genau zu lesen und Produkte mit Zusatzstoffen weitgehend zu meiden. Alternativen sind Bio-Fertigprodukte oder besser noch: Selber kochen!

Nahrungsergänzungsmittel (Vitamine, Mineralstoffe)

Bei einer normalen Mischkost-Ernährung gibt es im Kindesalter keine Mangelerscheinungen, die durch zusätzliche Vitamin- oder Mineralstoffgaben ausgeglichen werden müssten.[106] Die in der Lebensmittelindustrie reichlich verarbeiteten synthetischen Vitamine (vor allem daş billige Vitamin C, das zu Konservierungszwecken in großen Mengen hergestellt wird) zählen ebenfalls zu den problematischen Stoffen und sind zumindest bei Kleinkindern, Allergikern und hyperaktiven Kindern zu meiden. Die auf Lebensmittelverpackungen angegebenen Nährstofftabellen weisen meist auch eine beeindruckende Liste an enthaltenen Vitaminen und Mineralien auf. Daraus lässt sich jedoch nicht unbedingt auf ein gesundes Lebensmittel schließen. Da ein Großteil der natürlicherweise in den Ausgangsprodukten enthaltenen Nährstoffe während des Bearbeitungsprozesses verloren geht, standardisiert man das Endprodukt mit synthetisch hergestellten Vitaminen auf einen festgelegten Inhaltsstoffgehalt. Dies ist gesundheitlich betrachtet ein fragwürdiges Vorgehen, da die synthetischen Vitaminzusätze vor allem bei Kindern zu Überdosierungen führen können und völlig anders wirken als im Vitaminverbund eines natürlichen Nahrungsmittels. Der weit verbreiteten Meinung, dass ein Kind gar nicht genug Vitamine zu sich nehmen kann, muss hier vehement widersprochen werden. Der zum schnellen, sehr leistungsorientierten Leben in unserer Gesellschaft passende Vitaminwahn hat im Kindesalter keinen Platz.[107]

Ernährung bis zum zweiten Lebensjahr

In den ersten beiden Lebensjahren vollziehen sich die wichtigsten Entwicklungsschritte bei der Ausreifung des kindlichen Darmmilieus und parallel dazu des kindlichen Immunsystems (über das Darmlymphsystem sind die beiden Elemente un-

106 Hyperaktive hitzige Kinder verbrennen häufig mehr Substanz, als sie wieder aufbauen, und können so langfristig Mangelerscheinungen entwickeln (vor allem bei den nervenstärkenden B-Vitaminen und den hochwertigen Fettsäuren). Isolierte hohe Vitamingaben würden den Stoffwechsel aber nur noch weiter ankurbeln. Besser hilft hier, die Ernährung umzustellen.
107 Zumindest nicht, wenn man ausgeglichene, belastungsfähige Kinder haben möchte. Wer sich zu diesem Thema näher informieren möchte, dem sei das Buch *Vitaminschock* der Autoren Grimm/Zittlau empfohlen (siehe Literaturempfehlungen im Anhang).

trennbar miteinander verbunden). Auch wenn dieser Prozess nach dem zweiten Lebensjahr noch nicht abgeschlossen ist, wird doch in dieser Phase der Grundstein für konstitutionell stabile, emotional ausgeglichene und konzentrationsfähige Kinder gelegt. Die meisten in dieser Zeit auftretenden gesundheitlichen Probleme sind durch die noch vorhandene Unreife bedingt und sollten diesem Umstand entsprechend behandelt werden (siehe Kapitel »Lymphatismus«). Die Ernährung sollte dem jeweiligen Entwicklungsstand angemessen sein, der von Kind zu Kind sehr unterschiedlich sein kann. Es macht also keinen Sinn, hier allgemeingültige Aussagen zu treffen. Bei Babys zeigt sich sehr schnell, wenn ein (zu diesem Zeitpunkt) unverträgliches Nahrungsmittel gefüttert wurde: nächtliche Schreiattacken, Katarrhe, Blähungskoliken, Durchfälle oder Verstopfung, Hautekzeme etc. müssen vor diesem Hintergrund gesehen werden. Die Ausreifung sollte mit angemessener Nahrung gefördert, alle die Ausreifung störenden Faktoren dagegen möglichst gemieden werden.

Stillen

Muttermilch ist für den noch unreifen Säugling die einzige, wirklich zu 100 Prozent passende Nahrung. Sie liefert leicht verdauliche Nährstoffe, befriedigt den hohen Bedarf an Süßem (ohne unerwünschte Nebenwirkungen) und schützt den Säugling mit mütterlichen Abwehrstoffen.[108] Die Muttermilch ist dem jeweiligen Entwicklungsstand des Säuglings optimal angepasst, wobei der sich mit dem Alter des Babys verändernde Fett- und Eiweißgehalt der Milch immer wieder Entwicklungsreize setzt. Vor allem bei den etwas größeren Veränderungen um die zweite und sechste Woche sowie nach drei Monaten kann es vorübergehend zu verstärkten Verdauungsproblemen kommen, die wieder verschwinden, sobald sich der Verdauungstrakt entsprechend angepasst hat.[109] Im Allgemeinen kann ein Säugling nach Bedarf gestillt werden. Bei auftretenden Blähungen kann ein Stillrhythmus mit mindestens 2 Stunden zwischen den Mahlzeiten eine geregelte Verdauungsarbeit ermöglichen.[110]

Für die Ernährung der Mutter gilt:

* Einfache, möglichst frisch gekochte und der Jahreszeit angepasste Nahrung
* Alles, was die Mutter bläht, wird meist auch vom Säugling schlecht vertragen.
* Verzicht auf Konservierungs- und andere Zusatzstoffe

108 Dieser sogenannte Nestschutz überbrückt die Zeit, bis sich das Immunsystem des Kindes stabilisiert hat. Darmmilieu und Immunsystem sind untrennbar miteinander verbunden, beide reifen in den ersten Jahren in Abhängigkeit voneinander aus.
109 Ein bewährter Ratgeber ist das *Stillbuch* von Hannah Lothrop, siehe Literaturempfehlungen im Anhang. Hilfreiche Ratschläge gibt es auch bei den örtlichen Stillgruppen.
110 Bei kürzeren Pausen ist die vollständige Verdauung der vorangegangenen Mahlzeit noch nicht abgeschlossen, was zu unerwünschten und unnötigen Verdauungsproblemen führt.

Bei gestillten Kindern zeigt sich sehr schnell (innerhalb eines Tages), falls sie etwas nicht vertragen, was die Mutter gegessen hat, sodass dieses schlecht verdauliche Nahrungsmittel vorerst gemieden werden kann.

Vor allem Mütter mehrerer Kinder sind häufig sehr belastet und gestresst. Dadurch kann sich die Milch in ihrer Zusammensetzung so verändern,[111] dass vermehrt Verdauungsprobleme entstehen. Geblähte, schreiende, schlecht schlafende Babys tragen in der Folge zu einer weiteren Belastung bei. In dieser Situation muss nicht nur der quengelige Säugling behandelt werden, sondern auch die Mutter muss Hilfe erhalten.[112]

Muttermilchersatznahrung

Wird ein neugeborener Säugling nicht gestillt, muss eine geeignete Ersatznahrung gewählt werden. Bis zum vierten Lebensmonat kann man es mit einer der angebotenen Säuglingsanfangsnahrungen versuchen. Treten Unverträglichkeiten wie Durchfall, Blähungen, Unruhe, Schlafstörungen oder Ersatzausscheidungen (Ekzeme, Katarrhe) auf, sollte man auf reizarme Reisnahrung umstellen.[113] Diese ist geeigneter als die meist empfohlenen hypoallergenen (HA)-Produkte. Bei der Reisnahrung dann keine Kuhmilch, sondern Wasser zur Zubereitung verwenden und vor dem Verfüttern ein klein wenig Butter oder Sahne zugeben. Mit dieser kuhmilcharmen Zubereitung reduziert man die Zufuhr der problematischen Fremdeiweiße auf ein Minimum und entlastet damit das kindliche Darmlymphsystem.

Unter dem Aspekt der Thermik betrachtet, ist die Muttermilch mit ihrer erwärmenden Wirkung optimal für den auf warme Nahrung angewiesenen kindlichen Verdauungstrakt. Industrieller Flaschennahrung fehlt diese Wärmekraft weitgehend. Flaschennahrung auf Sojabasis ist keine geeignete Alternative, weil sie thermisch kalt ist. Stattdessen haben sich Reisschleimflaschen mit etwas Butter gut bewährt.

111 Die Milch gestresster Mütter kann säuerlich werden. Das ist – von der veränderten Zusammensetzung abgesehen – dann nicht mehr der geliebte Geschmack für den Säugling, und es kann zur Ablehnung der Brustnahrung kommen.
112 Gerade Mehrfachmütter haben durch vorangegangene Schwangerschaften und Stillzeiten oft ihre Reserven aufgebraucht. Es wird die ganze Familie davon profitieren, wenn sich die Mutter durch eine sinnvolle aufbauende Nahrung (bei Bedarf ergänzt durch andere Heilmittel wie Kräuter) wieder nervenstärker zeigt. Neben einer persönlichen Beratung bei einem ausgebildeten Ernährungstherapeuten kann das Standardbuch von Temelie/Trebuth *5-Elemente-Ernährung für Mutter und Kind* empfohlen werden.
113 Ohne Anspruch auf Vollständigkeit sind uns zwei im Handel erhältliche Reisnahrungen bekannt: Neben dem Produkt der Firma Holle wäre der Bio-Getreidebrei/Reis der Firma Milupa ebenfalls geeignet, den man auch als Flaschennahrung zubereiten kann. Selbstgekochter Reisschleim ist zwar eine etwas aufwendigere, dafür aber vollwertigere (und billigere) Alternative. Wird in den ersten vier Monaten umgestellt, sollte sicherheitshalber ein auf diesem Gebiet erfahrener Therapeut zur Gedeihkontrolle hinzugezogen werden.

Ab dem vierten Lebensmonat können alle nicht-gestillten Säuglinge von der Anfangsnahrung auf Reisnahrung umgestellt werden, die auch mit einem Wasser-Sahne-Gemisch oder mit Wasser und etwas Butter zubereitet wird. Möchte man nicht ganz auf Kuhmilch verzichten, kann die Zubereitung versuchsweise mit einer Verdünnung von einem Drittel Milch und zwei Drittel Wasser erfolgen. Bei guter Verträglichkeit kann später Dinkelnahrung dazugenommen werden (Hersteller siehe Reisnahrung). Die sonstigen handelsüblichen Folgenahrungen sind aufgrund ihrer zahlreichen unerwünschten Zusätze weniger empfehlenswert.

Zufüttern

Der Kontakt mit einem neuen Nahrungsmittel stellt für den kindlichen Organismus einen prägenden Reiz dar, der eine Anpassung der Verdauungstätigkeit erfordert. Die Anpassungsfähigkeit ist von mehreren Faktoren abhängig wie dem Alter des Kindes und dem Entwicklungsstand des Verdauungstraktes und variiert damit entsprechend. Wir möchten an dieser Stelle alle Eltern ermutigen, sich nicht sklavisch an Ernährungstabellen zu orientieren und drohende Mangelzustände zu befürchten, sondern ihrem gesunden Menschenverstand und vor allem ihrer Beobachtungsgabe zu vertrauen. Die meisten Kinder haben Anfangsschwierigkeiten bei der Einführung festerer Nahrung. Ein bis zwei Löffel pro Mahlzeit sind für den Anfang schon in Ordnung. Lehnt das Kind ein Nahrungsmittel ab, lässt man es zunächst weg und versucht es einige Wochen später nochmals. Es wird immer nur ein Nahrungsmittel neu dazugenommen. Wenn das gut vertragen wird, kann im wöchentlichen Abstand jeweils ein weiteres hinzukommen.

Geeignet sind Getreidebreie (Reis, Hirse, Dinkel, Gerste), die möglichst ohne Kuhmilch zubereitet werden, sowie leicht verdauliche Gemüsebreie und Kompotte aus einheimischem Obst. Säuglinge und Kleinkinder brauchen keinerlei Süßungsmittel! Weißen raffinierten Zucker und Süßstoffe (Aspartam) meiden. Nach dem ersten Lebensjahr kann wenig unraffinierter Vollrohrzucker, Ahornsirup, Honig oder Stevia verwendet werden. Da Verdauungsleistung, Wahrnehmung und Geschmack untrennbar miteinander verbunden sind,[114] findet mit der Ausreifung des Verdauungstraktes auch eine Geschmacksprägung statt.

Bereiten Sie die Nahrung möglichst frisch zu, und greifen Sie nur im Ausnahmefall auf die Gläschen der Nahrungsmittelindustrie zurück. Füttern Sie keine Kindernahrung mit Zusätzen von Eisen, Fluor und Jod; das ist unnötig und hat unerwünschte Nebenwirkungen. Auch sollte man kein püriertes Fleisch unter-

---

114 Über die Wahrnehmung des Geschmacks prüft der menschliche Organismus die Verträglichkeit eines Nahrungsmittels. Verdächtiges kann so gleich wieder ausgespuckt werden. Aber das Kind muss auch erst lernen, dass ein mit einem speziellen Geschmack gekennzeichnetes Nahrungsmittel verträglich ist, somit gefahrlos gegessen und erfolgreich verdaut werden kann. Darüberhinaus braucht es auch etwas Zeit, die für das betreffende Nahrungsmittel notwendigen Verdauungssäfte bereitzustellen.

mischen bzw. keine Gläschen mit Fleischzusatz im ersten Lebensjahr kaufen. Fleisch darf das Kind frühestens dann bekommen, wenn es selbst kauen kann. Es gibt übrigens keinen Eisenmangel bei Kleinkindern – auch nicht bei vegetarisch ernährten. Der tatsächlich vorhandene niedrige Eisenspiegel bei Säuglingen, der erst nach und nach ansteigt, hat seinen biologischen Sinn und ist kein Fehler der Natur, der mit frühen Fleisch- und Eisengaben behoben werden müsste. Ein niedriger Eisenspiegel ermöglicht die zur Entwicklung so wichtigen langen Schlafphasen. Eisen regt stark die aktiven Feuerprozesse an. Hebt man den Eisenspiegel künstlich an, wird das Kind als logische Folge hyperaktiv, zappelig und unkonzentriert werden.

Besonders günstig für die Ausbildung einer stabilen, ausgeglichenen Persönlichkeit ist ein morgendlicher Getreidebrei. Er kann nach Wunsch mit Obst der Saison kombiniert werden. Die frühe Gewöhnung an ein gekochtes, vollwertiges Frühstück hat einen unschätzbaren gesundheitlichen Wert und sollte, falls irgend möglich, auch später beibehalten werden.

Ernährung vom zweiten Lebensjahr bis Einschulung

In Industrienationen ist paradoxerweise das Überangebot an Nahrung oder genauer das Überangebot an *ungeeigneter* Nahrung ein Problem. Aus diesem Grund stellt man in unserer Gesellschaft bei einer Ernährungsberatung für Kinder besser eine Vermeidungsliste zusammen. An oberster Stelle stehen da die Erzeugnisse der Lebensmittelindustrie, die aufgrund ihrer Konservierungs- und Zusatzstoffe unerwünschte Auswirkungen auf Gesundheit und Verhalten haben.[115] Es ist nicht sinnvoll, wenn man als Verbraucher sein Einkaufsverhalten nur nach den neuesten Skandalmeldungen in der Presse richtet und kurzfristig in Verruf geratene Produkte meidet. Da sich in den letzten Jahren diese Meldungen häufen, führt das bei vielen Menschen zu einem resignierten Verhalten – nach dem Motto: »Da kann man ja gar nichts mehr essen.« Tatsache ist aber, dass man problematischen Lebensmitteln sehr wohl aus dem Weg gehen kann, indem man, wenn immer möglich, biologisch erzeugte Nahrungsmittel kauft und diese selbst zubereitet. Aber auch die so hoch gelobten Milchprodukte, allen voran jene mit Aromen, Zucker und Süßstoffen, müssen eingeschränkt werden. Kleine Mengen Naturjoghurt, Butter und Sahne sind sinnvoll und gut verträglich. Bei den Getränken gilt es, sämtliche mit Zucker und Aromen (z. B. Fruchtmixgetränke, Eistee) versehenen

---

115 Buchtipp: *Echt künstlich* von H.-U. Grimm, ein Handbuch über Lebensmittelzusatzstoffe (siehe Literaturempfehlungen im Anhang).

zu meiden. Hochwertige Fruchtsäfte sollten nur in kleinen Mengen, am besten stark mit Wasser verdünnt, getrunken werden. Günstiger wären selbst zubereitete Frucht- und Kräutertees (ungezuckert) oder stilles bzw. kohlensäurearmes Wasser. Hält man sich an diese Ratschläge, bleibt eigentlich nur noch gesunde Nahrung übrig, sodass Eltern recht entspannt die wechselnden Vorlieben ihres Nachwuchses tolerieren können.[116] Kinder wählen ihrem Bedarf entsprechend instinktiv Nahrungsmittel aus, wobei vorübergehende einseitige Vorlieben (kein Obst und Gemüse, nur noch Kohlenhydrate) unbedenklich sind. Länger dauernde Ernährungsauffälligkeiten sind aber als ernst zu nehmender Ausdruck eines Ungleichgewichts zu sehen.[117]

Auch in diesem Alter ist ein vollwertiges Frühstück der beste Entwicklungshelfer, weswegen genügend Zeit für die gemeinsame Morgenmahlzeit eingeplant werden sollte. Das gekochte, warme Getreidefrühstück eignet sich bestens für die ganze Familie,[118] wobei jedes Familienmitglied nach persönlicher Vorliebe Obst, Nüsse, Rosinen, Joghurt etc. ergänzen kann. Mahlzeiten mit komplexen Kohlenhydraten, wie sie in Vollkorngetreide enthalten sind, nähren den kindlichen Organismus hervorragend und befriedigen mit ihrem süßen Geschmack das Verlangen nach süßen Nahrungsmitteln. Ein auf dem Weg in den Kindergarten gekauftes Bäckerfrühstück erfüllt diese Kriterien nicht und sollte deshalb eine Ausnahme bleiben.

Ernährung des Schulkindes

Steht bei Kindern im Kindergartenalter noch das Spielen in Bewegung im Vordergrund, verlangt das Stillsitzen und konzentrierte Arbeiten in der Schule nun nach hochwertiger Hirnnahrung. Das Frühstück ist auch hier wieder die wichtigste Mahlzeit des Tages. Komplexe Kohlenhydrate, also Vollkorngetreide, Nüsse und

---

116 Viele Kinder machen Phasen durch, in denen sie z. B. nur Nudeln oder Kartoffeln ohne Soße und ohne gekochtes Gemüse mögen. Oft essen sie in dieser Zeit jedoch sehr gerne Rohkostgemüse. Weiß man dies, so wird einfach ein Teil des zu kochenden Gemüses als Rohkostplatte mit auf den Mittagstisch gestellt. Isst das Kind gerne Suppen, sind pürierte Gemüsesuppen eine wohlschmeckende Alternative, die im Übrigen auch gute Flüssigkeitsspender für Kinder sind, die wenig Durst haben.

117 Hier empfiehlt es sich, das Kind einem Therapeuten mit Schwerpunkt traditionelle Naturheilkunde (Traditionelle Europäische Naturheilkunde/Traditionelle Abendländische Naturheilkunde, Traditionelle Chinesische Medizin, Ayurveda) vorzustellen, der dieses Ungleichgewicht beurteilen und gegebenenfalls behandeln kann.

118 Die Zubereitung kann je nach Wunsch mit fein oder grob gemahlenem Vollkorngetreide (z. B. Dinkel, Hirse, Hafer, Reis) oder mit Getreideflocken/Müslimischungen (ohne Zuckerzusatz) erfolgen. Für Allergiker ist glutenfreies Getreide wie Hirse, Buchweizen, Reis, Mais und Amaranth geeignet. Man kocht das Getreide unter Rühren mit Wasser auf, sodass der Brei – nach einer kurzen Quellzeit – schön cremig und nicht pappig wird.

Obst, wie sie im klassischen Müsli vorhanden sind, versorgen das Gehirn über den ganzen Vormittag mit ausreichend Energie, während die in Brot und Brötchen aus Auszugsmehl (weißes Mehl) enthaltene Energie nur sehr kurzfristig zur Verfügung steht. Die im Handel erhältlichen und häufig gerade für Kinder angepriesenen Frühstücks-Cerealien enthalten neben allerlei synthetischen Vitaminzusätzen auch reichlich Zucker. Daraus ergibt sich der nachteilige Effekt aller sehr süßen Lebensmittel, dass sie den Blutzuckerspiegel steil ansteigen und nach kurzer Zeit genauso steil abfallen lassen. Dem Gehirn fehlt es nun an Nahrung. Als Folge kann es keine ausreichende Leistung mehr bringen, das Kind wird unkonzentriert und müde oder, je nach Konstitution, auch zappelig und aggressiv. Dieses unangenehme Energietief verlangt bald nach der nächsten Zuckerlieferung.[119] Eine gesunde Ration Energie bekommt das Kind jetzt sinnvollerweise wieder durch komplexe Kohlenhydrate, also einem Buttervollkornbrot, Obst oder einer Nuss-Trockenobst-Mischung.[120]

Ansonsten gilt auch für die Ernährung des Schulkindes: wann immer möglich industriell bearbeitete Lebensmittel meiden, möglichst viele Mahlzeiten frisch zubereiten und keine Getränke mit Aromen und Süßstoffen anbieten.

Ernährungsauffälligkeiten, einseitige Ernährung

In unserer durch Überfluss gekennzeichneten Gesellschaft gibt es erstaunlich viele Kinder, die schlechte Esser sind. In nicht wenigen Familien werden so die Mahlzeiten zum Stressfaktor. Essen sollte aber möglichst immer in entspannter Atmosphäre, mit Genuss und ohne Druck (auch ohne Zeitdruck) stattfinden. Nur so können aus der eingenommenen Nahrung die körpereigenen Nährsäfte entstehen. Gesunde Ernährung sollte eine Selbstverständlichkeit sein und muss somit auch nicht speziell thematisiert werden. Nicht wenigen Kindern wird durch sicherlich gut gemeintes Aufdrängen gesunder Kost das Essen gänzlich verleidet bzw. fordert das ihren Widerspruchsgeist heraus. Genauso wenig sinnvoll ist es, den Speiseplan komplett nach den Wünschen des Kindes auszurichten oder regelmäßig gar extra Gerichte zu kochen.[121] Das heißt aber nicht, dass man es nicht respektiert, wenn das Kind eine Abneigung gegen bestimmte Nahrungsmittel hat. Und das heißt

---

119 Heißhunger auf Süßes ist immer ein Warnsignal für unzureichende Versorgung des Organismus mit biologisch sinnvoller Nahrung. Werden regelmäßig hochwertige Nahrungsmittel mit mild-süßer Wirkung gegessen, gibt es keine Süßhungerattacken mehr.
120 Diese als Studentenfutter bekannte Zwischenmahlzeit ist leider völlig aus der Mode gekommen. Dabei liefert sie, wie der Name schon andeutet, schnelle Energie für den geistig tätigen Menschen.
121 Hier sind meist Mütter mit Einzelkindern gefährdet, nicht mehr das richtige Maß zu finden. Leben mehrere Kinder in einem Haushalt, erledigt sich dieses Problem oft von selbst.

auch nicht, dass man dem Kind nicht hin und wieder sein Lieblingsessen kochen darf.

Das Essverhalten spiegelt recht genau die aktuelle Situation eines Kindes wieder. Vor allem in den prägenden ersten Lebensjahren wählt sich ein Kind die Nahrung nach seinem Bedarf bzw. nach seiner Verdauungsfähigkeit aus, woraus sich die sehr unterschiedlichen Essmengen und sich ändernde Vorlieben erklären. Ist diese so wichtige Prägungsphase naturgemäß durchlaufen worden, wird der Instinkt für angemessene Nahrung auch später erhalten bleiben.[122] In der Prägungsphase haben sich folgende, nun schon bekannte Faktoren als störend erwiesen: Zucker, übermäßiger Genuss ungesäuerter Milchprodukte, übermäßiger Genuss von Weißmehlprodukten und Produkte der Lebensmittelindustrie mit Geschmacksverstärker, künstlichen Aromen, Farbstoffen, Konservierungsstoffen und anderen Zusatzstoffen.[123] Eine gestörte Prägungsphase ist der Grundstein für eine spätere Fehlernährung mit allen damit verbundenen seelischen und körperlichen Krankheitsrisiken.

Kurzfristig (wenige Monate) kann ein einseitiges Essverhalten ohne Bedenken toleriert werden.

Ausgeprägte, lang andauernde Ernährungsauffälligkeiten sind jedoch immer Ausdruck eines schwerwiegenderen Ungleichgewichts, das behandelt werden sollte. In diesem Fall empfiehlt es sich, mit dem Kind einen Therapeuten der traditionellen Naturheilkunde mit einer Ausbildung in Diätetik aufzusuchen, der dieses Ungleichgewicht beurteilen und gegebenenfalls behandeln kann.

Ernährungstipps bei speziellen Krankheitsbildern
Vermeidungslisten und Empfehlungsvorschläge finden Sie in den Kapiteln zu den jeweiligen Krankheitsbildern.

---

122 In der Pubertät kann der gesunde Menschenverstand vorübergehend aussetzen. Denn im Gehirn erfolgt in dieser Phase eine weitreichende Reorganisation, die bekanntlich nicht ganz problemlos abläuft.
123 Natürlich stören auch Antibiotika den Aufbau einer gesunden Darmflora bzw. können diese nachhaltig stören.

Vorsorgeuntersuchungen

Die Vorsorgeuntersuchungen für Kinder haben zum Ziel, eventuelle Fehlentwicklungen und gesundheitliche Probleme eines Kindes möglichst frühzeitig zu erkennen, um sie gegebenenfalls so rasch wie möglich behandeln zu können. Das für diese Untersuchungen vorgesehene Schema dürfte allen Eltern allgemein bekannt sein. Es unterscheidet sich zwar in verschiedenen Ländern etwas, verfolgt aber die gleichen Ziele. Die Kosten dafür werden von den gesetzlichen Krankenversicherungen übernommen, wenn ein Arzt sie durchführt. Bei jeder dieser Untersuchungen wird nach einem vorgegebenen Plan überprüft, ob das Kind sowohl im körperlichen Bereich als auch in seiner geistigen und sozialen Entwicklung die Kriterien erfüllt, die für die jeweilige Altersstufe als normal definiert wurden.

Auch wenn das grundsätzliche Ziel der Vorsorgeuntersuchungen zu begrüßen ist, sind aus naturheilkundlicher Sicht doch einige Kritikpunkte an dem Vorsorgeprogramm in seiner derzeit existierenden Form zu nennen.

Individualität des Kindes

Da es bei den Untersuchungen darum geht festzustellen, ob sich das Kind normal entwickelt, kommt man nicht umhin, sich mit der grundsätzlichen Bedeutung von »normal« und »nicht-normal« zu beschäftigen. Jedes Kind hat sein eigenes Tempo und seinen eignen Rhythmus in der Entwicklung. Deshalb sind erhebliche Unterschiede bei verschiedenen Kindern im gleichen Alter völlig normal.

Aufmerksame Eltern, die ihr Kind in allen Situationen und Stimmungslagen des Lebens kennen, werden daher meist recht gut beurteilen können, ob ihr Kind sich weiterentwickelt und ob sie dabei Parallelen zu ihrer eigenen Entwicklung entdecken. Andererseits birgt die Nähe zwischen Kind und Eltern auch die Gefahr, Störungen in der Entwicklung des Kindes nicht deutlich genug wahrzunehmen, weil der verständliche Wunsch nach einem gesunden Kind den Blick auf die Realität etwas trüben kann. In diesen Fällen ist es sinnvoll, wenn eine außenstehende Person die Situation aus einem neutralen Blickwinkel betrachtet, die Eltern berät und der Situation entsprechende Behandlungsmöglichkeiten vorschlägt.

Es ist aber in der hektischen Routine des Praxisablaufes nur bedingt möglich, einen einigermaßen objektiven Eindruck von jedem einzelnen Kind zu bekommen. Jedes Kind geht anders mit der Situation in der Praxis um, und für viele Kinder ist der Besuch beim Kinderarzt von unangenehmen Erfahrungen geprägt. Daher kann man nicht von jedem Kind die gleiche Kooperationsbereitschaft erwarten.

Früherkennung statt Vorsorge

Medizinische Untersuchungen können Störungen und Krankheiten grundsätzlich erst dann erkennen, wenn sie bereits bestehen. Die diagnostischen Methoden werden zwar immer besser, wodurch vor allem körperliche Veränderungen immer früher erkennbar sind. Aber trotzdem werden sie erst diagnostizierbar, wenn sie bereits vorhanden sind. Daher entspricht es nicht ganz der Realität, wenn man von »Vorsorgeuntersuchungen« spricht – korrekt wäre »Früherkennungsuntersuchungen«.

Hier hat die Naturheilkunde mit ihrer Konstitutionsdiagnostik und -therapie einen Bereich zu bieten, der in der Schulmedizin unbekannt ist. Wenn man erkennt, zu welchem Konstitutionstyp ein Kind gehört, weiß man auch, zu welchen Krankheiten es neigt und kann auf dieser Basis mit einer gezielten Konstitutionstherapie echte Vorsorge betreiben.

Therapiemöglichkeiten

Je nachdem, welche Entwicklungsstörung oder Krankheit bei einer Untersuchung festgestellt wurde, gibt es effiziente Behandlungsmöglichkeiten, die allerdings häufig nicht zum ärztlichen Therapiespektrum gehören. Sehr wichtig ist bei kindlichen Entwicklungsstörungen die Physiotherapie. Sie hat zentrale therapeutische Bedeutung in folgenden Bereichen:

- Entwicklungsstörungen des Gehirns mit:
  - motorischen Störungen
  - Wahrnehmungsstörungen
- Angeborene Missbildungen und Fehlstellungen:
  - Wirbelsäulenverkrümmungen (Skoliosen)
  - Beckenschiefstand
  - Hüftfehlbildungen (Hüftdysplasie)
  - Erlernen des Umgangs mit Prothesen und anderen orthopädischen Hilfsgeräten
- Atemwegserkrankungen (Atemtherapie):
  - Asthma bronchiale
  - Bronchitis
  - Zystische Fibrose (früher: Mucoviscidose)

Die Ergotherapie (die immer mehr Gemeinsamkeiten mit der Physiotherapie bekommt) bietet Hilfe bei:

- ADHS/ADS
- Selbstständigkeitstraining

Die *Logopädie* ist die wichtigste Methode bei Störungen in der Sprachentwicklung.

Sehr viele Beanstandungen bei den U-Untersuchungen betreffen den Bereich von Lymphatismus und Skrofulose – also direkt die konstitutionelle Situation des Kindes (Infektanfälligkeit, Mandelvergrößerung, Schwerhörigkeit, Allergien).

Wie wir in den entsprechenden Kapiteln ausführlich beschrieben und erklärt haben, sind in diesem Bereich die meisten schulmedizinischen Behandlungsmöglichkeiten nicht nur nutzlos, sondern sogar ausgesprochen kontraproduktiv.

Sehr ähnlich sieht es bei Störungen und Erkrankungen aus, die das Hormonsystem betreffen. Mit Ausnahme des juvenilen Diabetes (Typ 1), bei dem die Zuführung von Insulin lebensnotwendig ist, führt die Gabe von einzelnen Hormonen zu massiven Störungen in der komplizierten Zusammenarbeit der verschiedenen Hormondrüsen. Die Folgen einer solchen Therapie sind häufig schlimmer als die Grundkrankheit selbst.

Möglichkeiten, die nicht nur gezielt ein Hormon beeinflussen, sondern – was viel sinnvoller ist – das gesamte Hormonsystem zu einer höheren Stabilität zu führen, kennt nur die Naturheilkunde.

Einbindung des Impfprogramms

Das System der Vorsorgeuntersuchungen ist eng verknüpft mit dem Impfprogramm der STIKO. Bekanntlich wird von vielen Ärzten das Impfen als wichtigste vorbeugende Maßnahme gesehen – eine Einschätzung, die von immer mehr Menschen (auch Ärzten!) kritisch hinterfragt wird. So kommt es regelmäßig vor, dass impfkritische Eltern während der Untersuchungstermine unter massiven Druck gesetzt werden, was die Bereitschaft, diese Termine wahrzunehmen, verständlicherweise deutlich schmälert und zudem die gesetzliche Freiheit der Impfentscheidung zur Farce macht.

Fazit

Vorsorgeuntersuchungen für Kinder sind grundsätzlich eine gute Sache. Aber sie müssen nicht nach starrem Plan erfolgen – schließlich ist Ihr Kind kein Auto, das regelmäßig zum TÜV muss. Häufigkeit und Umfang der Untersuchungen sollten der individuellen Situation eines jeden Kindes gerecht werden, und die Wünsche, Bedürfnisse und Überzeugungen der Eltern respektieren. Und sie sollten, falls notwendig, eine optimale Therapie nach sich ziehen. Dies alles finden Sie nur in einer Praxis, in der parallel zur modernen Medizin naturheilkundliches Denken und Arbeiten *gelebt* wird.

Nehmen Sie sich deshalb die Zeit, einen kompetenten Behandler zu finden, der diese Kriterien erfüllt – das muss nicht unbedingt ein Facharzt für Pädiatrie sein!

Anhang

Allgemeine Informationen zur Anwendung von pflanzlichen und homöopathischen Mitteln

Pflanzenheilkunde (Phytotherapie)

Heilpflanzen werden vorwiegend als Teezubereitung oder als alkoholischer Auszug (Tinktur) – einzeln oder in individuellen Mischungen – angewendet.

- Die pharmazeutische Industrie bietet Fertigpräparate aus vielen Pflanzen in Tropfen-, Tabletten-, Dragee- oder Kapselform an. Tropfenpräparate bestehen meist aus Tinkturen oder sonstigen flüssigen Auszügen (Fluidextrakte). Tabletten oder Kapseln enthalten entweder die pulverisierte Pflanze oder getrocknete Auszüge der Pflanzen. Diese Fertigpräparate können einzelne Pflanzen oder (mehr oder weniger sinnvolle) Mischungen aus mehreren Pflanzen enthalten. Die Inhaltsstoffe stehen in deutscher oder lateinischer Sprache auf der Packung. (Siehe auch Seite 331.)
- Sehr viele Heilpflanzen werden auch als Ausgangsstoff zur Herstellung homöopathischer Mittel verwendet. Näheres hierzu Seite 327.

Selbstverständlich können bei entsprechender Kenntnis selbstgesammelte Frischpflanzen mit ihrem hohen Wirkstoffgehalt therapeutisch eingesetzt werden. Meist wird man jedoch auf getrocknete Heilpflanzen (Drogen) aus Apotheken, Drogerien oder Kräuterhäusern zurückgreifen. In dieser Form sind sie etwa zwei Jahre haltbar und wirksam.

Von jeder Heilpflanze werden die Pflanzenteile mit den meisten Wirkstoffen verwendet. Welche Teile das sind, ist von Pflanze zu Pflanze unterschiedlich. Bei den Behandlungsempfehlungen in diesem Buch wird der jeweils verwendete Pflanzenteil genannt. Ebenso wird bei Teerezepturen die günstigste Zubereitungsart aufgeführt. Folgende Zubereitungsarten sind möglich:

- Aufguss (Infus), in diesem Buch *Standardzubereitung* genannt: Die Kräuter mit kochendem Wasser übergießen und 5–10 Minuten zugedeckt ziehen lassen. Geeignet für alle zarten Pflanzenteile (Kraut, Blätter, Blüten).
- Abkochung (Dekokt): Die Kräuter in einen Topf mit kaltem Wasser geben und aufkochen, zugedeckt circa 5 Minuten köcheln lassen. Danach im Teesieb abseihen. Diese Zubereitungsart ist für schwerlösliche Pflanzenbestandteile notwendig (z. B. für die Kieselsäure im Schachtelhalmkraut).

- Kaltauszug (Mazerat): Die Kräuter abends in kaltem Wasser einlegen und über Nacht ziehen lassen. Morgens kann der Tee vorsichtig etwas erwärmt (nicht aufgekocht!) getrunken werden. Optimal bei harten Pflanzenteilen (Wurzel, Früchte, Rinde) und einigen speziellen Krautpflanzen (z. B. Goldrute).

Zur Dosierung:
Für Tees, die getrunken werden, gilt als Faustregel: 1 gehäufter Teelöffel der Droge oder Drogenmischung pro große Tasse Wasser (circa 0,25 l).

Bei wässrigen Auszügen, die äußerlich angewendet werden (z. B. für Bäder und Waschungen), sollte deutlich höher dosiert werden: 2 gehäufte Esslöffel der Droge bzw. Drogenmischung auf 0,5 l Wasser.

Heilkräutermischungen

In vielen Fällen ist es sinnvoll, mehrere Heilpflanzen miteinander zu kombinieren. Das ist – soweit die in der Mischung enthaltenen Pflanzen sich in ihrer Wirkung nicht widersprechen – problemlos möglich. Man sollte aber darauf achten, dass nicht mehr als maximal fünf Heilpflanzen miteinander gemischt werden. Denn jede Pflanze setzt einen spezifischen Heilungsreiz, auf den der Organismus reagieren muss und soll. Ist die Vielfalt dieser Reize zu groß, können die Abwehrsysteme nicht mehr sinnvoll darauf reagieren, und die Behandlung wird nicht den gewünschten Erfolg haben.

Behandlungsdauer

- Bei akuten Krankheiten oder Beschwerden sollte die Behandlung so lange dauern, bis die Beschwerden wieder verschwunden sind.
- Hat die Behandlung eine grundsätzliche Stabilisierung des Organismus zum Ziel (Konstitutionstherapie), kann und sollte eine Heilpflanze oder Drogenmischung über mehrere Monate genommen werden, wobei die Zusammensetzung variiert werden kann.

Diese Faustregeln gelten für alle naturheilkundlichen Behandlungsarten.

Behandlung mit Tinkturen

Bei der Herstellung von Tinkturen werden die Wirkstoffe der Heilpflanze in Alkohol ausgezogen. Dazu wird Weingeist (Ethanol) mit einer Konzentration von 40 bis 70 Prozent verwendet. Dies garantiert eine lange Haltbarkeit der Tinkturen (circa 5 Jahre) ohne Kühlung, und sie sind bequem in der Anwendung. Im Alkoholgehalt liegt aber auch der Nachteil von Tinkturen. Manche Eltern sind beunruhigt, wenn sie auf der Packung die Angabe über relativ hohe Alkoholkonzentrationen lesen. Weil aber bei der Behandlung von Kindern meist eine Menge von

5–10 Tropfen pro Arzneimittelgabe ausreicht, ist die Belastung durch den Alkohol gering. Nur bei akuten oder chronischen Lebererkrankungen sollten alkoholhaltige Medikamente strikt vermieden werden.

Die flüssige Form von Tinkturen hat den Vorteil, dass man sie leicht mit anderen Tinkturen, aber auch flüssigen homöopathischen Mitteln mischen kann, was – genau wie bei Teemischungen – in vielen Fällen sinnvoll ist. Besonders bei der Behandlung mit bitter schmeckenden Heilpflanzen haben Tinkturen den entscheidenden Vorteil, dass sie schneller geschluckt werden können als eine ganze Tasse Tee. Gerade wenn es um eine Konstitutionstherapie geht, die mehrere Wochen oder Monate dauert, bewähren sich Tinkturen aus diesem Grund sehr gut. Sogar sehr kooperative Kinder werden wahrscheinlich nach kurzer Zeit streiken, wenn sie einen bitteren Tee mehrmals täglich trinken sollen. Bei Tinkturen gibt es erfahrungsgemäß wesentlich weniger Probleme, zumal man die Tropfen mit Wasser oder Fruchtsaft verdünnen kann.

Tinkturen gibt es in Apotheken,[124] aber leider nicht von allen Heilpflanzen. Bei den Pflanzen, von denen keine Tinktur verfügbar ist, kann die Homöopathie aushelfen: Als Grundsubstanz zur Herstellung homöopathischer Mittel aus Pflanzen (siehe weiter unten), wird eine Urtinktur hergestellt, die in der Wirkung einer Tinktur entspricht. Das Rezepturzeichen für Urtinktur ist Ø, es steht jeweils nach dem Pflanzennamen. Leider sind die Urtinkturen manchmal deutlich teurer als Tinkturen, dafür sind sie von fast jeder (ungiftigen) Pflanze zu bekommen.

Einnahmezeiten von pflanzlichen Heilmitteln:
Alle Zubereitungen mit Bitterstoffpflanzen (z. B. Kalmus, Erzengelwurz, Eberraute, Schafgarbe, Löwenzahn) oder Mischungen mit diesen Pflanzen sollten etwa eine Viertelstunde vor dem Essen genommen werden, so entfalten sie ihre anregende Wirkung auf die Verdauungssäfte am besten.

Bei allen anderen Heilpflanzen ist der Zeitpunkt der Einnahme nicht so wichtig. Lediglich bei empfindlichem Magen sollte die Einnahme nach dem Essen erfolgen, eventuell in reduzierter Dosis.

Teezubereitungen sollten abends nicht nach 18 Uhr genommen werden, damit die Nachtruhe des Kindes nicht durch eine volle Blase gestört wird. Ausnahme: Durchspülungbehandlung bei einer akuten Blasenentzündung (z. B. mit Schachtelhalm- und/oder Goldrutentee) oder die Anwendung einer schlaffördernden Teemischung.

---

124 In der Schweiz sind auf Naturheilmittel spezialisierte Drogerien oft besser sortiert als Apotheken.

Dosierung pflanzlicher Mittel

Teezubereitungen:
In akuten Krankheitsfällen: 3–4 Tassen täglich trinken. Kleine Kinder – kleine Tassen,
große Kinder – große Tassen. Bei Blasenentzündungen können deutlich größere Teemengen
nötig sein.

Tinkturen und Urtinkturen:

	0 bis 5 Jahre	6 bis 14 Jahre	ab 15 Jahre
Behandlung akuter Krankheiten	3 x täglich 5 Tropfen, evtl. bis zu stündlich 5 Tropfen	3 x täglich 10 Tropfen, evtl. bis zu stündlich 10 Tropfen	3 x täglich 20 Tropfen, evtl. bis zu stündlich 15 Tropfen
Konstitutionstherapie	3 x täglich 5 Tropfen	3 x täglich 10 Tropfen	3 x täglich 20 Tropfen

Homöopathie

Der Begriff Homöopathie wird umgangssprachlich häufig mit dem Begriff Naturheilkunde gleichgesetzt. Das ist aber nicht korrekt. Die Homöopathie ist vielmehr
eine ganz spezielle Therapierichtung innerhalb der großen Vielfalt an naturheilkundlichen Behandlungsmöglichkeiten. Es würde den Rahmen dieses Buches
sprengen, die Denk- und Arbeitsweise der Homöopathie ausführlich zu beschreiben. Wir wollen uns daher auf Punkte beschränken, die notwendig sind, die Therapievorschläge in diesem Buch zu verstehen und praktisch umzusetzen. Diese Ba-
sisinformationen können Ihnen auch helfen, sich in der nahezu unüberschaubaren
Vielfalt homöopathischer Mittel besser zurechtzufinden.

Es gibt in der Homöopathie verschiedene Richtungen:

Klassische Homöopathie
Sie arbeitet streng nach den Richtlinien ihres Begründers Dr. med. Samuel Hah-
nemann (1755–1843). Für die homöopathische Arbeit wurde für jedes Mittel ein
umfangreiches Arzneimittelbild erstellt, das sich aus den Symptomen zusammensetzt, die entstehen, wenn gesunde Menschen dieses Mittel einnehmen. Erkrankt
ein Mensch, wählt der Homöopath das Arzneimittel für die Behandlung, dessen
Mittelbild den Symptomen des Kranken am ähnlichsten ist. Dabei wird nur *ein*
homöopathisches Hochpotenzmittel als Einmalgabe gegeben, das dann über mehrere Wochen wirkt. Eine Kombination mit anderen Therapieverfahren wird dabei
abgelehnt. Die klassische Homöopathie mit hohen Potenzen ist eine sehr differen-

zierte Behandlungsmethode, die für das Anliegen dieses Buches jedoch nicht geeignet ist. Aus diesem Grunde geben wir auch keine entsprechenden Therapie-Empfehlungen.

Funktionelle Homöopathie

Homöopathisch potenzierte Mittel werden nach ihrer speziellen Wirkungsweise auf den Gesamtorganismus eingesetzt. Streng genommen ist diese Vorgehensweise keine Homöopathie im klassischen Sinne, sondern zeigt Analogien zur Pflanzenheilkunde. Daher lassen sich homöopathische Mittel (meist Niedrigpotenzen zwischen D1 und D6) in dieser Therapierichtung auch gut mit pflanzlichen Heilmitteln kombinieren.[125]

Komplex-Homöopathie

Diese dritte Richtung lässt sich nicht streng von der funktionellen Homöopathie trennen. Hierbei werden Kombinationen mehrerer homöopathischer Mittel (meist Niedrigpotenzen) mit ergänzender Wirkungsrichtung verwendet. Ihre Rezepturen sind mit dem Ziel erstellt worden, die Behandlung bestimmter Krankheiten bzw. konstitutioneller Situationen zu vereinfachen. Die einzelnen Bestandteile solcher Komplexe können sich gegenseitig in ihrer Wirkung ergänzen. Solche Mittel werden von einigen Herstellern der biologischen Pharmaindustrie als Fertigpräparate angeboten[126] und sind wesentlich preisgünstiger, als wenn man die gleiche Mischung anfertigen lässt. Zu bedenken ist, dass auch die Anwendung eines Komplexmittels Kenntnisse über die Wirkungen der Einzelbestandteile voraussetzt, damit es passend zur Krankheitssituation eingesetzt werden kann.

Fazit: Auch mit Komplexmitteln kann nur ein Therapeut effizient arbeiten, der sich in Pflanzenheilkunde und funktioneller Homöopathie auskennt und die homöopathischen Mittelbilder der wichtigsten Arzneien wenigstens schwerpunktmäßig im Kopf hat.

Herstellung homöopathischer Mittel

Eine der ganz großen Besonderheiten der Homöopathie ist die Technik, mit der ihre Arzneimittel hergestellt werden. Grundsätzlich kann jeder Stoff, den es auf der Erde gibt, zu einem homöopathischen Mittel weiterverarbeitet werden.

---

125 Die Autoren dieses Buches sind Vertreter dieser Therapierichtung. Daher finden Sie bei den Behandlungsempfehlungen zu den Krankheiten und zur Konstitutionstherapie Kombinationen von homöopathischen und pflanzlichen Mitteln.
126 Einige Firmen haben eigene Systeme von Komplexreihen, die teilweise sehr umfangreich sind, z. B. die Komplexreihe der Firma Nestmann, die Oligoplex-Reihe der Firma Madaus, die Pentarkan-Reihe der Firma DHU oder die spagyrischen Präparate von Pekana.

Die am häufigsten in der Homöopathie verwendeten Stoffe sind:
- Pflanzen (z. B. Arnica, Belladonna, Aconit, Hypericum, Pulsatilla)
- Mineralien (z. B. Calcium carbonicum, Graphites, Spongia, Sulfur)
- Metalle (z. B. Ferrum phosphoricum, Cuprum metallicum, Magnesium phosphoricum, Aurum chloratum)
- Tiere oder Tierprodukte (z. B. Apis, Formica rufa, Cantharis, Lachesis)
- Krankheitsstoffe (z. B. Tuberculinum, Psorinum, Morbillinum)

In einem ersten Arbeitsgang wird ein alkoholischer Auszug, die sogenannte Urtinktur, hergestellt.

Diese Urtinktur wird dann nach strengen Regeln schrittweise potenziert und anschließend geschüttelt. Diesen Vorgang bezeichnet man als Potenzierung, wobei in der Homöopathie drei Verdünnungsverhältnisse verwendet werden:

Verdünnung 1:10	ergibt die D-Potenzen (lat. D = 10)
Verdünnung 1:100	ergibt die C-Potenzen (lat. C = 100)
Verdünnung 1:50000	ergibt die LM-Potenzen (lat. LM = 50000)

An den Buchstaben D, C oder LM und einer Zahl, die immer hinter dem Namen der Ausgangssubstanz stehen, erkennt man ein homöopathisches Arzneimittel.

Die Anzahl der Potenzierungsstufen, die ein Mittel beim Herstellungsprozess durchlaufen hat, wird als Zahl hinter dem Buchstaben D, C, oder LM angegeben. Nehmen wir drei Beispiele:
- *Calcium phosphoricum* D6 bedeutet: Die Ausgangssubstanz Calciumphosphat wurde sechsmal im Verhältnis 1:10 potenziert.
- *Sulfur C30* bedeutet: Die Ausgangssubstanz Sulfur (Schwefel) wurde 30-mal im Verhältnis 1:100 potenziert.
- *Natrium muriaticum LM18* bedeutet: Die Ausgangssubstanz Natrium muriaticum (Kochsalz) wurde 18-mal im Verhältnis 1:50000 verdünnt.

Ein homöopathisches Mittel wird grundsätzlich mit dem lateinischen Namen des Ausgangsstoffes bezeichnet, während in der Pflanzenheilkunde auch die deutschen Namen üblich sind.

Die fortschreitende Verdünnung während des Herstellungsprozesses hat zur Folge, dass ein homöopathisches Mittel nur noch sehr geringe Mengen des Ausgangsstoffes enthält. Mathematisch ist ab der Potenzstufe D23 gar nichts mehr von der ursprünglichen Substanz vorhanden. Diese Tatsache führt zu der offenbar niemals enden wollenden Grundsatzdiskussion, ob Homöopathie wirkt oder nicht. Diese Diskussion ist aber nicht nur überflüssig, sondern sie steht einem echten

Fortschritt der Medizin im Wege. Jeder, der die Wirkung eines homöopathischen Mittels einmal an sich selbst, einem Menschen in seiner Umgebung oder auch bei einem Tier erlebt hat, wird nicht mehr an der prinzipiellen Wirksamkeit zweifeln. Aber Homöopathie hat völlig andere Wirkungsmechanismen als allopathische Medikamente. Homöopathische Mittel wirken nicht dadurch, dass sie sich als *Stoff* an den chemischen Reaktionen im Körper beteiligen, um diese in eine gewünschte Richtung zu verändern. Sie wirken über *Informationen*, mit denen die Regulationsvorgänge des erkrankten Gesamtorganismus so beeinflusst werden, dass blockierte Selbstheilungsmechanismen wieder effizient ablaufen können. Informationen aber sind prinzipiell *nicht-materiell*, benötigen jedoch eine Trägersubstanz als Transportvehikel.[127] Dies kann bei homöopathischen Mitteln Alkohol (in Tropfenpräparaten), Milchzucker (in Tabletten, Pulver oder Globuli [kleine Kügelchen]), oder auch Kochsalzlösung (in Injektionspräparaten) sein.

Die meisten homöopathischen Mittel sind daher in verschiedenen Darreichungsformen erhältlich: Tropfen, Tabletten und Globuli. Für die Wirkung spielt dies keine Rolle, sie ist immer gleich.

Da die Homöopathie (wie auch weitere naturheilkundliche Verfahren) andere Wirkungsmechanismen als schulmedizinische Behandlungsmethoden hat, gelten für ihre praktische Anwendung auch völlig andere – eigenständige – Kriterien. Naturheilkunde nach den Kriterien der Schulmedizin bewerten und praktizieren zu wollen, ist so, als wollten Sie die Temperatur des Badewassers Ihres Kindes mit dem Zollstock messen.

Die Herstellungstechnik homöopathischer Mittel führt dazu, dass die in dem Ausgangsstoff enthaltenen Informationen auf die Trägersubstanz übertragen werden.[128] Dabei reduziert sich zwar die rein stoffliche Menge des Mittels, dafür wird jedoch die Information des Ausgangsstoffes mit jedem Potenzierungsschritt deutlicher und kraftvoller. Für die Wirkung des Mittels bedeutet dies, dass niedrige Potenzstufen eher auf den körperlichen, organischen Bereich des Organismus wirken, während hohe Potenzstufen eher die seelischen und konstitutionellen Bereiche ansprechen.[129]

Als *Niedrigpotenz* bezeichnet man die Potenzstufen D1 bis D6 (auch C1 bis C6). Als *Hochpotenz* bezeichnet man die Potenzstufen ab D30 oder C30 (wobei nach

127 Eine Analogie hierzu finden wir in der Computertechnik: Die in einer Datei enthaltene (nicht-materielle) Information kann auf Festplatte, Diskette oder CD gespeichert sein, sie kann aber auch über die Telefonleitung oder mittels Funkwellen übertragen werden. Das Trägermedium hat für das eigentlich Wichtige (die Information selbst) keine Bedeutung.
128 In der modernen Physik wurde der Beweis erbracht, dass Wassermoleküle die Information eines anderen Stoffes wie einen Stempelabdruck übernehmen und für lange Zeit speichern können.
129 Das richtig gewählte Mittel ist wichtiger als die Potenzstufe; erfahrungsgemäß kann auch ein passendes Niedrigpotenzmittel eine tiefgreifende Wirkung entfalten.

oben keine Grenze besteht: Klassische Homöopathen verwenden manchmal Potenzen wie C1 000 000. Die Ausgangssubstanz wurde 1 Million Mal im Verhältnis 1:100 potenziert!).

Häufig verwendete Potenzstufen sind:
- D2, D3, D4, D6, D12, D30, D200
- C6, C30, C200, C1000
- LM 6, LM 12, LM 18

Man kann zwar auch viele Zwischenstufen bekommen, aber diese sind dann meist Sonderanfertigungen mit längerer Lieferzeit und höherem Preis.

Die D-Potenzen sind im Übrigen eine Spezialität in den deutschsprachigen Ländern. Im übrigen Teil der Welt werden fast ausschliesslich C- und LM-Potenzen verwendet. (Besonders in Indien und Südamerika ist die Homöopathie eine ebenbürtige, sehr kostengünstige und selbstverständlich angewendete Alternative zur westlichen Schulmedizin; sie ist dort auch Lehrfach an Universitäten.)

In der traditionellen Naturheilkunde ist die Grenze zwischen Pflanzenheilkunde und Homöopathie fließend. Nicht selten werden in Tropfenmischungen Heilpflanzen in homöopathischen Niedrigpotenzen verwendet. Dies geschieht vor allem dann, wenn eine Heilpflanze in ihrer Reinform giftig ist, wie etwa Lebensbaum (Thuja) oder Aufrechte Waldrebe (Clematis recta). Der Gesetzgeber verbietet in diesen Fällen den Verkauf der Drogen und Tinkturen. Aber auch diese Pflanzen können in den meisten Fällen in potenzierter Form ab D4 eingesetzt werden. Trotzdem erfolgt ihr Einsatz nach den Kriterien der Pflanzenheilkunde – nicht nach denen der klassischen Homöopathie!

Auch kann man Heilpflanzen in Niedrigpotenzen einsetzen, wenn man deren Wirkung etwas mildern will, um zu heftige Erstreaktionen zu vermeiden, oder wenn die Tinktur extrem schlecht schmeckt. Man benutzt in solchen Fällen die D1 oder D2 der jeweiligen Pflanze.

Bei der Entscheidung für eine Anwendung als Tee, Tinktur oder eine homöopathische Zubereitung können persönliche Vorlieben berücksichtigt werden. Die Auswahl des richtigen Mittels für die jeweilige Krankheitssituation ist viel wichtiger als die Zubereitungsart oder die Potenzstufe, in der man sie anwendet.

Dosierung homöopathischer Mittel

Homöopathische Mittel wendet man nach folgenden Dosierungsrichtlinien an:

	Kinder von 0 bis 5 Jahren	Kinder ab 6 Jahre und Erwachsene
Niedrigpotenzen (D1–D12)	Globuli: 3 x täglich 3 Kügelchen	Globuli: 3 x täglich 5 Kügelchen
	Tabletten: 3 x täglich 1 Tablette	Tabletten: 3 x täglich 1 Tablette
	Tropfen: 3 x täglich 3 Tropfen	Tropfen: 3 x täglich 5 Tropfen
	Kann bei akuten Krankheiten bis zur stündlichen Gabe der Dosis gesteigert werden.	Kann bei akuten Krankheiten bis zur stündlichen Gabe der Dosis gesteigert werden.
Hochpotenzen (ab D30 bzw. C30)	Globuli: Alle 4 Wochen 3 Kügelchen (bzw. Tropfen) oder noch seltener.	Globuli: Alle 4 Wochen 3 Kügelchen (bzw. Tropfen) oder noch seltener.

Achtung: In den Beipackzetteln und auf der Verpackung industriell gefertigter Präparate werden darin enthaltene Urtinkturen (Ø) als homöopathische Mittel bezeichnet. Dies ist aufgrund von Zulassungsbestimmungen zwar so vorgeschrieben, aber fachlich nicht korrekt. Urtinkturen sind von ihrer Wirkung mit Tinkturen vergleichbar und daher pflanzliche Mittel. Daher gelten für sie die Dosierungshinweise, die weiter oben bei den Tinkturen angegeben sind. Der in vielen Beipackzetteln aufgeführte Dosierungshinweis »3 x täglich 5 Tropfen« ist für eine optimale Wirkung häufig zu gering. Um etwas verschlüsselt auf diesen Umstand hinzuweisen, ist immer der Zusatz aufgeführt: »Falls nicht anders verordnet.«

Ähnliches gilt auch für *Komplexpräparate*, die aus mehreren Homöopathika zusammengesetzt sind. Auch hier ist die im Beipackzettel angegebene Dosierung von 3 x täglich 5 Tropfen nur bei Kindern bis ca. 5 Jahre ausreichend wirksam. Für ältere Kinder und Erwachsene muss die Dosierung meist deutlich höher liegen: 3 x 15–20 Tropfen.

Komplexmittel und Spezialitäten

Neben den bisher angesprochenen pflanzlichen und homöopathischen *Einzelmitteln* werden auch Präparate aus Mischungen verschiedener pflanzlicher Zubereitungen oder homöopathischer Bestandteile hergestellt. Diese Mittel basieren auf bewährten Rezepturen für bestimmte Krankheiten und Konstitutionstypen. Sie werden von biologisch arbeitenden Arzneimittelherstellern produziert und sind unter spezifischen Handelsnamen in Apotheken oder auch in Drogerien zu beziehen. Solche Spezialitäten sind deutlich preisgünstiger, als wenn man die Rezepturbestandteile einzeln besorgen und dann mischen würde.

Da nach naturheilkundlicher Auffassung aber jede Krankheit ein individuelles Ereignis ist, wird man nicht für jede Situation ein Fertigpräparat finden.

Mischpräparate, deren Rezepturen sowohl homöopathisch potenzierte Bestandteile als auch pflanzliche Tinkturen bzw. Urtinkturen enthalten, sind als industriell gefertigte Spezialitäten seit einigen Jahren nicht mehr verfügbar. Genau solche Kombinationen werden in der naturheilkundlichen Therapie aber regelmäßig verwendet. Die dazu notwendigen Mischungen aus homöopathisch potenzierten Substanzen und rein pflanzlichen Tinkturen müssen daher individuell hergestellt werden, was man sich als Patient selbst oder in jeder Apotheke machen lassen kann. Ihr Therapeut oder Ihre Therapeutin wird Ihnen dafür ein entsprechendes Rezept schreiben.

Bei den Therapieempfehlungen in diesem Buch sind Spezialitäten aufgeführt, die sich in den Praxen der Autoren bewährt haben. Der Markt für naturheilkundliche Fertigpräparate unterliegt in den letzten Jahren aber starken Veränderungen, die oft auch völlig unerwartet kommen. So erleben wir immer wieder, dass Präparate, die sich in der Praxis über Generationen bewährt haben, plötzlich nicht mehr verfügbar sind, sei es aufgrund vorübergehender Lieferschwierigkeiten oder aber weil sie wie in den meisten Fällen durch Nachzulassungsprobleme[130], Gesetzesänderungen, oder im Zuge der Angleichung im innereuropäischen Handel ihre Zulassung verlieren.

Ein weiteres Problem besteht darin, dass industrielle Fertigpräparate nicht in jedem Land verkauft werden dürfen. So sind nicht alle in Deutschland zugelassenen Fertigpräparate auch in der Schweiz erhältlich, denn dort müssen sie wiederum eine Zulassung erhalten. Auch haben nicht alle deutschen Hersteller einen Vertrieb in der Schweiz und umgekehrt. Der Handel von Arzneimitteln zwischen Österreich und Deutschland ist dagegen dank der EU weitgehend problemlos.

Auch wenn wir uns bis zum Erscheinen dieses Buches um größtmögliche Aktualität bemüht haben, ist es aus den genannten Gründen möglich, dass manche in diesem Buch aufgeführten Fertigpräparate nicht mehr verfügbar sind bzw. irgendwann aus dem Handel genommen werden. Für solche Fälle werden wir uns bemühen, auf der Internetseite zu diesem Buch *www.kindernaturheilkunde.de* unter dem Link »Infos zu Spezialitäten« sinnvolle Alternativen anzugeben und auch in der Schweiz verfügbare Präparate aufzuführen.

---

130 Die Kosten für die Zulassung bzw. Erneuerung der Zulassung sind so hoch, dass die betroffenen Präparate nicht mehr profitabel vermarktet werden können.

Literaturempfehlungen

Kinderheilkunde allgemein

Brumm, Vreni/Ducommun-Capponi, Madeleine: *Wickel und Kopressen*,
  AT Verlag 2011

Bühring, Ursel/Ellbeiser, Helga/Girsch, Michaela: *Heilpflanzen in der Kinder-heilkunde: Das Praxis-Lehrbuch*, Sonntag 2007

Glöckler, Michaela/Goebel, Wolfgang: *Kindersprechstunde. Ein medizinisch-pädagogischer Ratgeber*, Urachhaus 2008

Stadelmann, Ingeborg: *Die Hebammen-Sprechstunde*, Eigenverlag,
  ISBN 3-9803760-0-1

Stellmann, Michael: *Kinderkrankheiten natürlich behandeln*, Gräfe und Unzer 2004

Uhlemayr, Ursula: *Wickel & Co. Bärenstarke Hausmittel für Kinder*, Urs-Verlag

Thema Ernährung

Grimm, Hans-Ulrich: *Die Ernährungslüge: Wie uns die Lebensmittelindustrie um den Verstand bringt*, Droemer Knaur 2005

Grimm, Hans-Ulrich: *Echt künstlich: Das Dr. Watson Handbuch der Lebensmittel-Zusatzstoffe*, Dr. Watson Books 2006 (Sehr umfangreiches Handbuch mit praktischer Zusammenstellung, welche E-Nummern bei welchen Erkrankungen zu meiden sind)

Grimm, Hans-Ulrich/Zittlau, Jörg: *Vitaminschock*, Droemer Knaur 2002

Lothrop Hannah/Weigert, Vivian: *Das Stillbuch*, Kösel 2008

Sabersky, Annette/Grimm, Hans-Ulrich: *Die Wahrheit über Käpt'n Iglo und die Fruchtzwerge: Was die Industrie unseren Kindern auftischt*, Droemer Knaur 2006

Temelie, Barbara/Trebuth, Beatrice: *Das Fünf-Elemente-Kochbuch*, Joy 2002

Temelie, Barbara/Trebuth, Beatrice: *Die Fünf Elemente Ernährung für Mutter und Kind*. Joy 2009

Seifert, Christiane: *Die Fünf-Elemente-Küche*, Droemer Knaur 2007

Sulzberger, Margrit/Hutter, Sonja: *Kochen für hyperaktive Kinder*, AT Verlag 2002.

Thema Impfungen

Graf, Dr. Friedrich P.: *Die Impfentscheidung: Ansichten, Überlegungen und Informationen – vor jeglicher Ausführung*, Sprangsrade 2007

Graf, Dr. Friedrich P.: *Nicht impfen – was dann?*, Sprangsrade 2008

Hirte, Martin: *Impfen Pro und Kontra: Das Handbuch für die individuelle Impfentscheidung*, Droemer Knaur 2008

Petek-Dimmer, Anita: *Kritische Analyse der Impfproblematik, Band 1 und 2*, Verlag AEGIS Schweiz 2004 und 2005

Diverses

Storl, Wolf-Dieter: *Borreliose natürlich heilen*, AT Verlag 2007

Vester, Frederic: *Neuland des Denkens*, dtv 1993 (Hervorragendes Standardwerk über die universellen kybernetischen/systemischen Gesetze des Lebens)

Vester, Frederic: *Die Kunst, vernetzt zu denken: Ideen und Werkzeuge für einen neuen Umgang mit Komplexität*. Ein Bericht an den Club of Rome, dtv 2002

Kinderbuch-Klassiker

Lindgren, Astrid: *Kinder von Bullerbü, Michel aus Lönneberga, Pippi Langstrumpf, Ronja Räubertochter, Madita, Die Kinder aus der Krachmacherstraße*

Ende, Michael: *Jim Knopf und Lukas der Lokomotivführer, Das Traumfresserchen, Momo, Wunschpunsch*

Janosch: *O wie schön ist Panama, Komm wir finden einen Schatz, Janoschs große kleine Tigerreise* u. a. m.

Preußler, Otfried: *Die kleine Hexe, Der kleine Wassermann, Das kleine Gespenst, Krabat, Der Räuber Hotzenplotz*

Nöstlinger, Christine: *Wir pfeifen auf den Gurkenkönig, Romane für Kinder, Das große Nöstlinger-Lesebuch* u. a. m.

Lagerlöf, Selma: *Nils Holgersons wunderbare Reise, Weihnachtsgeschichten*

Collodi, Carlo: *Pinocchio, Pinocchios Abenteuer*

Fachliteratur

Broy, Joachim: *Die Konstitution. Humorale Diagnostik und Therapie*, Foitzick 2009

Garvelmann, Friedemann: *Pflanzenheilkunde in der Humoralpathologie*, Pflaum 2000 (antiquarisch)

Hufeland, Christoph Wilhelm: *Enchiridion medicum oder Anleitung zur medizinischen Praxis: Vermächtnis einer fünfzigjährigen Praxis*, VDM Verlag Dr. Müller 2007

Hufeland, Christoph Wilhelm: *Lehrbuch der allgemeinen Heilkunde* (antiquarisch)

Pischinger, Alfred: *Das System der Grundregulation*, Haug 2004

Internetseiten

www.impf-report.de: Rundbrief rund ums Impfen

www.impfschaden.info: Kritische Seite rund ums Thema Impfen

www.impfkritik.de: Portal für unabhängige Impfaufklärung

www.individuelle-impfentscheidung.de: Ärzte für individuelle Impfentscheidung e. V.

www.impf-info.de: Webseite von Dr. med. Steffen Rabe, Arzt für Kinderheilkunde und Jugendmedizin

www.impfschutzverband.de: Schutzverband für Impfgeschädigte e.V.

www.efi-online.de: Eltern für Impfaufklärung Deutschland (EFI)

www.aegis.ch: Impfkritische Seite von AEGIS Schweiz

www.aegis.at: Impfkritische Seite von AEGIS Österreich

www.pei.de: Paul-Ehrlich-Institut

www.rki.de: Robert-Koch-Institut

www.kindernaturheilkunde.de: Webseite zum Thema dieses Buches

www.naturheilpraxis-kadelburg.de: Praxis-Webseite der Autoren

www.oeko-forum.ch: Kostenlose Information zu Lebensmittelzusatzstoffen u.a.

www.trad-nhk.org: Info-Portal und Seminare zur Traditionellen Europäischen Naturheilkunde TEN

www.ten-buch.com: Infos zur TEN

Nützliche Adressen

Bestelladressen für Wickelmaterialien
Wickel & Co. GmbH
Schwanden 8
87466 Oy-Mittelberg
info@wickel-co.de
www.wickel-co.de

Vreni Brumm
Dorfstraße 7
CH-8703 Erlenbach
www.vrenibrumm.ch

Systemische Familientherapie
Deutsche Gesellschaft für Systemische
Therapie und Familientherapie
www.dgsf.org

Bezugsquelle für Kräuter aller Art
Wilhelm Lindig Kräuterparadies
Blumenstraße 15
D-80331 München
www.phytofit.de

›Lebende‹ Pflanzen aller Art
Artemisia Allgäuer Kräutergarten
Hopfen 29
D-88167 Stiefenhofen im Allgäu
Tel.: +49 (0)8386 960510
info@artemisia.de
www.artemisia.de

*Bezugsquelle für das Kraut der Echten
Goldrute (Solidago virgaurea)*
Bombastus Werke
Wilsdruffer Straße 170
D-01705 Freital
Tel.: +49 (0)351 65803-0

info@bombastus-werke.net
www.bombastus-werke.net

Stuhldiagnostik
Labor Deutschland
www.enterosan.de
Labor Schweiz
www.orthoanalytic.ch

Speziallabor für Pilzdiagnostik
Labor Dres. Hauss
Kieler Straße 71
D-24340 Eckernförde
Tel.: +49 (0)4351 712681
laborinfo@t-online.de
www.hauss.de

Galium Körperlotion u. a. m.
Amidor-Naturkosmetik
Georg Hofmeister
Kronenmattstraße 8
D-79100 Freiburg i. Breisgau
amidor-kosmetik@web.de
www.amidor-naturkosmetik.de

Zeckenbiss-Globuli
Münster-Apotheke
Münsterstraße 1
D-88662 Überlingen
Tel.: +49 (0)7551 63329
Engelwurz-Salbe
Bahnhof-Apotheke
Bahnhofstraße 10
D-87435 Kempten
www.bahnhof-apotheke.de
Tel.: +49 (0)831 522 6626

Danksagung Friedemann Garvelmann

Mein herzlicher Dank richtet sich an:

Meine Partnerin Monika, die mit ihren Erfahrungen als Mutter und Physiotherapeutin wertvolle Impulse zu diesem Buch gegeben hat und mir beim Schreiben liebevoll den Rücken freigehalten hat.

Meine Kinder Jakob, Lea und Vera, die dank der hier beschriebenen Heilkunde zu gesunden Erwachsenen werden durften. An euch könnten eure Mutter Ria und ich immer wieder unmittelbar erleben, dass Naturheilkunde verlässlich funktioniert!

Meine Kollegin Susanne Alber-Jansohn für die konstruktive Zusammenarbeit an diesem Buch. Du hast weit mehr dazu beigetragen, als einige Kapitel zu schreiben!

Post mortem möchte ich mit großer Achtung unserem Kollegen Joachim Broy gedenken, der mir mit seiner Kompetenz, seiner Überzeugungskraft und seiner Unbeirrbarkeit den Weg in die traditionelle Naturheilkunde gewiesen hat.

Ohne euch wäre dieses Buch in der vorliegenden Form nicht entstanden.

Danksagung Susanne Alber-Jansohn

Danke an: Peter, meinen Fels in der Brandung.
Hannah und Robin, ihr habt meine Begeisterung für die Naturheilkunde geweckt.
Meinen Kollegen, Freund und wichtigsten Lehrer Friedemann für sein Vertrauen.
Kolleginnen und Kollegen, die ihr Wissen großzügig teilten:
Stefan Petri und Friedemann Garvelmann (Rhizoma-Seminare),
Margret Madejsky (Natura Naturans),
Karola Schneider und Ralf Luthardt (Tao Chi).

Gemeinsam möchten wir uns bei unserem Kollegen Olaf Rippe von Natura naturans bedanken, der mit seinem begeisterten Engagement maßgeblich zum Erscheinen dieses Buches beigetragen hat.

Die Autoren

Friedemann Garvelmann

geboren 1956, Vater von drei Kindern. Ausbildung zum Heilpraktiker an der Josef-Angerer-Schule München. Seit 1985 hauptberuflich in eigener Naturheilpraxis in Küssaberg-Kadelburg tätig, seit 2000 in Praxisgemeinschaft mit Susanne Alber-Jansohn. Autor des Fachbuches »Pflanzenheilkunde in der Humoralpathologie« (Richard Pflaum Verlag 2000. Das Buch ist vergriffen, ein Folgeband ist in Arbeit). Koautor des Fachbuches »Grundlagen der Traditionellen Naturheilkunde TEN« (Bacopa 2012).

Susanne Alber-Jansohn

Geboren 1960, Mutter von zwei Kindern. Ausbildung zur medizinisch-technischen Assistentin, spätere Ausbildung zur Heilpraktikerin, seit 1997 in eigener Praxis tätig, seit 2000 in Praxisgemeinschaft mit Friedemann Garvelmann.

Neben ihrer Tätigkeit als Heilpraktiker im Bereich der Kinderheilkunde sind beide Autoren seit vielen Jahren auch als Dozenten/Referenten an Heilpraktikerschulen und bei Fortbildungsseminaren für Naturheilpraktiker und Naturheilpraktikerinnen und naturheilkundlich interessierte Ärzte und Ärztinnen im gesamten deutschsprachigen Raum tätig.

www.naturheilpraxis-kadelburg.de
www.kindernaturheilkunde.de
www.trad-nhk.org

Stichwortverzeichnis

Haupteinträge sind fett gedruckt,
Rezepte sind mit Rp. gekennzeichnet.

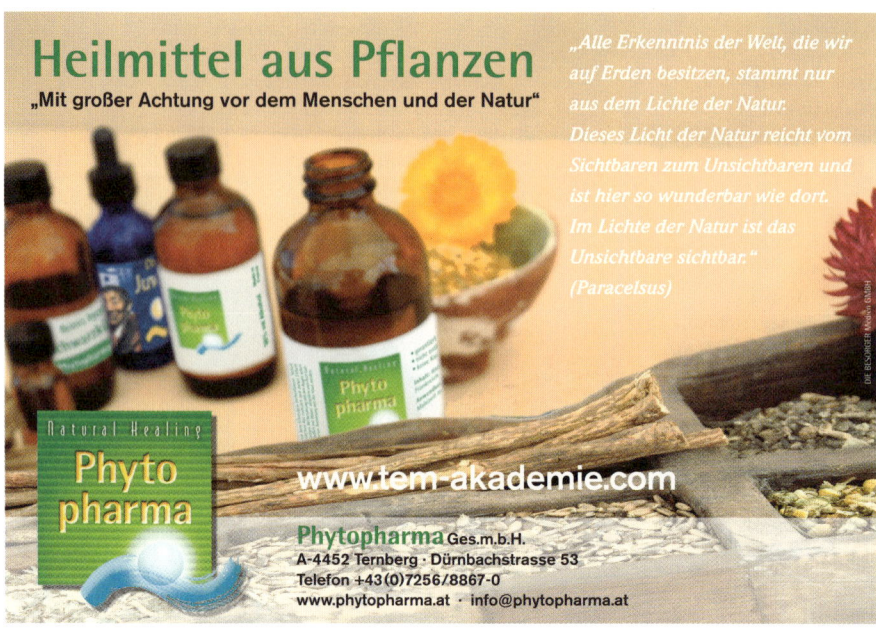
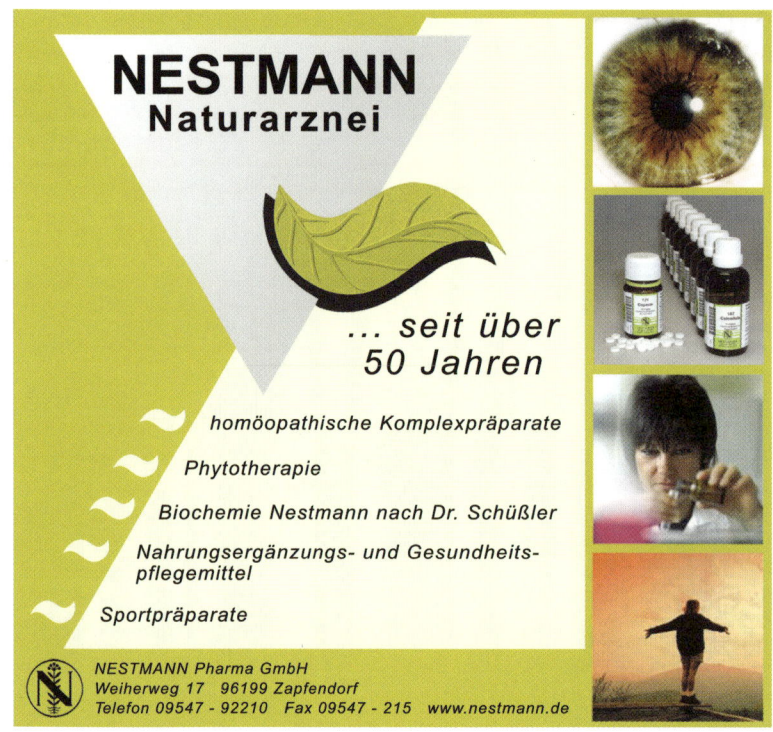